Prof. Ulrike Arens-Azevêdo, Renate Pletschen, Georg Schneider

Ernährungslehre
zeitgemäß · praxisnah

10. Auflage

Bestellnummer 91392

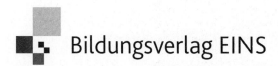

www.bildungsverlag1.de

Bildungsverlag EINS GmbH
Sieglarer Straße 2, 53842 Troisdorf

ISBN 978-3-441-**91392**-4

© Copyright 2008: Bildungsverlag EINS GmbH, Troisdorf
Das Werk und seine Teile sind urheberrechtlich geschützt. Jede Nutzung in anderen als den gesetzlich zugelassenen Fällen bedarf der vorherigen schriftlichen Einwilligung des Verlages.
Hinweis zu § 52a UrhG: Weder das Werk noch seine Teile dürfen ohne eine solche Einwilligung eingescannt und in ein Netzwerk eingestellt werden. Dies gilt auch für Intranets von Schulen und sonstigen Bildungseinrichtungen.

Vorwort zu Ernährungslehre zeitgemäß praxisnah

Ernährungslehre ist ein Thema, das heutzutage in der Bevölkerung auf immer größeres Interesse stößt. In den Medien werden regelmäßig aktuelle Erkenntnisse und Trends aufgegriffen, um sie einem breiten Publikum zugänglich und verständlich zu machen. Dabei werden Sachverhalte vielfach gekürzt, zum Teil missverständlich, einseitig gefärbt oder sogar falsch dargestellt.

Wir, das Autorenteam der vollkommen überarbeiteten 10. Neuauflage der Ernährungslehre-zeitgemäß-praxisnah, haben deshalb großen Wert darauf gelegt, den zeitgemäßen Wissensstand der Ernährungslehre so aufzubereiten, dass eine praxisnahe Umsetzung im Alltag möglich ist. Von besonderer Bedeutung waren uns dabei nicht nur fachwissenschaftliche ernährungsphysiologische und technologische Inhalte, sondern auch aktuelle Erkenntnisse und Aktionsprogramme im Bereich der Wechselwirkungen von Ernährung, Bewegung und Gesundheit. Dazu gehören auch Informationen zur gegenwärtigen Ernährungssituation in Deutschland, zu durch Lebensmittel übertragbaren Krankheitsrisiken wie BSE oder Vogelgrippe, zu Fragen der Hygiene und aktuellen Schadstoffproblematik sowie zur Diskussion über die grüne Gentechnik und eine nachhaltige Ernährungspolitik.

In der 10. Neuauflage sind die bisherigen und neu aufgenommenen Themen mit ihren jeweiligen Inhalten unter ganzheitlichen Gesichtspunkten zugeordnet worden und strukturiert auf einem veränderten Seitenlayout jeweils auf einem Aufschlag bzw. mehreren Doppelseiten übersichtlich, verständlich und durch Grafiken und Abbildungen ergänzt ansprechend dargestellt.

Dabei wird auf folgende Informations- und Strukturierungselemente, jeweils mit einem charakteristischen Piktogramm gekennzeichnet, zurückgegriffen:

- **Texte** mit Leitfunktion sind Grundlage der fachlichen Informationen.
- **Abbildungen** von Fotos, Zeichnungen, Tabellen und Grafiken ergänzen die Texte visuell. Sie regen dazu an, die Inhalte problemorientiert und exemplarisch zu erarbeiten. Sie schaffen einen Bezug zum Rohstoff oder zum Produkt Lebensmittel, sorgen für Anschaulichkeit und unterstützen das Verständnis.
- **Lernaufgaben**, dem jeweiligen Thema zugeordnet, sind so konzipiert, dass sie das selbst organisierte Lernen und das problemorientierte Erarbeiten und Lösen von Aufgaben im Team ermöglichen und unterstützen. Dabei wird großer Wert auf die Anwendung und Einübung verschiedener Lerntechniken gelegt.
- **Exkurse** bieten die Möglichkeit, Inhalte zu erweitern oder einen aktuellen Bezug herzustellen.
- **Praktikums-Seiten** stellen Versuche vor, die mit einfachen Mitteln durchgeführt werden können.
- **Überblicks-Seiten** fassen die wichtigsten Aspekte und Fakten eines Themas nochmals zusammen.
- **Internet-Hinweise** erleichtern das Auffinden ergänzender Inhalte zum jeweils angesprochenen Thema.
- **Merkzettel** heben grundlegende Inhalte einprägsam hervor.

Sie halten nun ein Buch in Händen, das den unterschiedlichen individuellen Kenntnis- und Lernvoraussetzungen sowie den verschiedenen Zielsetzungen und Interessen der Leser sowie modernen Unterrichtsmethoden Rechnung tragen will. Hinweise und Vorschläge zur kontinuierlichen Verbesserung des Werkes sind willkommen.

Ulrike Arens-Azevêdo, Renate Pletschen, Georg Schneider

Inhaltsverzeichnis

Ernährung – Grundpfeiler der Gesundheit

1. Geschmack ist nicht alles 10
2. Lebensmittel – Was steckt in ihnen? 12
3. Lebensmittelpyramide und Nährstoffaufnahme 14
4. Fit und gesund – Traum und Wirklichkeit 16
5. Lebensmittelrecht – Macht des Verbrauchers? 18

Kohlenhydrate – Genuss ohne Reue?

1. Süßigkeiten so beliebt – und doch so unerwünscht! 21
2. Kohlenhydrate – die bunte Vielfalt 22
3. Ballaststoffe – gar kein Ballast! 28
4. Getreide – vielseitig verwendet 30
5. Reis – ein Grundnahrungsmittel für viele Menschen 36
6. Kartoffeln – als Beilage besonders beliebt 38
7. Zucker – auch gesund? 41
8. Der glykämische Index 47
9. Kohlenhydrate – Farbe durch Hitze 48
10. Stärke kann verkleistern 50

Fett – Energie pur

1. Nahrungsfette chemisch 54
2. Cholesterol – ein besonderes Problem? 57
3. Lipoproteine – der Transport von Fett im Blut 58
4. Empfehlungen zur Fettaufnahme 59
5. Fette und Öle in Maßen genießen! 62
6. Die Herstellung von Margarine 64
7. Die Herstellung von Butter 65
8. Milch, Sahne, Butter – die Emulsionen 66
9. Lebensmittel aus emulgierten Ölen und Fetten 68
10. Nahrungsfette – der Verzehr muss reduziert werden! 70
11. Fett – der Geschmacksüberträger in der Nahrungszubereitung! 71

Eiweiß – die pure Kraft

1. Der Nährstoff Eiweiß – Strukturen im Raum 74
2. Die Milch macht's! 80
3. Sauermilchprodukte – Gesundheit pur 82
4. Käse – energiereiche Vielfalt 84
5. Eier vom Huhn – ein kleines Wunder 86
6. Hülsenfrüchte – viel Eiweiß und viele Ballaststoffe 88
7. Fleisch – ein Stück Lebenskraft? 90
8. Geflügel – inzwischen auf Platz 2 beim Fleischverzehr ... 95
9. Hier geht's um die Wurst 96
10. Esst mehr Fisch! 98
11. Eiweiß löst sich und gerinnt 100

Inhaltsverzeichnis

Eiweiß – die pure Kraft	12.	Eiweiß löst sich und geliert 102
	13.	Eiweiß bildet Schaum 104
	14.	Eiweiß quillt und gerinnt 106

Wasser und Mineralstoffe – ein Lebenselixier	1.	Ohne Wasser kein Leben 109
	2.	Mineralstoffe – die Bausubstanz 116
	3.	Calcium – gut für Knochen und Zähne 118
	4.	Magnesium und Phosphor – die Gegenspieler von Calcium 120
	5.	Magnesium und Calcium – auch im Trinkwasser vorhanden 121
	6.	Natrium, Kalium und Chlorid – sie regulieren 122
	7.	Ohne Eisen kein Sauerstofftransport 124
	8.	Zink, Kupfer und Mangan 125
	9.	Jod und Fluorid – auf die Dosis kommt es an 126

Obst und Gemüse – die Vitaminspender!	1.	Vitamine – unverzichtbar! 130
	2.	Obst und Gemüse – 5 am Tag 140
	3.	Gemüse und Obst – industriell verarbeitet 141
	4.	Die Kampagne 142
	5.	Obst- und Gemüsesäfte 144
	6.	Gemüse und Obst in der Nahrungszubereitung 145
	7.	Einkauf und Lagerung 146

Würz- und Genussmittel – auf den Geschmack gebracht?	1.	Die Wirkungsweise von Gewürzen und Kräutern 149
	2.	Würzmittel in der Nahrungszubereitung 151
	3.	Speisesalz und Essig – des Lebens Würze 155
	4.	Aromen fürs Aroma 156
	5.	Genussmittel – anregend nur für kurze Zeit 157
	6.	Kaffee – der Deutschen liebstes Getränk 158
	7.	Tee – für jeden Geschmack etwas 160
	8.	Schokolade – der zarte Schmelz 162
	9.	Alkohol – je weniger, desto besser! 164

Stoffwechsel – ein Prozess ohne Ende	1.	Energie – unsichtbar, aber mit vielen „Gesichtern" 167
	2.	Fotosynthese – eine geniale Erfindung der Natur 168
	3.	Stoffkreislauf – ein Geben und Nehmen 169
	4.	Ohne Energie läuft gar nichts 170
	5.	Energiebedarfsdeckung – auch die Relationen müssen stimmen 176

Inhaltsverzeichnis

**Stoffwechsel –
ein Prozess ohne Ende**

6. Nährwertberechnungen – darf es ein bisschen mehr sein? 178
7. Energiegehalt – auf die Zubereitung kommt es an 180
8. Nahrungsaufnahme – gut gekaut ist halb verdaut 182
9. Hormone – Nachrichtenübermittler im Körper 184
10. Enzyme – immer auf Partnersuche 186
11. Verdauung und Verwertung von Kohlenhydraten 188
12. Verdauung und Verwertung von Fetten 192
13. Verdauung und Verwertung von Proteinen 194
14. Biologische Wertigkeit und Ergänzungswert von Proteinen 196
15. Nährstoffe im Zwischenstoffwechsel 198

**Ernährung –
nicht über einen Kamm
zu scheren**

1. Schwangerschaft und Stillzeit – essen für zwei? 202
2. Säuglingsernährung – für den guten Start ins Leben 206
3. Ernährung von Kindern und Jugendlichen – Wunsch und Wirklichkeit 208
4. Ernährung im Berufsleben – schnell, preiswert und vollwertig 214
5. Sport und Ernährung – schneller, höher, weiter 216
6. Das Alter hat ein individuelles Gesicht 218
7. Gemeinschaftsverpflegung 222
8. Verpflegungssysteme 223
9. Ein Speiseplan wird erstellt 225
10. Arbeitsplatz Großküche 226
11. Hygiene – ein zentrales Element 228

Krank durch Ernährung?

1. Übergewicht – nicht nur eine Frage der Ästhetik 232
2. Diätdschungel – wer die Wahl hat, hat die Qual 236
3. Essstörungen – wenn das Essen nicht Lust, sondern Frust bedeutet 240
4. Diabetes mellitus – droht eine weltweite Epidemie? 242
5. Herz-Kreislauferkrankungen – wenn der Blutstrom „stottert" 249
6. Hyperurikämie und Gicht – das „Zipperlein" droht 253
7. Krebs – wenn die Kontrolle versagt 258
8. Allergien – wenn Lebensmittel krank machen 260
9. Quecksilber, Cadmium und Blei – die Umweltgifte 262
10. Pestizide – Gefahr noch nach Jahren 264
11. Tierdoping – muss das sein? 266

Inhaltsverzeichnis

Krank durch Ernährung?

12. Nitrat, Nitrit und Nitrosamine – immer eine Gefahr 268
13. Strahlende Lebensmittel 270
14. Natürliche Gifte in Lebensmitteln 272
15. Zusatzstoffe – brauchen wir die? 274

Mikroorganismen in der Ernährung – zwei Seiten einer Medaille

1. Durch Hygiene kein Verderb 280
2. Reinigungsmittel – porentief wirksam? 282
3. Hygiene muss bei jedem selbst beginnen 284
4. HACCP – mit Sicherheit ans Ziel 286
5. Schimmel – manchmal wichtig, sonst unerwünscht 290
6. Locker und luftig durch Hefegärung 292
7. Sauer und gesund durch Milchsäuregärung 294
8. Verderb durch Fäulniserreger 296
9. Ranzig durch Mikroorganismen...................................... 298
10. Leicht verderbliche Lebensmittel schützen 300
11. Salmonellose – noch immer ein großes Problem........... 302
12. EHEC – ein Forschungskeim wird gefährlich 304
13. Staphylokokken – von Menschen übertragen 306
14. Botulismus – immer lebensbedrohlich 308
15. Campylobacter – so häufig wie Salmonellen 310
16. Listeriose – gefährlich für Kleinkinder und Schwangere 312
17. Durch Kälte länger frisch 316
18. Durch Hitze länger haltbar 318
19. Durch Trocknen länger lagern 320
20. Risiken von Lebensmitteln bewerten............................. 322

Ernährung heute – was bringt die Zukunft?

1. Die aktuelle Welternährungssituation 328
2. Die Schere schließen, aber wie? 330
3. Hilft Gentechnik weiter? 332
4. Gentechnisch veränderte Lebensmittel 334
5. Nachhaltig ernährt für zukünftige Generationen 336
6. Vegetarische Ernährung 340
7. Besser essen – mehr bewegen 342

Ernährung – Grundpfeiler der Gesundheit

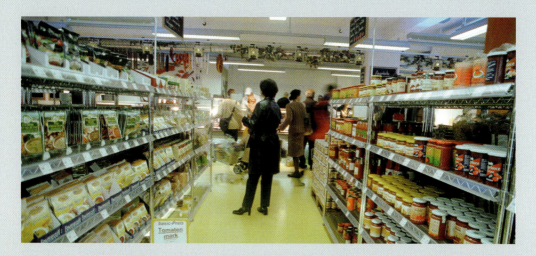

Eine ausgewogene, vollwertige Ernährung ist der Grundpfeiler für die körperliche und geistige Entwicklung jedes Menschen in Gesundheit. Sie ist eine wichtige Voraussetzung für das Wohlbefinden und die Leistungsfähigkeit jeder Person. Sie kann helfen, Krankheiten zu verhindern oder selbstheilend wirken. Auch für Eigenschaften wie Schlanksein, Sportlichkeit, Kraft, Ausdauer, Beweglichkeit, Schönheit und gepflegtes Aussehen ist die Ernährung von Bedeutung. Ebenso wird sie mit Gefühlen wie Lebensfreude, Geselligkeit, Festtagsstimmung und mit religiösen Bräuchen in Verbindung gebracht. Ernährungsgewohnheiten sind kulturabhängig und werden durch frühkindliche Erfahrungen und modische Trends geprägt. Die Vielfalt unseres Lebensmittelangebotes wächst ständig. Nahrungsmittel, hergestellt nach neuesten technologischen Methoden, angeboten mit speziell auf bestimmte Gruppen abgezielten Nährstoffrelationen, neuen Geschmackskompositionen und mit Zusätzen von vielversprechenden, gesundheitlich positiv wirkenden Substanzen, werben um die Gunst des Verbrauchers. Dieser sieht sich beim Einkauf einer fast unüberschaubaren Anzahl an Produkten gegenüber, aus deren Vielfalt er wählen muss. Ihm begegnen Begriffe wie „Food Design", „Functional Food", „pro- und präbiotische Produkte".

Im Ringen um Marktanteile warten die Lebensmittelproduzenten mit der Umsetzung immer neuer Ideen kreativ auf, und der Handel liefert sich einen erbitterten Kampf über Dumpingpreise. Der Verbraucher ist an dieser Entwicklung durch sein Kaufverhalten aktiv beteiligt.

Bei dieser Preispolitik ist leider auch der empfindliche Lebensmittelmarkt nicht vor den kriminellen Energien mancher Menschen gefeit, die in ihrer Profitgier nicht davor zurückschrecken, die Gesundheit des Verbrauchers aufs Spiel zu setzen. So werden die Konsumenten immer wieder durch Lebensmittelskandale aufgeschreckt. Gerade vor dem Hintergrund der zunehmenden Anonymisierung des Lebensmittelmarktes gehen die Scharlatane davon aus, dass sie unerkannt davonkommen. Als Reaktion auf diese unerfreuliche Seite des Ernährungsthemas nimmt die Zahl derer zu, die auf die bessere Qualität von Bioprodukten vertrauen. Außerdem kommen Verbraucher auf den Händler ihres Vertrauens zurück und rufen nach verstärkten staatlichen Kontrollen sowie härteren Gesetzen und Strafen, wenn auch häufig nur zeitweilig nach einem akuten Lebensmittelskandal.

Um als mündiger Bürger und Verbraucher im Dschungel des Lebensmittelmarktes sachgerechte Kaufentscheide treffen zu können, bedarf es in erster Linie guter Kenntnisse im Bereich der Ernährung. Es reicht nicht aus, nur nach Aussehen und Geschmack eines Lebensmittels zu gehen – nach dem Motto: „Hauptsache es schmeckt!"

Die Konsumenten erwarten auch, dass der Gesetzgeber die nötigen Rahmenbedingungen auf nationaler und internationaler Ebene schafft, die dafür Sorge tragen, dass Lebensmittel mit einwandfreier Qualität auf den Markt kommen und der Verbraucher vor Irreführung, Täuschung und Übervorteilung geschützt wird.

Vor dem Hintergrund solcher Forderungen dürfte dem im Jahr 2007 vom Bundeskabinett gebilligten und im Vorfeld viel diskutierten **Verbraucherinformationsgesetz** bald eine besondere Bedeutung zukommen. Es soll Behörden dazu verpflichten, die Verbraucher aktiv über die Qualität von Produkten, wozu Lebens- und Futtermittel sowie Wein, Kosmetika und Bedarfsgegenstände gehören, zu informieren. Die Transparenz des Marktes, der Schutz des Verbrauchers vor z. B. Lebensmitteln, bei denen festgelegte Grenzwerte für bestimmte Stoffe, z. B. Pestizide, überschritten wurden, und der gesetzliche Druck auf die Hersteller sollen erhöht werden, damit einwandfreie Produkte in den Verkehr gebracht werden.

Ähnliche Ziele sowie die Verbesserung des freien Warenverkehrs im Binnenmarkt und einen fairen Wettbewerb im Bereich Lebensmittelhandel verfolgt die Verordnung (EG) Nr. 1924/2006 über **nährwert- und gesundheitsbezogene Angaben** über Lebensmittel. Hier wird EU-weit geregelt, unter welchen Bedingungen in Zukunft mit festgelegten Übergangsfristen Lebensmittel z. B. als „energiearm", „zuckerfrei", „natriumarm/kochsalzarm" oder „frei von gesättigten Fettsäuren" beworben werden dürfen. Gleichzeitig legt die Verordnung auch fest, dass Vermerke über den positiven Einfluss von bestimmten Nährstoffen in einem Lebensmittel auf die Gesundheit nur unter bestimmten Voraussetzungen gemacht werden dürfen. So müssen z. B. gesundheitsbezogene Angaben, sog. **„Health Claims"**, wissenschaftlich hinreichend gesichert sein und müssen vor ihrer Veröffentlichung auf Lebensmitteln per Antrag von der europäischen Kommission zugelassen werden. In der Diskussion stehen auch Bewertungskriterien für die Einführung sog. **Nährwertprofile**.

Hierbei geht es um die Festlegung von Voraussetzungen, die Lebensmittel erfüllen müssen, um überhaupt nährwert- und gesundheitsbezogene Angaben tragen zu dürfen. Damit soll verhindert werden, dass Lebensmittel mit der Angabe beworben werden, dass sie z. B. sehr reich an Vitamin C sind, aber gleichzeitig sehr viel Zucker enthalten, der sich ungünstig auf die Gesundheit auswirken könnte.

Die Globalisierung birgt im Bereich der Produktion und des Handels von Lebensmitteln Chancen und Risiken. Der Verbraucher hat fast unerschöpfliche Möglichkeiten, seine Gaumenfreuden zu befriedigen.

„Exotische Früchte" verdienen bald nicht mehr diese Bezeichnung, gehören sie doch fast schon zum alltäglichen Warensortiment eines Lebensmittelgeschäftes. Erdbeeren, z. B. als Vertreter saisonaler Produkte, werden das ganze Jahr angeboten. Im Bereich der Gastronomie kann der Verbraucher theoretisch täglich ein anderes Land „kulinarisch bereisen".

Die Verlockungen zur Nahrungsaufnahme begleiten uns auf Schritt und Tritt. Dementsprechend problematisch ist die Situation des Ernährungszustandes in weiten Teilen der Bevölkerung, denn „man ist, was man isst"!

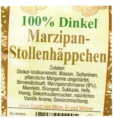

Internethinweis:
Verbraucherinformationsgesetz:
http://www.verbig.de/

VERORDNUNG (EG) Nr. 1924/2006 DES EUROPÄISCHEN PARLAMENTS UND DES RATES vom 20. Dezember 2006 über nährwert- und gesundheitsbezogene Angaben über Lebensmittel:
http://www.bll.de/download/themen/health_claims/claims_verordnung_2007_text.pdf

1 Geschmack ist nicht alles

Die Auswahl von Lebensmitteln zur Ernährung ist abhängig vom jeweiligen Angebot. Geschmack, Aussehen, Werbeaussagen und Preisgestaltung beeinflussen den persönlichen Kaufentscheid zum größten Teil. Gesundheitliche Aspekte spielen abhängig vom jeweiligen Käuferkreis eine unterschiedlich wichtige Rolle.

Zur persönlichen Beurteilung eines Lebensmittels ziehen viele Verbraucher zunächst sensorische Kriterien heran. Diese berücksichtigen Geschmack, Geruch, Farbe und Konsistenz, d. h. Beschaffenheit des Produktes. Doch Lebensmittelqualität ist weit mehr als das, was wir mit unseren Sinnen beurteilen können.

Ziemlich unsicher sind sich viele Menschen bei der Beurteilung der Ernährungsqualität. Dies liegt an der allgemeinen Unsicherheit und am ungenügenden Wissen im Zusammenhang mit Ernährungsfragen, obwohl es an Fachinformationen in Zeitschriften und Broschüren von Krankenkassen, Verbraucherverbänden, der Deutschen Gesellschaft für Ernährung (DGE) und staatlicher Institutionen nicht mangelt. Auch Rundfunk, Fernsehen und das Internet nehmen sich in vielfältiger Weise der Ernährungsaufklärung an.

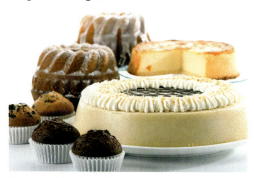

Geschmack ist nicht alles

Um die Ernährungsqualität eines Produktes beurteilen zu können, müssen wir wissen,
- welche Nähr- und Ballaststoffe es enthält,
- welchen Energiegehalt (kJ) es hat,
- welche Zusatzstoffe darin vorkommen und
- wie frisch und wie lange haltbar es ist.

Selbstverständlich müssen Lebensmittel möglichst frei sein von Schadstoffen und Pestiziden; zumindest dürfen gesetzlich festgelegte Grenzwerte nicht überschritten werden.

Lernaufgaben:

Eine sensorische Lebensmittelbeurteilung in Kleingruppen durchführen, Informationen zu anderen üblichen Übungen, z. B. Prüfung unterschiedlicher Konzentrationen, einholen und über weitere mögliche Qualitätskriterien diskutieren

Wer Lebensmittel sensorisch prüfen und ihre Qualität beurteilen will, muss sich darin üben. Die äußere Beschaffenheit, die Farbe und Festigkeit eines Produktes sind recht leicht zu beurteilen. Schwieriger ist es, den Geschmack und Geruch zu prüfen und zu bewerten. Verschiedene Übungen schärfen mit der Zeit die dazu notwendigen Sinne. Bei der vorgestellten Dreiecksprüfung empfiehlt es sich, mit deutlich unterscheidbaren Lebensmittelproben zu beginnen. Es kommt darauf an, z. B. zwei gleiche Brot- bzw. Käsesorten von einer anderen dritten Brot- bzw. Käseprobe mit verbundenen Augen zu unterscheiden. Die zu testenden Proben, mit A, B und C bezeichnet, werden in Dreiecksform angeordnet.

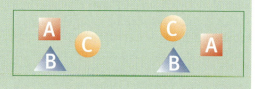

Die Qualitätsbeurteilung eines Lebensmittels hängt von vielen Kriterien ab. Es spielen dabei Gesichtspunkte eine Rolle, die einem Lebensmittel aus unterschiedlichen Fragestellungen heraus einen Wert zumessen. Dazu zählen eben nicht nur der Genusswert, sondern auch Kriterien wie der Gesundheitswert, der Eignungswert, der ökologische, ökonomische und psychologische Wert eines Lebensmittels sowie weitere spezifische Werte.
Erst die Summe aller wertgebenden Eigenschaften und Merkmale kann umfassend über die Qualität eines Lebensmittels Auskunft geben.

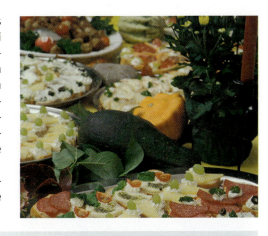

Genusswert
Aussehen, Geruch, Geschmack, Konsistenz

Gesundheitswert
- Gehalt an Nährstoffen, Energie, sekundären Pflanzenstoffen, Ballaststoffen, Schadstoffen, Keimen,
- Bekömmlichkeit, Sättigungsgrad

Lebensmittelqualität

Eignungswert
(Nutz- oder Gebrauchswert) aus der Sicht des Verbrauchers
Haltbarkeit, Preis, Rezeptur des Gerichts, Zeitaufwand für Einkauf und Zubereitung

psychologischer Wert
Werbung, Image, Gruppenzugehörigkeitsgefühl, Verknüpfung mit erlebten Situationen

Ökonomischer Wert
(Markt- oder Handelswert)
Unterschiedlich aus der Sicht von Erzeugern, Händlern und Verbrauchern

Ökologischer Wert
Ökobilanz (u. a. saisonaler und regionaler Anbau, Transportwege, Verpackung, Energieverbrauch und Umweltbelastung während der Lebensmittelproduktion)

Nach: Ministerium für Ernährung und ländlichen Raum Baden-Württemberg

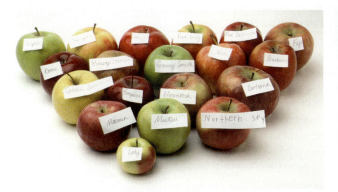

Lernaufgaben:

1. Informieren Sie sich über die abgebildeten Apfelsorten.

2. Stellen Sie konkrete Qualitätskriterien zusammen, die Ihren Kaufentscheid für eine bestimmte Apfelsorte bzw. ein Produkt aus Äpfeln bestimmen würde.

2 Lebensmittel – Was steckt in ihnen?

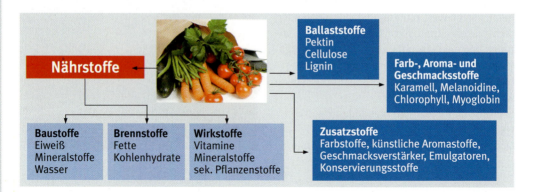

Wer Lebensmittel isst, denkt nicht unbedingt darüber nach, welche Substanzen genau unter diesen Begriff fallen. Doch um Unklarheiten und Missbrauch zu vermeiden, ist eine gesetzlich festgelegte Begriffsdefinition wichtig. Diese findet man in der EG-Verordnung Nr. 178/2002 im Artikel 2. Zu den Lebensmitteln zählen demnach das Trinkwasser ebenso wie alle koch- und tischfertigen Speisen, deren Rohstoffe und Zwischenerzeugnisse. Lebensmittel sind Träger verschiedenster Inhaltsstoffe mit sehr unterschiedlichen Aufgaben und Wirkungen. Zur Gruppe der **Nährstoffe** gehören wichtige, lebensnotwendige Bestandteile der Lebensmittel, die in diesen in ganz unterschiedlichen Mengen und Relationen vorkommen. Kohlenhydrate, Fette und Eiweiße werden **energieliefernde Nährstoffe** genannt, weil sie dem Körper die zum Leben notwendige Energie liefern. Auch Alkohol enthält beträchtliche Energiemengen. Beim Abbau dieser Nährstoffe wird Energie in verschiedenen Formen frei, zum größten Teil als Wärme, die der Erhaltung der Körpertemperatur dient. Kohlenhydrate, Fette und Eiweiß ermöglichen auch den Aufbau von Körpersubstanz, denn im Körper müssen abgestorbene Zellen ständig ersetzt werden. In der Wachstumsphase von Kindern und Jugendlichen muss darüber hinaus die Zellzahl noch beträchtlich zunehmen.

Maßgeblich unterstützt wird diese Tätigkeit durch **nicht energieliefernde Nährstoffe**. Dazu gehören Vitamine und Mineralstoffe als Wirk- und Reglerstoffe des Stoffwechsels sowie Wasser als lebensnotwendiger Baustoff. Immerhin besteht der Körper eines Menschen alters- und geschlechtsabhängig zu 50–70 % aus Wasser. Zur Gruppe der **Ballaststoffe** zählen Verbindungen, die für uns Menschen aufgrund fehlender Enzyme unverdaulich sind und deshalb keine Energie oder, nach bakteriellem Abbau, nur sehr geringe Energiemengen liefern. Die Bedeutung liegt aufgrund ihres Quellvermögens in ihrer verdauungsfördernden Wirkung. Sie tragen wahrscheinlich auch dazu bei, Störungen und Erkrankungen des Dickdarmes, wie z. B. Entzündungen oder Krebs, zu vermeiden.

Definition von „Lebensmittel" nach EG-Verordnung Nr. 178/2002 in Artikel 2.

„Im Sinne dieser Verordnung sind Lebensmittel alle Stoffe oder Erzeugnisse, die dazu bestimmt sind oder von denen nach vernünftigem Ermessen erwartet werden kann, dass sie in verarbeitetem, teilweise verarbeitetem oder unverarbeitetem Zustand von Menschen aufgenommen werden. Zu Lebensmitteln zählen auch Getränke, Kaugummi sowie alle Stoffe – einschließlich Wasser – die dem Lebensmittel bei seiner Herstellung oder Ver- oder Bearbeitung absichtlich zugesetzt werden."

Farb-, Aroma- und Geschmacksstoffe sind natürliche Bestandteile der Lebensmittel. Beispiele dafür sind das zusammengesetzte Eiweißmolekül Myoglobin als rötlicher, den Sauerstoff transportierenden Farbstoff des Muskelfleisches und das Chlorophyll als grünes photosyntheseaktives Pigment von Pflanzen. Während des Backprozesses z. B. von Brot entstehen das braunschwarze Karamell sowie weitere wichtige Farb-, Geschmacks- und Aromastoffe. Hierzu zählen die Melanoidine, die aus einer chemischen Reaktion zwischen höher molekularen Kohlenhydraten und Aminosäuren, den Bausteinen der Eiweiße, hervorgehen.

Zu den **Zusatzstoffen** gehören alle Stoffe, die einem Lebensmittel zugesetzt werden, um ganz bestimmte Ziele zu erreichen. Dazu zählen z. B. längere Haltbarkeit, veränderte Konsistenz und Farbe sowie Schutz vor oxidativen Einflüssen. Zusatzstoffe dürfen nur nach ihrer amtlichen Zulassung verwendet werden.

Lernaufgaben:

1. Diskutieren Sie in der Gruppe Kriterien, nach denen den einzelnen Lebensmitteln ihr Platz auf den Lebensmittelpyramidenseiten zugewiesen wurde.
2. Vergleichen und bewerten Sie Ihre eigene übliche Lebensmittelauswahl.
3. Sprechen Sie in der Gruppe über die 10 Regeln der DGE (siehe S. 17).

Die Empfehlungen für eine ausgewogene Lebensmittelzufuhr lassen sich anschaulich als dreidimensionale **Lebensmittelpyramide** der Deutschen Gesellschaft für Ernährung (DGE) darstellen. Diese visualisiert auf der Basis der D-A-CH-Referenzwerte und der 10 Regeln der DGE (siehe S. 15) Empfehlungen für eine Lebensmittelauswahl, die es ermöglicht, dass der Mensch alle Nährstoffe in ausreichender Menge und im richtigen Verhältnis zueinander aufnimmt. Auf der Grundfläche der Pyramide sind in einem Kreis alle Lebensmittelgruppen abgebildet, die bei einer ausgewogenen Ernährungsweise nicht fehlen sollten. Im Mittelpunkt stehen Getränke, da eine ausreichende Flüssigkeitszufuhr eine zentrale Bedeutung für die Gesundheit der Menschen hat. Um diese herum angeordnet sind Getreide und Getreideprodukte, Kartoffeln, Gemüse, Salat und Obst, die insgesamt fast dreiviertel des Kreises ausmachen. Den letzten Teil der Kreisfläche belegen überwiegend tierische Lebensmittel, wie Milch und ihre Produkte, Fleisch und Fisch. Auf den vier Seitenflächen der Pyramide werden die Gruppen Getränke, pflanzliche Lebensmittel, Öle und Fette sowie tierische Lebensmittel nach einer Art Ampelprinzip, im Hinblick auf ihren Nährstoffgehalt bewertet, von unten nach oben hin angeordnet.

Internethinweis:
www.dge.de und *www.aid.de*

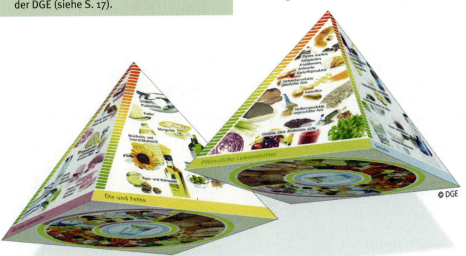

Die dreidimensionale Lebensmittelpyramide

3 Lebensmittelpyramide und Nährstoffaufnahme

Die Lebensmittelpyramide eignet sich sehr gut, Empfehlungen für die Menge und Art des täglichen Lebensmittelverbrauchs zu veranschaulichen, um so eine insgesamt vollwertige und bedarfsorientierte Ernährung anzustreben. In der Vergangenheit wurde wiederholt versucht, die bildliche Darstellung der Ernährungsempfehlungen durch Abänderungen sowohl der Lebensmittelpyramide als auch des sogenannten Ernährungskreises zu optimieren, sodass recht unterschiedliche Abbildungen im Gebrauch sind. Dabei muss berücksichtigt werden, dass die vielen vorhandenen Modelle auch recht unterschiedliche Aussagen bildlich veranschaulichen wollen. Untersuchungen haben gezeigt, dass die Aussagekraft einer Lebensmittelpyramide beim Verbraucher eine gute Wirkung zeigt, da sie offenbar schnell verständlich Ernährungsinformationen transportieren kann. Aus diesem Grunde wird sie gern in der Ernährungsberatung eingesetzt.

Die hier abgebildete auseinander gefaltete dreidimensionale Lebensmittelpyramide der Deutschen Gesellschaft für Ernährung (DGE) in Zusammenarbeit mit dem aid Infodienst und dem Bundesverbraucherministerium integriert auf ihrer Bodenfläche einen Lebensmittelkreis, um dessen Mittelpunkt mit den Getränken als Basis der Ernährung alle anderen Lebensmittelgruppen in charakteristischer Segmentgröße den empfohlenen Mengen (quantitativer Aspekt) entsprechend abgebildet sind.

Auf den Seitenflächen sind die Getränke, Öle und Fette, sowie die pflanzlichen und tierischen Lebensmittel als die vier übergeordneten Gruppen nach dem Prinzip einer Ampelkennzeichnung (qualitativer Aspekt) dargestellt. Kriterien wie z. B. Energie- und Nährstoffdichte oder der Gehalt an unerwünschten Begleitstoffen sind Gesichtspunkte, nach denen den einzelnen Lebensmitteln ihr Platz innerhalb der Pyramidenseiten zugewiesen wurde. Bei der hier verwendeten Lebensmittelpyramide handelt es sich um ein wissenschaftlich abgesichertes Modell, mit dessen Hilfe aktuelle Ernährungsempfehlungen zeitgemäß und praxisnah umgesetzt werden können. Die von den grünen Seitenlinien eingeschlossenen Lebensmittel auf allen vier Pyramidenseiten sind aus ernährungsphysiologischer Sicht besonders empfehlenswert, d. h. sie sollten regelmäßig in den eigenen Speisen-

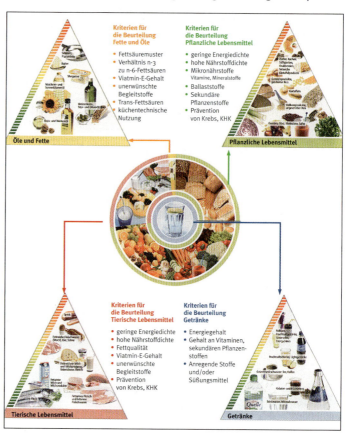

Beurteilungskriterien für Lebensmittel

plan aufgenommen werden. Damit wird gewährleistet, dass alle wichtigen Nährstoffe wie Ballaststoffe, Vitamine, Mineralstoffe, sekundäre Pflanzenstoffe, essenzielle Amino- und Fettsäuren in ausreichender Menge zugeführt werden. Lebensmittel, die im Bereich der gelben und vor allem der roten Seitenlinien liegen, sollten nicht zu häufig verzehrt werden, da sie z. B. einen hohen Gehalt an Zucker oder Fett aufweisen, was sich auf längere Sicht betrachtet negativ auf z. B. die Energiebilanz oder auf bestimmte Blutparameter auswirken könnte.

Internethinweis:
www.dge.de

Verteilung der Nährstoffaufnahme
Wie die Gesamtnahrungsmenge auf den Tag verteilt wird, ist entscheidend für die Leistungsfähigkeit und das Wohlbefinden. Die Leistungsbereitschaft des Menschen zeigt nämlich im Tagesablauf einen kurvenähnlichen Verlauf. Durch Nahrungs- bzw. Energieaufnahme lässt sich ein starkes Absinken der Leistungsbereitschaft abfangen. Der Verlauf der Leistungskurve wird dadurch abgeflacht; Wohlbefinden sowie Leistungsfähigkeit werden gesteigert. Es ist empfehlenswert, fünf kleine Mahlzeiten über den Tag verteilt zu sich zu nehmen. Wichtig ist, dass die für den Tag erforderliche Energieaufnahme, von kleinen Schwankungen abgesehen, eingehalten wird. Dabei sind die angegebenen Werte zur prozentualen Aufteilung des Gesamtenergie- und Nährstoffbedarfes eine Orientierungshilfe. Es sollten jedoch nicht Mahlzeiten zugunsten einer großen

Beispiele möglicher Zwischenmahlzeiten	
1 Glas (200 ml) Trinkmilch	540 kJ
1 Glas (200 ml) fettarme Milch	390 kJ
1 Glas (200 ml) Buttermilch	290 kJ
1 Becher Magerjoghurt (175 g)	230 kJ
1 Becher Magerjoghurt/Frucht (175 g)	490 kJ
1 Becher Trinkmilch-Joghurt (175 g)	570 kJ
1 Becher Trinkmilch-Joghurt/ mit Frucht (175 g)	690 kJ
1 Apfel mittelgroß (125 g)	260 kJ
1 Apfelsine mittelgroß (200 g)	370 kJ
1 Banane klein (125 g)	420 kJ
1 Birne mittelgroß (150 g)	290 kJ
1 Pampelmuse (375 g)	360 kJ
1 Pfirsisch mittelgroß (125 g)	200 kJ
125 g Erdbeeren	350 kJ
125 g Heidelbeeren	450 kJ
125 g Himbeeren	170 kJ
10 Haselnüsse (50 g)	1.350 kJ
1/2 Beutel Erdnüsse (50 g)	1.230 kJ
1 Stück Butterkuchen	920 kJ
1 Stück Obsttorte (Mürbeteig)	840 kJ
1 Stück Sahnetorte (Biskuit)	1.590 kJ
1 Stück Marmorkuchen (50 g)	900 kJ
10 Salzstangen	150 kJ
1 Glas (200 ml) Apfelsaft	390 kJ
1 Glas (200 ml) Orangensaft	410 kJ
1 Glas (200 ml) Traubensaft	580 kJ
1 Glas (200 ml) Tomatensaft	140 kJ

Mahlzeit eingespart werden. Leider wird den **Zwischenmahlzeiten** oft nicht genügend Beachtung geschenkt. Wie wichtig diese jedoch sind, haben viele Untersuchungen bewiesen. Die Auswahl der Zwischenmahlzeit hängt natürlich von der Energiemenge ab, die eine Person pro Tag aufnehmen darf. Ein Übergewichtiger, der abnehmen möchte, sollte selbstverständlich weder Sahnetorte noch Nüsse wählen.

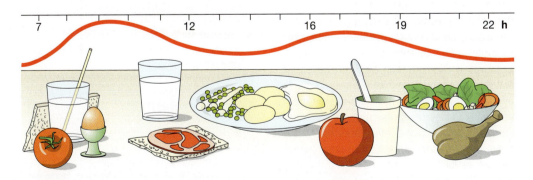

Leistungskurve und Verteilung der täglichen Nahrungsmenge auf 5 Mahlzeiten

4 Fit und gesund – Traum und Wirklichkeit

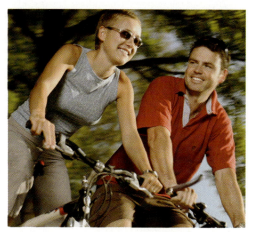

Fit durch gesunde Ernährung und Sport

Fit und leistungsfähig sind wir nur, wenn unsere Nahrung alle notwendigen Nährstoffe in ausreichender Menge und im richtigen Verhältnis zueinander enthält. Ebenso wichtig ist eine regelmäßige körperliche Aktivität. Für alle Lebensvorgänge braucht unser Körper Energie, die wir ihm mit der Nahrung zuführen müssen. Jede Bewegung, die vom Gehirn auf nervösem Wege und mithilfe spezieller Botenstoffe, den Hormonen, gesteuert wird, benötigt Energie. Aber selbst bei völliger Ruhe wird für die Funktion der inneren Organe, also z. B. für den Blutkreislauf, die Verdauung und den Stoffwechsel, Energie verbraucht. Mehr als $\frac{2}{3}$ der zugeführten Energie wird in Wärme umgesetzt und dient zur Regelung der Körpertemperatur.

Nationale Verzehrsstudie II. Ein sich wandelndes Lebensmittelangebot geht einher mit einem sich ändernden Ernährungsverhalten der Bürger. Dies wiederum kann sich auf deren Gesundheitszustand auswirken, da auch die Art und Menge der Nährstoffaufnahme verändert sein kann. Die letzte repräsentative Ernährungsstudie in Deutschland, allerdings nur in den alten Bundesländern, lag fast 20 Jahre zurück, so dass es an der Zeit war, in der Studie „Was esse ich" aktuelle Daten über die Verzehrsgewohnheiten der Einwohner in ganz Deutschland zu erheben. Der Ernährungsbericht von 2004 bescheinigt dem Bundesbürger, dass er trotz punktueller Verbesserungen noch immer **zu viel, zu fett** und **zu eiweißreich** isst. Das führt dazu, dass ernährungsmitbedingte Erkrankungen wie starkes Übergewicht, Diabetes Typ2 und Herz-Kreislauferkrankungen weiter auf dem Vormarsch sind mit vielfältigen Folgen für die Betroffenen selbst und die Gesellschaft allgemein.

Internethinweis:
http://www.was-esse-ich.de

Auftraggeber: Bundesministerium für Ernährung, Landwirtschaft und Verbraucherschutz (BMELV)
Planung, Koordination und Auswertung: Bundesforschungsanstalt für Ernährung und Lebensmittel in Karlsruhe (BfEL)
Teilnehmer: bundesweit 20.000 deutschsprachige Bürger zwischen 14 und 80 Jahren aus 500 repräsentativen Gemeinden
Dauer der Feldphase: Nov. 2005 – Dez. 2006
Zeitrahmen insgesamt: 3 Jahre
Ausgangssituation:
- ein ständig erweitertes Lebensmittelangebot,
- sich ändernde gesellschaftliche Bedingungen,
- verändertes Arbeits-, Freizeit-, Konsum- und Ernährungsverhalten der Bevölkerung.

Ziele: Erfassung von Daten über den Ernährungsstatus und die Verzehrgewohnheiten der deutschen Bevölkerung als Grundlage für:
- gesundheits- und ernährungspolitische Entscheidungen,
- staatliche Maßnahmen zum besseren Schutz der Verbraucher vor gesundheitlichen Schäden bei Lebensmittelskandalen,
- die Schaffung der methodischen Voraussetzungen eines Ernährungsmonitorings, d. h. der fortlaufenden Erhebung von Verzehrdaten, um zeitliche Veränderungen der Ernährungssituation der deutschen Bevölkerung regelmäßig zu überprüfen,
- die Feststellung von spezifischen Ernährungssituationen im Hinblick auf saisonale, regionale und strukturelle Unterschiede.

Nationale Verzehrsstudie II „Was esse ich"

Obwohl die durchschnittliche Lebenserwartung der deutschen Bevölkerung in den letzten Jahren weiter angestiegen ist, gibt die Zunahme an Übergewichtigen quer durch alle Altersklassen Anlass zur Sorge. Die alarmierenden Zahlen über die Verbreitung von Übergewicht, insbesondere auch bei Kindern – die Deutschen sind die dicksten Bürger der EU –, hat die Bundesregierung 2007 dazu bewogen, den Aktionsplan **„Fit statt fett"** ins Leben zu rufen. Das bis 2020 angelegte Programm hat zum Ziel, die Bevölkerung zu mehr Bewegung und zu einer gesünderen Ernährungsweise anzuhalten sowie die Informationen auf Lebensmitteln verständlicher zu machen und flächendeckend noch umfangreicher ab dem Kindergartenalter über Ernährungsfragen aufzuklären. Damit soll die Zahl der fast 40 Millionen Übergewichtigen im Land wesentlich reduziert werden und vor allem der Zunahme von Übergewicht bei Kindern entgegengewirkt werden.

Wenn auch noch nicht alle Fragen nach den genauen ursächlichen Zusammenhängen zwischen Ernährung und Gesundheit geklärt sind, so gilt es allgemein als unbestreitbar, dass die gesundheitlichen Folgen von Über-, Mangel- bzw. Fehlernährung vielfältig sind. Die Lebensqualität der Betroffenen wird zum Teil erheblich eingeschränkt und die Folgekosten für die notwendigen Behandlungen sind beträchtlich.

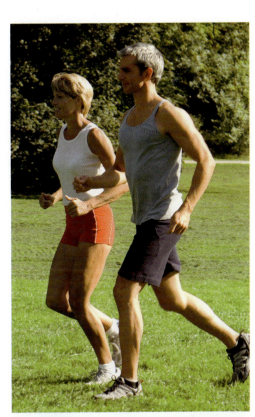

Mögliche Ursachen	Mögliche Folgeerscheinungen
Zu viel Süßes	Karies, Übergewicht
Überernährung	Diabetes, Übergewicht, Fettsucht, Gicht
Hoher Anteil an gesättigten Fettsäuren	Arteriosklerose, Herzinfarkt, Gehirnschlag, Gallensteine
Zu viel Alkohol	Leberzirrhose, Pankreatitis, Alkoholismus
Über- bzw. Unterversorgung mit bestimmten Wirkstoffen	Bluthochdruck, Blutarmut, Kropfbildung
Zu wenig Ballaststoffe	Verstopfung, Divertikulitis, Darmkrebs(?)

Ausgewählte Ursachen ernährungsmitbedingter Krankheiten

Vollwertig essen und trinken nach den 10 Regeln der DGE

„Vollwertig essen hält gesund, fördert Leistung und Wohlbefinden."

1. Vielseitig essen
2. Reichlich Getreideprodukte – und Kartoffeln
3. Gemüse und Obst – Nimm „5" am Tag
4. Täglich Milch und Milchprodukte, ein- bis zweimal in der Woche Fisch; Fleisch, Wurstwaren sowie Eier in Maßen
5. Wenig Fett und fettreiche Lebensmittel
6. Zucker und Salz in Maßen
7. Reichlich Flüssigkeit
8. Schmackhaft und schonend zubereiten
9. Nehmen Sie sich Zeit, genießen Sie Ihr Essen
10. Achten Sie auf Ihr Gewicht und bleiben Sie in Bewegung

5 Lebensmittelrecht – Macht des Verbrauchers

Hohe Geldstrafe für einen Gastwirt

Darmstadt. Bakteriell verseuchtes Fleisch und schimmelige Wurst im Angebot seiner Gaststätte haben einem Gastwirt aus Darmstadt eine Geldstrafe von 27.000 Euro eingebracht. Er wurde wegen wiederholter Verstöße gegen das Lebensmittelgesetz verurteilt. Die Kontrolleure der Lebensmittelüberwachung hatten im Kühlraum des Wirtes mehrere Zentner stark verdorbenen Fleisches sichergestellt, außerdem mehr als ein Jahr alte, stark verschimmelte Würste.

Der Richter hielt es für erwiesen, dass der Wirt vorsätzlich ungenießbare Ware in den Verkehr gebracht und verdorbenes Fleisch vorrätig gehalten hatte. Der Staatsanwalt hatte sogar Berufsverbot gefordert. *Pressenotiz*

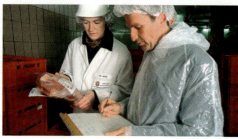

Lebensmittelkontrolleure im Wurstkühlraum

Einheitliche Hygienevorschriften in Europa. Seit dem 1. Januar 2006 gibt es ein einheitliches Lebensmittelrecht in Europa. Der Grundsatz „Vom Acker bis zum Teller", der für die Erzeugung von Lebensmitteln, für alle Stufen der Herstellung, die Lagerung und für die Vermarktung aller Lebensmittel gilt, ist Kernstück des europäischen Lebensmittelrechts. Deshalb werden auch alle Hygienevorschriften auf die Erzeugung von Lebensmitteln, auf alle Stufen der Herstellung, die Lagerung und die Vermarktung von Lebensmitteln angewendet. Diese Vorschriften gelten für alle Unternehmen, die gewerbsmäßig Lebensmittel herstellen, behandeln und in den Verkehr bringen, also für Unternehmen der Lebensmittelindustrie, Speditionsunternehmen, Groß- und Einzelhandel, Kioske, Gastronomie, Betriebe für Gemeinschaftsverpflegung.

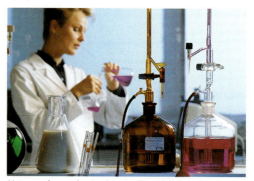

Untersuchung der Proben im Staatlichen Lebensmitteluntersuchungsamt

Lebensmittelkontrolle. Die EU-Vorschriften sehen Kontrollen vor. Amtstierärzte und Lebensmittelkontrolleure besuchen die Betriebe meistens unangemeldet. Sie beurteilen die hygienischen Verhältnisse sowie Aussehen und Geruch der Produkte mit Augen und Geruchssinn.

Zur genaueren Kontrolle nehmen sie unverdächtige *Stichproben*, bei Beschwerden von Verbrauchern oder bei einem bestimmten Verdacht *Verdachtsproben*. Die Proben werden in einem Untersuchungsamt von Lebensmittelchemikern, Tierärzten und Ärzten wissenschaftlich untersucht. Bei Missständen in einem Betrieb veranlasst die Lebensmittelüberwachung die erforderlichen Maßnahmen.

Aufgabe der Lebensmitteluntersuchungsämter ist es, zu klären, ob

- die Nährstoffzusammensetzung eines Lebensmittels, z. B. der Fettgehalt, vorschriftsmäßig ist,
- Lebensmittel gesundheitlich unbedenklich sind,
- ein zur Täuschung von Verbrauchern nachgemachtes Lebensmittel vorliegt,
- ein Lebensmittel durch Zusätze, z. B. Wasser in Fruchtsaft, verfälscht wurde,
- ein Lebensmittel vorschriftsmäßig gekennzeichnet ist.

In Fällen gesundheitlicher Gefährdung durch Lebensmittel werden Waren und Speisen beschlagnahmt und vernichtet. Sind erhebliche Hygienemängel beanstandet worden, kann die Betriebsschließung angeordnet werden. Verstöße gegen Rechtsvorschriften werden mit Bußgeldern geahndet. In schwerwiegenden Fällen wird Anzeige erstattet.

Lebensmittelüberwachung. Die Bundesländer haben die Überwachung der Lebensmittelbetriebe unterschiedlichen Ämtern übertragen. Meistens sind es Polizeibehörden und staatliche Veterinärämter. Ob die Lebensmittelüberwachung einen umfassenden und sicheren Verbraucherschutz wirklich gewährleistet, ist umstritten. Zur vorbeugenden Kontrolle sollen je 1.000 Einwohner im Jahr durchschnittlich fünf Lebensmittelproben genommen werden.

Ein Beispiel aus dem Bundesland Hessen: Dort suchten die Lebensmittelkontrolleure im Jahre 2003 etwa 53 % aller Lebensmittelbetriebe auf. Insgesamt kam es zu rund 60.000 Kontrollen von Betrieben und Lebensmitteltransporten. Bei 6.600 Kontrollen gab es Beanstandungen. 1.290 Verwarnungsgelder und 624 Bußgelder wurden verhängt. In 26 Fällen leiteten Gerichte Strafverfahren ein. Insgesamt brachten die Maßnahmen 189.426,00 € in die Staatskasse. In 170 Fällen waren die Hygieneverstöße so gravierend, dass eine vorübergehende Betriebsschließung angeordnet werden musste.

Eigenkontrollsystem. Die Hygienevorschriften der EU übertragen dem Lebensmittelunternehmer die Verantwortung. Vorgesehen sind Eigenkontrollen gemäß HACCP-System. Das schließt die Risikoanalyse und die Schulung der Mitarbeiter ein. Alle betrieblichen Abläufe, die die Hygiene betreffen, müssen schriftlich festgehalten werden. Im Falle eines Hygieneproblems muss zudem die Rückverfolgbarkeit auf allen Stufen der Lebensmittelproduktion sichergestellt sein. Der Unternehmer hat hier durch eine geeignete Organisation dafür Sorge zu tragen, dass ein hoher Verbraucherschutz gewährleistet ist. Alle diese Maßnahmen sollen letztlich dem Schutz der Verbraucher vor Gesundheitsschäden durch Genuss von Lebensmitteln dienen.

> ### Lernaufgaben:
> #### Eine Expertenbefragung durchführen – einen Lebensmittelkontrolleur befragen
>
> Wie gehen wir vor?
> 1. Den Experten suchen.
> 2. Den Termin vereinbaren.
> 3. Themen sammeln und Fragen formulieren.
> 4. Die Expertenbefragung vorbereiten,
>   ▸ Schulleitung informieren,
>   ▸ Experten einladen und Schwerpunkte vereinbaren,
>   ▸ Gesprächsleitung festlegen,
>   ▸ zwei Protokollführer bestimmen; evtl. Kamera,
>   ▸ Raum vorbereiten.
> 5. Ablauf der Befragung:
>   Begrüßung des Experten,
>   kurze Vorstellungsrunde: Experte und Klasse,
>   Fragen der Klasse an den Experten.
> 6. Die Antworten (Protokoll) auswerten.

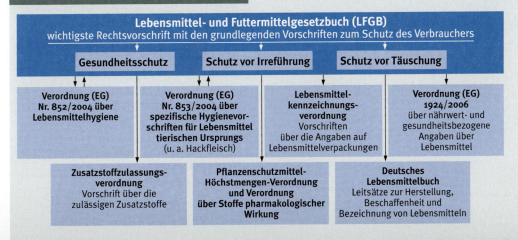

Lebensmittelrecht im Überblick

Kohlenhydrate – Genuss ohne Reue?

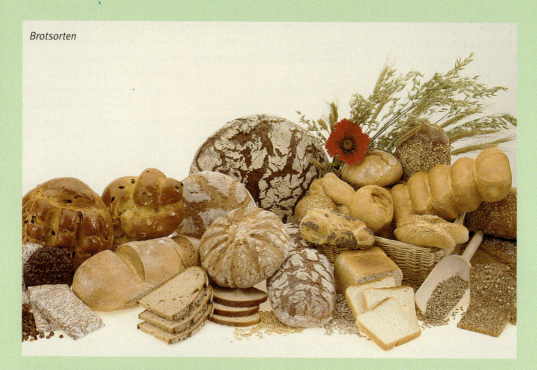

Brotsorten

In der Bäckerei duftet es nach frischem Brot und Backwaren. Die Vielfalt ist beeindruckend, manchmal weiß der Kunde nicht so recht, wofür er sich entscheiden soll. Aber auch bei Pizza und Pasta, oder beim Reis ist die Sortenvielfalt riesengroß.

Lernaufgaben:

Finden Sie heraus, was Ihre Mitschülerinnen und Mitschüler zum Frühstück am liebsten verzehren.

 Tipp

1. Damit Sie den Fragebogen leicht auswerten können, sollten Sie sich vorab mögliche Antworten überlegen. Sie können dann einen Fragebogen entwerfen, der ausschließlich geschlossene Fragen enthält.
   Ideal ist es, wenn die Fragen auf einer Seite untergebracht werden können.

2. Geben Sie zum Ausfüllen des Fragebogens maximal 10 Minuten Zeit und tragen Sie anschließend die Ergebnisse zusammen.

3. Stellen Sie die Ergebnisse graphisch dar und präsentieren Sie entsprechende Folien vor Ihrer Klasse.

4. Fertigen Sie zwei Folien zum Verzehr kohlenhydratreicher Lebensmittel an. Welche Rückschlüsse könnten Sie hieraus ziehen?

1 Süßigkeiten so beliebt – und doch so unerwünscht!

Kaum eine andere Branche hat sich in den vergangenen Jahren so viel einfallen lassen wie die Süßwarenindustrie. Schließlich denkt man bei Zucker nicht gerade an ein gesundheitsförderliches Produkt. Trotzdem will der Wunsch nach süßem Geschmack bei Klein und Groß befriedigt werden.

Die angeborene Vorliebe für süß schmeckende Lebensmittel lässt uns immer wieder zugreifen. Dabei weist kaum eine Lebensmittelgruppe so unterschiedliche Gehalte an Zucker auf. Zwischen einer Standard Limonade und einer „Limo light" liegen Welten!

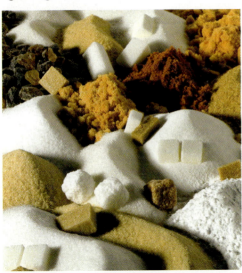

Zuckersorten

Aber nicht nur Zucker schmecken süß. Es gibt inzwischen eine ganze Reihe von Substanzen, die in vielen Lebensmitteln Zucker längst ersetzt haben.

Hierzu gehören die Süßstoffe und die Zuckeralkohole. Industriell hergestellte Lebensmittel greifen auf diese Varianten zurück und können so den Energiegehalt süßer Lebensmittel deutlich senken.

Wer zu Hause oder in der Gemeinschaftsverpflegung Speisen zubereitet, wird im Regelfall nur auf Zucker zurückgreifen. Auch in Backwaren wird im wesentlichen Zucker verwendet.

Lernaufgaben:

1. Machen Sie eine Erkundung im Supermarkt. Tragen Sie alle Lebensmittel zusammen, die Zucker enthalten und fertigen Sie eine Collage an. Notieren Sie sich von den Etiketten der Lebensmittel alle Begriffe, die den Zuckern zugeordnet werden können, also auch Glucose, Fructose, Gluosesirup und ähnliches mehr. Präsentieren Sie Ihre Collage vor der Klasse. Versuchen Sie hierbei, die Lebensmittel nach Gruppen zu ordnen.

2. Fertigen Sie nach dem unten aufgeführten Rezept einen Birnenkuchen mit Mohn an. Berechnen Sie den Energie- und Kohlenhydratgehalt eines Tortenstücks. (Sie sollten von 12 Tortenstücken ausgehen.) Bewerten Sie den Gehalt an Zucker pro Stück.

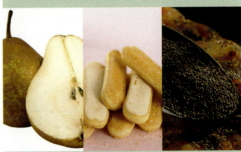

Birnenkuchen mit Mohn

Birnenkuchen mit Mohn
Springform (26 cm Ø)
100 g Mohnmasse
60 g zerbröselte Löffelbiskuits
Saft von 2 Zitronen
1,5 kg Birnen
150 g Marzipanmasse
200 ml Milch
Margarine zum Einfetten
250 g Margarine
250 g Zucker
4 Eier
Salz
500 g Mehl
1 Päckchen Backpulver
Backpapier für die Springform

2 Kohlenhydrate – die bunte Vielfalt

Viele Lebensmittel enthalten Kohlenhydrate in unterschiedlicher Zusammensetzung. Kohlenhydratreich sind Brot und Backwaren, Teigwaren und Reis. Aber auch Gemüse und Obst enthalten zum Teil beachtliche Mengen.

In tierischen Lebensmitteln finden sich lediglich Spuren von Kohlenhydraten.

Je nach chemischem Aufbau wird zwischen Monosacchariden (Einfachzuckern), Disacchariden (Zweifachzuckern) und Polysacchariden (Mehrfachzuckern) unterschieden.

Kohlenhydrate liefern dem Körper bei ihrer Verbrennung 17 kJ je Gramm.

Glucose ist in der Natur am weitesten verbreitet und sowohl in Disacchariden als auch in den Polysacchariden zu finden.

Glucose ist sehr süß, sehr gut wasserlöslich und von Hefe zu Alkohol vergärbar. Im Blut befindet sich Glucose in gelöster Form. Der Blutzuckerspiegel liegt beim gesunden Erwachsenen bei 70 bis 120 mg je 100 ml Blut.

Einige Organe können ausschließlich Glucose zur Energiegewinnung verwerten. Hierzu gehören die roten Blutkörperchen. Aber auch Nerven- und Hirnzellen bevorzugen zur Energiegewinnung Glucose.

Fructose gehört ebenfalls zu den Monosacchariden. Sie ist aber anders aufgebaut als die Glucose und wird im Körper unabhängig von Insulin abgebaut. Aus diesem Grunde ist sie häufig in Diabetikerlebensmitteln zu finden.

Obwohl Fructose zu den Monosacchariden zählt, wird sie nicht so schnell im Darm resorbiert wie Glucose. Siehe hierzu auch Kapitel „glykämischer Index" auf Seite 47.

Fructose ist süßer als Glucose und alle anderen Zucker. Auch sie ist gut wasserlöslich und mit Hefe vergärbar zu Alkohol.

Wie Glucose kommt sie vor allen Dingen in Früchten vor, in besonders hohen Mengen in Trauben.

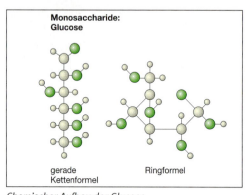

Chemischer Aufbau der Glucose

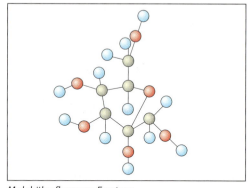

Molekülaufbau von Fructose

Lernaufgaben:

1. Finden Sie heraus, um welche chemischen Elemente es sich bei der linken Abbildung handelt. Welches Element wird durch die größere gelbe Kugel, welches durch die kleinere gelbe, welches durch die große grüne Kugel dargestellt?
2. Versuchen Sie herauszufinden, inwieweit der Aufbau der Fructose sich von dem der Glucose unterscheidet. In der Abbildung stellen die roten Moleküle dasselbe Element dar wie in der linken Abbildung die grünen Kugeln.
3. Informieren Sie sich über die Bildung von Kohlenhydraten in der Pflanze.

Disaccharide entstehen, wenn zwei Moleküle Monosaccharide verbunden werden. Dabei spaltet sich jeweils ein Molekül Wasser ab.

In Lebensmitteln ist die **Saccharose** am häufigsten anzutreffen. Sie besteht aus einem Molekül Glucose und einem Molekül Fructose. Streng genommen müsste man hierbei von einem Glucoserest und einem Fructoserest sprechen, da beide Moleküle nicht mehr vollständig sind.

Saccharose ist süß, leicht löslich in Wasser und mit Hefe vergärbar zu Alkohol. In Lebensmitteln verleiht Saccharose nicht nur den charakteristischen Geschmack; typische Bräunungsreaktionen, die bei Brot oder Backwaren erwünscht sind, sind auch nur bei Anwesenheit von Zucker zu erzielen.

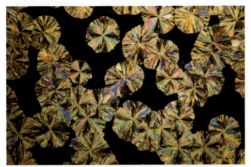

Saccharose

Maltose ist ein Disaccharid, das aus zwei Glucoseresten besteht. Maltose findet sich als Abbauprodukt von Stärke in keimendem Getreide. Keimende Gerste, Ausgangsprodukt für die Bierherstellung wird als Malz bezeichnet.

Lactose besteht aus einem Glucose- und einem Galactoserest. Lactose ist das charakteristische Disaccharid von Milch und Milchprodukten. Lactose ist praktisch nicht süß und löst sich nur schlecht in Wasser. Für den Säugling ist Lactose in den ersten Monaten das einzige Kohlenhydrat und scheint den Aufbau der Darmflora positiv zu beeinflussen.

Polysaccharide bestehen aus einer Vielzahl von Glucoseresten. In der Natur wird die **Stärke** als Speicherstoff aufgebaut. Sie schmeckt nicht mehr süß und ist nicht wasserlöslich. Kartoffeln und Getreide, zum Teil auch die Hülsenfrüchte, enthalten Stärke. In Getreide ist der Stärkegehalt allerdings sehr viel höher als in Kartoffeln. In diesen beträgt er etwa 16 %, in Getreide im Durchschnitt 70 %. Mehrere tausend Glucosereste sind im Stärkekorn miteinander vernetzt.

Stärke setzt sich aus zwei Fraktionen zusammen: dem wasserlöslichen Amylopektin und der nicht wasserlöslichen Amylose.

Stärke liegt in den meisten Lebensmitteln in Form spezifischer Körner vor. Unter dem Mikroskop kann man deshalb gut erkennen, um welches Produkt es sich handelt.

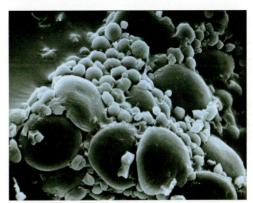

Stärkekörner – Weizenmehl

Auch **Cellulose** zählt zu den Polysacchariden. In diesem Kohlenhydrat sind bis zu 10.000 Glucosereste miteinander verbunden. Bei der Glucose handelt es sich allerdings um eine andere chemische Form als zum Beispiel bei der Stärke. Die Ketten der Cellulose sind außerordentlich fest; Verdauungsenzyme können sie beispielsweise nicht aufspalten.

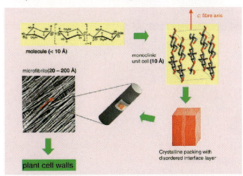

Feste Molekülstruktur bei Cellulose

Exkurs:

Stärke ist von großer technologischer Bedeutung

Stärke ist nicht nur für die Lebensmittelindustrie von großer Bedeutung. 2002 wurden in Europa ungefähr 7,9 Millionen Tonnen Stärke produziert, 54 % hiervon wurden im Nahrungsmittelsektor eingesetzt, 46 % fanden in Kosmetika, medizinischen Produkten oder auch Baustoffen Verwendung.

In der Lebensmittelindustrie wird Stärke vielfach verändert. So bedarf es besonderer Stärkesorten, um Soßen anzudicken, die anschließend in Tiefkühlmenüs eingesetzt werden sollen.

Überwiegend wird Stärke aus Kartoffeln, Reis oder Mais gewonnen. Besonders Maisstärke wird häufig zum Andicken von Puddings, Cremes und Flammeris verwendet.

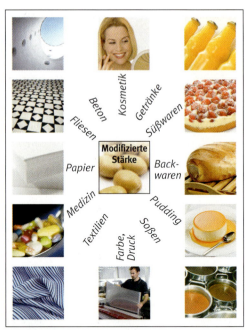

Stärke findet vielseitige Verwendung

Pektine bestehen aus galactoseähnlichen Molekülen. Wie Cellulose sind Pektine nicht in Wasser löslich und von den Verdauungsenzymen nicht aufspaltbar.
Pektine kommen in der Natur in vielen Früchten vor. Sie besitzen eine hervorragende Quellfähigkeit. Pektine werden gern zur Herstellung von Gelees und Marmeladen eingesetzt.

Glykogen ist im Muskel und der Leber vorhanden. Es ist ähnlich aufgebaut wie Stärke, allerdings sind die Ketten noch viel stärker verzweigt. Die Anzahl der Glucosereste kann mehr als 100.000 betragen. Glykogen ist im Körper die einzige Speicherform von Kohlenhydraten. Die Energiereserve ist insgesamt begrenzt. Mit 300 bis 400 g reicht sie gerade einmal für einen Tag.

Dextrine sind Abbauprodukte der Stärke. Sie weisen weniger Glucosereste auf. Dextrine bilden sich bei der Verdauung von Stärke, bei Einwirkung von Säuren und bei vielen Backvorgängen, wenn die Temperaturen entsprechend hoch sind.

Lernaufgabe:

Beim Kochen von Kartoffeln bildet sich ein weißer Schaum am Topfrand. Informieren Sie sich, woraus dieser besteht.

Stellen Sie mehrere Rezepte zur Herstellung von Marmeladen zusammen. Überlegen Sie, warum Sie bei Johannisbeeren gänzlich ohne Pektine auskommen. Ganz ohne Zucker kommen Marmeladen und Gelees aber nicht aus. Überlegen Sie, welche Bedeutung Zucker in diesen Produkten hat.

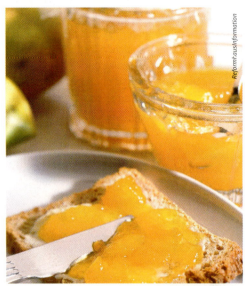

Marmeladen halten länger mit einem hohen Pektingehalt

Überblick: Kohlenhydrate

Mono-Saccharide	**Fructose**	**α-Glucose**	**β-Glucose**	**Galactose**
Vorkommen, Bedeutung	Vorkommen in freier Form in süßen Früchten; in Pollenkörnern einiger Pflanzen und im Honig; Bestandteil von Saccharose und vom Polysaccharid Inulin; dient als Süßungsmittel	Wichtigstes Monosaccharid; Vorkommen in freier Form in süßen Früchten, im Honig und als Blutzucker; Bestandteil von Maltose, Saccharose und Polysacchariden	Vorkommen wie α-Glucose; Monomer von Cellulose; Bestandteil im Milchzucker und der Cellulose	Vorkommen in der Milch, Bestandteil von Milchzucker
Di-Saccharide	**Saccharose**	**Maltose**	**Cellobiose**	**Lactose**
Vorkommen, Bedeutung	Reservestoff in Pflanzen wie Zuckerrohr, Zuckerrüben. Verwendung als Süßungsmittel	Vorkommen bei der Spaltung von Stärke, z. B. im Mund oder bei der Keimung der Gerste zur Bierherstellung	Abbauprodukt der Cellulosespaltung, z. B. bei Pilzen oder durch Mikroorganismen bei Wiederkäuern	Bedeutendstes Kohlenhydrat in der Milch der Säugetiere (Mensch 6 – 8 %, Rind 4 – 5 %); wichtiges Nährsubstrat für Pilze bei der Penicillinherstellung
Poly-Saccharide	**Amylose**	**Amylopektin**	**Glykogen**	**Cellulose**
Vorkommen, Bedeutung	Reservestoff in Pflanzen; wichtigste Kohlenhydratquelle für den Menschen; kommt zu 20 – 30 % im Gemisch mit Amylopektin in natürlicher Stärke vor	Wie bei Amylose; kommt zu 70 – 80 % im Gemisch mit Amylose in der natürlichen Stärke vor	Reservestoff in der Leber, im Muskel und vielen anderen Körperzellen; dem Amylopektin ähnlich, jedoch noch stärker verzweigt	Mit anderen Stoffen zusammen als Gerüstsubstanz für Zellwände der Pflanzen; reine Cellulose in Zellwänden der Baumwollhaare
	250 – 500 Monomere	> 2000 Monomere	> 100.000 Monomere	> 10.000 Monomere

Praktikum: Nachweis von Kohlenhydraten (Teil 1)

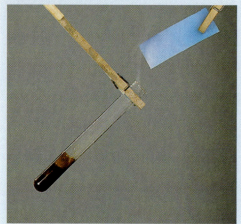
Nachweis der Elemente

Versuch 1: Nachweis chemischer Elemente
Reagenzien: Saccharose, Filterstreifen mit Cobalt (II)-chlorid getränkt und dann getrocknet
Hinweis: Der Filterstreifen verfärbt sich rosa, wo ihn Wasserdampf oder Wasser berührt.
Durchführung: Geben Sie ein wenig Saccharose in ein Reagenzglas und erhitzen Sie sie, bis sie verkohlt. Halten Sie den Filterstreifen in die frei werdenden Gase.
Beobachtung: Betrachten Sie den Rückstand im Reagenzglas und achten Sie darauf, ob und, wenn ja, wie sich der Filterstreifen verändert hat.
Ergebnis: Überlegen Sie, auf welches chemische Element der Rückstand im Reagenzglas hindeutet. Auf welche Elemente weist die Veränderung des Filterstreifens hin?

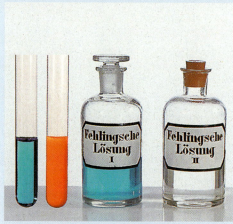
Nachweis von Glucose mit Fehlingscher Probe

Versuch 2: Nachweis von Kohlenhydraten mit Fehlingscher Lösung
Reagenzien: Glucose, Fructose, Saccharose, Maltose, Laktose, Fehlingsche Lösung I und II
Hinweis: Bestimmte Zucker können mit Fehlingscher Lösung I und II nachgewiesen werden.
Durchführung: Geben Sie etwas von den Kohlenhydraten jeweils in ein Reagenzglas, lösen es in destilliertem Wasser. Fügen Sie jeweils 1 ml Fehling I und II hinzu und erhitzen Sie die Reagenzgläser langsam. Tragen Sie dabei unbedingt eine Schutzbrille!
Beobachtung: Stellen Sie fest, ob und, wenn ja, wie sich die Farbe der Proben verändert.
Ergebnis: Legen Sie eine Tabelle an, in die Sie die Ergebnisse eintragen. Welche der Kohlenhydrate können mit Fehlingscher Lösung nachgewiesen werden?

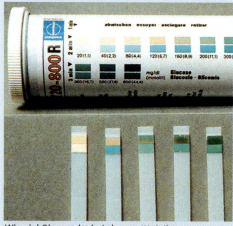
Wie viel Glucose ist in Lebensmitteln?

Versuch 3: Nachweis von Glucose
Reagenzien: Glucose, Banane, Mehl, Zwiebelsaft, Glucoseteststäbchen
Hinweis: Mit den Teststäbchen kann festgestellt werden, ob ein Lebensmittel Glucose enthält. Sie dienen auch zum Glucosenachweis im Harn.
Durchführung: Halten Sie jeweils ein Glucosestäbchen in die Proben.
Beobachtung: Betrachten Sie die Teststäbchen und vergleichen Sie die Farbveränderung mit dem Aufdruck auf der Verpackung.
Ergebnis: Legen Sie eine Tabelle an, in die Sie die Ergebnisse eintragen. Welche der untersuchten Lebensmittel enthalten Glucose?

Praktikum: Nachweis von Kohlenhydraten (Teil 2)

Versuch 4: Nachweis von Stärke
Reagenzien: Jodkaliumjodidlösung, Kartoffel
Hinweis: Jodkaliumjodidlösung dient zum Stärkenachweis.
Durchführung: Tropfen Sie mit einer Pipette Jodkaliumjodidlösung auf die Schnittfläche der Kartoffel.
Beobachtung: Stellen Sie fest, wie sich die Schnittfläche verändert.
Ergebnis: Machen Sie sich klar, wie Stärke in Lebensmitteln nachgewiesen werden kann und woran die Anwesenheit von Stärke zu erkennen ist.

Versuch 5: Einfluss von Säure auf Stärke
Reagenzien: Stärke, Zitronensaft, Jodkaliumjodidlösung
Durchführung: Verrühren Sie etwas Stärke in einem Becherglas in kaltem Wasser, fügen Sie Zitronensaft hinzu und kochen Sie es 15 Minuten. Prüfen Sie mit Jodkaliumjodidlösung.
Beobachtung: Schauen Sie sich an, ob und, wenn ja, wie sich die Farbe verändert.
Ergebnis: Ziehen Sie Schlussfolgerungen aus dem Ergebnis. Welchen Einfluss hat Säure auf Stärke?

Versuch 6: Nachweis von Cellulose
Reagenzien: Chlorzinkjodlösung (Zinkchlorid, Kaliumjodid, Jod), Proben von Weizenkleie, Vollkornmehl, Watte und Filterpapier
Hinweis: Cellulose kann mit Chlorzinkjodlösung nachgewiesen werden.
Durchführung: Betupfen Sie die vier Proben mit Chlorzinkjodlösung.
Beobachtung: Schauen Sie sich an, ob und, wenn ja, welche Farbveränderung eingetreten ist.
Ergebnis: Ziehen Sie Schlussfolgerungen. In welchen der Proben ist Cellulose enthalten?

Versuch 7: Adsorptionsvermögen von Ballaststoffen
Reagenzien: Ballaststoffe aus Weizenkleie, Tinte
Durchführung: Schwemmen Sie Weizenkleie in reichlich Wasser auf und fügen Sie etwas Tinte hinzu. Lassen Sie das ganze Gemisch ca. 30 Minuten stehen und filtrieren Sie es anschließend.
Beobachtung: Schauen Sie sich das Filtrat an und beschreiben Sie Ihre Beobachtung.
Ergebnis: Ziehen Sie aus Ihrer Beobachtung Schlussfolgerungen. Was haben die Ballaststoffe aus der Kleie bewirkt?

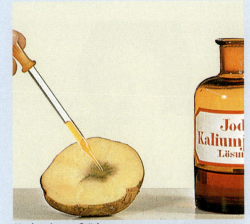
Nachweis von Stärke

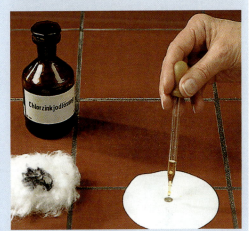
Nachweis von Cellulose

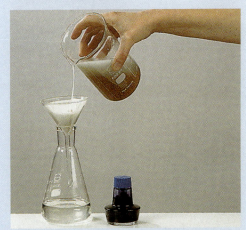
Adsorptionsvermögen von Ballaststoffen

3 Ballaststoffe – gar kein Ballast!

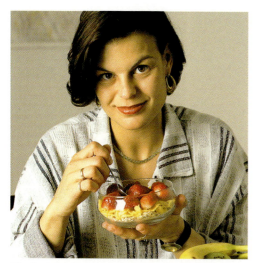

Müsli mit Früchten – ideal zum Frühstück

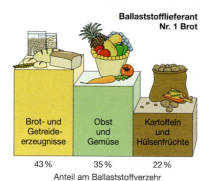

Brot – wichtigster Ballaststofflieferant

Ballaststoffe werden chemisch den Kohlenhydraten zugeordnet. Neben Cellulose und Hemicellulose gehören zu dieser Gruppe auch Lignin, Pektine, Agar-Agar, Alginate und Guar. Sie befinden sich überwiegend in den Pflanzen als Stütz- und Strukturelement.

Der Begriff Ballaststoffe ist historisch zu erklären, da zunächst nur bekannt war, dass die menschlichen Verdauungsenzyme die genannten Substanzen nicht aufschließen können. Deshalb galt es zunächst auch als sehr fortschrittlich, Schalen und Keimling von den Getreidekörnern zu entfernen und Auszugsmehl zu gewinnen.

Erst später wurde erkannt, dass Ballaststoffe überaus wichtige Aufgaben im menschlichen Körper übernehmen. Ballaststoffe sollen der Entstehung einer Reihe von Erkrankungen entgegenwirken: Obstipation, Dickdarmkrebs, Gallensteinen, Übergewicht, Hypercholesterinämie, Diabetes und Arteriosklerose. Ballaststoffreiche Lebensmittel müssen gut gekaut werden und fördern so die Ausschüttung von Verdauungsenzymen.

Eine große Füllmenge an Ballaststoffen im Magen bewirkt ein Sättigungsgefühl. Gleichzeitig wird die gesamte Darmbewegung (Darmperistaltik) verstärkt. Insgesamt wird die Verweildauer der Nahrung im Darm verkürzt und Verstopfung so verhindert. Ballaststoffe lagern in erheblichem Umfang Wasser an; dadurch wird die Stuhlbeschaffenheit weich und plastisch.

Lernaufgabe:

Suchen Sie in einschlägigen Kochbüchern unterschiedliche Müslirezepte zusammen und stellen Sie drei verschiedene Müslis her.
Vergleichen Sie die Rezepte und bewerten Sie den Zuckergehalt.
Kaufen Sie im Supermarkt eine Müslipackung und vergleichen Sie die Zutatenliste mit denen Ihrer Rezepturen.
Stellen Sie mit verschiedenen Körnern und getrocknetem Obst Müslimischungen zusammen und vergleichen Sie die Preise mit einem fertigen Standardmüsli. Wählen Sie in Ihrer Klasse die beste Mischung aus und testen Sie sie sensorisch.

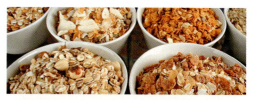

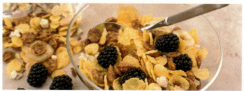

Müslimischungen

Ballaststoffe können auch Schadstoffe an sich binden. Hierdurch kann die Aufnahme von Schwermetallen über die Nahrung verringert werden.
Ballaststoffe beeinflussen den Cholesterolspiegel im Blut, da sie nur über eine vermehrte Gallensäureproduktion ausgeschieden werden können. Die Gallensäuren selbst werden zuvor aus Cholesterol gebildet. Besonders wirkungsvoll in dieser Hinsicht sind die in zahlreichen Obstsorten vorhandenen Pektine. Ballaststoffreiche Lebensmittel führen schneller zur Sättigung und verhindern so indirekt die Ausbildung von Übergewicht. Da diese Lebensmittelgruppe auch gleichzeitig immer vitamin- und mineralstoffreich ist, stellt sie eine wertvolle Grundlage unserer täglichen Ernährung dar. Pro Tag sollten 30 g Ballaststoffe (Getreideanteil 15 g) mit der Nahrung aufgenommen werden.
Die Häufigkeit von Verstopfung – Obstipation – nimmt mit dem Alter zu. Bei den über Sechzigjährigen geht man von mehr als 34 % aus, die an dieser Krankheit leiden.
Ausschlaggebend sind neben einem geringen Anteil an Ballaststoffen in der Nahrung auch eine überwiegend sitzende Tätigkeit und wenig Bewegung.

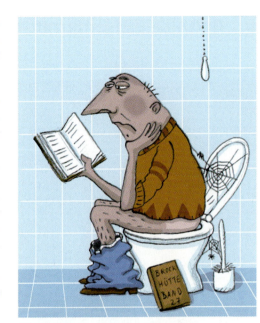

Obstipation, eine Volkskrankheit

Lernaufgabe:

Die Deutsche Gesellschaft für Ernährung hat eine neue dreidimensionale Lebensmittelpyramide entwickelt. Einzelne Seiten sind Lebensmittelgruppen gewidmet.

Sehen Sie sich die folgende Seite genau an und versuchen Sie, Argumentationen zu finden, warum beispielsweise Rotkohl im grünen Feld zu finden ist, Kartoffeln schon im gelben, Croissants im roten Bereich.

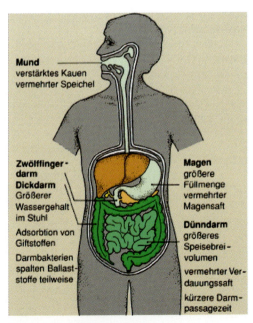

Ballaststoffe im Verdauungstrakt

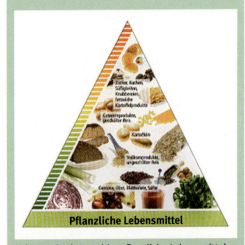

Lebensmittelpyramide, pflanzliche Lebensmittel

4 Getreide vielseitig verwendet

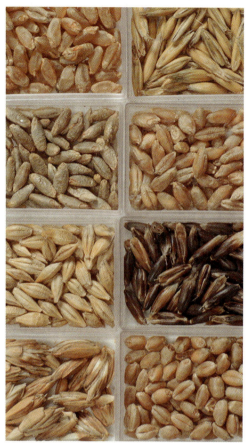

Getreidesorten

Es gibt zahlreiche Getreidesorten, aus denen Mehl und andere Mahlprodukte hergestellt werden können. Hierzu gehören Weizen, Roggen, Gerste, Hafer, Hirse, Mais und Reis.
Quinoa und Buchweizen gehören streng botanisch nicht zum Getreide. Die Körner werden aber ähnlich verwendet, auch die Zusammensetzung ist vergleichbar.
In Deutschland werden zu Brot und Backwaren in erster Linie Weizen und Roggen eingesetzt. Weltweit steht Weizen beim Anbau an erster Stelle, gefolgt von Reis und Mais.
Erstaunlich: Nur etwa die Hälfte der Gesamtproduktion geht in die Lebensmittelherstellung, der andere Teil steht zur Tierfütterung bzw. Herstellung alkoholischer Getränke zur Verfügung.

Alle Getreide und Stärkeerzeugnisse, die nicht zu Brot und Backwaren verarbeitet werden, zählen zu den Nährmitteln.

Kleines Nährmittellexikon

Grieß: Die Körner von Weizen, Mais oder Hirse werden von Schalen befreit und fein, mittel oder grob vermahlen. Grieß wird zu Brei, Suppen, Aufläufen, Klößen und Teigwaren verarbeitet.
Grütze: Die Körner von Hafer, Gerste, Roggen, Buchweizen oder Hirse werden geschält und grob zerschnitten. Grütze wird verwendet für Suppen, Süßspeisen und Wurst.
Graupen: Gersten- oder Weizenkörner werden geschält und geschliffen. Graupen werden hauptsächlich für Suppen verwendet.
Flocken: Diese werden durch Schälen, Dämpfen, Pressen und Rösten von Hafer, Weizen, Roggen, Gerste, Reis oder Mais (Cornflakes) gewonnen. Sie werden roh oder gekocht in Müsli, Suppe, Brei oder Gebäck verzehrt. Schmelzflocken oder Instant-Flocken werden aus dem gemahlenen Haferkorn hergestellt. Die zarten Flöckchen lösen sich auch in kalter Flüssigkeit sofort auf.
Stärke: Dieses Produkt wird aus Mais, Weizen, Kartoffeln oder Reis durch Nassvermahlung und Ausschwemmen gewonnen. Stärke dient als Bindemittel für Soßen und Flammeris.
Grünkern ist das unreif geerntete, von Spelzen befreite Korn des Spelzweizens oder Dinkel. Der Eiweißgehalt ist mit 12 % sehr hoch.

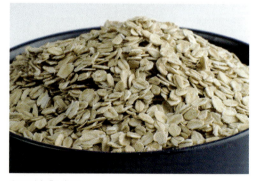

Getreideflocken

Lernaufgabe:

Ein Projekt

Für die Schule soll eine Ausstellung über Getreide aufgebaut werden. Gezeigt werden sollen die Verbreitung von Getreide, die unterschiedlichen Pflanzen und ihr Anbau sowie die ernährungsphysiologische Bedeutung von Getreide und Getreideprodukten.
Entwickeln Sie zunächst ein Mind Map und überlegen Sie, welche Aspekte Sie bei der Ausstellung berücksichtigen müssen.
Überlegen Sie dann gemeinsam, wo Sie sich Informationen beschaffen können und wo die Ausstellung aufgebaut werden soll.
Bilden sie dann kleine Arbeitsgruppen. Jede ist für eine Getreidesorte verantwortlich.
Machen Sie gemeinsam einen Zeitplan und klären Sie mit dem Lehrpersonal, wann und wo Sie die Ausstellung aufbauen können.

 Tipp

Die großen Getreidemühlen halten gutes Informationsmaterial bereit, auch im Internet finden Sie vielfältige Quellen.

Exkurs:

Der Aufbau des Getreidekorns ist bei allen Getreidearten gleich. Das Korn besteht aus **Mehlkörper, Keim** und **Schalen.** Den eiweiß- und stärkehaltigen Mehlkörper im Innern und den Keim am stumpfen Ende des Kornes umschließt die äußere Schale in mehreren Schichten. Sie besteht aus unverdaulicher Cellulose (Kleie). In den Schichten lagern verschiedene Mineralstoffe, insbesondere Eisen.

Zwischen Mehlkörper und Schale liegt die **Aleuronschicht**, die vorwiegend Eiweiß, aber auch Vitamine und Mineralstoffe enthält.

Der Mehlkörper mit seinem großen Stärkeanteil ist ein Energiereservoir für den Keimling. Dieser ist reich an Eiweiß, Fett, Mineralstoffen und vor allem an den Vitaminen Thiamin (B_1) und E. Das Fett des Keimlings wird allerdings leicht ranzig. Daher wird der wertvolle Keimling für die Mehlherstellung meist entfernt. Nur im Vollkornmehl bleibt er erhalten.

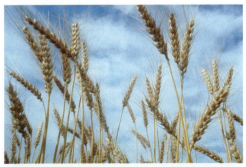

Weizenfeld

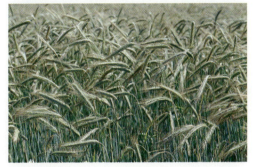

Roggenfeld

Die Verteilung der Nährstoffe im Weizenkorn

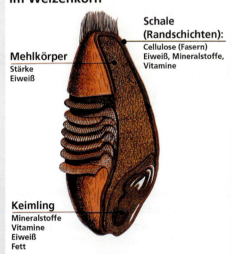

Schale (Randschichten): Cellulose (Fasern) Eiweiß, Mineralstoffe, Vitamine

Mehlkörper Stärke Eiweiß

Keimling Mineralstoffe Vitamine Eiweiß Fett

Getreidekorn – schematisch

Vermahlung von Getreide. Sie erfolgt in mehreren Arbeitsgängen:

Reinigung: Das Getreide wird zunächst von groben Verunreinigungen befreit, dann gewaschen und getrocknet.

Mahlen: In der Regel wird der Keimling abgetrennt, weil er die Lagerfähigkeit des Mehles verringert. Dann wird das Getreide gemahlen.

Sichten: Die Mahlprodukte werden durch Siebe nach Feinheit unterteilt. Beim Weizen unterscheidet man Schrot, Grieß, Dunst und als feinstes Produkt Mehl.

Unabhängig vom Feinheitsgrad kann das Mehl unterschiedlich stark ausgemahlen werden. Werden viele Schalenanteile abgetrennt, ist der Ausmahlungsgrad gering – es entstehen Auszugsmehle. Bleiben Schalenanteile erhalten, so ist der Ausmahlungsgrad hoch, es entstehen Vollkornmehle.

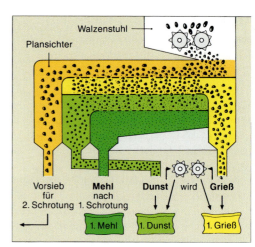

Mahlprodukte

Die **Mehltype** gibt an, wie viel mg Mineralstoffe (Asche) in 100 g Mehltrockensubstanz enthalten sind. Die Asche bleibt zurück, wenn Mehl verbrannt wird. Aus dem Gewicht der Rückstände ergeben sich die **Typenzahlen** der Mehle.

▸ Hoch ausgemahlene Mehle enthalten relativ viel Kleie und sind an einer dunkleren Farbe erkennbar (80 bis 90 g Mehl aus 100 g Getreide).

▸ Niedrig ausgemahlene Mehle enthalten sehr wenig Kleie. Es sind sehr weiße Mehle; man nennt sie Auszugsmehle (50 bis 60 g Mehl aus 100 g Getreide).

▸ Vollkornmehle enthalten alle Bestandteile der Getreidekörner.

Je höher der Ausmahlungsgad, desto höher der Gehalt an Eiweiß, Fett, Mineralstoffen und Ballaststoffen sowie Vitaminen.

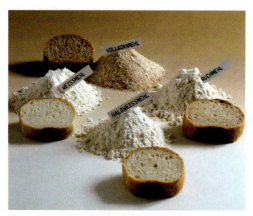

Unterschiedliche Mehltypen

Mahlerzeugnis	Eiweißstoffe in g	Fette in g	Kohlenhydrate in g	Energie in kJ
Roggenmehl Type 997	8,0	1,1	74,6	1458
Roggenbackschrot Type 1800	15,4	1,4	61,6	1320
Weizenmehl Type 550	10,9	1,1	72,6	1473
Weizenmehl Type 1060	11,6	1,8	68,4	1461
Weizenbackschrot Type 1060	11,7	2,0	60,4	1371

Mittlerer Nährwert von Mehltypen

Lernaufgaben:

1. Finden Sie heraus, welche Mehltypen auf dem Foto dargestellt sind.
2. Recherchieren Sie, wie viele und welche Mehltypen es beim Weizenmehl, welche es beim Roggenmehl gibt.
3. Machen Sie eine Aussage über den Ausmahlungsgrad und den Nährstoffgehalt.
4. Informieren Sie sich, warum feine Backwaren meistens mit Auszugsmehl hergestellt werden.

Ernährungsphysiologische Bedeutung von Mehl.

Die wichtigsten Bestandteile des Mehles sind Stärke und Cellulose. Je höher der Stärkeanteil eines Getreideproduktes ist, desto niedriger ist sein Ballaststoffgehalt – und umgekehrt.

Vollkornmehle sind wegen ihrer Schalenanteile nicht nur ballaststoffreicher, sondern auch wirkstoffreicher, da die Mineralstoffe und Vitamine vorwiegend im Keimling und in den Schalen vorkommen. Die wichtigsten Mineralstoffe sind Eisen, Magnesium, Kalium und Phosphor sowie die Vitamine Thiamin (Vitamin B1), Niacin und Vitamin E.

Vollkornmehle sind auch eiweißreicher als Auszugsmehle, weil der Keimling mit vermahlen wurde. Ernährungsphysiologisch betrachtet ist das Mehleiweiß jedoch nicht so vollwertig. Es kann nur zu ca. 37 % ausgenutzt werden. Mit anderen Eiweißträgern wie z. B. Ei, Milch, Fleisch usw. kombiniert, lässt es sich gut aufwerten. Vollkornmehle sättigen aufgrund ihres erhöhten Ballaststoffgehaltes mehr als Auszugsmehle und sind zudem etwas energieärmer.

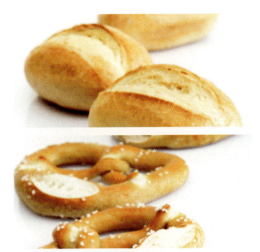

Kleingebäck – meistens mit Auszugsmehl hergestellt!

Einkauf und Lagerung

Die gängigsten Weizenmehle sind die der Typen 405 und 550. In letzter Zeit erobern sich aber die Mehltypen 1050 und 1700 bei ernährungsbewussten Menschen einen immer größeren Marktanteil. Roggenmehl wird vorwiegend als Type 1150 angeboten. Als Backschrot ist die Type 1800 gängig.

Sowohl Weizen- als auch Roggenmehle werden als Instantmehle angeboten. Sie stauben und klumpen nicht, sind aber teurer als normales Mehl. Für Brot und Kleingebäck werden sogenannte Fertigmehle angeboten. Sie enthalten neben dem Mehl sämtliche haltbaren Backzutaten oder einen Teil davon, wie zum Beispiel Zucker, Gewürze, Aroma, Triebmittel, Ei- und Milchpulver.

Mehle sollten kühl, dunkel und trocken aufbewahrt werden. Auszugsmehle sind sehr lange haltbar, Vollkornmehle nur begrenzt.

Aufgrund des Fettgehaltes des Keimlings können Vollkornmehle und Schrote schnell ranzig werden.

Getreidesorte	Type	Ausmahlungsgrad
Weizen	405	40 %
	550	69 %
	812	77 %
	1050	85 %
Vollkornmehl	1700	90 %
	Schrot	100 %
Roggen	815	70 %
	997	75 %
	1150	80 %
	1370	85 %
Vollkornmehl	1800	95 %
	Schrot	100 %

Mehltype und Ausmahlungsgrad

Mehle niedriger Typenzahl lassen sich leichter verarbeiten als Mehle mit hoher Typenzahl. Letztere erfordern in der Regel größere Flüssigkeitsmengen und ein sorgfältiges Durchkneten, damit der Teig nach dem Backen nicht trocken und krümelig wird. Da Vollkornmehle wertvoller sind als Auszugsmehle, sollten sie öfter eingesetzt werden. Praktisch sämtliche Teige und Massen lassen sich mit Mehlen hoher Typenzahlen herstellen. Weniger geeignet sind sie allerdings für Teige, die wenig Flüssigkeit und viel Fett enthalten wie Mürbeteig.

4.1 Brot – ein Grundnahrungsmittel

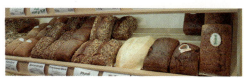

Brotsorten

Ernährungsphysiologische Bedeutung
Brot ist ein bedeutendes Grundnahrungsmittel. Es erfüllt drei wichtige Funktionen:
- Brot liefert Energie.
- Vollkornbrot ist Träger lebensnotwendiger Vitamine und Mineralstoffe.
- Vollkornbrot ist reich an Ballaststoffen und fördert somit die Verdauung.

Der Nährwert des Brotes ist abhängig vom Mehl, Backverfahren und den Teigzusätzen.

Der Verzehr von Vollkornbrot ist auf jeden Fall empfehlenswerter als der von hellen Brotsorten, die aus schwach ausgemahlenen Mehlen hergestellt werden. Nach neueren Erkenntnissen liegt die optimale Ausnutzbarkeit der Nährstoffe des Brotes bei einem Ausmahlungsgrad des Mehles von rund 70 %.
Der ernährungsphysiologische Wert des Vollkornbrotes ergibt sich in erster Linie aus dem relativ hohen Gehalt an Vitaminen und Mineralstoffen. Besonders wertvoll sind einige Brote im Hinblick auf die Versorgung mit den Vitaminen der B-Gruppe, insbesondere mit Vitamin Thiamin (B1).
Die wesentlichen Mineralstoffe des Vollkornbrotes sind Kalium, Eisen, Phosphor und Magnesium. Eine zusätzliche Anreicherung erfolgt durch die Zugabe von Wasser, Salz, Hefe bzw. Sauerteig und eventuell durch Milcherzeugnisse.

> **Lernaufgabe:**
> Finden Sie heraus, welche Brotsorten bei den Verbrauchern besonders beliebt sind.
> Informieren Sie sich über sogenannte Spezialbrote und darüber, ob das Brot Gluten enthält. Überlegen Sie, welche Getreidesorten ein an Zoliakie Erkrankter verzehren darf.

Teigbereitung für Brot
Brot ist eine Backware, die vorwiegend aus Brotgetreidemehl hergestellt wird. Dabei kann das Brotgetreidemehl durch andere Getreidemahlerzeugnisse teilweise oder gänzlich ausgetauscht werden.
Bei der Teigbereitung wird das Mehl mit Flüssigkeit (Wasser und/oder Trinkmilch) versetzt und unter Zusatz von Speisesalz angeteigt. Die Lockerung erfolgt mit Hefe oder Sauerteig. Das Teigstück wird geformt und anschließend gebacken.
Sauerteig enthält ein Gemisch aus Milchsäurebakterien und Hefe. Er wird vorzugsweise bei Roggenbroten verwendet, da der Säuregehalt eine bessere Aufschließung des Klebers im Roggenmehl bewirkt. Die klassische Sauerteigführung läuft in drei Stufen ab, hierbei wird bei Temperaturen zwischen 25 °C und 30 °C dem Teig immer wieder Mehl und Wasser zugemengt. Diese zeitaufwendige Methode wird in Großbäckereien durch den Einsatz von Teigsäuerungsmitteln abgekürzt.
Der Geschmack des Brotes ist abhängig vom Verhältnis des Weizen- und Roggenanteils und von der jeweiligen Lockerungsart. Je nach Brottyp sind auch die Backzeit und die Backtemperatur unterschiedlich. Besondere Brotsorten wie Pumpernickel werden in speziellen Dampfkammern bei mäßiger Hitze hergestellt. Der Garprozess dauert hierbei besonders lange; eine Kruste bildet sich nicht.

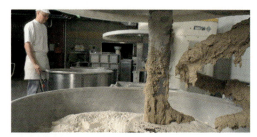

Teigmaschine in einer Bäckerei

In der Bundesrepublik verzehren wir im Durchschnitt 85 kg Brot pro Kopf und Jahr. Das sind etwa täglich 4 Scheiben Brot und 1 Brötchen.

4.2 Pizza und Pasta – nicht nur Italiener lieben sie

Sie haben längst die Restaurants der ganzen Welt erobert: Pizza und Pasta sind in allen Altersklassen beliebt.
Schätzungsweise 600 verschiedene Sorten von Pasta sind im Handel. Wesentliche Unterschiede sind in der Verwendung von Ei, Gemüsepulvern und Getreidesorten zu sehen. Auch die Formenvielfalt ist beeindruckend. Überwiegend wird Hartweizengrieß verwendet, der lediglich mit Wasser und Salz versetzt bei hohem Druck durch verschiedene Matrizen geformt oder gestanzt und anschließend schonend getrocknet wird.

Teigwaren sind fettarm, enthalten gleichzeitig ähnlich hohe Mengen an Kohlenhydraten wie Reis. Bunte Nudeln werden mit Paprika, Rote Betesaft oder Spinat gefärbt. Auch schwarze Nudeln sind im Handel. Sie werden mit getrockneter Tinte des Tintenfisches gefärbt.

Auch Pizzen sind ideal, wenn es darum geht, die Kohlenhydratspeicher aufzufüllen. Hier kann es aber durchaus passieren, dass der Belag schwergewichtig ausfällt, und die positive Bilanz des Teigbodens insgesamt weniger günstig einzuschätzen ist. Die Grundform der Pizza ist die Pizza Margherita mit einem dünnen Belag aus Tomatensauce, Tomaten, Mozzarella und Basilikum.

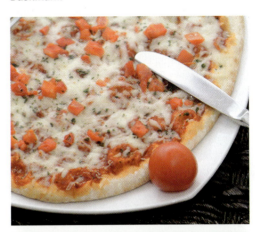

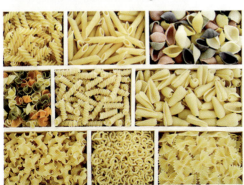

Unerschöpfliche Vielfalt bei Teigwaren

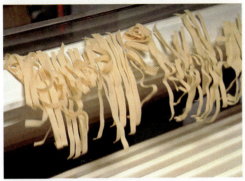

Bandnudeln werden als Meterware hergestellt

Lernaufgabe:

Auf dem Sommerschulfest soll es italienische Gerichte geben.
Sie haben die Aufgabe, die Gerichte auszusuchen, den Einkauf und die Zubereitung zu planen und die Kosten zu kalkulieren.
Arbeiten Sie in kleinen Gruppen zu zweit oder dritt und wählen Sie zunächst geeignete Gerichte aus.
Berechnen Sie auch den Nährstoffgehalt der geplanten Speisen und vergleichen Sie die Ergebnisse mit den D-A-CH-Referenzwerten für Kinder und Jugendliche.
Stellen Sie einen Arbeitsplan auf und legen Sie fest, wer für welches Gericht verantwortlich ist. Wenn Sie Pastagerichte ausgewählt haben, überlegen Sie, was Sie hierbei besonders beachten müssen.
Wie gehen Sie damit um, wenn Gäste erst sehr spät kommen und die Speisen auch nur unregelmäßig nachgefragt werden?

5 Reis – ein Grundnahrungsmittel für viele Menschen

Das Rispengras Reis, das bis zu 2 m hoch ragen kann, gehört ebenfalls zu den Getreidepflanzen. Das Besondere am Reis ist jedoch, dass er sehr viel Feuchtigkeit und Wärme zum Wachsen braucht. Während der Reifezeit von 100 bis 250 Tagen müssen die Felder unter Wasser stehen. Nach der Reife wird das Reisgras mit den fruchttragenden Rispen geschnitten oder gemäht und in der Sonne bzw. in Heißlufttrommeln getrocknet. Anschließend werden die Rispen in einer Mühle gedroschen; die 4 bis 8 mm langen Reiskörner fallen, noch von der Strohhülse umschlossen, heraus. Dieser Reis heißt Paddyreis. Er ist in diesem Zustand ungenießbar. Die harten Strohhülsen müssen noch entfernt werden. Dann ist die bräunliche bis rote Samenschale, die noch den Keim enthält, sichtbar. In dieser Form heißt er dann Cargoreis. So wird er in der Regel importiert und in den Einfuhrländern weiterverarbeitet.

Es folgt das Schleifen, bei dem das „Silberhäutchen" samt Keim – je nach Verfahren – teilweise abgeschliffen wird.

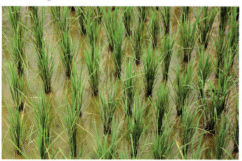
Reisfeld

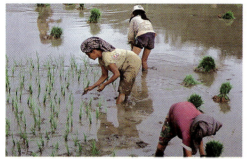
Reisernte

Reis wird in erster Linie nach der Form und Größe des Kornes unterschieden:

Langkornreis hat lange, schlanke Körner und besitzt einen trockenen, glasigen Kern. Er wird auch als „Patnareis" bezeichnet und eignet sich wegen seiner körnigen Kocheigenschaften als Beilage und Einlage für Reissuppen.

Rundkornreis ist kalkig-weiß, der Kern weich und klebrig. Das Kochwasser wird milchig, weil die Körner viel Stärke abgeben. Rundkornreis wird auch als Milchreis bezeichnet, weil er sich besonders gut für Milchreisgerichte und Süßspeisen eignet.

Wildreis hat tannennadelähnliche dunkelbraune Samen, die ausgeprägt nussartig schmecken. Er wird in den USA angebaut.

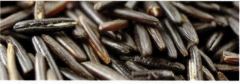
Wildreis

Ernährungsphysiologische Bedeutung

Einem Großteil der Weltbevölkerung dient Reis als Grundnahrungsmittel. Er ist reich an Eiweiß, Kohlenhydraten, Mineralstoffen und Vitaminen. Nicht zuletzt wegen seiner leichten Verdaulichkeit ist der Reis gut bei Diäten und als Krankenkost verwendbar. Charakteristisch ist der hohe Gehalt an Kalium, das entwässernd wirkt.

Reis wird empfohlen bei Nierenerkrankungen, Bluthochdruck, Herz- und Kreislauferkrankungen sowie Magen- und Darmstörungen.

Lernaufgabe:

Entwerfen Sie eine Informationsbroschüre zu Reis und Reissorten.
Gehen Sie hierbei insbesondere auf den ernährungsphysiologischen Wert von Reis ein.
Vergleichen Sie die unterschiedlichen Garzeiten und nehmen Sie Empfehlungen auf, wie Reis am besten gegart werden sollte.

Lagerung

Reis muss trocken gelagert werden, da er stark die Feuchtigkeit anzieht. Allerdings darf man ihn auch nicht luftdicht abschließen, weil er sonst mit der Zeit muffig wird. Gläser und Dosen sind zur Aufbewahrung also ungeeignet. Am besten lässt man ihn in den Tüten, in denen er im Handel in der Regel angeboten wird. Weißer Reis hält sich auf diese Weise länger als zwei Jahre. Naturreis (Vollkornreis) hält sich nicht so lange, da er noch die Samenschale mit Keim enthält. Der fetthaltige Keim wird mit der Zeit ranzig. Naturreis sollte nicht länger als 3 Monate gelagert werden.

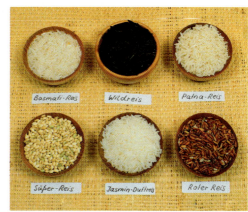

Reissorten

Exkurs: Das Parboiling-Verfahren

Beim Schälen des Reises gehen wertvolle Vitamine und Mineralstoffe verloren, die sich in den Randschichten des Kornes, dem Silberhäutchen und dem Keimling befinden.

Durch das Parboiling-Verfahren enthält das Reiskorn noch 80 % der ursprünglich vorhandenen Nährstoffe.

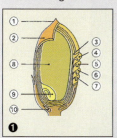 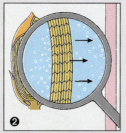 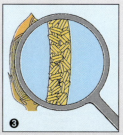 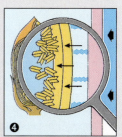

❶ 1 = Bart, 2 = Hülse, 3 bis 7 = Silberhaut in verschiedenen Schichten, 8 = stärkehaltiger Kern, 9 = Keimling, 10 = Halmansatz

❷ Nachdem der Reis gründlich gereinigt wurde, wird dem Reiskorn in einem Vakuumbehälter die Luft entzogen.

❸ In heißem Wasser werden lösliche Vitamine und Mineralstoffe gelöst.

❹ Die gelösten Vitamine und Mineralstoffe werden anschließend durch Druck tief in das Innere des Reiskornes gepresst.

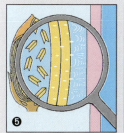 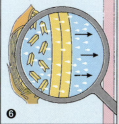 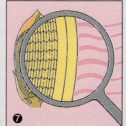 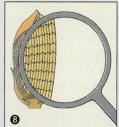

❺ Das Wasser wird abgelassen. Mit heißem Dampfdruck werden Vitamine und Mineralstoffe „versiegelt".

❻ Durch Unterdruck wird dem Reiskorn die überschüssige Feuchtigkeit entzogen.

❼ In heißer Luft wird der Reis getrocknet, dabei erhärtet die Oberflächenstärke.

❽ Erst jetzt wird die Silberhaut entfernt. Roh wie gekocht sieht der Reis leicht gelblich aus.

6 Kartoffeln – als Beilage besonders beliebt

Ob gekocht, gebacken oder gebraten, gestampft, verrührt oder geschnippelt – die Kartoffel wird in vielen Ländern gern zur Mittagsmahlzeit verzehrt.

Kartoffeln liefern neben Kohlenhydraten (Stärke) auch Eiweiß und viele Vitamine und Mineralstoffe. Zwar ist der Eiweißgehalt der Kartoffel mengenmäßig unbedeutend; unter den pflanzlichen Eiweißstoffen ist das Kartoffeleiweiß jedoch mit am hochwertigsten. Es enthält viele unentbehrliche Aminosäuren, vor allem Lysin.

Besonders wertvoll ist der Wirkstoffgehalt. 100 g Kartoffeln enthalten etwa 10 bis 25 mg Vitamin C. 200 g Kartoffeln reichen also bei richtiger Zubereitung aus, rund ein Viertel des täglichen Vitamin-C-Bedarfs zu decken. Daneben enthält die Kartoffel auch Vitamine der B-Gruppe und in geringen Mengen Carotin. Wertvoll ist auch der hohe Gehalt an Kalium, Magnesium, Mangan und Phosphor.

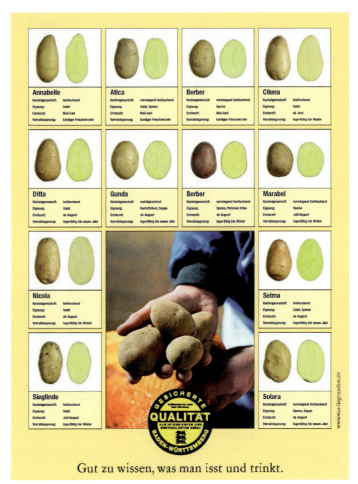

Kartoffelsorten

200 g Kartoffeln täglich decken z. B. 35 % des täglichen Kalium- und 20 % des täglichen Magnesiumbedarfs.

Ganz entscheidend für die ernährungsphysiologische Bewertung ist die Art der Zubereitung. Beim Garen im Dampfdrucktopf ist der Vitamin-C-Verlust höher als bei gedünsteten oder gedämpften Kartoffeln. Temperaturen über 100 °C vergrößern die Reaktionsgeschwindigkeit und damit auch den Vitaminverlust.

Wichtige Regeln für die Zubereitung

▶ In der Schale gekochte Kartoffeln (Pellkartoffeln) verlieren weniger Wirkstoffe.

▶ Geschälte Kartoffeln nur kurz und unzerschnitten in kaltem Wasser waschen. Kartoffeln erst kurz vor dem Kochen zerschneiden.

▶ Kartoffeln dünsten oder dämpfen. Wenig Wasser verwenden und Garzeit kurz halten.

▶ Langes Warmhalten vermeiden, möglichst sofort nach dem Kochen verzehren.

Einkauf und Lagerung

Zurzeit werden im Handel ungefahr 130 Kartoffelsorten angeboten. Wichtige Unterscheidungsmerkmale sind Reifezeitpunkt und Kocheigenschaften. Man unterscheidet: Speisefrühkartoffeln, vor dem 10. August geerntet, und Speisekartoffeln, nach dem 10. August geerntet. Bei den Speisekartoffeln wiederum unterscheidet man drei Kochtypen:

▸ **Festkochend.** Sie zeichnen sich durch festes, kerniges Fleisch aus, das eine glatte feuchte Schnittfläche zeigt und beim Kochen seine Struktur behält. Diese Kartoffeln eignen sich für Kartoffelsalat, feine Bratkartoffeln, Salz- und Pellkartoffeln.

▸ **Vorwiegend festkochend.** Sie entwickeln beim Kochen eine mittlere Festigkeit. Daher sind sie am besten als Beilage für Gerichte mit Soße und Dip, ebenfalls als Salz- oder Bratkartoffeln bzw. Pellkartoffeln geeignet.

▸ **Mehligkochend.** Sie zeichnen sich durch einen höheren Gehalt an ausgereifter Stärke aus. Daher findet man sie meist bei später reifenden Sorten. Diese Kartoffeln eignen sich für Kartoffelbrei, Kartoffelklöße, Kartoffelpuffer und Eintöpfe.

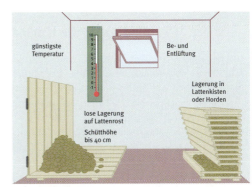

Kartoffellagerung in Keller- und Vorratsräumen

Kartoffeln werden je nach Qualität in Handelsklassen eingeteilt. Sie müssen sortenrein, unbeschädigt, sauber und frei sein von Erde und losen Keimen sowie von fremdem Geruch und Geschmack.

> *Lernaufgabe:*
>
> **Diskutieren Sie in Ihrer Klasse das Für und Wider des Einsatzes von industriell vorgefertigten Kartoffelprodukten.**
>
> Legen Sie hierzu eine Tabelle an und schreiben Sie Argumente für und gegen den Einsatz jeweils in eine getrennte Spalte.
>
> Informieren Sie sich hierzu auch über die Preise, die Ergiebigkeit des Produktes und die Zeit, die aufgewendet werden muss, um die jeweilige Speise herzustellen.
>
> Vergleichen Sie die Nährstoffe der Produkte mit denen frischer Kartoffeln.
>
> Fassen Sie die Diskussionsergebnisse als Empfehlung für einen Gemeinschaftsverpflegungsbetrieb zusammen.

Regeln für die Lagerung

▸ Kartoffeln gut belüften. Das erreicht man dadurch, dass die Kartoffeln auf Lattenrosten oder in Horden gelagert werden, bei denen ein Luftzutritt von allen Seiten möglich ist. Kartoffeln sollten niemals auf Folien gelagert werden und auch nicht höher als 40 cm aufgeschichtet sein. Sie fangen sonst an zu schwitzen und faulen dann.

▸ Kartoffeln kühl lagern. Die beste Lagertemperatur liegt bei 4 °C bis 6 °C. Bei höheren Temperaturen treten vermehrt Wasserverluste auf; die Kartoffel wird runzlig und beginnt eventuell zu keimen. Bei niedrigeren Temperaturen dagegen wandelt sich die Stärke in Zucker um, und die Kartoffeln schmecken süß.

▸ Lichteinwirkung vermeiden. Durch Licht können sich grüne Stellen bilden, die das gesundheitsschädliche Solanin, das Gift der Nachtschattengewächse, enthalten. Solche Verfärbungen müssen vor der Zubereitung großzügig weggeschnitten werden.

Selbst bei sachgemäßer Lagerung der Kartoffel ist ein Nährstoffverlust nicht zu vermeiden. Er ist allerdings bei Beachtung aller Regeln gering. Kartoffelprodukte müssen ebenfalls trocken und lichtgeschützt gelagert werden.

Preußen führt die Kartoffeln ein

In Deutschland wurden die ersten Kartoffeln im Jahre 1621 angepflanzt. Sie waren wegen der hübschen Blüte und des üppigen Laubes begehrte Zier- und Gartenpflanzen. Um die Knollen kümmerte sich damals jedoch noch niemand.

Friedrich der Große war es, der in der zweiten Hälfte des 18. Jahrhunderts ihren Wert als Nahrungsmittel erkannte. Doch zeigten zu seinem Leidwesen weder die Bauern besondere Neigung zum Kartoffelanbau, noch die Städter zum Kartoffelverzehr. Der Alte Fritz wäre nicht der Alte Fritz gewesen, wenn er nicht auch für diesen Fall eine List parat gehabt hätte. Er ließ vor den Toren Berlins Kartoffelfelder anlegen und diese – zum Schein – von Grenadieren bewachen. Und die List hatte Erfolg.

Die Bauern, die auf den Feldern eine Kostbarkeit vermuten mussten, schlichen nachts herbei und stahlen die Knollen. Die Städter dagegen brachte der König durch einen reinen Werbefeldzug auf den Geschmack: Er ließ sich in vielen Städten seines Reiches, die er besuchte, öffentlich den Tisch decken und verzehrte Kartoffeln. Der Bann war schnell gebrochen, die Kartoffel wurde fortan vom Volk akzeptiert.

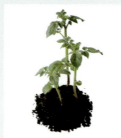
Kartoffelpflanze

Pressenotiz

Häufiger als Pell- oder Salzkartoffeln werden Kartoffelprodukte verzehrt. Besonders beliebt sind Pommes frites, Bratkartoffeln, Rösti oder Kartoffelchips.

Dabei löste 2003 die Nachricht Schwedischer Forscher bei den Verbrauchern größtes Unbehagen aus, als **Acrylamid** in all diesen Produkten entdeckt wurde. Acrylamid bildet sich, wenn kohlenhydratreiche Lebensmittel stark erhitzt werden. Der Stoff wird beim Backen, Rösten und Braten als Nebenprodukt gebildet.

gesundheitliches Risiko darstellt. Die Mengen, die in den Lebensmitteln gebildet werden, sind stark davon abhängig, wie hoch die Temperatur war, bei der die Pommes frittiert wurden, bzw. die Chips gebacken.

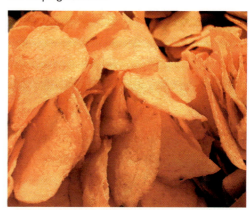
Auch Kartoffelchips sind betroffen!

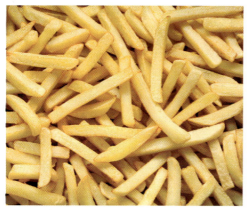
Pommes frites

Im Tierversuch hat sich gezeigt, dass Acrylamid das Erbgut schädigen und Krebs auslösen kann. Grenzwerte wurden für Acrylamid nicht festgelegt, weil bei dieser Stoffgruppe davon ausgegangen werden muss, dass jede Menge ein

Lernaufgabe:

Informieren Sie sich beim Bundesinstitut für Risikobewertung – BfR – in Berlin, wie hoch die derzeit gefundenen Acrylamidwerte liegen.
Beziehen Sie in Ihre Recherche auch Toastbrot, Kuchen und Knäckebrot mit ein.
Versuchen Sie sich ein Bild zu machen, wie hoch das Gefährdungspotenzial ist.
Entwickeln Sie Empfehlungen, die in der Zubereitung von Kartoffeln leicht umgesetzt werden können.

7 Zucker – auch gesund?

Unter dem Begriff Zucker wird Saccharose verstanden, aber auch Glucose und Fructose und aus ihnen hergestellte Sirupe werden hierzu gerechnet. Saccharose wird aus Rohrzucker bzw. Zuckerrüben gewonnen. Der aus Zuckerrohr gewonnene Rohrzucker ist chemisch betrachtet mit dem Rübenzucker identisch.

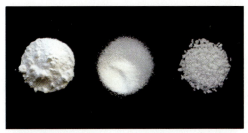

Ausgewählte Zuckerarten: Puderzucker, Haushaltszucker, Hagelzucker

Ernährungsphysiologische Bedeutung

Der hohe Zuckerkonsum wird von Ernährungswissenschaftlern mit Besorgnis betrachtet. Als reines und sehr rasch resorbierbares Kohlenhydrat ist der Zucker zwar als schneller Energiespender von Bedeutung; ein erhöhter Zuckerkonsum ist aber zweifellos nicht gesundheitsfördernd. So führt ein hoher Zuckerverbrauch, verbunden mit mangelnder Zahnpflege, unausweichlich zu Karies.

Einkauf und Lagerung

Zucker kommt in zwei Qualitäten in den Handel: als **„Raffinade"** und als **„Weißzucker"** oder kurz „Zucker". Weißzucker ist die einfachere Sorte, weniger weiß und mit einem relativ hohen Aschegehalt. Raffinade ist ein Zucker mit höchster Reinheit und bester Qualität.

▶ Zucker sollte man dem Verwendungszweck entsprechend einkaufen und Preisunterschiede zwischen verschiedenen Feinheiten der Raffinade ausnutzen.

▶ Trocken gelagert ist Zucker gut haltbar.
▶ Bei längerer Lagerung von Zucker empfiehlt sich eine Aufbewahrung in Gläsern oder Blechdosen, da der Zucker die Eigenschaft hat, Wasser anzuziehen.

Kleines Zuckerlexikon

Würfelzucker: Er wird aus angefeuchteter Raffinade gepresst und eignet sich besonders zum Süßen von Getränken.

Puderzucker ist sehr fein gemahlener Zucker, der zur Herstellung von Glasuren und zum Bestäuben von Gebäck und Süßspeisen verwendet wird.

Hagelzucker: Hierbei handelt es sich um hagelkörnigen Zucker aus granulierter Raffinade. Er dient vorwiegend zum Bestreuen von Gebäck und Fruchtdesserts.

Vanillinzucker ist ein Gemisch aus Zucker und dem Aromastoff Vanillin.

Gelierzucker besteht aus Raffinade, die mit Obstpektinen und Zitronen- oder Weinsäure angereichert ist. Er geliert in kürzester Zeit und süßt zugleich. Dadurch bleiben Vitamine, Farbe und Aroma der zu Marmelade und Gelees verarbeiteten Früchte erhalten.

Kandis gibt es in Weiß und Braun. Beide Sorten entstehen durch langsame Kristallisation aus reinen Zuckerlösungen. Brauner Kandis erhält seine Farbe durch Karamellisationsprodukte, die beim Erhitzen des Zuckers entstehen. Kandis ist ein beliebtes Süßungsmittel für Tee und Punschgetränke.

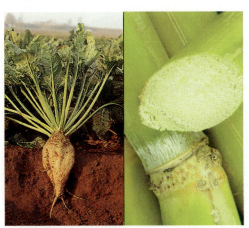

Zuckerrübe und Zuckerrohr

7.1 Zur Herstellung von Zucker

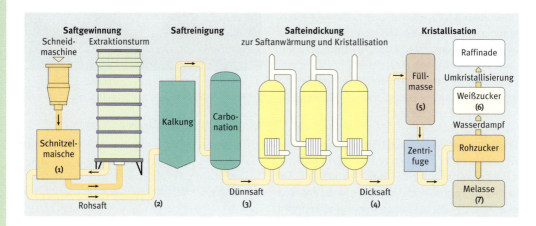

Die Rübenschnitzel (1) werden mit 70 °C heißem Wasser extrahiert. Dabei werden 99 % des Zuckers herausgelöst. Der schwarzgraue Rohsaft (2) enthält neben Zucker anorganische Stoffe wie Phosphate und organische Verbindungen wie Zitronensäure, Oxalsäure, Apfelsäure, Eiweißstoffe und Melanin.

Die Reinigung des Rohsaftes erfolgt in mehreren Stufen. Nach zweimaligem Filtrieren bleibt der klare, hellgelbe Dünnsaft (3) zurück, der etwa 14 % Zucker enthält. In einer mehrstufigen Verdampfungsanlage wird der Dünnsaft auf einen Zuckergehalt von 65 % bis 70 % eingedickt. Der Dicksaft (4) wird weiter eingedampft, bis sich die ersten Zuckerkristalle bilden.

Meist wird mit Puderzucker „geimpft", um die Kristallisation einzuleiten. Man erhält die Füllmasse (5), die aus etwa 45 % Zuckerkristallen und 55 % Zuckersirup besteht. Die Kristalle werden durch Zentrifugieren abgetrennt. Der so gewonnene Rohzucker ist durch anhaftende Sirupreste gelblich. Sie werden mit heißem Wasserdampf entfernt, und man erhält so Weißzucker (6). Der Zuckersirup (7), Melasse, wird z. B. zur Herstellung von Hefe und Alkohol verwendet.

Die im Haushalt gebräuchliche Raffinade ist ein besonders reiner Zucker, den man durch Umkristallisieren von Weißzucker gewinnt.

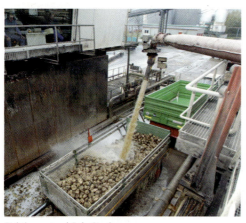

Reinigung und Schnitzelerzeugung

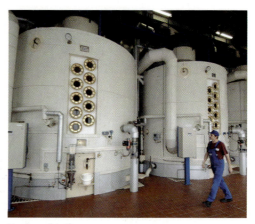

Verdampfstation

7.2 Honig – eine gesunde Alternative?

Entwicklung des Zuckerkonsums. Die Gewinnung des Zuckers aus der Runkelrübe begann als Massenproduktion Anfang des vorigen Jahrhunderts. In der Zeit davor musste Zucker aus tropischen Ländern eingeführt werden und fand als Luxusgut nur in Herrschaftshäusern Verwendung. Mit Beginn der Massenproduktion wurde der Zucker auch der breiten Volksmasse zugänglich.

Akademiedirektor **Achard**, der Rüben mit höherem Zuckergehalt züchtete, errichtete 1801 in Schlesien die erste Rübenzuckerfabrik der Welt, in der täglich aus 5.000 Kilogramm Rüben 200 kg Rohzucker gewonnen wurden. Im Jahr 2004/05 wurden in der Bundesrepublik Deutschland 3,028 Mill. Tonnen Zucker verbraucht.

Aktuell wird der Zucker in folgenden Lebensmitteln verwendet.

In der Vollwerternährung wird Honig als gesunde Alternative zum Zucker angesehen, da die Gewinnung deutlich einfacher ist und kaum Ressourcen verbraucht.

Hinsichtlich der Zusammensetzung gibt es aber kaum Unterschiede zum Haushaltszucker. Allerdings: Honig ist deutlich süßer und hierdurch sind beim Süßen auch nur geringere Mengen notwendig.

Honig besteht überwiegend aus einem Gemisch von Glucose und Fructose, Invertzucker genannt. Außerdem sind noch Spuren zahlreicher anderer Kohlenhydrate enthalten sowie Spuren von Mineralstoffen und Vitaminen.

Da lediglich ein Gemisch von Monosacchariden vorliegt, können Glucose und Fructose im Dünndarm rasch resorbiert werden. Deshalb ist Honig auch gut verdaulich. Aufgrund seiner klebrigen Konsistenz fördert Honig aber die Entstehung von Karies wie vergleichbare Süßwaren. Honig zählt zu den naturbelassenen Lebensmitteln. Die Menge an Wirkstoffen ist jedoch so gering, dass sie für die tägliche Bedarfsdeckung praktisch kaum von Bedeutung ist. Honig ist unter Gesundheitsaspekten keine echte Alternative zu Zucker.

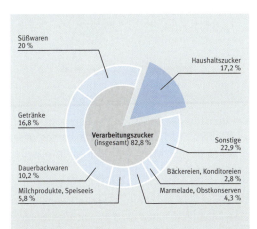

Verwendung von Zucker

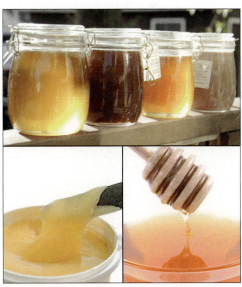

Honigsorten

Lernaufgabe:

Der Pro-Kopf-Verbrauch von Haushaltszucker liegt in der Bundesrepublik bei 6,5 kg/Jahr. Informieren Sie sich im Ernährungsbericht 2004 der Deutschen Gesellschaft für Ernährung, wie hoch der Verbrauch an Süßwaren pro Kopf und Jahr gewesen ist.

Bewerten Sie diese Zahlen.

7.3 Süßstoffe und Zuckeralkohole

> **Exkurs:** Karies
>
> Namhafte Mediziner beklagen, dass die Bundesrepublik Deutschland bei der Karieshäufigkeit immer noch einsame Spitze ist. Bereits im Kindergartenalter weisen nur noch 40 bis 50 % der Kinder ein gesundes Gebiss auf. Im Erwachsenenalter haben 99,8 % der Bevölkerung kariöse Zähne. Ursache hierfür ist neben mangelnder Mundhygiene vor allem der Verzehr von Mono- und Disacchariden. Der Zahnbelag, die Plaque, besteht aus Bakterien, die den Zucker begierig aufnehmen und zu Säuren abbauen. Diese Säuren greifen den Zahnschmelz an und dringen schließlich auch in tiefere Schichten. Es entstehen Löcher in den Zähnen.
> Ein Stück Schokolade oder ein einzelnes Bonbon führt noch nicht zu Karies, wenn eine gründliche Zahnreinigung erfolgt und der Körper ausreichend mit Fluorid und Calcium versorgt ist.
> Mit Fluoridtabletten im ersten Lebensjahr wird versucht, die Karieshäufigkeit im späteren Alter zu verringern. Darüber hinaus wird im Handel Jodsalz angeboten, das gleichzeitig auch Fluorid enthält. Die Prophylaxe scheint zumindest bei den jüngeren Kindern zu greifen, denn die Karieshäufigkeit im Alter der Einschulung ist deutlich zurückgegangen.

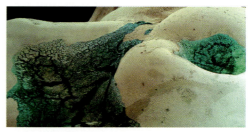

Kariöse Oberfläche

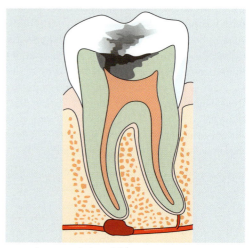

Veränderungen bei Ausbildung von Karies

Schon früh wurde von der Industrie versucht, süß schmeckende Produkte mit anderen Substanzen als Zucker herzustellen. Üblich sind heute zwei Stoffgruppen:
- **Süßstoffe**
- **Zuckeralkohole**

Süßstoffe enthalten keine Energie, sie wirken auch nicht kariogen. In der Europäischen Union sind zurzeit 8 Süßstoffe zugelassen. Hierzu zählen:
- Saccharin,
- Cyclamat,
- Acesulfam,
- Aspartam,
- Thaumatin,
- Neohesperidin,
- Sucralose,
- Aspartam-Acesulfamsalz.

Die meisten der Süßstoffe werden synthetisch gewonnen. Thaumatin stammt aus einer westafrikanischen Frucht, Neohesperidin aus der Schale von Zitrusfrüchten.
Im Handel befinden sich Mischungen aus Cyclamat und Saccharin. Saccharin hat allein einen unangenehmen bitteren Nachgeschmack. Aspartam ist ein Süßstoff, der auf der Grundlage einer Aminosäure entwickelt wurde. Diese Aminosäure – das Phenylalanin – ist Bestandteil vieler Nahrungsproteine und kann im Körper abgebaut werden. Im Unterschied zu den anderen Süßstoffen entsteht dabei in geringem Umfang Energie. Lebensmittel, die diesen Süßstoff enthalten, müssen mit einem Warnhinweis versehen werden, da bei Menschen mit einer angeborenen Stoffwechselkrankheit, der Phenylketonurie, sonst schwerste Krankheitserscheinungen ausgelöst würden.

Aspartam wird häufig in Kombination mit Acesulfam angeboten. Aspartam ist etwa 200-mal süßer als Zucker, aber weder koch- noch backgeeignet. Deshalb wurde inzwischen der neue Süßstoff Aspartam-Acesulfamsalz entwickelt, der hervorragend wasserlöslich ist und sich auch gut zum Backen eignet. Auch dieser Süßstoff muss den entsprechenden Warnhinweis tragen.

In der Vergangenheit waren die Süßstoffe Saccharin und Cyclamat heftig umstritten, da sie im Verdacht standen, Krebs hervorzurufen. Dieser Verdacht wurde jedoch in zahlreichen Untersuchungen nicht bestätigt. Um aber dennoch jegliches gesundheitliches Risiko auszuschließen, hat die Weltgesundheitsorganisation (WHO) Höchstmengen für den täglichen Verbrauch festgelegt. Mit der Zulassung der neuen Süßstoffe wurde darüber hinaus die Verwendung von Cyclamat eingeschränkt.

Die Süßkraft der Süßstoffe wird als ein Vielfaches von Saccharose angegeben.

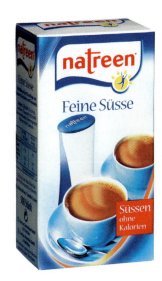

Süßstoff für Kaffee oder Tee

Süßstoff	Süßkraft	Löslichkeit	Einsatzmöglichkeiten
Cyclamat	30 bis 50 x	Gut	Hitzebeständig
Saccharin	300 bis 500 x	Gut	Hitzebeständig, bitterer Beigeschmack
Aspartam	200 x	Gut	Nicht hitzebeständig
Acesulfam	130 bis 200 x	Gut	Hitzebeständig
Neohesperidin	400 bis 600 x	Gut	Hitzebeständig, bitterer Beigeschmack
Sucralose	600 x	Gut	Hitzebeständig
Thaumatin	2.000 bis 3.000 x	Gut	Hitzebeständig

Eigenschaften der Süßstoffe

Zuckeralkohole enthalten im Gegensatz zu den Süßstoffen Energie. Dabei liefert 1 g Zuckeralkohol im Durchschnitt 10 kJ. Lebensmittel, die Zuckeralkohole enthalten, sind deshalb auch nicht so energiearm wie diejenigen, die den Zucker ausschließlich durch Süßstoffe ersetzt haben. Die Stoffgruppe erhielt ihren Namen, da sie aus Glucose bzw. Fructose hergestellt wird. Zu den Zuckeralkoholen zählen: Sorbitol, Xylitol und Mannitol. Der Abbau von Zuckeralkoholen erfolgt weitgehend unabhängig vom Insulin. Sorbitol wird zurzeit am häufigsten verwendet. Er ist leicht wasserlöslich, angenehm süß im Geschmack und koch- und backgeeignet. Xylitol wird inzwischen verstärkt in Kaugummis eingesetzt, da mehrere Studien auf einen Zahn schützenden Effekt von Xylitol hinweisen.

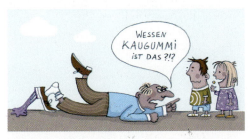

Kaugummis sind bei Kindern und Jugendlichen sehr beliebt

Die Zuckeralkohole haben bei einer Menge von 40 bis 50 g eine abführende Wirkung.
Aus diesem Grunde müssen alle Lebensmittel einen entsprechenden Warnhinweis tragen. Dies ist weniger bei Kaugummis von Bedeutung, da die Mengen hier einfach zu gering sind, als bei Bonbons, von denen oft beachtliche Mengen verzehrt werden können.

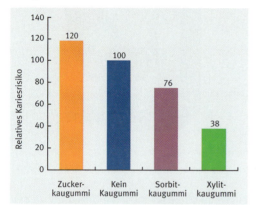

Wirkung von Kaugummi auf das Kariesrisiko

Lernaufgabe:

Stellen Sie eine Auswahl von Kaugummis und Bonbons zusammen. Werten Sie die entsprechenden Etiketten bzw. Verpackungsaufschriften aus. Überlegen Sie, ob der Ersatz von Zucker in Süßigkeiten Sinn macht.

Mehrere Hersteller von Schokoküssen haben inzwischen eine zuckerfreie Variante in den Handel gebracht. Dabei ist der Zucker durch Zuckeralkohole ersetzt worden.

Informieren Sie sich über die Zusammensetzung von Schokoküssen. Wie sinnvoll ist es aus Ihrer Sicht, eine solche Variante anzubieten? Testen Sie beide Sorten.

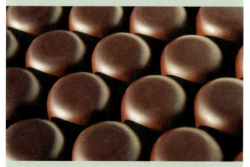

Schokoküsse

Exkurs: Energy Drinks

„**... wirkt stimulierend und belebend**". So lautet eine typische Werbeaussage. Und das sind die Inhaltsstoffe: Wasser, Zucker, Getränkegrundstoff mit Zitronensäure, Taurin, Coffein, Zuckercouleur, Niacin, Pantothensäure, Folsäure, Pyridoxin.
Der Energiegehalt liegt bei 191 kJ je 100 ml, der Kohlenhydratgehalt bei 11 g.

„**... belebt Geist und Körper**". So heißt es in einer anderen Werbung. Hier sind die folgenden Zutaten angegeben: Taurin, Glucuronolacton, Coffein, Accharose, Glucose, Inosit, Niacin, Pantothensäure, Pyridoxin, Cobalamine, Zitronensäure, Zuckercouleur, Aroma.
Der Energiegehalt liegt bei 398 kJ je 250 ml, der Kohlenhydratgehalt bei 26,5 g.

Typisch bei den Zutaten sind das breite Spektrum von Vitaminen der B-Gruppe und das Vorhandensein von Zucker in Form von Saccharose und Glucose. Fast allen Getränken wird Coffein beigefügt.

Und das bewirken die Substanzen:
Vitamine der B-Gruppe verbessern nach Angabe der Hersteller die Stoffwechselabläufe. Taurin, zum freien Aminosäurenpool gezählt, ist beteiligt am Abbau von Gallensäuren, wirkt stabilisierend auf die Zellmembranen und wirkt möglicherweise antioxidativ. Coffein wirkt stimulierend und anregend auf das Zentralnervensystem. Die verwendeten Mengen liegen unter denen einer Tasse Kaffee.

Inosit(ol) ist ein Zuckeralkohol, der bei der Ratte Vitamincharakter aufweist, beim Menschen ist eine besondere Wirkung unbekannt.

Glucuronolacton ist eine Hilfs- und Gerüstsubstanz, die in der Lebensmittelindustrie ähnlich wie Pektin verwendet wird.

Lernaufgabe:

Machen Sie eine Befragung in Ihrer Klasse. Welche Getränke werden von Ihnen am liebsten getrunken?
Informieren Sie sich über die jeweiligen Inhaltsstoffe. Bewerten Sie die Getränke und vergleichen Sie die Hitliste der beliebtesten Getränke mit Ihren Bewertungen.

8 Der glykämische Index

Der glykämische Index ist inzwischen zu einer bedeutenden Größe geworden. Früher interessierte er mehr oder weniger nur die Diabetiker, aber seit Glyx Diät, Low Carb Diät, South Beach Diät und Logi Methode versprechen, dass die Ernährung auf der Basis dieses Index am schnellsten zur Gewichtsreduktion führt, wird er auch in Zeitungen und Zeitschriften häufig aufgeführt.

Was misst der glykämische Index?
Der Index beschreibt den Einfluss eines kohlenhydrathaltigen Lebensmittels auf den Blutzuckerspiegel. Verglichen wird der Wert, der nach der Aufnahme des Lebensmittels gemessen wird mit dem Anstieg des Blutzuckers nach Aufnahme von 50 g Glucose. Sie bildet also den sogenannten Referenzwert.
Wer im Internet recherchiert, findet für etliche Lebensmittel entsprechende Tabellen, oftmals aber mit unterschiedlichen Werten.
Der Grund hierfür ist, dass es hinsichtlich des Blutzuckeranstiegs individuelle Unterschiede gibt, die Versuchspersonen reagieren zum Teil sehr unterschiedlich. Auch die chemische Zusammensetzung der Kohlenhydrate ist als Maßstab nur begrenzt geeignet, denn sie sagt nur wenig über die Größenordnung des Indexes aus. So haben Kartoffeln, die als Kohlenhydrat Stärke enthalten, einen gleich hohen glykämischen Index wie Saccharose.

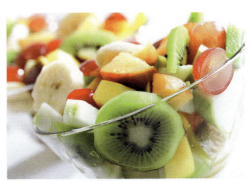

Viele Fruchtsorten haben einen niedrigen glykämischen Index

Obwohl Früchte Monosaccharide enthalten, haben die meisten einen niedrigen, glykämischen Index.

Was beeinflusst den glykämischen Index?
- Gekocht oder roh
- Zeitpunkt der Nahrungsaufnahme (morgens ist der Blutzuckeranstieg höher)
- Zerkleinert oder nicht zerkleinert
- Fettgehalt, Eiweiß und Ballaststoffe
- Tannine, Phytate
- In geringem Maße auch die Art der Kohlenhydrate

Lebensmittel	GI
Glucose	100
Gekochte Möhren	85
Popcorn, Cornflakes	85
Salzkartoffeln	70
Saccharose	70
Vollkornbrot	50
Orangen, Äpfel	40
Wildreis	40
Rohe Möhren	30
Brokkoli, Rotkohl	15

Glykämischer Index unterschiedlicher Lebensmittel

Lernaufgaben:

Stellen Sie eine Mittagsmahlzeit zusammen, die einen geringen glykämischen Index aufweist.

1. Informieren Sie sich auf Seite 244, welcher Zusammenhang zwischen Blutzuckeranstieg und Insulinausschüttung besteht und versuchen Sie zu erläutern, warum die Hoffnung besteht, dass ein geringer GI in einer Mahlzeit schneller zum Wunschgewicht führt.

2. Informieren Sie sich im Internet über die glykämische Last – GL. Diskutieren Sie in Ihrer Klasse Vor- und Nachteile der glykämischen Last. Bewerten Sie beide Kenngrößen.

3. Ist es Ihrer Meinung nach wichtig, dass ein Diabetiker die Höhe des glykämschen Index von Lebensmitteln kennt? Begründen Sie Ihre Antwort.

9 Kohlenhydrate – Farbe durch Hitze

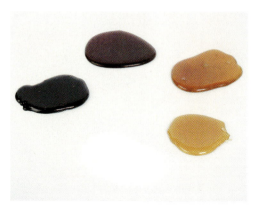

Sacharose: Abhängigkeit der Bräunung von der Temperatur

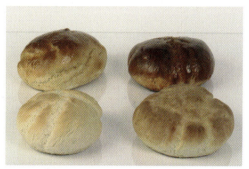

Hefeteiggebäck: Abhängigkeit der Bräunung vom Zuckeranteil

Temperatur (°C)	Vorgänge in der Kruste
110 bis 140	Aus Stärke entstehen Dextrine, zunächst gelb, dann hellbraun.
140	Lösliche Kohlenhydrate beginnen zu karamellisieren.
130 bis 150	Melanoidine werden gebildet, Röstaroma entsteht.
150 bis 200	Röstbitterstoffe bilden sich.

Vorgänge beim Backen in der Kruste

Die meisten Kohlenhydrate haben die Eigenschaft, beim Erhitzen ihre Farbe zu ändern. Je nach Höhe der Temperatur färben sie sich gelb bis braun. Das lässt sich durch Erhitzen von Haushaltszucker bei unterschiedlichen Hitzegraden darstellen.

Bräunungsvermögen. Beim Backen entstehen in der Gebäckkruste Röststoffe. Dadurch wird sie braun, denn die Kohlenhydrate bräunen. Bestimmenden Einfluss hat dabei die Backtemperatur. Die **Stärke**, die sich aus ca. 1.000 Glucosebausteinen zusammensetzt, wird ab 120 °C in **Dextrine** gespalten. Dextrine liegen in der Zahl der Glucosebausteine zwischen der Stärke und dem Malzzucker. Je höher die Backtemperatur steigt, desto dunkler werden die zunächst hellen Dextrine.

Einfluss der Temperatur. Zwischen 140 °C und 180 °C färben sich die löslichen Kohlenhydrate in der Gebäckkruste von anfangs hellbraun bis dunkelbraun. Neben der **Farbe** hat das Erhitzen auch Auswirkungen auf das **Aroma**. Bei 170 °C entsteht ein heller Karamell, der noch süß, aber bereits angenehm herb schmeckt. Je höher die Temperatur steigt, desto dunkler und bitterer wird dann der Karamell.

Karamellisierung ist der Vorgang, bei dem der Zucker unter Temperatureinfluss gebundenes Wasser abgibt und seine **Farbe verändert**, weil die entstehenden Stoffe das Licht anders brechen als nicht erhitzte Zucker. Das typische **Karamellaroma** bewirken
▸ die beim Erhitzen entstehenden **Furane**,
▸ das **bittere Caramelan** und
▸ Spuren von Essig- und Ameisensäure.

Karamell wird bei der industriellen Nahrungsmittelherstellung und bei der Zubereitung von Speisen in vielfältiger Weise verwendet, bei der Herstellung von Speiseeis und Creme. Karamellfarben werden als natürlicher Farbstoff, Zuckercouleur genannt, verwendet.

Zur Farb- und zur Aromabildung in der Kruste trägt noch ein weiterer Vorgang bei. Bei ihm reagieren Kohlenhydrate mit Eiweißstoffen, Peptiden und z. T. mit Aminosäuren. Er wird als **Maillard-Reaktion** bezeichnet.

Praktikum:

Die Süßkraft von Kohlenhydraten ermitteln

Materialien: Fuctose, Glucose, Saccharose, Maltose, Lactose, Stärke

Durchführung: Verkosten Sie mit der Saccharose beginnend je eine Messerspitze der genannten Kohlenhydrate und ordnen Sie sie nach ihrer Süßkraft. Vergleichen Sie Ihr Ergebnis mit den anderen. Spülen Sie, um den Geschmack möglichst gut wahrnehmen zu können, zwischen den Proben den Mund mit Wasser aus.

Ergebnis: Vergleichen Sie Ihr Ergebnis mit der in der Grafik rechts dargestellten Süßkraft. Halten Sie Ihr Ergebnis in einem Merksatz fest.

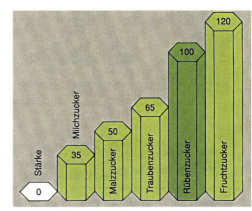

Süßkraft der Kohlenhydrate

Exkurs: Die Maillard-Reaktion – eine besondere Bräunungsreaktion

Beim Backen kommt es in der Kruste neben der Karamellisierung löslicher Kohlenhydrate und der Bildung brauner Dextrine noch zu einer anderen Bräunungsreaktion, die nach ihrem Entdecker **Maillard-Reaktion** genannt wird und seit 1912 bekannt ist. Es handelt sich um eine ganze Reihe sehr komplizierter, miteinander zusammenhängender Reaktionen, die bis heute noch längst nicht in allen Einzelheiten aufgeklärt sind.

Die Wärmeenergie bewirkt, dass die Eiweißstoffe, im Teig z. B. das Klebereiweiß, zum Teil in ihre Bausteine, die Aminosäuren, und in Peptide gespalten werden. In der Kruste reagieren diese Spaltprodukte und auch die Eiweißstoffe selbst unter dem Einfluss der Temperatur – mit löslichen Kohlenhydraten. Dabei entstehen

- Aromastoffe, die den Duft ergeben,
- Verbindungen auf Kohlenstoffbasis, die den typischen Bratengeschmack hervorrufen,
- braune Farbstoffe, sogenannte Melanoidine, die bei der Karamellisierung der Oberflächenproteine entstehen, und außerdem
- eine Vielzahl weiterer Stoffe, die der Kruste Aroma und Geschmack verleihen.

An der Maillard-Reaktion sind zahlreiche Verbindungen beteiligt, darunter Stoffe die in verschwindend geringen Anteilen für den späteren Geschmack eine bedeutende Rolle spielen. Darüber hinaus schützt sie in Maßen vor Verderb. Die Maillard-Reaktion spielt bei der Herstellung ganz unterschiedlicher Nahrungs- und Genussmittel eine Rolle. Sie ist für die Lebensmittelverarbeitung und die Speisenzubereitung von großer Bedeutung, denn sie beeinflusst Farbe, Aroma und Geschmack beim:

- Backen von Brot und Kuchen,
- Braten von Fleisch und Fleischprodukten,
- Rösten von Kaffee,
- Grillen pflanzlicher und tierischer Lebensmittel und beim
- Mälzen der Braugerste.

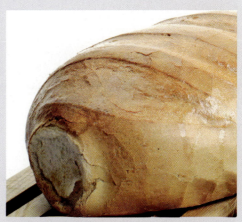

Durch Maillard-Reaktion entstandene Krusten

10 Stärke kann verkleistern

Während Stärke fast wasserunlöslich ist, löst sich die Glucose, der Baustein der Stärke, sehr gut in Wasser.
Stärke kommt in den meisten pflanzlichen Lebensmitteln in Stärkekörnern vor. Chemisch besteht sie aus zwei Komponenten, dem schlecht wasserlöslichen **Amylopektin** und der gut löslichen **Amylose**. Das Amylopektin befindet sich in Form netzartig miteinander verflochtener Glucoseketten in den Randschichten des Stärkekorns, die Amylose als spiralförmig gewundene, unverzweigte Glucoseketten im Inneren. Amylopektin macht mit 70-80 % den weitaus größeren Anteil aus und hat dadurch auch den größeren Einfluss auf die Wasserlöslichkeit.

Quellung der Stärke. Bei einer Temperatur zwischen 40 °C und 60 °C vergrößert sich das Volumen des Stärkekorns um ein Vielfaches. Höhere Wasseraufnahmefähigkeit ist die Folge. Dieser Prozess wird als Quellung bezeichnet.

Vorgänge beim feuchten Erhitzen der Stärke. Bei Temperaturen ab etwa 60 °C wird die Hülle der Stärkekörner zunehmend wasserdurchlässig, sodass Wasser in das Innere des Korns eindringen und die dort liegende Amylose benetzen kann. Die Amylosemoleküle nehmen das eindringende heiße Wasser an ihrer Oberfläche auf und dehnen sich dabei immer mehr aus. Schließlich reißt die Hülle des Stärkekorns auf, die Stärkekörner platzen und vergrößern ihr Volumen. Die sich dehnenden Stärkemoleküle treten zum Teil aus dem Gefüge heraus und vermischen sich mit den benachbarten Körnchen.

Auflösung der Struktur. Steigt die Temperatur bis ca. 80 °C weiter an, wird die Struktur noch mehr aufgelöst. Wassermoleküle gelangen zunehmend in die sich bildenden Zwischenräume und werden dort festgehalten. Auf diese Weise bildet sich eine homogene, zähflüssige Lösung. Es entsteht eine kleistrige Masse, der Stärkekleister. Der fortgeschrittene Zustand der Quellung wird als **Verkleisterung** bezeichnet. Beim Abkühlen erstarrt der Stärkekleister zu einem Gel, das beim Erhitzen wieder den Sollzustand annimmt.

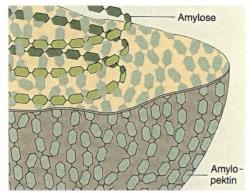
Schnitte durch ein Stärkekorn, schematisch

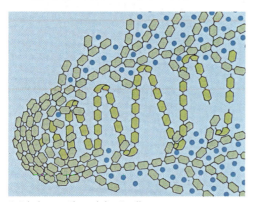
Stärkekorn während der Quellung

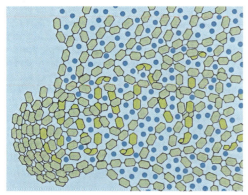
Stärkekorn während der Verkleisterung

Werden verkleisterte Lebensmittel längere Zeit gelagert, tritt ein Teil des eingelagerten Wassers wieder aus, d. h. die Stärke entquillt. Das Wasser setzt sich an der Gebäckoberfläche ab und verdunstet. Auf diesem Vorgang beruht das sogenannte **Altbackenwerden** von Gebäck. Durch erneutes Erhitzen lässt sich Gebäck wieder knusprig machen.

Der Prozess des Altbackenwerdens kann durch Tiefkühlen verhindert werden. Gebäck sollte jedoch nie im Kühlschrank aufbewahrt werden, denn bei Temperaturen um 0 °C läuft das Altbackenwerden am schnellsten ab.

Heutzutage werden Brot und Gebäck meist im Verkaufslokal gebacken, um sie immer frisch vorrätig zu haben. Dazu wird der Teig normal hergestellt, vorgegärt und dann tief gefroren, damit er so gelagert werden kann. Im Verkaufsladen wird das Gebäck dann erst kurz vor dem Verkauf gebacken.

Vorgebackene Backwaren, die in Lebensmittelmärkten angeboten werden, sind nur zu 1/3 gebacken und werden dann gasdicht verpackt. Erst im Haushalt werden sie dann fertig gebacken.

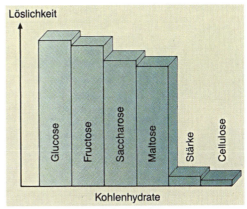

Wasserlöslichkeit einiger Kohlenhydrate

Praktikum:

Die Verkleisterung der Stärke überprüfen
Materialien: Weizenstärke, Wasser

Durchführung: Verrühren Sie 40 g Weizenstärke in 100 ml Wasser und erhitzen Sie diese Aufschlämmung im Wasserbad unter ständigem Rühren. Kontrollieren Sie den Temperaturanstieg mit einem Thermometer.

Beobachtung: Beobachten Sie, bei welchen Temperaturen die Aufschlämmung sich in Konsistenz und Farbe verändert. Halten Sie Ihre Beobachtungen in einem Protokoll fest:

55 °C:

60 °C:

80 °C:

Ergebnis:
Erarbeiten Sie mithilfe des Textes auf dieser Seite die einzelnen Schritte, die zur Stärkeverkleisterung führen.
Wiederholen Sie diesen Versuch, indem Sie anstelle von kaltem Wasser warmes Wasser verwenden. Ziehen sie daraus Schlussfolgerungen.

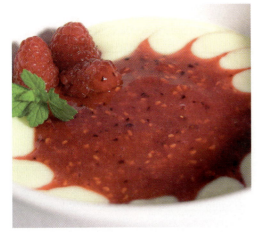

Flammeri mit Fruchtsoße als Beispiel für Produkte mit verkleisteter Stärke

Fett – Energie pur

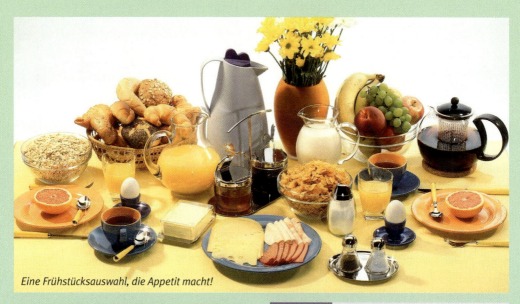

Eine Frühstücksauswahl, die Appetit macht!

Bis zu 40 % der Nahrungsenergie nehmen die Bundesbürger an Fett zu sich. 30 % und weniger werden empfohlen. Vor allem der Verzehr fetthaltiger Lebensmittel ist für die hohe Fettaufnahme verantwortlich.

Fett ist aber nicht gleich Fett. So ist nicht nur die Menge, sondern vor allem auch die Zusammensetzung von entscheidender Bedeutung. Fette sind für den Menschen wichtige Energiespender. Beim Abbau in den Zellen liefern sie pro Gramm 37 kJ, also etwa doppelt so viel Energie, wie beim Abbau der Kohlenhydrate entsteht. Fette stellen für den Körper einen großen Energiespeicher dar; das Unterhautfettgewebe ist beliebig auffüllbar.

Das Fettgewebe schützt auch empfindliche Organe wie Niere oder Augapfel vor Druck und Stoß. Fette sind Träger der fettlöslichen Vitamine A, D, E und K. Diese können nur bei gleichzeitiger Anwesenheit von Fetten im Darm aufgenommen werden. Je nachdem, welche Fettsäuren sich im Fett befinden, wird das Fett unterschiedlich beurteilt. Mehrfach ungesättigte Fettsäuren sind essenziell, sie müssen also mit der Nahrung zugeführt werden. Ein hoher Anteil an mehrfach ungesättigten Fettsäuren deutet auf eine gute Fettqualität hin.

Exkurs: Historisches

Vermutet wird, dass Butter als Lebensmittel durch Zufall entstand. Hirten und Bauern haben Milch in Gefäßen und ohne Kühlung auf längeren Reisen über Land geschleppt. Dabei hat sich vermutlich durch das Schütteln und Schlagen Butter gebildet. Schon vor etwa 3000 Jahren wird Butter im Alten Testament erwähnt: „Wenn man Milch stößt, so macht man Butter daraus."

Im Mittelalter war Butter ein Privileg der Reichen und wurde als letzter Gang eines Festmahls oder als Dessert gereicht.

Durch den berühmten Meisterkoch Carême (um 1800) wurde Butter erstmalig zum Verfeinern von Soßen und Speisen verwendet.

Bis weit in das 19. Jahrhundert hinein war die Butterherstellung Schwerarbeit. Man füllte die Milch in breite Gefäße, wartete ab, bis sie aufrahmte, und schöpfte dann den Rahm ab.

Das Milchfett wurde so lange in einem Fass gestampft, bis die Buttermilch abfloss und Butter entstand.

Die Erfindung der Zentrifuge erleichterte die Arbeit erheblich. Erst im 20. Jahrhundert wurde die Butter für breite Bevölkerungsschichten erschwinglich.

Lernaufgabe:

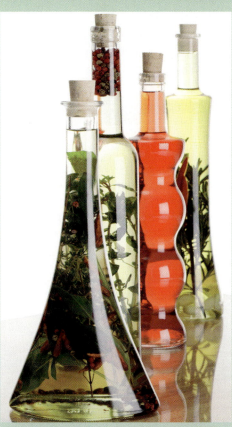

Speiseöle

Zur Herstellung der Speisen in der Betriebskantine der Firma Schmidt soll das beste Öl ausgewählt werden. Sie haben den Auftrag, unterschiedliche Handelsöle miteinander zu vergleichen, diese ernährungsphysiologisch zu bewerten und jeweils ein geeignetes Öl für die Herstellung von Salaten und ein geeignetes Öl für die Verwendung zum Kochen und Braten vorzuschlagen.
Ihre Entscheidung sollen Sie in einer Kurzpräsentation mit max. 6 Folien den Verantwortlichen näherbringen. Sammeln Sie zunächst Informationen über Öle und ihre Fettsäurenzusammensetzung.
Informieren Sie sich anschließend über die ernährungsphysiologische Bewertung der Fettsäuren. Treffen Sie auf dieser Basis Ihre Entscheidungen.

 Tipp

Machen Sie sich mit einem geeigneten Software-Programm für Präsentationen vertraut.
Berücksichtigen Sie, dass die Folien übersichtlich gestaltet werden und möglichst wenig Text enthalten sollten. Überlegen Sie, wie Sie Ihre Aussagen durch geeignete Bilder veranschaulichen können.

Es bietet sich an, auf den Folien Bildmaterial zu verwenden. Sie finden einschlägige Darstellungen unter www.cma.de, www.dge.de und www.aid.de.

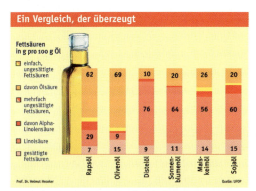

Fettsäurenzusammensetzung unterschiedlicher Fette

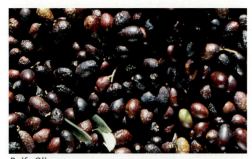

Reife Oliven

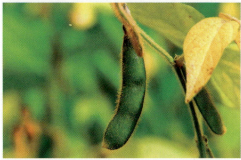

Sojabohnen

1 Nahrungsfette chemisch

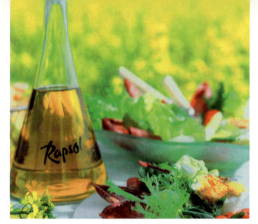

Rapsöl

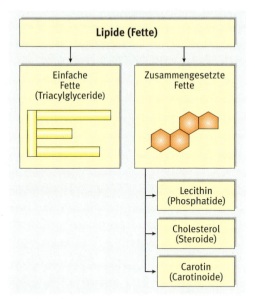

Einteilung der Fette

Unsere Nahrungsfette sind immer Gemische unterschiedlicher Triacylglyceride, in denen verschiedene Fettsäuren gebunden sind. Entsprechend ändern sich auch die physikalisch chemischen Eigenschaften der Fette sowie ihre ernährungsphysiologische Beurteilung.
In einem Fettmolekül können unterschiedliche Fettsäuren gebunden sein. Die Art der Fettsäuren wirkt sich auf die Konsistenz des Fettes aus.

Der Nährstoff Fett wird in zwei verschiedene Gruppen unterteilt, die sich im chemischen Aufbau erheblich voneinander unterscheiden.
So sind die einfachen Fette durch die Verbindung eines Alkohols mit Säuren gekennzeichnet, während die zusammengesetzten (komplexen) Fette zum Teil komplizierte Ringstrukturen aufweisen.
Die Nahrungsfette werden auch als **Triacylglyceride** bezeichnet. Der Name leitet sich von der Zusammensetzung des Moleküls ab. Es besteht jeweils aus einem Glyzerinrest, der mit drei Fettsäureresten (Acylreste) unterschiedlicher Kettenlänge verbunden ist. Glyzerin gehört zur Gruppe der Alkohole, die Fettsäuren zur Gruppe der Carbonsäuren.
Charakteristisch für Alkohole ist die Hydroxylgruppe – OH –, für Carbonsäuren die Carboxylgruppe – COOH.
Eine Verbindung von Alkohol und Säuren unter Abspaltung eines Moleküls Wasser bezeichnet man als Veresterung. Das Triacylglyzerid ist also ein Ester. Dieser ist nicht in Wasser löslich, wohl aber in allen Fettlösungsmitteln wie Benzin, Tetrachlormethan etc.

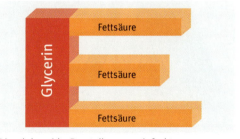

Triacylglyzerid – Darstellung vereinfacht

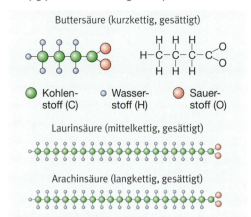

Aufbau gesättigter Fettsäuren

In der Abbildung stehen die grünen Kugeln für Kohlenstoff, die blauen für Wasserstoff und die roten am Ende des Moleküls für Sauerstoff.

1.1 Mehrfach ungesättigte Fettsäuren – die Stellung der Doppelbindung macht's

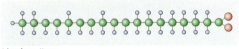
Linolensäure

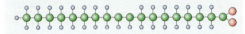
Ölsäure

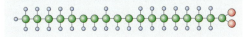
Linolsäure

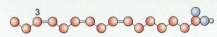
Alpha-Linolsäure (Omega 3)

Linolsäure (Omega 6)

Aufbau von Omega-3- und Omega-6-Fettsäuren im Vergleich

Je nach Kettenlänge wird zwischen kurzkettigen, mittelkettigen und langkettigen Fettsäuren unterschieden. Die Länge der Kette wirkt sich auf die Wasserlöslichkeit aus: Kurzkettige Fettsäuren wie die Buttersäure sind in Wasser löslich, mittelkettige nur schwer; langkettige Fettsäuren sind gar nicht mehr in Wasser löslich. Wasserlösliche Fettsäuren sind leicht verdaulich. Die in der Natur vorkommenden Fettsäuren haben im Regelfall eine gerade Anzahl an C-Atomen.

Kurzkettige Fettsäuren haben 4 bis 6 C-Atome im Molekül. Die häufigste kurzkettige Fettsäure ist die Buttersäure. Sie kommt vor allem im Milchfett vor.
Mittelkettige Fettsäuren besitzen 8 bis 14 C-Atome. Häufigste mittelkettige Fettsäure ist die Caprylsäure. Sie befindet sich vor allem im Kokosfett. Mittelkettige Fettsäuren werden häufig eingesetzt bei Leber- und Gallenerkrankungen.
Langkettige Fettsäuren haben 14 bis 20 C-Atome. Zu den langkettigen Fettsäuren gehören Palmitin- und Stearinsäure. Sie kommen praktisch in allen fettreichen Lebensmitteln vor. Langkettige Fettsäuren sind nur in Fettlösungsmitteln wie Benzin löslich.

Fettsäuren, die in der Kohlenstoffkette Doppelbindungen aufweisen, bezeichnet man als ungesättigte Fettsäuren. Je nach Anzahl der Doppelbindungen wird zwischen einfach ungesättigt (eine Doppelbindung) und mehrfach ungesättigt (zwei und mehr Doppelbindungen) unterschieden.

Alle für die Ernährung wichtigen ungesättigten Fettsäuren sind langkettig. Je kürzer die Fettsäurenreste oder je höher die Anzahl der Doppelbindungen, desto niedriger liegt der Schmelzbereich eines Fettes. Die Verdaulichkeit eines Fettes hängt auch davon ab, ob das Fett in emulgierter Form vorliegt.

Je nachdem, an welchem Kohlenstoffatom die erste Doppelbindung auftritt, wird zwischen Omega-3-Fettsäuren und Omega-6-Fettsäuren unterschieden. Diese Unterscheidung mag vielleicht auf den ersten Blick nicht so wichtig sein, wir wissen aber inzwischen, dass hiervon auch die ernährungsphysiologische Bewertung abhängig ist.

Ein Beispiel:
Ungesättigte Fettsäuren wirken senkend auf den Serum-Cholesterolspiegel. Omega-3-Fettsäuren senken darüber hinaus die Blutfettwerte, den Blutdruck und wirken antithrombotisch. Zu den Omega-3-Fettsäuren zählen neben der Alpha-Linolensäure auch die Eicosapentaensäure, eine langkettige Fettsäure mit 5 Doppelbindungen. Sie kommt vor allem in Lachs und Makrelen vor.

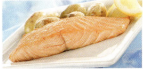
Eine Portion Lachs (120g) liefert 1.900 mg Eicosapentaensäure.

Je nachdem, wie die Wasserstoffatome an den Doppelbindungen räumlich gelagert sind, wird zwischen einer Cis-Form und einer Trans-Form unterschieden. Die Cis-Formen kommen üblicherweise in natürlichen Fetten vor. Trans-Formen entstehen bei der Verarbeitung, zum Beispiel bei der Fetthärtung. Trans-Fettsäuren führen zu einer Erhöhung des Serumcholesterolspiegels und der Triacylglyzeride im Blut.

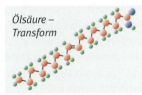
Ölsäure – Transform

Komplexe Lipide. Zu dieser Gruppe gehört **Lecithin.**

Im chemischen Aufbau ähnelt es noch sehr stark den Triacylglyzeriden. Charakteristisch sind im Molekül ein fettfreundlicher und ein wasserfreundlicher Pol. Dieser typische Aufbau ermöglicht es, Fette in wässrigen Lösungen in fein verteilter Form zu halten.

In Lebensmitteln findet Lecithin breite Verwendung als Emulgator. Es wird hierfür überwiegend aus Sojabohnen hergestellt.

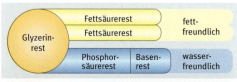

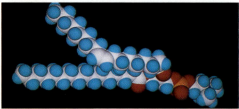

Aufbau von Lecithin

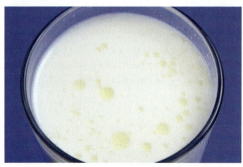

Natürliche Milchfettemulsion bei nicht homogenisierter Milch

Bei Milch liegt eine Fett-in-Wasser-Emulsion vor, bei Butter und Margarine eine Wasser-in-Fett-Emulsion.

Im menschlichen Körper ist Lecithin notwendig für den Aufbau der Zellmembranen. Besonders große Mengen finden sich in Gehirn- und Nervenzellen, aber auch im Knochenmark und in der Leber. Lecithin kann der Mensch in ausreichenden Mengen selbst bilden, er ist also auf die Zufuhr über Lebensmittel nicht angewiesen. Lecithin kommt sowohl in pflanzlichen als auch tierischen Lebensmitteln vor.

Exkurs: Fettersatzstoffe

Da viele Menschen übergewichtig sind, wurde eine ganze Reihe von Fettersatzprodukten entwickelt. Der Zusatz von Fett in Lebensmittel bewirkt immer eine Veränderung der Konsistenz. Durch Fett werden Produkte zum Beispiel sämig und streichfähig.

Joghurts, Cremes, Mayonnaisen und Streichfette können durch den Ersatz von Fett erheblich in ihrem Energiegehalt gesenkt werden.

Die Lebensmittelindustrie setzt hierbei auf Gemische aus Milch- und Eiprotein, aber auch auf Stärke als Ausgangsprodukt.

Der Trick beim Eiweiß: Eiweißkonzentrate werden in winzige Partikel zerstäubt. Bei einer Größenordnung von 0,1 µm bis 3 µm entsteht auf der Zunge ein cremiges Gefühl.

Auf der Basis von Eiweiß liefern die Substanzen je Gramm lediglich 4,2 kj, auf der Basis von Stärke 16,8 kj. Das ist also deutlich weniger als wenn entsprechende Mengen an Fett zugegeben würden.

1.2 Fette ohne Energie – Olestra

In den USA sind Fette zugelassen, die praktisch keinerlei Energie mehr liefern. Chemisch gesehen handelt es sich hierbei um sehr große Moleküle. Sie nennen sich Saccharosepolyester. Dabei ist die Saccharose in der Mitte des Moleküls mit fünf bis acht Fettsäuren verestert.

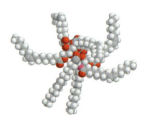

Das Molekül Olestra

Der Trick: Das Molekül ist so groß, dass es im Verdauungstrakt nicht mehr resorbiert werden kann. Eine Zulassung in Europa ist bislang nicht erfolgt, da die Darmpassage erheblich beschleunigt werden kann und auch negative Auswirkungen auf die Resorption von fettlöslichen Vitaminen befürchtet werden. In den USA sind vor allem Chips, die in Olestra gebacken werden, im Handel zu finden.

2 Cholesterol – ein besonderes Problem?

Der chemische Aufbau von Cholesterol unterscheidet sich vollständig von dem der Triacylglyzeride.
Die Kohlenstoffketten sind nicht wie bei den Fettsäuren lang gestreckt, sondern schließen sich zu Ringen zusammen.

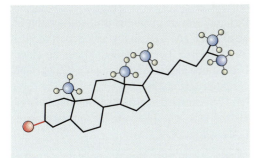

Chemischer Aufbau des Cholesterols

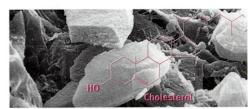

Arteriosklerӧse Ablagerungen

Im Körper ist Cholesterol ähnlich wie Lecithin am Aufbau der Zellmembranen beteiligt. Es bildet darüber hinaus den Grundbaustein für die Synthese von Sexual- und Nebennierenhormonen.
Mithilfe des Sonnenlichts wird Cholesterol in der Haut zu Vitamin D umgebaut.
Cholesterol kann der Körper in ausreichenden Mengen selbst bilden. Nehmen wir Cholesterol aus der Nahrung auf, so wird die Eigensynthese entsprechend gemindert.
Cholesterol kommt in Verbindung mit anderen Fetten nur in tierischen Lebensmitteln vor. In Fischen ist der mittlere Gehalt meist gering, eine Ausnahme bilden Schalen- und Krustentiere.
Mehrfach ungesättigte Fettsäuren sowie die Ölsäure wirken senkend auf den Serumcholesterolspiegel. Ähnliches gilt für die Aufnahme von Ballaststoffen. Größere Mengen bewirken eine entsprechende Ausschüttung von Gallensäuren im Darm. Gallensäuren werden aus Cholesterol gebildet; aus diesem Grunde kommt es zu einer Senkung.
Ein hoher Cholesterolspiegel im Blut wird als Risikofaktor erster Ordnung bei der Entstehung von Herz- und Kreislauferkrankungen eingestuft.

Ein namhafter Margarinehersteller hat seit einiger Zeit ein Produkt im Handel, das einen ausgewiesenen „Health Claim" besitzt.
Die gesundheitsbezogene Werbung bezieht sich darauf, dass der regelmäßige Verzehr der Margarine die Senkung eines erhöhten Cholesterolsspiegels zur Folge habe. Erreicht wird dies durch den Zusatz von Pflanzensterinen, die aus Soja gewonnen werden und in einem komplizierten Prozess der Margarine beigefügt werden. Das Streichfett ist im Vergleich zu anderen Margarinesorten deutlich teurer.

Lebensmittel	Cholesterol
1 Ei, Gew. Klasse M	260 mg
30 g Butter	72 mg
150 g Kabeljau	45 mg
100 g Muscheln	150 mg
200 ml Milch	24 mg
30 g Edamer Käse	29 mg
100 g Brathähnchen	75 mg
100 g Schweinefleisch	70 mg
100 g Rinderleber	250 mg
80 g Bratwurst	80 mg

Cholesterolgehalt von Lebensmitteln

Lernaufgabe:

Informieren Sie sich über die aktuelle europäische Gesetzgebung zu den Health Claims. Beurteilen Sie die Herstellung einer solchen Margarine. Ist sie Ihrer Meinung nach geeignet, einen Risikofaktor in der Entstehung von Herz-Kreislauferkrankungen wirkungsvoll auszuschalten?

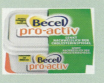

Health Claim möglich?

3 Lipoproteine – der Transport von Fett im Blut

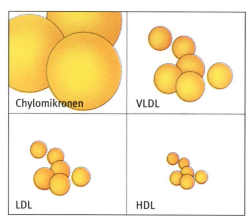

Größenvergleich der Lipoproteine

Triacylglyzeride sind nicht in Wasser löslich; sie müssen deshalb an Eiweiß gebunden werden, um im Blut transportiert werden zu können. Je nach ihrer spezifischen Zusammensetzung sind die Lipoproteine unterschiedlich groß. Sie unterscheiden sich auch hinsichtlich ihrer Dichte.

LD-Lipoproteine
LD steht für low density = geringe Dichte. Diese Fraktion transportiert den höchsten Anteil an Cholesterol. Ihre Menge im Blut ist von besonderer Bedeutung, da sie ab einer bestimmten Höhe einen hohen Cholesterolspiegel kennzeichnen. Sie werden auch als negative Fettfraktion eingestuft, da sie bewirken, dass sich Cholesterol in den Arterien ablagert.

HD-Lipoproteine
HD steht für high density = hohe Dichte. HD Lipoproteine enthalten zwar auch Cholesterol, aber überwiegend Eiweiß. Sie werden als positive Fraktion bezeichnet, da sie das Cholesterol aus den Blutgefäßen wieder abtransportieren können.

Der Cholesterolspiegel im Blut sollte beim Erwachsenen 200 bis 220 mg je 100 ml Blut nicht überschreiten. Ein 50-jähriger Mann mit einem Cholesterolspiegel von 280 mg hat demnach ein erhöhtes Herzinfarktrisiko.
Der Cholesterolspiegel im Blut ist jedoch nur ein Risikofaktor von vielen, wie die unten stehende Grafik verdeutlicht.

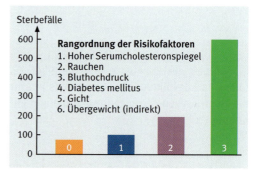

Herzinfarkttodesfälle bei unterschiedlicher Anzahl von Risikofaktoren

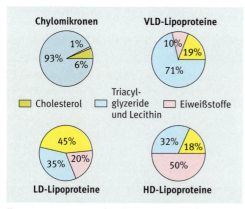

Zusammmensetzung der Lipoproteine im Blut

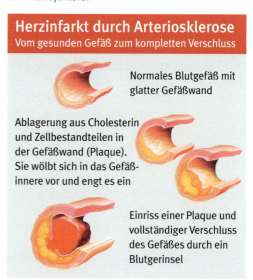

Herzinfarkt durch Arteriosklerose
Vom gesunden Gefäß zum kompletten Verschluss

Normales Blutgefäß mit glatter Gefäßwand

Ablagerung aus Cholesterin und Zellbestandteilen in der Gefäßwand (Plaque). Sie wölbt sich in das Gefäßinnere vor und engt es ein

Einriss einer Plaque und vollständiger Verschluss des Gefäßes durch ein Blutgerinsel

4 Empfehlungen zur Fettaufnahme

Fett sollte in einer ausgewogenen Ernährung zwischen 25 und 30 % der Gesamtenergieaufnahme ausmachen. Je nach körperlicher Arbeit sind dies beim Erwachsenen zwischen 70 und 90 g Fett. Bei kleinen Kindern, Mittelschwer- und Schwerarbeitern darf der Prozentsatz auf 35 % ansteigen. Günstig ist es, wenn sich die Fettzufuhr folgendermaßen verteilt:

1/3 Fett aus versteckten Fetten in Fleisch, Wurst oder Käse,
1/3 Fett als Streichfett in Form von Butter oder Margarine,
1/3 Fett als Koch und Bratfett, dies sollten vor allem hochwertige Pflanzenöle sein.

Bezogen auf die Zusammensetzung der Fettsäuren ergibt sich folgende Faustregel:
Mehrfach ungesättigte Fettsäuren sollten 7 % der Nahrungsenergie liefern, während die langkettigen gesättigten Fettsäuren 10 % der Nahrungsenergie nicht überschreiten sollten. Auch die einfach ungesättigte Ölsäure sollte bis zu 10 % der Nahrungsenergie vertreten sein.

Das Verhältnis von Omega-3-Fettsäuren zu Omega-6-Fettsäuren sollte 1:5 betragen. Fette, die diesen Anforderungen entsprechen, sind insbesondere Rapsöl und Walnussöl.

Die nationale Verzehrstudie II hat ergeben, dass Männer im Durchschnitt 102 g und Frauen 74 g Fett pro Tag verzehren. Dabei sind vor allem die gesättigten langkettigen Fettsäuren vertreten. Das Fett stammt nämlich überwiegend aus Fleisch- und Wurstwaren sowie Milch und Milchprodukten. Aber auch Schokoladenerzeugnisse und Knabberartikel liefern einen beachtlichen Anteil. Wesentlich ist, die Menge an Fett insgesamt zu reduzieren und verstärkt auf die Fettqualität zu achten.

Lernaufgaben:

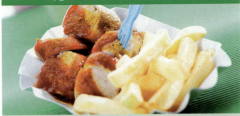

Currywurst mit Pommes frites gehört unter Jugendlichen zum beliebten Imbiss. Sie haben die Aufgabe, die Attraktivität dieser Mahlzeit zu enttarnen.
1. Berechnen Sie hierzu zunächst den Energie- und Nährstoffgehalt dieser Mahlzeit.
2. Setzen Sie sich anschließend in Kleingruppen zusammen und entwickeln Sie Alternativen, die auf Fett mehr oder weniger verzichten.
3. Sammeln Sie Regeln, wie der Fettverzehr deutlich reduziert werden kann.
4. Wählen Sie geeignete Rezepturen als Zwischenmahlzeiten aus, stellen Sie diese Mahlzeiten her und testen Sie sie sensorisch. Entwickeln Sie hieraus Ratschläge für gesunde Alternativen.

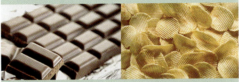

5. Gerade die leckeren Sachen für zwischendurch haben es in sich. Informieren Sie sich über den Fettgehalt von 100 g Schokolade und 100 g Kartoffelchips.

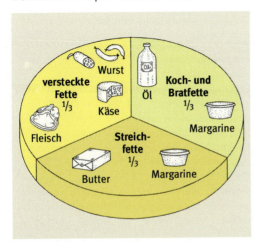

Bedarfsdeckung durch Nahrungsmittel

Praktikum: Untersuchung von Fetten (Teil 1)

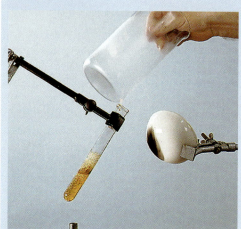
Chemische Zusammensetzung von Fetten

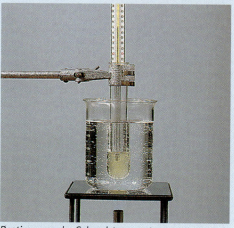
Bestimmung der Schmelztemperatur

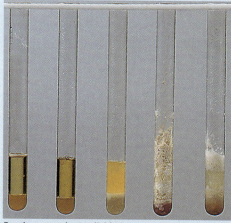
Bestimmung der Löslichkeit

Versuch 1: Chemische Zusammensetzung von Fetten
Reagenzien: Olivenöl, Eis
Durchführung: Erhitzen Sie am Stativ in einem Reagenzglas 5 ml Olivenöl bis zum Sieden. Halten Sie in die Flamme, die aus dem Öl aufsteigt, einen Porzellantiegel. Halten Sie danach den Boden eines Becherglases, das mit Eis gefüllt ist, in die Ölflamme.
Beobachtung: Betrachten Sie das Äußere des Porzellantiegels und des Becherglases und beschreiben Sie, was Sie sehen.
Ergebnis: Überlegen Sie, auf welche chemischen Elemente die Niederschläge auf dem Tiegel und auf dem Becherglas hindeuten können. Bedenken Sie, dass Wasser selbst aus zwei Elementen besteht.

Versuch 2: Schmelztemperatur von Fetten
Reagenzien: Butter, Margarine, Schweineschmalz, Kokosfett
Durchführung: Füllen Sie kleinere Mengen der vier Fette in je ein Reagenzglas und erhitzen Sie sie im Wasserbad bis zum Schmelzen. Messen Sie die Temperatur mit einem Thermometer und notieren Sie sie.
Beobachtung: Betrachten Sie die Fette während des Erhitzens genau und beschreiben Sie die Unterschiede zwischen den Fetten.
Ergebnis: Überlegen Sie, wie Ihre Beobachtungen zu erklären sind. Worauf führen Sie die Unterschiede zwischen den Fetten zurück? Beziehen Sie in Ihre Überlegungen insbesondere die Zusammensetzung der Fette ein. Welcher Fettbestandteil ist für den Schmelzpunkt verantwortlich?

Versuch 3: Löslichkeit von Fetten
Reagenzien: Glyzerin, Öl, Palmitinsäure, Wasser, Ethanol, Benzin
Durchführung: Mischen Sie Glyzerin, Öl und Palmitinsäure jeweils mit Wasser, Ethanol und Benzin in Reagenzgläsern und schütteln Sie die einzelnen Mischungen danach kräftig.
Beobachtung: Betrachten Sie die Mischungen genau und stellen Sie fest, in welchen Fällen sich die Stoffe gelöst haben und wo nicht.
Ergebnis: Legen Sie sich eine Tabelle an, in die Sie die Ergebnisse eintragen. Welcher der Stoffe ist in Wasser löslich, welcher in Ethanol, welcher in Benzin?

Praktikum: Untersuchung von Fetten (Teil 2)

Versuch 4: Nachweis ungesättigter Fettsäuren
Reagenzien: Verschiedene Fette, Bayers Reagenz
Durchführung: Geben Sie eine kleine Menge eines Fettes in ein Reagenzglas, erhitzen Sie sie schwach und fügen Sie dann je 2 ml Bayers Reagenz dazu.
Beobachtung: Betrachten Sie die Reagenzgläser. Tragen Sie Ihre Beobachtungen in eine Tabelle ein.
Ergebnis: Versuchen Sie, Unterschiede zwischen den Fetten zu erklären. Beziehen Sie in Ihre Überlegungen insbesondere die Zusammensetzung der Fette ein.

Versuch 5: Emulsionen mit Fett
Reagenzien: Fett, Öl, Milch, Eigelb, Seifenlösung, Gallensaft
Durchführung: Geben Sie je 3 g Fett in zwei große mit A und B gekennzeichnete Reagenzgläser, schmelzen Sie es im Wasserbad, fügen je 1 ml Öl hinzu und schütteln Sie das Ganze.
Geben Sie zur Probe A 2 ml Wasser und zur Probe B 1 ml Milch und 1 ml Eigelb.
Schütteln Sie die Proben kräftig und kühlen Sie sie dann in kaltem Wasser ab.
Beobachtung: Betrachten Sie die Proben, nachdem sie 15 Minuten abgekühlt sind. Vergleichen Sie die Proben miteinander und beschreiben Sie genau, was Sie sehen.
Ergebnis: Versuchen Sie, sich die Unterschiede zwischen den Proben zu erklären. Überlegen Sie, wie das Eigelb, die Seifenlösung bzw. der Gallensaft jeweils wohl gewirkt haben. Informieren Sie sich darüber, welche ihrer Inhaltsstoffe jeweils für das Ergebnis verantwortlich sind.
Hinweis: Führen Sie den Versuch auch mit 2 ml Seifenlösung und mit 1 ml Wasser plus 1 ml Gallensaft durch.

Versuch 6: Emulsion durch Lecithin
Reagenzien: Olivenöl, destilliertes Wasser, Lecithin, alkoholische Sudan-III-Lösung
Durchführung: Geben Sie 5 ml dest. Wasser, etwas Olivenöl und etwas Lecithin in ein Reagenzglas. Schütteln Sie das Ganze, fügen Sie dann einige Tropfen der Sudan-III-Lösung hinzu und schütteln noch einmal kräftig.
Beobachtung: Betrachten Sie die Mischung nach dem letzten Schütteln und beschreiben Sie, was Sie sehen.

Ergebnis: Wie erklären Sie sich Ihre Beobachtung? Welchen Vorgang macht der rote Farbstoff sichtbar?

Versuch 7: Ranzigwerden von Fetten
Reagenzien: Frische Butter, ranzige Butter, Kaliumjodidstärkelösung, 95 %iger Alkohol, Lackmuspapier
Durchführung: Kennzeichnen Sie vier kleine Erlenmeyerkolben mit A, B, C und D. Geben Sie in Kolben A ranzige Butter und in Kolben B frische Butter.
Fügen Sie jeweils Kaliumjodidstärkelösung hinzu, bringen Sie das Ganze zum Sieden und kühlen Sie es sofort wieder ab.
Geben Sie in Kolben C ranzige Butter und in Kolben D frische Butter.
Fügen Sie jeweils 95 %igen Alkohol hinzu. Setzen Sie dann Wasser zu und prüfen Sie beide Lösungen mit blauem Lackmuspapier.
Beobachtung: Betrachten Sie die vier Proben in den Kolben. Achten Sie auf Farbveränderungen. Legen Sie eine Tabelle an und halten Sie Ihre Beobachtungen darin fest.
Hinweis: Wenn Fette ranzig werden, spalten sie sich in Glyzerin und freie Fettsäuren. Ranzigkeit entsteht entweder unter Einfluss von Sauerstoff, Licht oder Wärme oder durch mikrobiellen Verderb. Ungesättigte freie Fettsäuren verändern sich weiter und bilden Peroxide.
Ergebnis: Versuchen Sie, sich Ihre Beobachtungen zu erklären. Worauf führen Sie die Farbveränderungen in den Proben A und C zurück. Was dürfte den Farbumschlag des Lackmuspapiers bei Probe A bewirkt haben?

Versuch 8: Herstellung von Margarine
Reagenzien: Palmin, Speiseöl, Milch, Eigelb
Durchführung: Lassen Sie das Palmin in einem 100-ml-Becherglas über einer kleinen Flamme schmelzen. Fügen Sie dann 1 Esslöffel Öl, 1 Teelöffel Milch und 1 Teelöffel Eigelb hinzu. Stellen Sie das Becherglas in eine Schüssel mit Eiswasser und rühren Sie den Inhalt so lange kräftig mit einem Glasstab um, bis eine streichfähige Masse entstanden ist.
Beobachtung: Fügen Sie dem entstandenen Produkt eine Prise Salz zu und verkosten Sie es. Beschreiben Sie seinen Geschmack und seine Färbung.

5 Fette und Öle in Maßen genießen!

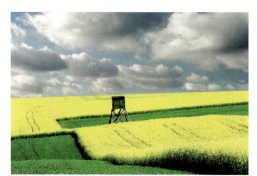

Blühendes Rapsfeld

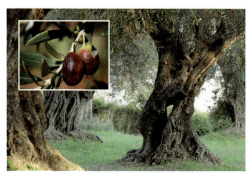

Alter Olivenbaum

Viele Früchte und Samen eignen sich zur Gewinnung von Öl. Dabei gibt es je nach Land unterschiedliche Präferenzen. In Europa werden vor allem Sonnenblumen, Mais, Oliven und Rapssamen verwendet. Beliebt sind auch Öle aus Walnuss oder Distelsamen, aber auch Traubenkerne sind geeignet. In Lateinamerika wird Öl insbesondere aus Soja oder Baumwollsamen gewonnen. Sojaöl ist auch in den USA und Asien, insbesondere in China sehr verbreitet. Kokosnuss und Erdnuss liefern spezifische Öle. Erdnussöle und -butter sind in Afrika gebräuchlich.

Die Öle unterscheiden sich im Wesentlichen hinsichtlich der Fettsäurenzusammensetzung. Die DGE empfiehlt, Rapsöl und Walnussöl zu bevorzugen. Hintergrund ist das sehr günstige Verhältnis von Omega-3-Fettsäuren zu Omega-6-Fettsäuren.

Die Verarbeitung von Ölen hat Auswirkungen auf Farbe und Geschmack. Bei der Kaltpressung bleibt das Öl in Geschmack und Farbe dem Ausgangsprodukt sehr ähnlich. Bei Extraktion und anschließender Raffination können nahezu geschmacksneutrale Öle gewonnen werden.

Plattenfette

Gemische verschiedener Fette und Öle oder umgeesterter Fette sind heute als Speisefett, Kochfett, Backfett oder Frittierfett im Handel. Diese Fette werden zu Tafeln und Platten gegossen oder wie Margarine in Kunststoffbehälter gefüllt. Typisches Merkmal dieser Fette ist, dass sie selbst bei Zimmertemperatur fest bleiben und erst beim Erhitzen schmelzen. Da diese Speisefette vorwiegend gesättigte Fettsäuren enthalten, sind sie gegenüber Sauerstoffeinwirkung unempfindlich.

Sie werden daher nicht so schnell ranzig und sind gut lagerfähig. Als Frittierfett werden dennoch heute eher Öle empfohlen, da sie eine deutlich bessere Fettsäurenzusammensetzung aufweisen. Plattenfette enthalten überwiegend gesättigte langkettige Fettsäuren.

Lernaufgabe:

Informieren Sie sich über die Zusammensetzung von Plattenfetten. Finden Sie heraus, aus welchem Öl sie hergestellt wurden und welche Fettsäuren sie aufweisen.
Vergleichen Sie die Zusammensetzung mit Sojaöl und bewerten Sie dieses Fett.
Informieren Sie sich über die technologischen Eigenschaften und bewerten Sie die Plattenfette hinsichtlich ihres Einsatzes beim Frittieren.

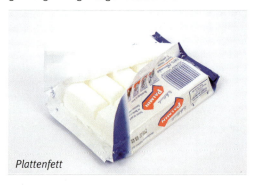

Plattenfett

Gewinnung pflanzlicher Öle. Hierzu werden Ölfrüchte und Ölsaaten gereinigt und zwischen Walzen zerkleinert. Anschließend gibt es zwei Wege der weiteren Verarbeitung.

5.1 Die Herstellung von kalt gepressten Ölen

Die Samen oder Früchte werden in Schnecken gepresst. Hierbei entsteht durch den Reibungsdruck Wärme. Fette mit niedrigem Schmelzbereich werden jetzt flüssig und lassen sich leichter herauspressen. Das Öl wird anschließend nur noch gefiltert und von groben Trübstoffen befreit.

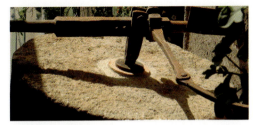

Alte Walnusspresse

Die Ausbeute bei der Kaltpressung ist nicht sehr hoch und abhängig von der technologischen Entwicklung der Schneckenpressen.

5.2 Die Herstellung von raffinierten Speiseölen

Eine höhere Ausbeute erhält man beim Auslösen der Fette mittels Leichtbenzin. In der Regel handelt es sich hierbei um Hexan. Dieser Vorgang wird als **Extraktion** bezeichnet.
Auf eine Extraktion schließt sich immer die **Raffination** der Öle an, da sie noch Trübstoffe, Faseranteile oder Eiweiß enthalten. Während der Raffination wird das Öl gefiltert und entschleimt. Die freien Fettsäuren werden entfernt. Dieser Vorgang wird als **Entsäuerung** bezeichnet. Es schließt sich die **Bleichung** und **Desodorierung** an, indem Farb- und Geschmacksstoffe entfernt werden.
Raffinierte Speiseöle sind weitgehend geschmacks- und farbneutral. Sie sind lange haltbar. Sie eignen sich gut zum Mischen, sodass sie eine beliebte Grundlage für alle Speiseöle sind.

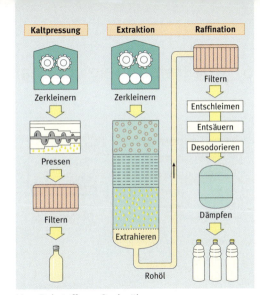

Vom Rohstoff zum Speiseöl

Speiseöle
In ihrer Zusammensetzung sind Öle – je nach Ausgangsstoff – recht unterschiedlich. Auffällig ist vor allem der sehr unterschiedliche Gehalt an mehrfach ungesättigten Fettsäuren, der z. B. in Olivenöl relativ gering, in Sojaöl dagegen relativ hoch ist. Im Handel werden Speiseöle angeboten, die entweder nur aus einer Pflanzenart gewonnen wurden oder solche, die aus mehreren Pflanzenölen gemischt wurden. Trägt das Öl einen bestimmten Pflanzennamen, so muss es aus dem reinen unvermischten Öl dieser Pflanze hergestellt sein. Allgemeine Bezeichnungen wie Tafelöl, **Salatöl** usw. weisen auf Mischungen von verschiedenen Pflanzenölen hin. Die Mischung ist abhängig von den Marktpreisen der einzelnen Ölsorten. **Distelöl** oder **Safloröl** wird nur aus den Samen der Färberdistel gewonnen und hat mit 75 Prozent den höchsten Gehalt an Linolsäure unter allen Pflanzenölen. Es wird daher auch als Diätspeiseöl oder als Bestandteil in hochwertigen Margarinen angeboten. Olivenöl wird ausschließlich als kalt gepresstes Öl gehandelt. Je nach Qualität und Anteil an freien Fettsäuren wird dabei zwischen extra vierge, surfine, fine unterschieden.

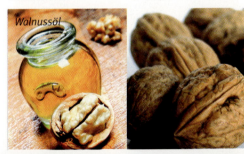

6 Die Herstellung von Margarine

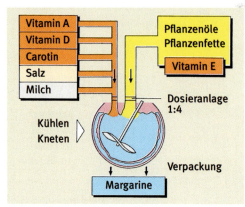

Schema der Margarineherstellung

Die Margarine verdankt ihre Existenz dem Auftrag des Kaisers Napoleon III., für seine Soldaten einen preiswerten, haltbaren Butterersatz zu entwickeln. Es gelang schließlich dem Chemiker Mège-Mouriès im Jahre 1869, aus einem Gemisch von Rindertalg und Magermilch ein preiswertes und haltbares Streichfett herzustellen. Das Verfahren wurde patentiert und das Kunstprodukt „Margarine" genannt (griech. „margaron": Perle).

Zur Margarineherstellung werden zunächst die verschiedenen Fette und Öle zusammengestellt. Dabei ist es notwendig, zunächst die Öle zu härten oder durch Umesterung in eine streichfähige Konsistenz zu bringen. Im Anschluss erfolgt ein Mischen und Emulgieren mittels Hochdruckpumpen.

Die Mischung wird gekühlt und durch Schaberwellen intensiv mechanisch bearbeitet.

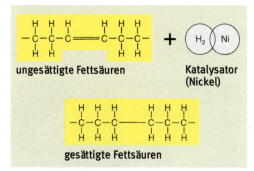

Fetthärtung – Schema

Je nach Sorte werden die entsprechenden Zusätze wie Carotin, Wasser, Magermilch, Emulgator und Salz zugegeben. Die unterkühlte Margarineemulsion kristallisiert teilweise aus, wird weiter geknetet und unmittelbar im Anschluss verpackt.

Diätmargarine	25	25	50
Pflanzenmargarine (mittlere Qualität)	40	40	20
Sonnenblumenmargarine	20	47	33
Soft-Margarine	40	30	30
Pflanzenmargarine (einfache Qualität)	50	40	10
Halbfettmargarine	35	35	30

☐ gesättigte Fettsäuren
■ einfach ungesättigte Fettsäuren
☐ mehrfach ungesättigte Fettsäuren

Fettsäureanteil (%) in Margarinesorten

Margarine wird in verschiedenen Sorten im Handel angeboten:

Pflanzenmargarine: Mindestens 97 % des Fettanteils muss pflanzlicher Herkunft sein. 15 % der Fettsäuren bestehen aus Linolsäure. Stammt der Fettanteil zu 97 % aus dem Öl einer einzigen Pflanzenart, kann der Name als Bezeichnung dienen (z. B. Sonnenblumenmargarine).

Diätmargarine: Sie darf nur aus pflanzlichen Fetten mit einem Mindestgehalt von 40 % mehrfach ungesättigter Fettsäuren hergestellt werden. Sie ist streng kochsalz- bzw. natriumarm.

Halbfettmargarine enthält einen Fettanteil von maximal 40 %. Aufgrund des höheren Wasseranteils dürfen bei der Herstellung Konservierungsstoffe und Bindemittel zugegeben werden. Üblich ist allerdings heute fast überall nur der Zusatz von Emulgatoren. Halbfettmargarinen eignen sich nicht zum Braten.

Es gibt auch Margarinesorten im Handel, denen Molke oder Joghurt zugesetzt wurde. Diese Streichfette enthalten als Emulgatoren meist auch Lecithin und Monoacylglyzeride.

7 Die Herstellung von Butter

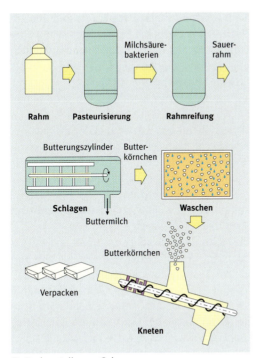

Butterherstellung – Schema

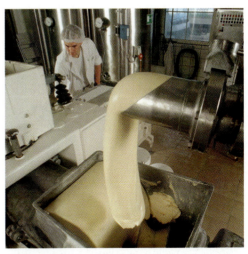

Moderne Butterherstellung

Der überwiegende Teil der Butter im Handel ist Sauerrahmbutter. Hierbei wird zunächst der Rahm pasteurisiert und anschließend mit Milchsäurebakterien versetzt. Bei 5 °C bis 10 °C erfolgt die Rahmreifung. Sie dauert 10 bis 20 Stunden.

Beim eigentlichen Butterungsprozess wird die Rahmemulsion zerstört, die Buttermilch abgelassen und schließlich die Butter durch Zugabe von Wasser gewaschen bis die Milchanteile fast völlig entfernt sind. Die fertige Butter wird verpackt und je nach Qualität als Molkereibutter oder Markenbutter in den Handel gebracht.

Butter muss 82 % Fett und darf höchstens 16 % Wasser enthalten. Die restlichen Bestandteile sind Eiweiß, Milchzucker, Lecithin und Vitamine. Der Vitamingehalt der Butter schwankt je nach Jahreszeit. Sommerbutter enthält immer mehr Vitamine als Winterbutter, da die Kühe frisches Futter zu sich nehmen (Weidefütterung).

Um ein Kilogramm Butter herzustellen sind 25 l frische Milch bzw. 2,5 l Rahm nötig.

Lernaufgabe:

Butter oder Margarine – welches Streichfett ist das Richtige? Viele Menschen fragen sich, welches Fett sie bevorzugen sollen.
Informieren Sie sich über die Zusammensetzung der beiden Streichfette. Berücksichtigen Sie hierbei besonders die Qualität der Fettsäuren. Bereiten Sie eine Debatte vor. Dazu teilen Sie die Klasse in zwei Gruppen auf. Eine Gruppe ist für den Gebrauch der Butter, die andere für die Verwendung von Margarine. Die Gruppen müssen die Argumente leicht verständlich und konkret formulieren. Anschließend wird abgestimmt.

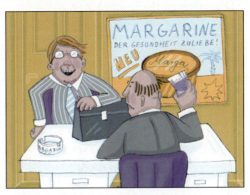

„Für das wissenschaftliche Gutachten einer medizinischen Kapazität müssen Sie schon etwas zulegen, die Butterleute bieten mir erheblich mehr!"

8 Milch, Sahne, Butter – die Emulsionen

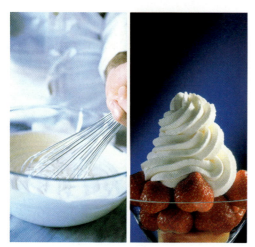

Schlagen von Sahne

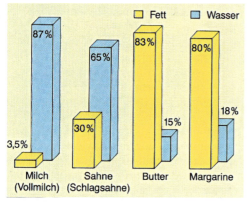

Fett- und Wasseranteil von Milch, Sahne, Butter und Margarine

Sahne, Gemisch aus Wasser, Fett und Eiweiß.
Das Fett der Milch, die Sahne, setzt sich an der Oberfläche ab, wenn frisch gemolkene Milch eine Zeitlang stehen bleibt. Es kann dann als flüssige Sahne abgeschöpft werden.
Zahlreiche winzige Fettkügelchen schwimmen im Wasser. Diese Mischung wird als „Fett-in-Wasser-Emulsion" bezeichnet. Auch Milch ist eine solche Emulsion, nur hat sie einen höheren Wasseranteil. Emulsionen sind Gemische aus Stoffen, die sich eigentlich nicht miteinander mischen lassen, sondern sich im Gegenteil abstoßen. Fett schwimmt normalerweise nicht im, sondern auf dem Wasser.
In Milch und Sahne können sich Fett und Wasser mischen, denn das flüssige Fett ist hier von kleinen Eiweißmembranen umgeben. Sie stabilisieren die einzelnen Fetttröpfchen und hindern sie daran zusammen zu fließen und halten sie so in der Schwebe. Wird Sahne geschlagen, dann laufen zwei Prozesse zeitlich parallel ab:

1. Die Eiweißmembranen um die Fettkügelchen werden zerschlagen, sodass nach und nach immer mehr flüssiges Fett frei wird, das das Bestreben hat, sich zu einem großen Fettklumpen zusammenzuballen.
2. Der zweite Prozess verhindert das Zusammenballen. Denn gleichzeitig wird viel Luft in die Sahne geschlagen. Anstatt zusammenzuballen legt sich das flüssige Fett dadurch um die feinen Luftbläschen. Gleichzeitig schließt auch das Wasser Sahne in Form kleiner Tröpfchen ein.

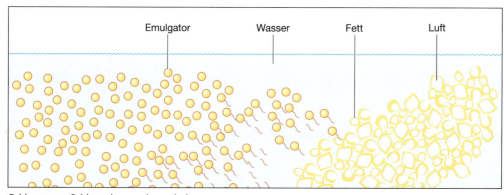

Schlagen von Schlagsahne – schematisch

Beim Verklumpen werden die flüssigen Bestandteile der Sahneemulsion gebunden. Sahne wird also steif, weil sich die Fettkügelchen zusammenballen und Luftbläschen sowie wässrige Bestandteile mit einschließen.

Während Sahne eine Fett-in-Wasser-Emulsion ist, kehrt sich beim Schlagen der Sahne das Verhältnis um, es entsteht eine **Wasser-in-Fett-Emulsion**, in die die Luft eingeschlossen ist.

Wer nicht aufpasst, erhält Butter. Wird die Sahne zu lang gerührt, werden die Luftbläschen aus den Zwischenräumen „herausgeschlagen". Gleichzeitig wird das eingeschlossene Wasser freigesetzt. Die Tröpfchen ballen sich zusammen und es entsteht Butter.

Auch die Temperatur spielt eine wichtige Rolle. Denn in warmer Sahne liegt das Fett in flüssiger Form vor, während es bei niedriger Temperatur eine kristalline Form hat. Wenn durch das Schlagen die Membran um die Fettkügelchen zerstört wird, kann das flüssige Fett aus dem Inneren heraustreten und ballt sich zu größeren Klumpen zusammen; es agglomeriert. Die wässrige Phase wird verdrängt und scheidet sich als Buttermilch ab.

Butter ist **Wasser-in-Fett-Emulsion**, die einen kleinen Teil des Wassers aus der Sahne einschließt, und außerdem einen Teil des darin gelösten Eiweißes, das noch aus der Milch stammt. Der größere Teil des Wassers wird beim Butterschlagen als Buttermilch freigesetzt.

Fettgehalt der Schlagsahne. Sahne gibt es bereits mit 8-prozentigem Fettanteil. Sie eignet sich allerdings nicht für Schlagsahne. Frische Schlagsahne ist in verschiedenen Fettstufen im Handel, mit 30 % Fett, als „extra schlagfähig" mit 35 % und mit 36 % Fett.

Je höher der Fettgehalt, desto besser lässt sie sich aufschlagen. Es empfiehlt sich zum Schlagen eine Sahne von mindestens 30 % Fettanteil zu verwenden.

Temperatur beim Schlagen. Neben dem Fettgehalt ist aber auch die richtige Temperatur der Sahne wichtig. Zu warme Sahne kann nämlich beim Schlagen nicht genügend Luft aufnehmen und fällt schnell wieder in sich zusammen. Außerdem kann Sahne, die bei Temperaturen über 8 °C geschlagen wird, schnell zu Butter werden. Deshalb ist darauf zu achten, die Sahne erst direkt vor dem Schlagen aus dem Kühlschrank zu nehmen, dann hat sie die richtige Temperatur.

Lernaufgabe:
Ein Lernplakat gestalten

Stellen Sie in Ihren Arbeitsgruppen auf einem Lernplakat das Schlagen von Schlagsahne und das Schlagen von Butter gegenüber.

Stellen Sie Ihre Ergebnisse in einer Übersicht dar.
- Nutzen Sie dazu die Zeichnungen auf diesem Aufschlag.
- Die Gruppen stellen die Plakate jeweils vor.
- Wählen Sie gemeinsam das beste Plakat aus.

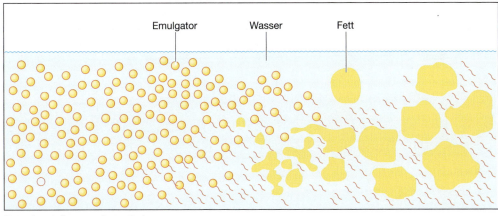

Butterherstellung – schematisch

9 Lebensmittel aus emulgierten Ölen und Fetten

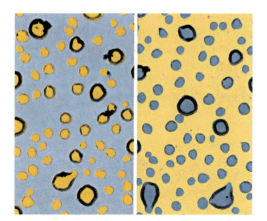

Fett-in-Wasser- und Wasser-in-Fett-Emulsion (Mikoraufnahmen)

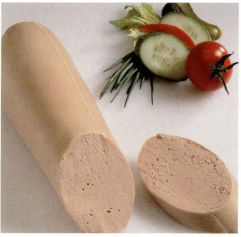

Leberwurst – beruht auch auf einer Emulsion

Fette in Lebensmitteln meist als Emulsion. In der Pflanze und im Tierkörper sind Fette Zellbestandteile. Nur die eigentlichen Fettzellen bestehen überwiegend aus Fett. Bei Pflanzen befinden sich diese meistens in Kernen und Samen, im Tierkörper in der Bauchhöhle und unter der Haut. In beiden Fällen ist das Fett in das Zellgewebe eingelagert.
Pflanzliche und tierische Fette sind Rohstoffe bei der Lebensmittelherstellung.
Beim Herstellungsprozess werden die Rohstoffe je nach Produkt entweder erhitzt oder zerkleinert, wodurch das Fett freigelegt wird. Um das Fett im Lebensmittel „einzubinden", wird es emulgiert. Aus Fetten hergestellte Lebensmittel sind meistens Emulsionen.

Phasen der Emulsion. Der Wasseranteil einer Emulsion wird **wässrige Phase**, der Fett-/Ölanteil **Fettphase** genannt.
Beim Emulgieren wird der wässrigen Phase mit den scharfen Kanten des Schlagbesens bzw. des Mixermessers ganz heftig in die Fettphase hineingeschlagen. Dadurch entstehen feinste Tröpfchen von 1/1000 mm Durchmesser. Dabei kommt es nicht darauf an, auf welche Weise das Wasser fein verteilt wird, sondern nur auf die Feinheit der Tröpfchen. Bei dem in Öl fein verteilten Wasser ändert sich die Lichtbrechung. So erklärt es sich z. B., dass Mayonnaise hellgelb wird, obwohl die Rohstoffe dunkler sind. Ohne die Farbe des Eigelbs wäre sie milchig-weiß.

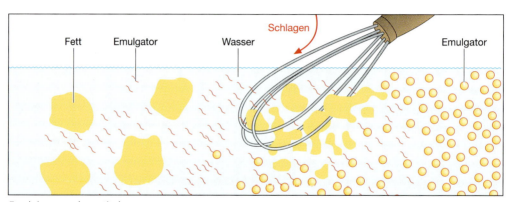

Emulgieren – schematisch

Emulsionstypen. Zwei Typen von Emulsionen sind zu unterscheiden. Ist wie bei der Mayonnaise die wässrige Phase in dem Öl fein verteilt, liegt der Typ „Wasser in Öl" vor. Beispiel für diesen Typ ist Margarine. Beim Typ „Öl in Wasser" bildet das Öl feinste Tröpfchen im Wasser. Beispiele sind hier Milch und Salatdressings.

Nur wenn das Wasser fein genug verteilt ist, kann der Emulgator wirken. Dann legt sich der Emulgator wie ein hauchdünner Film um die Wassertröpfchen und hält sie so in dem Öl in der Schwebe.

Mayonnaise, ein Gemisch von Fett und Wasser, wird als **Wasser-in-Fett-Emulsion** bezeichnet. Wasserpartikel sind im Fett fein verteilt und Lecithin als **Emulgator** sorgt dafür, dass sie nicht wieder zusammenfließen. In der Vergrößerung sehen die Wasserteilchen in der Emulsion wie Kugeln aus. An ihrer Oberfläche, dort, wo sich Fett und Wasser berühren, befinden sich Lecithinmoleküle und stellen die Verbindung zwischen den beiden Stoffen her.

Dies ist möglich, weil das Lecithinmolekül einen **fettfreundlichen** (lipophilen) Teil und einen **wasserfreundlichen** (hydrophilen) Teil besitzt. Das Lecithin ist ein fettähnlicher Stoff, seine Moleküle ähneln den Fettmolekülen.

Alle Fettmoleküle bestehen aus einem **Glycerinteil**, mit dem **drei Fettsäuren** verbunden sind. Je nachdem, um welches Fett es sich handelt, können es unterschiedliche Fettsäuren sein.

Auch das **Lecithinmolekül** besteht aus einem **Glycerinteil**, hat jedoch nur **zwei Fettsäuren**. An Stelle der dritten Fettsäure ist ein als **Cholin** bezeichneter Stoff durch Phosphorsäure mit dem Glycerin verbunden. Dieses Cholin kann Wasser anlagern und stellt deshalb den wasserfreundlichen Teil des Lecithins dar. Die beiden Fettsäuren sind der fettfreundliche Teil.

Neben dem Lecithin gibt es noch **andere Emulgatoren**. Ihre Moleküle können ganz unterschiedlich aufgebaut sein. Sie haben jedoch alle die Gemeinsamkeit, dass sie einen fettfreundlichen und einen wasserfreundlichen Teil besitzen.

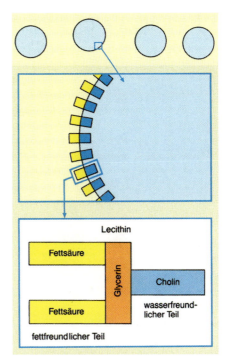

Wasser-in-Fett-Emulsion und Wirkung des Emulgators Lecithin – schematisch

Praktikum:

Emulgierversuche

Materialien: 3 Reagenzgläser, Wasser, Öl, Hühnereiklar, Lecithin

Durchführung: Füllen Sie die Reagenzgläser (1), (2) und (3) je zur Hälfte mit Wasser, und fügen Sie jeweils 10 Tropfen Öl hinzu.
Geben Sie in das Reagenzglas
(2) zusätzlich 1 ml Eiklar,
(3) zusätzlich 1 ml Lecithin.
Reagenzglas (1) bleibt, wie es ist.
Verschließen Sie die Reagenzgläser (1), (2) und (3) jeweils mit dem Daumen, und schütteln Sie sie zwei Minuten lang kräftig.

Beobachtung: Betrachten Sie die drei Reagenzgläser unmittelbar nach dem Schütteln, dann nach 2 Minuten und nach 7 Minuten genau. Protokollieren und zeichnen Sie, was Sie sehen.

Ergebnis: Überlegen Sie, wie das, was Sie in Reagenzglas (1) beobachten, zu erklären ist. Versuchen Sie sich klar zu machen, welche Wirkung das Eiklar und das Lecithin in den Reagenzgläsern (2) und (3) haben. Als Erklärungshilfe kann Ihnen die Zeichnung oben dienen.

10 Nahrungsfette – der Verzehr muss reduziert werden!

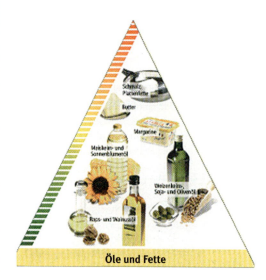

Öle und Fette

Natürliche Fette, wie sie in Pflanzen und Tieren vorkommen, enthalten lebensnotwendige Bestandteile, deren Fehlen im menschlichen Organismus Funktionsstörungen und Krankheiten hervorrufen können.
Solche Bestandteile sind:
- Fettlösliche Vitamine A, D, K und E, die ohne Fett vom Organismus kaum verwertet werden können. Diese Vitamine sind u. a. unentbehrlich für Stoffwechsel, Sehkraft, Knochenbau und Wachstum.
- Essenzielle Fettsäuren, von denen Linolsäure, Linolensäure und Eicosapentaensäure besonders wichtig sind.

Die Verdaulichkeit der Fette ist unterschiedlich. Emulgierte Fette, wie Butter und Margarine, sowie Öle sind leichter verdaulich als feste Fette, wie z. B. Plattenfette und Talg.

In der Bundesrepublik Deutschland wird insgesamt zu viel Fett verzehrt. Da Fett an der Entstehung von Übergewicht beteiligt ist, wenn zuviel hiervon verzehrt wird, muss auf den Fettgehalt der Lebensmittel geachtet werden. Nicht so sehr das täglich aufgenommene Streichfett führt zu den hohen Verzehrmengen, sondern das **versteckte Fett** in den Lebensmitteln.

Hierunter wird der Fettgehalt eines Lebensmittels verstanden.
Bei verpackten Fetten ist die Lebensmittel-Kennzeichnungsverordnung eine wichtige Hilfe.
Beim Einkauf von **Ölen** ist auf die unterschiedlichen Qualitätsstufen zu achten. Von Olivenöl sind z. B. verschiedene Qualitäten im Handel. Diese Qualitäten richten sich nach der Menge der freien Fettsäuren im Öl. „Naturrein" oder „naturbelassen" dürfen nur kaltgepresste Öle genannt werden.

1 Schweinekotelett 150 g	1 Ei (60 g)	100 g Wurst	100 g Käse
11 g Fett	7 g Fett	9 - 40 g Fett	9 - 30 g Fett

Versteckte Fette

Je nach Qualität unterscheidet man bei Butter drei Handelsklassen. **Bewertungsmerkmale** sind: Geruch, Geschmack, Gefüge (Wasserverteilung), Aussehen und Beschaffenheit.

Deutsche Markenbutter weist die beste Qualität auf. Sie muss für jedes Bewertungsmerkmal mindestens vier Punkte erreichen.
Die Deutsche Markenbutter ist durch einen stilisierten Adler in ovaler Umrandung gekennzeichnet.
Deutsche Molkereibutter muss je Bewertungsmerkmal mindestens drei Punkte erreichen.
Die **Deutsche Kochbutter** muss mindestens einen Punkt je Bewertungsmerkmal erreichen.

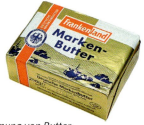

Kennzeichnung von Butter

11 Fett – der Geschmacksträger in der Nahrungszubereitung!

Butter Margarine	Kokosfett	Speiseöl	Sonnenblumenöl Maiskeimöl
Kochen Backen Kurzbraten Brotaufstrich	Braten Frittieren	Braten Frittieren	Salatmarinaden

Verwendung von Nahrungsfetten

Fette erhöhen den Sättigungs- und Genusswert der Speisen. Beim Garen mit Fett werden Geschmacksstoffe freigesetzt.

Butter und Margarine sind in erster Linie als Brotaufstrich, aber auch zum Backen und Kochen zu empfehlen.
Hochwertige Öle werden besonders für Salatmarinaden und Remouladen verwendet. Auch zum Braten sind Öle gut geeignet.
Schmalz gehört zu den Schlachtfetten und findet sowohl als Brotaufstrich als auch beim Kochen und Braten Verwendung. Der Verbrauch sollte jedoch möglichst eingeschränkt werden, da Schmalz schwer verdaulich ist und die Fettsäurenzusammensetzung nicht so günstig ist wie bei Pflanzenölen.
Margarine und pflanzliche Öle werden nicht so schnell ranzig. Sie enthalten meist einen hohen Anteil von Vitamin E, das das Ranzigwerden verhindert. Da sich Fette höher als Wasser erhitzen lassen, sind sie beim Garen vieler Speisen ein gutes Mittel zur Wärmeübertragung. Zu beachten ist jedoch, dass Fette nicht überhitzt werden. Sie fangen dann an zu rauchen und entwickeln einen stechenden Geruch. Dabei können sich gesundheitsschädliche Spaltprodukte, z. B. Acrolein, Peroxide und in ihrer chemischen Struktur veränderte freie Fettsäuren, bilden, die zu schweren Leberleiden führen können. Der Beginn des Zersetzungsbereiches wird als **Rauchpunkt** bezeichnet.
Zersetzte Fette, wie sie beim Frittieren entstehen können, dürfen nicht mehr verwendet werden. Darum sollte Frittierfett nicht öfter als 3- bis 5-mal erhitzt werden. Es muss danach völlig ausgewechselt werden. Ein Auffüllen mit frischem Fett führt zu einer Beschleunigung des Verderbs.
Auch fetthaltige Lebensmittel können ungenießbar werden, wenn das Fett verdirbt. Man spricht dann von Ranzigkeit. Verursacht wird diese **Ranzigkeit** durch die Tätigkeit von Mikroorganismen oder Enzymen, die in Fetten enthalten sind. Besonders anfällig sind Fette mit hohem Wasseranteil.

Erhitzen von Fetten

Der Gebrauchswert eines Fettes beim Erhitzen ist im wesentlichen abhängig von
- Der Fettsäurenzusammensetzung
- der angewandten Erhitzungstemperatur
- der Dauer der Hitzeeinwirkung
- den Eigenschaften des Bratgutes

Fette

Produkt	Rauchpunkt °C
Schmalz	100
Butterfett	175
Palmöl	223
Erdnussfett (gehärtetes Erdnussöl)	226

Öle

natives Olivenöl extra	130-180
Raffinierte Öle:	
Kokosöl	194
Sojabohnenöl	213
Rapsöl	218
Maiskeimöl	201
Sonnenblumenöl	209
Erdnussöl	207

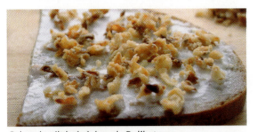

Schmalz gilt bei vielen als Delikatesse

Eiweiß – die pure Kraft

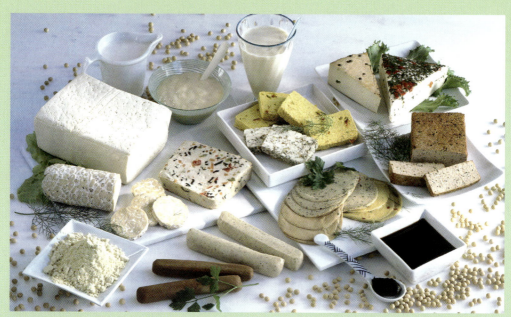

Eiweißreiche Lebensmittel

Es gibt viele eiweißreiche Lebensmittel. Unter ihnen werden Milch und Milchprodukte als besonders gesund angesehen. Dennoch ist Milch bei Jugendlichen nicht sonderlich beliebt.
Neben Milch und Milchprodukten sind es in Deutschland vor allem Fleisch und Wurstwaren, die in einer enormen Sortenvielfalt vorhanden sind.
Nicht alle Sorten werden dabei gleich gut bewertet. Insbesondere bei Wurstwaren sollte sich der Verbraucher gründlich über den Fettgehalt informieren.
Fisch und Fischwaren spielen im Vergleich hierzu nur eine untergeordnete Rolle, auch wenn der Fischkonsum in den letzten Jahren leicht angestiegen ist.
Unter den pflanzlichen Lebensmitteln sind besonders die Hülsenfrüchte erwähnenswert. Ihr Eiweiß hat zwar zum Teil eine geringere biologische Wertigkeit, sie lassen sich aber mit anderen Lebensmitteln kombiniert hervorragend aufwerten.

Lernaufgaben:

Sie haben die Aufgabe, ein Marketingkonzept für Trinkmilch zu erstellen.

Sie sollten hierbei wie folgt vorgehen:
1. Informieren Sie sich über die Inhaltsstoffe und die Angebotsformen von Milch.
2. Führen Sie in Ihrer Klasse eine Befragung durch. Ermitteln Sie, wie oft am Tag Milch getrunken wird und welche Milchprodukte sonst noch verzehrt werden.
3. Tragen Sie die Ergebnisse in einer Präsentation zusammen.
4. Überlegen Sie, womit bei Milch geworben werden könnte. Entwickeln Sie mittels der Metaplantechnik geeignete Werbespots. Lassen Sie hierbei auch ungewöhnliche Ideen zu.
5. Zeigen Sie in einem weiteren Schritt, wie Ihre Ideen realisiert werden könnten.
6. Entwerfen Sie geeignete Werbeplakate, die die gesundheitsförderliche Wirkung der Milch deutlich machen und gleichzeitig ihre Altersgruppe ansprechen.

Exkurs:

Bringt's der Eiweißdrink?

Body Building ist in! Frau und Mann können sich heute in gut ausgestatteten Studios körperlich betätigen und die Muskeln trainieren. Ganz besonders wirkungsvoll soll dies sein, wenn gleichzeitig regelmäßig einer der vielen Eiweißdrinks aufgenommen wird.

Ein solcher Eiweißdrink hat z. B. folgende Zusammensetzung:
In 100 g Pulver sind 88 g Eiweißstoffe, 1,5 g Fette, 0,8 g Kohlenhydrate, Mineralstoffe und Wasser enthalten. Empfohlen wird eine tägliche Aufnahme von 30 g bis 50 g des Pulvers.

Brauchen wir wirklich so viele zusätzliche Eiweißstoffe? Nach Ergebnissen des Ernährungsberichts von 2004 nehmen wir im Durchschnitt täglich 75 g Eiweißstoffe auf. Wir benötigen aber lediglich 50 g bis 60 g pro Tag. Eine zusätzliche Aufnahme ist daher überflüssig, denn das Muskelwachstum wird bei ausgeglichener Ernährung vorwiegend durch körperliches Training angeregt.

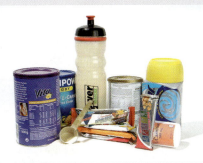

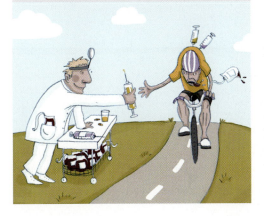

Sportlernahrung – überflüssig!

Lernaufgabe:

Welche Hülsenfrüchte sind hier abgebildet?

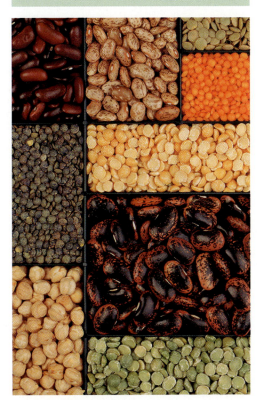

Hülsenfrüchte

Lernaufgabe:

Wie hoch ist der Fettgehalt von Milch und Milchprodukten?

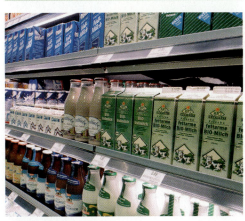

Milchprodukte

Eiweiß – die pure Kraft

1 Der Nährstoff Eiweiß – Strukturen im Raum

Der Nährstoff Eiweiß wird auch als Protein bezeichnet. Im Griechischen bedeutet „proteo" die erste Stelle einnehmend. Proteine sind die Grundlage aller Lebensvorgänge.
Die kleinsten Bausteine der Proteine werden als Aminosäuren bezeichnet. Charakteristisch sind bei allen Aminosäuren eine Säuregruppe und eine Stickstoffgruppe.

Dabei folgen alle Aminosäuren einem ähnlichen Bauprinzip. Der Rest kann aber sehr unterschiedlich ausfallen.
Einige der Aminosäuren müssen vom Menschen aufgenommen werden. Sie werden auch als **unentbehrlich** bezeichnet. Andere Aminosäuren können im Körper gebildet werden, wenn ausreichend organischer Stickstoff vorhanden ist.

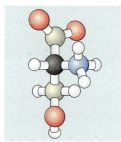

Aminosäure Serin

In der Abbildung stehen die blaue Kugel für Stickstoff, die roten Kugeln für Sauerstoff, die weißen Kugeln für Wasserstoff und die zentrale schwarze Kugel sowie die grauen für Kohlenstoff.

Aminosäuren bilden untereinander Peptidbindungen aus. Dabei verbindet sich die Carboxylgruppe der einen Aminosäure mit der Stickstoffgruppe der anderen. Gleichzeitig wird bei diesem Vorgang Wasser abgespalten.
Je nach Anzahl der Aminosäuren wird von Oligopeptiden oder Polypeptiden gesprochen. In Polypeptiden sind bis zu 100 Aminosäuren miteinander verbunden. Wird die Anzahl von 100 überschritten, so bezeichnet man die Stoffe als Proteine. Bei ca. 22 natürlich vorkommenden Aminosäuren kann es dabei zu einer ungeheuren Vielfalt von Aminosäuresequenzen kommen. Sie sind charakteristisch für spezifische Eiweiße.

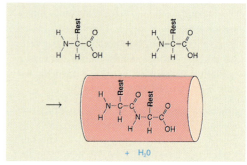

Zwei Aminosäuren reagieren miteinander

Proteine weisen eine räumliche Struktur auf. Dabei können zwei Bautypen gut voneinander unterschieden werden.
Es gibt die Faltblattstruktur, die sich in allen festen Proteinen wie Kollagen oder Elastin wiederfindet. Daneben gibt es die Alpha-Helix, die typisch ist für Hämoglobin im Blut oder Myoglobin im Muskel.

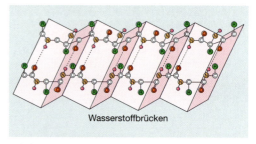

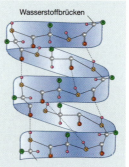

oben:
Typische Faltblattstruktur

links:
Typische Alpha-Helix

Die Formation auf den Abbildungen wird als Sekundärstruktur bezeichnet.

Die räumlichen Strukturen von Eiweiß. Faltblattstruktur und Alpha-Helix ordnet sich im Raum an. Diese Anordnung wird als Tertiärstruktur bezeichnet. Sie kommt dadurch zustande, dass zwischen den Seitenketten Bindungen entstehen. Lagern sich mehrere Tertiärstrukturen nebeneinander, so entsteht die Quartärstruktur. Oft können hierbei auch noch andere Moleküle eingeschlossen werden, wie das Häm im Hämoglobin.

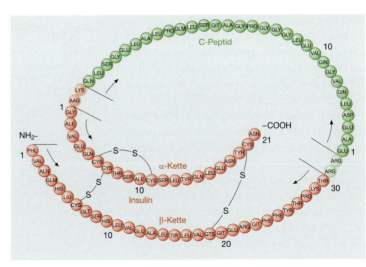

Aufbau von Insulin

Bei der Faltblattstruktur entstehen sehr feste Stränge, während sich die Alpha-Helix zu scheinbar ungeordneten Knäueln formiert.

Hämoglobin ist der wichtigste Bestandteil der roten Blutkörperchen und notwendig für den Sauerstofftransport im Blut.

Zu den Proteinen mit Faltblattstruktur zählen die Gerüsteiweiße wie Keratine in Haaren und Nägeln, Elastine in Sehnen und Bändern sowie das Kollagen im Bindegewebe.

Zu den knäuelartigen Proteinen gehören Albumine und Globuline. Globuline bilden spezifische Antikörper aus. Beide Proteine befinden sich im Blut von Menschen und Tieren.

Kleber ist ebenfalls ein globuläres Protein, das typisch ist für Getreide. Klebereiweiß löst bei manchen Menschen eine starke Unverträglichkeit aus. Das Krankheitsbild Zöliakie kann nur vermieden werden, wenn Gluten konsequent vermieden wird.

Für die Wirksamkeit von Proteinen ist die Aminosäuresequenz entscheidend. Je nachdem wie die Aminosäuren hintereinander angeordnet sind, entfalten sie ihre Wirkung. Diese Sequenz ist bereits im Erbmaterial durch die DNA (Desoxyribonucleinsäuren) festgelegt.

Ein gutes Beispiel hierfür ist das Hormon Insulin. Es wird nach wie vor zum Teil aus Schweinen gewonnen, inzwischen aber auch aus gentechnisch veränderten Mikroorganismen.

Unentbehrliche Aminosäuren

- Isoleucin
- Leucin
- Lysin
- Methionin
- Histidin
- Phenylalanin
- Threonin
- Tryptophan
- Valin

Ob Cystein und Tyrosin beim Menschen Phenylalanin oder Methionin zum Teil ersetzen können, ist noch in der Diskussion.

Lernaufgaben:

Die Bildung von Eiweiß in der Zelle ist ein hoch komplizierter Vorgang. Er ist nur möglich, weil die DNA des Zellkerns die Informationen für die Aminosäuresequenzen festlegt.

1. Informieren Sie sich über die Bildung von Eiweiß in der Zelle. Überlegen Sie sich, wie Sie diese Synthese anschaulich und einfach darstellen können.
2. Beschreiben Sie die jeweiligen Phasen des Vorgangs und machen Sie hierzu geeignete Zeichnungen.
3. Erläutern Sie anhand Ihrer Ausarbeitungen, warum es bei Organtransplantationen zu Abstoßungsreaktionen kommen kann.
4. Begründen Sie, warum Hormone auf der Basis von Eiweiß dieselbe Aminosäuresequenz besitzen müssen wie das menschliche Hormon.

Die biologische Wertigkeit von Eiweiß. Die biologische Wertigkeit eines Nahrungseiweiß ist abhängig von der Menge der darin enthaltenen unentbehrlichen Aminosäuren. Je ähnlicher das Aminosäuremuster dem menschlichen ist, desto höher ist die biologische Wertigkeit.

Tierisches Eiweiß ist im Allgemeinen höherwertig als pflanzliches. Dem pflanzlichen Eiweiß fehlen häufig unentbehrliche Aminosäuren wie Lysin oder Methionin.

Die unentbehrliche Aminosäure, die verglichen mit der Zusammensetzung des Körpereiweiß am geringsten im Nahrungseiweiß enthalten ist, begrenzt auch die biologische Wertigkeit. Sie wird auch begrenzende oder limitierende Aminosäure genannt.

Die biologische Wertigkeit gibt an, wie viel g Körpereiweiß aus 100 g Nahrungseiweiß gebildet werden können.

Das Eiweiß von Eiern hat unter den tierischen Lebensmitteln die höchste biologische Wertigkeit. Bei den pflanzlichen Lebensmitteln gilt dies für Kartoffeln und Sojabohnen.

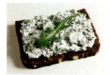
Kräuterquark auf Vollkornbrot

Meistens nehmen wir Gemische unterschiedlicher Lebensmittel auf. Hierbei kann sich die biologische Wertigkeit des Eiweißes ergänzen. Gute Kombinationen sind Kartoffeln mit Ei, Vollkornbrot mit Quark, Linsen mit Würstchen.

In diesen Fällen wird vom **Ergänzungswert** bei Eiweißen gesprochen. Der Ergänzungswert ist immer dann besonders hoch, wenn die begrenzenden Aminosäuren aufgestockt werden.

Normalerweise spielt die biologische Wertigkeit und der Ergänzungswert in unserer Ernährung keine Rolle. Wir nehmen ohnehin ausreichend Eiweiß zu uns, meistens sogar deutlich mehr als tatsächlich benötigt wird.

Senioren in hohem Alter können aber deutliche Anzeichen von Mangelernährung aufweisen. Dann spielt die biologische Wertigkeit in der täglichen Ernährung durchaus eine Rolle.

Auch bei strengen Vegetariern muss unter Umständen auf die biologische Wertigkeit geachtet werden. Dies gilt auf jeden Fall für Kinder und Jugendliche, die sich noch im Wachstum befinden.

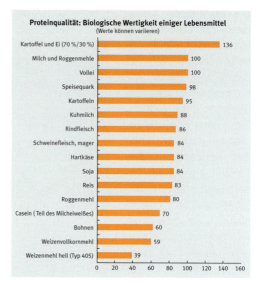
Biologische Wertigkeit von Nahrungseiweiß

Fleischeiweiß hat eine biologische Wertigkeit von 86 %.

Das bedeutet: Aus 100 g Fleischeiweiß können 86 g körpereigenes Eiweiß aufgebaut werden.
Wie viel g Schnitzelfleisch müssten wir verzehren, um 100 g Fleischeiweiß aufzunehmen? Schnitzelfleisch enthält 21 g Eiweiß in 100 g Fleisch. Das sind pro kg also 210 g Eiweiß.

$$\frac{1{,}0 \text{ kg} \cdot 100 \text{ g}}{210 \text{ g}} = 0{,}476 \text{ kg}$$

Wir müssten also 476 g Schnitzelfleisch verzehren, um 86 g körpereigenes Eiweiß aufzubauen. Die Menge entspricht etwa 3 Schnitzeln mittlerer Größe.

Lernaufgabe:

1. Informieren Sie sich über die Höhe der biologischen Wertigkeit von Milch und Soja.
2. Berechnen Sie, wie viel g körpereigenes Eiweiß jeweils aus 100 g Sojabohnen bzw. 200 ml Milch gebildet werden können.

 Tipp

Zur Berechnung benötigen Sie die Nährwerttabelle um nachzuschlagen, wie viel Eiweiß Sojabohnen bzw. Milch enthalten.

Empfehlungen zur Eiweißzufuhr. Im Kindesalter hat die Zunahme der Körpergröße einen entscheidenden Einfluss auf die Höhe der empfohlenen Eiweißzufuhr. So beträgt diese in den ersten Wochen, in denen der größte Wachstumszuwachs erfolgt, 2,7 g/kg. Im zweiten Monat sind es noch 2,0 g/kg, später sinkt die Zufuhrempfehlung bis zum Ende des ersten Lebensjahres auf 1,1 g/kg Körpergewicht.

Für den Erwachsenen werden noch 0,8 g/kg Körpergewicht empfohlen. Dies entspricht einem Anteil von 8 – 10 % des Gesamtenergiebedarfes beim Erwachsenen.

In der Bundesrepublik gibt es bei der Eiweißzufuhr keine Versorgungslücken. Die Empfehlungen werden sogar mehr als erfüllt. Dies hat im Allgemeinen keine schädigenden Auswirkungen. Aber schon aus ökologischen Gründen ist eine Überversorgung abzulehnen. Der Verzehr von tierischem Eiweiß ist vielfach mit einer hohen Zufuhr von Fett in einer ungünstigen Fettsäurezusammensetzung, von Cholesterol und Purinen verbunden.

Zu den tierischen Proteinlieferanten gehören Fleisch, Fisch, Eier, Milch und Milchprodukte. Unter den pflanzlichen Lebensmitteln weisen vor allem Hülsenfrüchte, Getreideprodukte und Nüsse einen beachtlichen Eiweißgehalt auf. Vergleichsweise hochwertig ist das Eiweiß von Kartoffeln.

Eiweiß kann im Gegensatz zu Fett und Kohlenhydraten nicht im menschlichen Organismus gespeichert werden. Zwar verfügt der Körper über einen kleinen Aminosäurebestand (Aminosäurepool), aus dem kurzfristig Aminosäuren zum Aufbau körpereigenen Eiweißes herangezogen werden kann, dies ist jedoch nur ein kleiner und unbeständiger Vorrat. Er reicht zur notwendigen Proteinsynthese nicht aus, sodass täglich Eiweiß zugeführt werden muss. Dabei muss immer eine entsprechende Menge an unentbehrlichen Aminosäuren vorhanden sein.

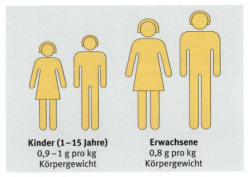

Kinder (1 – 15 Jahre) 0,9 – 1 g pro kg Körpergewicht

Erwachsene 0,8 g pro kg Körpergewicht

Eiweißbedarf und Alter

Überblick: Eiweißstoffe

	Gruppe	Vorkommen	Eigenschaften
Globuläre Eiweißstoffe Globuläre Proteine	**Albumine**	Ei, Fisch, Milch, Gemüse Muskelfleisch, Fisch, Milch,	wasserlöslich, gerinnen bei 70 °C löslich in verdünnten Salzlösungen,
	Globuline	Ei, Hülsenfrüchte, bes. Soja, Getreide	gerinnen bei 70 °C
	Klebereiweiß (Glutelin + Prolamine)	Getreide, Mehl und Mehlprodukte	wasserunlöslich, quellen und binden Wasser, gerinnen bei 70 °C
Gerüsteiweißstoffe Skleroproteine	**Kollagene**	Knochen, Knorpel, Bindegewebe, Gelatine	wasserunlöslich, werden durch längeres Kochen mit Säure gelöst
	Keratine	Horn, Haare, Federn, Wolle	unlöslich und unverdaulich
	Elastine	Bindegewebe, Sehnen	unlöslich

Zusammengesetzte Eiweißstoffe

Gruppe	Bestandteile	Vorkommen	Eigenschaften
Phosphoproteine Casein	Protein + Phosphorsäure	Milch, Milchprodukte	gerinnt durch Säure im Magen: Gerinnung durch Labenzym
Chromoproteine Hämoglobin – Myoglobin	Protein + Farbstoff	Blut, Fleisch	Hämoglobin ist für den Sauerstofftransport von der Lunge zu den Zellen verantwortlich
Glykoproteine	Protein + Kohlenhydrate	Speichel: Mund, alle Schleimhäute	schützen Schleimhäute
Lipoproteine	Protein + Fette	Blut	Trägersubstanzen für Fette und fettähnliche Stoffe
Nucleoproteine	Protein + Nucleinsäure	Zellkerne, Hülsenfrüchte, Innereien	am Aufbau der Gene beteiligt, Erbanlagen

Praktikum: Untersuchung von Proteinen (Teil 1)

Versuch 1: Nachweis von Stickstoff
Materialien: Natriumhydroxidplätzchen, Lackmuspapier, als Proben Federn, Wolle, Haare
Durchführung: Geben Sie zwei Plätzchen Natriumhydroxid in drei Reagenzgläser, legen Sie jeweils eine der festes Eiweiß enthaltenden Proben darauf und fügen Sie noch zwei weitere Plätzchen Natriumhydroxid hinzu. Erhitzen Sie das ganze im Reagenzglas vorsichtig über kleiner Flamme.
Beobachtung: Überprüfen Sie die entweichenden Dämpfe auf ihren Geruch und auf ihre Reaktion mit rotem Lackmuspapier. Beschreiben Sie den Geruch und die Lackmusreaktion.
Ergebnis: Versuchen Sie, sich den Geruch und die Lackmusreaktion zu erklären. Was wird das Natriumhydroxid im Eiweiß bewirkt haben?

Versuch 2: Gerinnung von Proteinen
Materialien: mit destilliertem Wasser verdünnte Eiklarlösung, verdünnte Milch, Zitronensaft, Ethanol
Durchführung: Geben Sie in drei Reagenzgläser je 5 ml der Eiklarlösung. Kennzeichnen Sie die Reagenzgläser mit A, B und C.
Fügen Sie zu Reagenzglas A Zitronensaft und zu Reagenzglas B Ethanol hinzu und erhitzen Sie den Inhalt von Reagenzglas C über dem Bunsenbrenner.
Beobachtung: Betrachten Sie die Proben und beschreiben Sie Ihre Beobachtungen.
Ergebnis: Versuchen Sie, sich Ihre Beobachtungen zu erklären. Welchen Einfluss haben Wärme, Alkohol und Säuren auf das Eiweiß?

Versuch 3: Xanthoproteinprobe
Materialien: Eiklar, destilliertes Wasser, konzentrierte Salpetersäure, konz. Ammoniaklösung
Hinweis: Eiweiß, das die Aminosäuren Tyrosin, Tryptophan oder Phenylalanin enthält, kann mit der Xanthoproteinprobe nachgewiesen werden. Dabei kommt es zu einer charakteristischen Färbung.
Durchführung: Mischen Sie das Eiklar eines Hühnereies mit 200 ml destilliertem Wasser, filtrieren Sie die Eiweißlösung. Geben Sie einige ml davon in ein Reagenzglas und fügen Sie einige Tropfen konz. Salpetersäure hinzu. Erhitzen Sie die Mischung kurz, lassen Sie sie abkühlen und fügen Sie konz. Ammoniaklösung hinzu.
Beobachtung: Beobachten Sie, was bei den einzelnen Schritten geschieht. Halten Sie Ihre Beobachtungen schriftlich fest.
Ergebnis: Machen Sie sich klar, wie Eiweiß, das Tyrosin, Tryptophan oder Phenylalanin enthält, nachgewiesen werden kann.

Versuch 4: Biuretreaktion
Materialien: Eiklar, destilliertes Wasser, 10 % Natronlauge, 10%ige Kupfersulfatlösung
Durchführung: Versetzen Sie 3 ml der Eiklarlösung aus Versuch 3 in einem Reagenzglas mit 3 ml 10%iger Natronlauge und geben Sie 3 Tropfen 10%iger Kupfersulfatlösung hinzu. Schütteln Sie die Lösung kräftig und erhitzen Sie sie leicht.

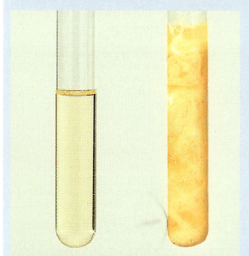

Xanthoproteinprobe

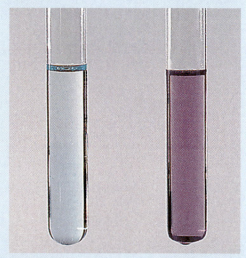

Biuretreaktion

Praktikum: Untersuchung von Proteinen (Teil 2)

Beobachtung: Beobachten Sie die Farbänderung.
Ergebnis: Machen Sie sich bewusst, wie Eiweiß mit der Biuretreaktion nachgewiesen wird.

Versuch 5: Unterschiedliches Lösungsverhalten von Eiweißgruppen
Materialien: Hackfleisch, Weizenmehl, destilliertes Wasser, Kochsalz, 10%ige Natronlauge, 10%ige Kupfersulfatlösung
Durchführung:
a) Mischen Sie 10 g Hackfleisch mit 50 ml destilliertem Wasser. Schütteln Sie die Mischung kräftig und filtrieren Sie sie. Prüfen Sie das Filtrat nach Biuret.
b) Mischen Sie weitere 10 g Hackfleisch mit einer Kochsalzlösung und filtrieren Sie sie. Prüfen Sie dieses Filtrat ebenfalls mit der Biuret-Reaktion.
c) Stellen Sie aus zwei Esslöffeln Weizenmehl, vier Esslöffeln Wasser und etwas Salz einen Brei her. Lassen Sie den Brei eine halbe Stunde stehen und waschen Sie ihn anschließend aus. Prüfen Sie den Rückstand nach Biuret.

Beobachtung: Betrachten und beschreiben Sie die drei Proben vor und nach der Biuret-Reaktion.
Ergebnis: Machen Sie sich zunächst noch einmal bewusst, worauf die Farbreaktion hinweist.
a) Überlegen Sie, um welches Eiweiß es sich in dem Filtrat gehandelt hat, die von Wasser ausgewaschen werden konnten.
b) Überlegen Sie, welches Eiweiß bei dieser Probe aus dem Hackfleisch ausgewaschen worden sein muss, bei der Salz im Spiel war.
c) Versuchen Sie sich klar zu machen, welche nicht löslichen Eiweißstoffe in dem zähen, dehnbaren Rückstand enthalten sind.

Versuch 6: Verhalten von Gelatine
Materialien: Gelatinepulver, Weinessig
Durchführung:
a) Lösen Sie in zwei Reagenzgläsern Gelatinepulver in Wasser und kennzeichnen Sie sie mit A und B. Geben Sie dem Reagenzglas B etwas Essigsäure zu. Erhitzen Sie beide Reagenzgläser vorsichtig und kühlen Sie sie wieder ab.

Beobachtung: Beobachten Sie, was in den Reagenzgläsern A und B beim Abkühlen der Gelatinelösung geschieht und halten Sie Ihre Beobachtung in einer Tabelle fest.
Ergebnis: Überlegen Sie, worauf die Ergebnisse in den beiden Reagenzgläsern zurückzuführen sind. Welche Rolle spielte bei Versuch B die Essigsäure? Ziehen Sie Folgerungen aus dem Ergebnis im Hinblick auf die Verwendung von Essig bei Sauerbraten. Wo befindet sich in Rindfleisch kollagenes Eiweiß, aus dem auch Gelatine besteht?

Versuch 7: Herstellung von Käse
Materialien: 1 l Milch, Labferment, Salz
Durchführung: Kochen Sie die Vollmilch ab und kühlen Sie sie auf 37 °C ab. Fügen Sie Labferment hinzu und stellen Sie die Milch kühl. Gießen Sie die Milch, sobald das Eiweiß gerinnt, durch ein Haarsieb und pressen Sie die Eiweißmenge in einen gelochten Kunststoffbehälter. Lassen Sie den Käsebruch kühl reifen!

 Tipp

Die Reifedauer bestimmt das Aroma.
Die Kunststoffbehälter sind im Handel erhältlich.

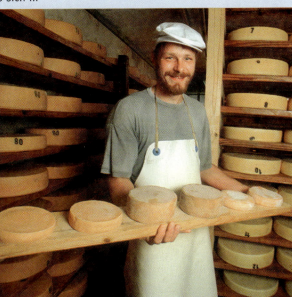

Verschiedene Käsesorten unterschiedlicher Reifegrade (Hofkäserei Boschenhof)

2 Die Milch macht's!

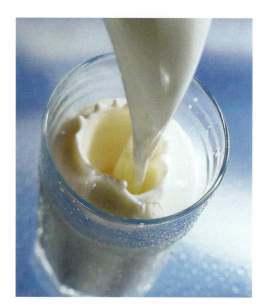

100 ml Vollmilch enthalten:
3,5 g Eiweiß
3,5 g Fett
5,0 g Kohlenhydrate (Lactose)
0,7 g Mineralstoffe
Ca. 87 g Wasser
Vitamin A und D, Vitamin B_1, Vitamin B_2

Das Milcheiweiß ist hochwertig. Von den drei verschiedenen Eiweißarten: Albumine, Globuline und Casein macht Casein den höchsten Anteil aus. Im Casein ist das Calcium gebunden.
Das Milchfett ist bekömmlich, da es in emulgierter Form vorliegt. Das Milchfett weist ansonsten sowohl kurzkettige als auch langkettige gesättigte Fettsäuren auf. Das Milchfett ist Träger der fettlöslichen Vitamine A und D.
Kohlenhydrate sind als Milchzucker enthalten. Milchzucker schmeckt praktisch nicht süß. Milchzucker fördert das Wachstum der Darmbakterien. Es gibt allerdings Menschen, die, erblich bedingt, einen Lactasemangel haben. Das Fehlen des Enzyms führt zu erheblichen Unverträglichkeitserscheinungen. Menschen mit diesem Mangel dürfen Milch nicht verzehren.
Der Mineralstoffgehalt in Milch ist hoch. Besonders erwähnenswert sind Calcium und Phosphor, aber auch Kalium und Natrium.
An Vitaminen sticht die Milch besonders durch die fettlöslichen Vitamine A und D hervor, sowie durch Vitamin B_2 – dem Riboflavin.
Der Gehalt an fettlöslichen Vitaminen ist bei fettarmer und Magermilch deutlich reduziert.

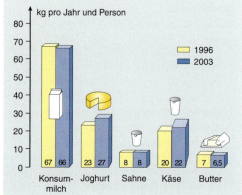

Verzehr an Milchprodukten pro Kopf und Jahr

Der Verzehr an Joghurt und Käse ist in den letzten Jahren noch einmal gestiegen.
Allerdings werden vor allem die fettreichen Produkte besonders gern gegessen. Deshalb lässt sich ein Teil des hohen Fettverzehrs in Deutschland auf die fettreichen Milchprodukte zurückführen.

Lernaufgaben:

Das Forschungsinstitut für Kinderernährung empfiehlt, in der Ernährung von Kindern grundsätzlich nur fettarme Milch zu verwenden. Sie haben die Aufgabe zu dieser Empfehlung Stellung zu nehmen.
1. Informieren Sie sich zunächst über den Fettgehalt von fettarmer Milch. Informieren Sie sich außerdem über die übrigen Inhaltsstoffe.
2. Wägen Sie Vor- und Nachteile der Verwendung von fettarmer Milch ab.
3. Testen Sie fettarme Milch hinsichtlich ihres Geschmacks als Frischmilch und in Milchreis.
4. Tragen Sie die Ergebnisse zusammen und begründen Sie die Empfehlung.

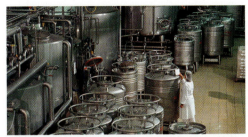

Milchzentrifuge zum Reinigen der Milch

Die Behandlung von Milch. Nach dem Melken wird die Milch zu einer Molkerei transportiert. Hier wird sie gereinigt, homogenisiert und pasteurisiert.

Bei der **Homogenisierung** wird die Milch mit Überdruck durch Düsen gepresst, sodass das Milchfett sich in kleine Kügelchen verteilt. Hierdurch wird ein schnelles Aufrahmen der Milch verhindert.

Durch das Homogenisieren wird auch der Geschmack beeinflusst. Eine Veränderung der übrigen Inhaltsstoffe der Milch erfolgt hierdurch jedoch nicht. Die Abbildung auf der Seite zeigt, wie sich die Fettkügelchen bei diesem Prozess verändern.

Beim **Pasteurisieren** sollen Krankheitserreger abgetötet werden. Trotz der Hitzeeinwirkung bleibt bei diesem Vorgang der überwiegende Teil der Vitamine erhalten. Am häufigsten wird die Milch auf 71 °C bis 74 °C für 15 bis 30 Sekunden erhitzt. Sie ist dann 5 bis 7 Tage unter Kühlung haltbar. Moderne Verfahren ermöglichen inzwischen schon eine Haltbarkeit von bis zu 14 Tagen.

Beim **Ultrahocherhitzen** wird die Milch für den Bruchteil einer Sekunde auf 135 °C bis 150 °C erhitzt. Die Milch kommt als H-Milch in den Handel. Bei dem Erhitzungsprozess werden Mikroorganismen vollständig abgetötet. Leider ergibt sich trotz der kurzen Einwirkungszeit ein typischer Kochgeschmack, der allerdings bei der Weiterverwendung der Milch in Kuchen oder Desserts praktisch nicht mehr wahrnehmbar ist. Bei Zimmertemperatur ist die Milch mindestens 4 Wochen lang haltbar.

Sterilisierte Milch ist heute kaum noch im Handel. Bei einem Erhitzungsverfahren über 20 Minuten und Temperaturen von 120 °C werden Vitamine und Aminosäuren zerstört. Die Milch bekommt eine etwas andere Farbe aufgrund der Maillard Reaktion.

Kondensmilch ist immer sterilisiert, damit sie auch bei Zimmertemperatur aufbewahrt werden kann. Bei Kondensmilch wird die Milch zusätzlich noch eingedampft. Sie kommt mit 7,5 % oder 10 % Fett in den Handel.

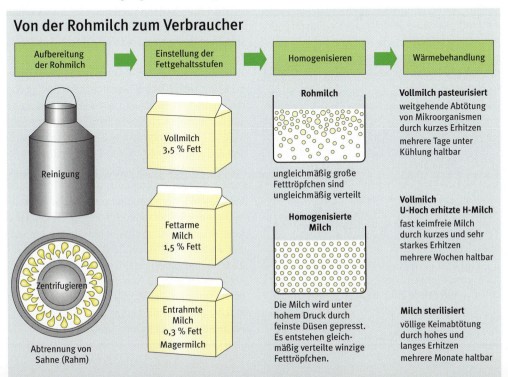

3 Sauermilchprodukte – Gesundheit pur

Sauermilchprodukte erfreuen sich beim Verbraucher großer Beliebtheit. Das Sortiment im Handel weist viele verschiedene Sorten auf, sodass für jeden Geschmack und jeden Geldbeutel etwas dabei ist.
Joghurts machen in diesem Segment die größte Gruppe aus. Sie werden hergestellt, indem die pasteurisierte Milch mit Milchsäurebakterien versetzt wird. Die Säuerung erfolgt nur wenige Tage. Joghurt ist etwa drei Wochen lang unter Kühlung haltbar.

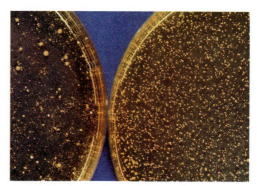

Milchsäurebakterien in der Petrischale

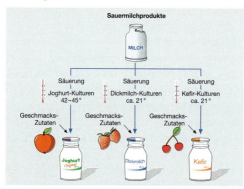

Herstellung von Sauermilchprodukten

Bei der Herstellung von Sauermilchprodukten wird der Milchzucker weitgehend abgebaut. Es entsteht Milchsäure.

Lernaufgaben:

Sie sollen verschiedene Desserts auf der Basis von Naturjoghurt herstellen. Die Desserts sollen möglichst fettarm sein.

1. Wählen Sie geeignete Rezepte aus.
2. Testen Sie bei der Verwendung unterschiedliche Fettgehalte und bewerten Sie anschließend die Sensorik. Nehmen Sie auch eine Sorte probiotischen Joghurt auf.
3. Berechnen Sie die jeweiligen Nährwerte.
4. Schreiben Sie eine kurze Zusammenfassung, warum sich Naturjoghurt zur Herstellung von Desserts gut eignet.
5. Lesen Sie die folgenden Ausführungen zu den probiotischen Joghurts aufmerksam durch und überlegen Sie, welche Vorteile diese Joghurts haben können.
6. Diskutieren Sie in Ihrer Klasse, was mit den Mikroorganismen passiert, wenn der Joghurt erhitzt wird.

Was ist das Besondere an probiotischen Joghurts?

Eine besondere Entwicklung der letzten Jahre sind probiotische Joghurts. Sie gehören zu den bekanntesten Functional Foods. Seit Jahren geben die Hersteller Millionenbeträge für die Werbung aus. Inzwischen sind fast zwei Drittel der Konsumenten der Meinung, dass probiotische Joghurts gesünder sind als herkömmliche Naturjoghurts. Probiotische Joghurts werden von 70 Prozent der Befragten zumindest ein- bis zweimal im Monat verzehrt. Viele essen sie mehrmals die Woche.
Wie funktioniert's?
Im menschlichen Darm arbeiten viele Bakterienarten zusammen, um seine normalen Funktionen aufrecht zu erhalten. Faktoren wie Stress oder Antibiotikaeinnahme können die natürliche Balance dieser Bakterienzusammensetzung aus dem Gleichgewicht bringen und es von den nützlichen Bakterien wie Laktobazillen und Bifidobakterien zu schädlichen Bakterien verlagern. Diese Veränderung kann zu einer höheren Anfälligkeit gegenüber Lebensmittelinfektionen führen. Hier können probiotische Bakterien helfen. Es handelt sich bei ihnen um lebende Mikroorganismen (wie Milchsäurebakterien oder Bifidobakterien), die, bei regelmäßigem Verzehr und in ausreichender Menge aufgenommen, die Bakterienflora im Darm verändern und einen positiven gesundheitlichen Einfluss ausüben können. Probiotika können Lebensmitteln wie Joghurt oder fermentierten Milchprodukten beigefügt oder als Nahrungsergänzung aufgenommen werden.

Diese Wirkungen werden Probiotika zugeschrieben:

Gesicherte Effekte	Mögliche Effekte
Geringere Häufigkeit und Dauer von Durchfallerkrankungen	Förderung und Erhalt einer optimalen Darmflora, Normalisierung der Darmtätigkeit bei Verstopfung
Senkung der Konzentration gesundheitsschädlicher Stoffe im Dickdarm	Verhinderung von Krebs
Beeinflussung des Immunsystems	Stärkung des Immunsystems
	Verhinderung von Infektionskrankheiten
	Senkung des Cholesterolspiegels, Beeinflussung des Fettstoffwechsels
Förderung der Lactoseverdauung	Steigerung der Mineralstoffresorption, Osteoporosevorbeugung

Wirkung probiotischer Milchprodukte

Soja in Milch, Käse und Butter

Milchersatzprodukte wie Sojakäse, Kaffeeweißer und Butterimitate dürfen angeboten werden. Bei den Imitaten werden tierisches Fett und Eiweiß durch pflanzliches Fett und Eiweiß, zum Beispiel Soja, ersetzt. Über den gesundheitlichen Wert sind sich die Wissenschaftler bisher nicht einig. Die Befürworter argumentieren, dass die Imitate ähnlich wie bei Margarine einen hohen Anteil von mehrfach ungesättigten Fettsäuren und kein Cholesterol enthalten.
Die Gegenseite führt gegen die Milchimitate ins Feld, dass sie eine Fülle von Zusatzstoffen wie Emulgatoren, Farbstoffe und Konservierungsmittel enthalten. *Pressenotiz*

Lernaufgaben:

Milchzuckerunverträglichkeit ist in vielen Ländern der Erde weit verbreitet.

1. Recherchieren Sie, in welchen Ländern dies der Fall ist.
2. Stellen Sie Lebensmittel zusammen, die einen vergleichsweise hohen Calciumgehalt aufweisen.
3. Diskutieren Sie, ob Sojamilch und Tofu ein geeigneter Ersatz für Milch und Joghurt sein können. Tragen Sie hierzu Pro und Kontra zusammen und machen Sie ein abschließendes Fazit.

Exkurs:

Es gibt Personen, die unter einer Milchzuckerunverträglichkeit (Laktoseintoleranz) leiden. Sie vertragen die Milch nicht mehr, weil ihnen das Enzym Lactase im Körper fehlt, um den Milchzucker abzubauen. Die Molkereien stellen inzwischen auch eine milchzuckerfreie Milch her. Hierin ist der Milchzucker in seine Grundbausteine Glucose und Galaktose gespalten. Diese Milch schmeckt vergleichsweise süß.
Wenn der Milchzucker nicht gespalten wird, gelangt er in den Dickdarm. Dort verdauen Bakterien den Zucker zu kurzkettigen Fettsäuren und verschiedenen Gasen, zum Beispiel zu Wasserstoff. Dadurch entstehen Blähungen und Völlegefühl. Außerdem führt die Laktose zu Durchfällen, weil sie das Wasser aus den Blutgefäßen durch die Darmwand in den Darm zieht.

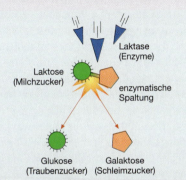

Spaltung von Laktose

Neben diesen Symptomen gibt es noch viele andere, wie zum Beispiel Bauchschmerzen, Erbrechen oder Müdigkeit. Die Beschwerden sind nicht immer gleich stark, sie variieren – je nach Menge des Milchzuckers. Aber da in vielen Lebensmitteln, wie zum Beispiel in einigen Fertigprodukten, Milchzucker versteckt vorkommt, tauchen die Beschwerden nicht nur nach Milch und Milchprodukten auf. Und so kommen viele Betroffene am Anfang gar nicht darauf, dass sie an einer Milchzuckerunverträglichkeit leiden könnten.

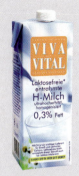

Charakteristische Milchverpackung bei Milch ohne Laktose

4 Käse – energiereiche Vielfalt

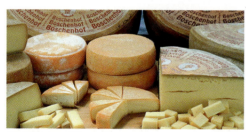

Verschiedene Käsesorten

Ernährungsphysiologische Bedeutung. Durch den hohen Gehalt an leicht verdaulichem **Milcheiweiß** ist Käse ein sehr wertvolles Lebensmittel. Daneben enthält Käse auch viele Mineralstoffe und Vitamine. Nennenswert sind besonders **Calcium** und **Phosphor** – die Grundstoffe für den Knochenbau: 100 g Hartkäse können den Tagesbedarf eines männlichen Jugendlichen an Calcium decken. Bei Camembert oder Brie ist der Calciumgehalt geringer.

Sauermilchkäse enthalten weniger Mineralstoffe, da diese bei der „Dicklegung" – der Milchsäuregerinnung – in die Molke wandern.

Einteilungsmerkmale für den Handel sind neben der Herstellungs- und Milchart vor allem der **Wasser-** und **Fettgehalt**.

Nach dem Wassergehalt können sechs Gruppen unterschieden werden:
- Frischkäse,
- kurz gereifter Käse (Sauermilchkäse),
- Weichkäse,
- Halbfester Schnittkäse,
- Schnittkäse,
- Hartkäse.

Wird von der Käsemasse der Wassergehalt abgezogen, erhält man die **Trockenmasse**, die sich wiederum in Fett und fettfreie Trockenmasse unterteilen lässt. Die Trockenmasse ist also die Substanz, die übrig bleibt, wenn dem Käse das Wasser entzogen wird.

Es ist Vorschrift, auf Käsepackungen den Fettgehalt anzugeben. Beim Emmentaler heißt das dann z. B. „45 % Fett i. Tr.". Die Abkürzung „**i. Tr.**" bedeutet „in der Trockenmasse". Die Fettprozentsätze beziehen sich also nicht auf den gesamten Käse.

Wie kann der Fettgehalt berechnet werden?

Voraussetzung hierfür ist die Kenntnis des Wassergehalts bzw. der Trockenmasse des Käses.
Ein Beispiel: Emmentaler mit 45 % i. Tr. Emmentaler hat eine Trockenmasse von 62 %. Der Fettgehalt wird nun berechnet, indem 62 mit 45 multipliziert werden, das Produkt wird dann durch 100 geteilt.

$$\frac{62 \cdot 45}{100} = 28$$

100 g Emmentaler mit 45 % i.Tr. enthalten 28 g Fett.

Lagerung
- Käse nicht zu kühl lagern und vor Licht schützen. Im Kühlschrank das Käse- bzw. Gemüsefach benutzen.
- Käse vor dem Austrocknen bewahren – darum nicht unverpackt lagern.
- Zur besseren Geschmacksentfaltung den Käse 1–2 Stunden vor dem Verzehr aus dem Kühlschrank nehmen.
- Gereifter Käse mit Weißschimmel (Camembert) sollte nicht länger als 7 Tage im Kühlschrank lagern.

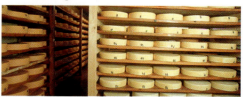

Typisches Käselager

Lernaufgaben:

Der Fettgehalt ist wichtig zur Bewertung der verschiedenen Käsesorten.
1. Finden Sie heraus, welche Käsesorten als mager eingestuft werden können.
2. Entwickeln Sie eine Faustregel, wie der Fettgehalt schnell und ungefähr errechnet werden kann. Nehmen Sie hierfür Ihre Nährwerttabelle zu Hilfe und achten Sie dabei auf den jeweiligen Wassergehalt.
3. Warum ist der Verzehr magerer Käsesorten empfehlenswert?

Herstellung von Käse. Grundlage der Käseherstellung ist die Gerinnungsfähigkeit des Milcheiweißes. Zur Verwendung kommt in der Hauptsache Kuhmilch, für spezielle Käsesorten auch Schafsmilch und Ziegenmilch.
Es gibt zwei Verfahren zur Gerinnung des Milcheiweißes, des Caseins: die Säuregerinnung, die durch Milchsäurebakterien herbeigeführt wird, und die **Labgerinnung**.

Lab ist ein Eiweiß spaltendes Enzym aus dem Magen von Kälbern. Vielfach wird inzwischen bereits Lysozym, ein Ferment, das aus gentechnisch veränderten Mikroorganismen gewonnen wird, eingesetzt. Nach Beendigung des Gerinnungsvorganges trennt man die Molkeflüssigkeit von der je nach Käseart flockigen oder körnigen Käsemasse, dem Käsebruch. Durch Rühren, Kneten, Pressen und bei manchen Käsen durch vorsichtiges Erwärmen kann weitere Molke entzogen werden. Schließlich wird der Käse geformt und gesalzen. Das Salzen dient der Geschmacksbeeinflussung und der Haltbarmachung (Rindenbildung, Abwehr von unerwünschten Mikroorganismen).

Der Reifeprozess hängt ebenfalls vom Salzen ab. Die **Käsereifung** ist eine Umwandlung der wichtigsten Nährstoffgruppen des Käses durch die Aktivität verschiedener Bakterien, Hefen und Schimmelpilze:

- Das **Milcheiweiß** wird enzymatisch abgebaut, wodurch die Konsistenz des Käses wesentlich beeinflusst wird.
- Der **Milchzucker** wird über die Stufe der Milchsäure abgebaut zu Kohlenstoffdioxid. Dies führt zur Lochbildung im Käse. Bei wärmeren Temperaturen im Käsekeller entstehen größere Löcher als bei einer niedrigeren Umgebungstemperatur.
- Vom **Fett** werden im Wesentlichen freie Fettsäuren abgespalten, die durch weitere Umwandlung zur charakteristischen Geruchs- und Geschmacksbildung beitragen.

Exkurs: **Milch**

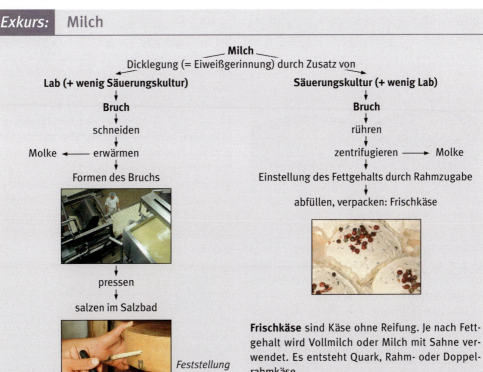

Feststellung des Reifegrades

Frischkäse sind Käse ohne Reifung. Je nach Fettgehalt wird Vollmilch oder Milch mit Sahne verwendet. Es entsteht Quark, Rahm- oder Doppelrahmkäse.
Gereifter Käse: Der Reifungsprozess dauert Tage, Wochen, Monate oder Jahre. Sorten sind zum Beispiel Emmentaler oder Parmesan.

5 Eier vom Huhn – ein kleines Wunder

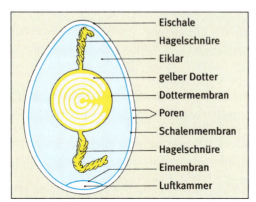

Aufbau des Hühnereies

Inhaltsstoffe	Eigelb	Eiklar
Eiweiß	16,6 %	10,6 %
Fett 32,6 %	Spuren	
Kohlenhydrate	1,0 %	0,9 %
Wasser	48,7 %	87,9 %
Mineralstoffe	1,1 %	0,6 %
Vitamine	A, E, B_1, B_2	B_1, B_2

Eigelb und Eiklar im Vergleich

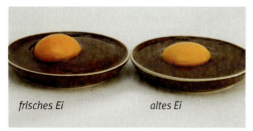

Sichtprobe – Aufgeschlagenes Ei

Ernährungsphysiologische Bedeutung

Als Eier gelten laut Lebensmittelgesetz ausschließlich Hühnereier. Hauptbestandteile des Eies sind Dotter, Eiklar und Schale.
Die Zusammensetzung von Eigelb und Eiklar weist erhebliche Unterschiede auf.
Das **Eigelb** ist wesentlich eiweißreicher als das Eiklar. Außerdem enthält es die fettlöslichen Vitamine A und E und erheblich mehr Vitamine Thiamin (B_1) und Riboflavin (B_2). Das besondere am Eiweiß des Eies ist seine **hohe biologische Wertigkeit**. Sie liegt bei 94 %. Kein anderes Lebensmittel versorgt uns mit einem derart kompletten Satz an unentbehrlichen Aminosäuren.
Rohes **Eiklar** entzieht dem Körper Vitamin Biotin. Ursache dafür ist das Protein Avidin, das mit dem Biotin einen unverdaulichen Komplex bildet. Wird Avidin erhitzt, verliert es diese Fähigkeit, der Körper kann Biotin verwerten.
Beim Verzehr von Eiern ist der hohe **Cholesterolgehalt** zu beachten. Ein Ei der Gewichtsklasse M enthält 280 mg Cholesterol.
Das Eigelb enthält außerdem die Mineralstoffe **Calcium, Phosphor, Eisen** und die **Vitamine A, D, K** sowie fast alle Vitamine der B-Gruppe. Alle Nähr- und Wirkstoffe können vom Körper gut verwertet werden.
Die **Verdaulichkeit** des Hühnereies hängt auch von der Art der Zubereitung ab. Ein weich gekochtes Ei ist leicht verdaulich und darum in der Krankenkost geschätzt. Harte und gebratene Eier sind schwerer verdaulich.
Bei der **Lagerung** von Eiern ist zu bedenken, dass die Schale luftdurchlässig ist. Es verdunstet also Wasser aus dem Inneren des Eies – die Luftkammer vergrößert sich dabei stetig. Alte Eier schwappen daher hörbar, wenn man sie schüttelt. Frische und alte Eier lassen sich aber auch durch eine **Sichtprobe** voneinander unterscheiden. Das aufgeschlagene frische Ei hat einen rund aufgewölbten Dotter. Das Eiklar ist zähflüssig, ein äußerer und ein innerer Hof sind erkennbar. Das aufgeschlagene ältere Ei hat einen flachen Dotter. Das Eiklar läuft flach auseinander. Die Dotterhaut ist nicht mehr so elastisch; sie reißt leicht.

Bei einer sachgemäßen Lagerung ist auf Folgendes zu achten:
▶ Kühl lagern (8 °C bis 10 °C).
▶ Nicht mit stark riechenden Lebensmitteln (Citrusfrüchten, Zwiebeln usw.) zusammen lagern.
▶ Nicht länger als 18 Tage lagern.

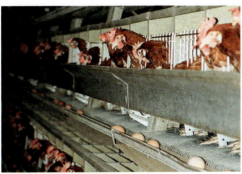
Hühner in der Legebatterie

Seit 1. Januar 2004 ist die EU-Verordnung zur Kennzeichnung der Eier in Kraft. Danach muss jedes Ei der Güteklasse A mit einem Erzeugercode gestempelt werden. Der Erzeugercode ist folgendermaßen zusammengesetzt:
Code für das Haltungssystem, Code des Mitgliedsstaats in zwei Buchstaben und Identifizierung des Betriebs.
Zum Beispiel: 1-DE-0212341 bedeutet ökologische Erzeugung, Mitgliedsstaat Deutschland und ein ausgewählter Betrieb.

Art und Weise der Legehennenhaltung
Sie wird auf der Verpackung angegeben.
- Freilandhaltung: höchstens 1 Huhn je 10 m^2
- Intensive Auslaufhaltung: 1 Huhn je 2,5 m^2
- Bodenhaltung: 7 Hühner je 1 m^2
- Käfighaltung: je Huhn 15 cm Sitzstange oder 25 Hühner auf 1 m^2

1. Tag	Legedatum
3. Tag	letztes Verpackungsdatum
9. Tag	bis hier Verkauf unter der Kennzeichnung „Extra" erlaubt
18. Tag	ab hier Kühlung im Handel vorgeschrieben
22. Tag	ab hier Abgabe an den Verbraucher nicht mehr erlaubt
28. Tag	Ende des Mindesthaltbarkeitsdatums

Eialter

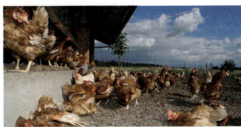
Hühner in der Freilandhaltung

Lernaufgaben:

In vielen Kuchensorten sind Eier enthalten. Recherchieren Sie in einem Backbuch, welche Grundrezepte immer Eier enthalten und welche nicht.
1. Bewerten Sie die Grundrezepte aus ernährungsphysiologischer Sicht.
2. Überlegen Sie, warum in den Grundrezepten Eier zugesetzt werden. Welche technologischen Eigenschaften von Hühnereiern macht man sich hierbei zunutze?
3. Diskutieren Sie, ob Eier in den Rezepten ersetzt werden könnten.
4. Warum spielt das Alter der Eier bei Gebäck keine Rolle?

Gewichtsklassen bei Hühnereiern

- Gewichtsklasse S: klein, unter 53 g
- Gewichtsklasse M: mittel, 53 g bis unter 63 g
- Gewichtsklasse L: groß, 63 bis unter 73 g
- Gewichtsklasse XL, sehr groß, 73 g und darüber

Die beiden mittleren Gewichtsklassen M und L sind die gängigsten Gewichtsklassen im Handel.

Was ist pasteurisiertes Ei? Die Industrie bietet pasteurisiertes Ei an, um die Salmonellengefahr insbesondere bei nicht vollständig erhitzten Speisen zu minimieren. Hierzu werden die Eier aufgebrochen, sanft verrührt und schonend erhitzt. Pasteurisiertes Ei kann praktisch wie frisches Hühnerei verwendet werden.

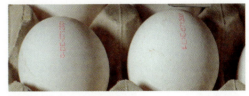
Der Eier-Code

6 Hülsenfrüchte – viel Eiweiß und viele Ballaststoffe

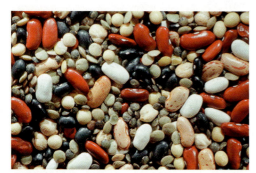

Hülsenfrüchte

Hülsenfrüchte in 100 g	Eiweiß in g	Fette in g	Kohlenhydrate in g	Energie in kJ
Bohnen, weiß	21,3	1,6	57,6	1386
Erbsen, gelb, geschält	23,0	1,4	60,7	1457
Linsen	23,5	1,4	56,2	1390
Tofu	7,0	4,0	3,0	318
Sojamehl, vollfett	37,3	20,06	26,4	1848

Nährstoff- und Energiegehalt

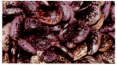

Feuerbohnen

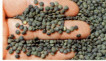

Grüne Puy-Linse

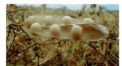

reife Erbsen

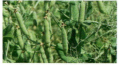

noch grüne Erbsen

Ernährungsphysiologische Bedeutung. Zu den Hülsenfrüchten zählen Erbsen, Bohnen, Linsen, Sojabohnen, Erdnüsse, Kichererbsen und Johannisbrot. Als reife, luftgetrocknete Samen werden vor allem Erbsen, Bohnen und Linsen gehandelt. Hülsenfrüchte haben unter den pflanzlichen Nahrungsmitteln den höchsten Eiweißanteil: 21 bis 37 %.

Bis auf das Eiweiß der Sojabohne ist das Eiweiß der Hülsenfrüchte biologisch nicht so hochwertig; es ist jedoch als Ergänzung zu tierischem Eiweiß sehr vorteilhaft.

Neben dem hohen Eiweißgehalt sind Hülsenfrüchte reich an Kohlenhydraten und Ballaststoffen. Bei den Mineralstoffen der Hülsenfrüchte sind insbesondere Kalium und Calcium, Eisen und Magnesium von Bedeutung. Der Vitamingehalt beschränkt sich vorwiegend auf die Vitamine der B-Gruppe sowie Vitamin E.

Problematische Inhaltsstoffe in Hülsenfrüchten:
Lectine gehören zu der Gruppe der Hämagglutinine und können im Blut zu einer Verklumpung der roten Blutkörperchen führen. Lectine von Erbsen sind nicht schädlich, wohl aber die von grünen Bohnen. Bei einer Temperatur von 85 °C und einer Erhitzungsdauer von 15 Minuten werden die Lectine zerstört.

Trypsininhibitoren verhindern die Aktivität eiweißspaltender Enzyme. Sie werden heute allerdings zu den bioaktiven Substanzen gerechnet. Auch sie werden bei Hitzeeinwirkung zerstört.

Einkauf, Lagerung und Zubereitung
Hülsenfrüchte können kühl und trocken aufbewahrt ungefähr ein Jahr lang gelagert werden. Überlagerte Früchte verlieren ihre Quellfähigkeit und bleiben beim Kochen hart. Das Cellulosegerüst der Hülsenfrüchte macht eine zum Teil sehr lange Kochzeit erforderlich. Eine Verkürzung wird erreicht durch Einweichen – am besten über Nacht. Geschälte Hülsenfrüchte haben eine kürzere Garzeit, sind leichter verdaulich und brauchen nicht mehr eingeweicht zu werden. Sie sind jedoch ballaststoffärmer und enthalten auch weniger Vitamine und Mineralstoffe.

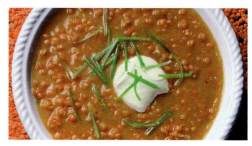

Linseneintopf – in Deutschland sehr beliebt!

Exkurs: Soja – kann das schmecken?

Die Sojabohne enthält Nährstoffe in optimaler Zusammensetzung. Ihr Eiweißgehalt sowie ihre biologische Wertigkeit sind so hoch wie bei keinem anderen pflanzlichen Lebensmittel. Sie enthält ebenfalls viele Ballaststoffe und einen hohen Anteil von ungesättigten Fettsäuren, dazu Vitamine und Mineralstoffe. Das Sojaeiweiß ist sehr vielseitig zu verarbeiten und spielt vor allem in der vegetarischen Küche eine große Rolle. Die aus der Sojabohne gewonnene sogenannte **Soja-„Milch"** wird mithilfe von Säuerungsmitteln zu den verschiedensten Frischprodukten verarbeitet, von denen Tofu (Sojaquark) das bekannteste ist.

Aus Tofu werden Pasteten, in Essig oder Öl eingelegter Würztofu, Cremes für Dips und Soßen, Fruchtcremes, vegetarische Würstchen (Knackwürstchen und Rostbratwürstchen) sowie Frikadellen hergestellt.
- Die Sojabohne ist ein hochwertiger Eiweißlieferant für alle, die Fleisch meiden bzw. den Fleischkonsum einschränken wollen.
- Die Sojaprodukte sind unentbehrlich für alle, die Laktose und Milcheiweiß nicht vertragen.

Soja ist eine Kurztagspflanze. Eine Kultivierung in unseren Breitengraden ist sehr schwierig.

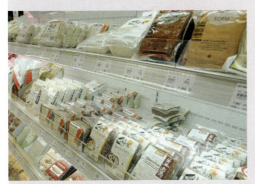

Vielfalt der Sojaprodukte

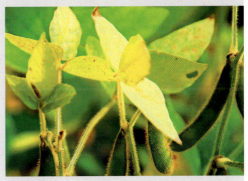

Sojapflanze

Soja wird vor allem in den USA, Brasilien und Asien angebaut. In Brasilien wird Soja jedoch nicht verzehrt, sondern geht ausschließlich in den Export. Nur in wenigen Regionen Europas kann Soja problemlos angebaut werden.

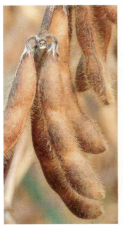

Erntereife Sojabohnen

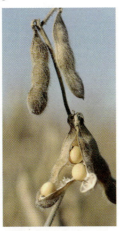

Aufgeplatzte Sojaschoten

Lernaufgaben:

Soja ist vielseitig verwendbar. Der Geschmack ist wenig ausgeprägt und lässt sich mithilfe der richtigen Würzung beliebig verändern.

Ein wesentlicher Vorteil von Soja ist der Gehalt an wichtigen Nährstoffen.

Darüber hinaus ist Soja reich an sekundären Pflanzenstoffen. Besonders interessant für die Industrie sind die Phytosterine. Sie werden vor allem in Margarinen verwendet und senken nachweislich den Cholesterolspiegel.

1. Informieren Sie sich über die Zusammensetzung von Soja und vergleichen Sie diese mit anderen Hülsenfrüchten.

2. Soja gehört zu den weltweit am häufigsten eingesetzten Futtermitteln. Informieren Sie sich über die Gründe.

3. Recherchieren Sie nach geeigneten Rezepten, in denen Soja oder Tofu verwendet wird.

7 Fleisch – ein Stück Lebenskraft?

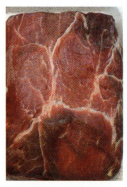

Marmoriertes Fleischstück

Unter Fleisch im Sinne der **Verordnung (EG) 853/2004** versteht man alle Teile von geschlachteten oder erlegten warmblütigen Tieren, die zum Genuss für den Menschen bestimmt sind. Hauptbestandteile des Fleisches sind das Muskelgewebe, das aus einzelnen Muskelfasern besteht, das Fett und das Bindegewebe. Bindegewebe besteht aus Kollagenen und Elastinen, von denen sowohl das Fettgewebe als auch das Muskelgewebe umschlossen werden. Vor allem fettes Fleisch enthält ein dichtes Netz aus Bindegewebe, in das Fett eingelagert ist.

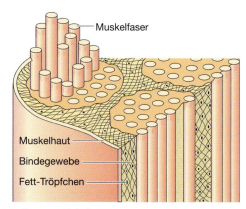

Aufbau von Fleisch

Ernährungsphysiologische Bedeutung
Fleisch enthält **Eiweiß von hoher biologischer Wertigkeit** und ist ein wesentlicher Vitamin- und Mineralstofflieferant. Schweinefleisch ist neben Vollkornprodukten der wichtigste **Vitamin-B_1-Lieferant (Thiamin)**. Von den Mineralstoffen ist vor allem das **Eisen** zu nennen, das der menschliche Organismus besonders gut verwerten kann.
Fleisch enthält unterschiedlich viel Fett. Hierbei kommt es nicht nur auf die Fleischsorte an, sondern in hohem Maße auch auf das jeweilige Teilstück.
Fleisch ist erst dann genießbar, wenn es einen **Reifungsprozess** durchlaufen hat. Es ist dann gut abgehangen.
Der Reifungsprozess des Schweinefleisches ist nach 48 Stunden abgeschlossen. Rindfleisch muss dagegen mindestens 8 bis 14 Tage nach der Schlachtung im Kühlhaus reifen.
Beim Reifungsvorgang von Fleisch entsteht durch den Abbau des Glykogens in den Muskelfasern Milchsäure, die dem Fleisch Aroma verleiht. Die fleischeigenen Enzyme wirken auf die Struktur des Fleischeiweißes ein. Das Fleisch wird zart, mürbe und bekommt seinen typischen Geschmack. Wirken die Enzyme jedoch zu lange ein, verdirbt das Fleisch.

Fleischsorten

Die wichtigsten Schlachttiere sind Schweine, Rinder, Kälber und Schafe.

Schweine liefern Fleisch sehr unterschiedlicher Qualität. Hochwertiges Fleisch ist zartrosa. Sehr helles Fleisch ist qualitativ nicht so hochwertig. Schweine werden in einem Alter von 6 Monaten geschlachtet.

Rinder, dazu gehören Kühe, Ochsen, Bullen und Färsen (junge weibliche Rinder). Je nach Alter und Geschlecht ist das Fleisch ziegelrot bis dunkelrot. Das Fleisch weiblicher Tiere ist zarter, heller und feinfaseriger.

Kälber sind bei der Schlachtung rund 10 bis 14 Wochen alt. Ihr Fleisch ist fest, hellrosa und von wenig Fett durchzogen.

Schafe, dazu gehören auch Lämmer und Hammel, liefern, je nach Alter, hellrotes bis dunkelrotes Fleisch. Lammfleisch stammt von Tieren, die nicht älter als 12 Monate sind. Es ist besonders zart und hat noch keinen so strengen Geschmack.

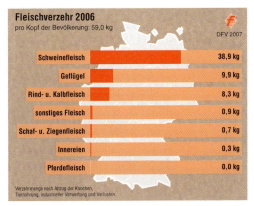

Fleischverzehr 2006 – Zahlen des Fleischerhandwerks

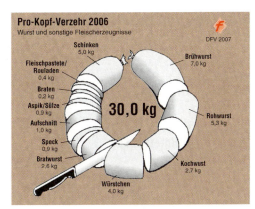

Verzehr an Wurst und Fleischerzeugnissen pro Kopf und Jahr

Der Bundesbürger verzehrt heute im Durchschnitt etwa 60 kg Fleisch im Jahr. Das ist deutlich weniger als noch vor 10 Jahren. Ein großer Teil des Fleisches wird in Form von Wurst und Fleischerzeugnissen verzehrt.

Der Rückgang des Fleischkonsums hat viele mögliche Gründe:

- Ökologisches Bewusstsein und das Nachdenken über weltweite Handelsverflechtungen führen zu Ablehnung der Umwandlung von pflanzlicher Energie in tierische.
- Schuldgefühle und ethische Grundsätze sind durch Veröffentlichungen über Tiertransporte und Massentierhaltung aufgelebt.
- Studien haben gezeigt, dass Vegetarier weniger gesundheitliche Probleme haben. Ernährungswissenschaftler empfehlen deshalb einen gemäßigten Fleischkonsum.
- Nachlassende Fleischqualität (PSE-Fleisch) und Krankheiten wie BSE bei Rindern verunsichern die Verbraucher zusätzlich.
- Massentierhaltung belastet das ökologische Gleichgewicht. Fleisch aus artgerechter Tierhaltung ist vergleichsweise teuer.

Auf den folgenden Seiten sind häufig verwendete Stücke von Rind- und Schweinefleisch aufgeführt. Je nach Lage der Teilstücke ist der Bindegewebsanteil unterschiedlich hoch. Ähnliches gilt für den Fettanteil. Für die Nahrungszubereitung spielt es eine wichtige Rolle, welches Teilstück ausgewählt wird, denn dies hat auch Einfluss auf die Garzeiten.

Lernaufgaben:

Der Lebensmitteleinzelhandel ist bemüht, die Verbraucherinnen und Verbraucher mit guter Fleischqualität zu versorgen.
Hierzu gehört auch, dass die Fleischstücke eindeutig gekennzeichnet sind und sofort erkannt werden kann, woher die Fleischstücke stammen.

1. Informieren Sie sich über die Kennzeichnung von Schlachttierfleisch. Was ist in diesem Rahmen gesetzlich vorgeschrieben, was ist freiwillig.
2. Stellen Sie auf einem Poster zusammen, welche Untersuchungen am Tier durchgeführt werden, bevor das Fleisch in den Handel gelangt.
3. Überlegen Sie, wie der Handel und die Erzeuger eine gleichbleibende Qualität sicherstellen. Beziehen Sie dabei die folgende Grafik ein.

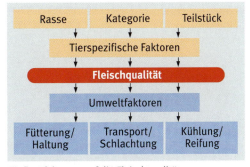

Einflussfaktoren auf die Fleischqualität

7.1 Lage und Bezeichnung der Teilstücke beim Rind

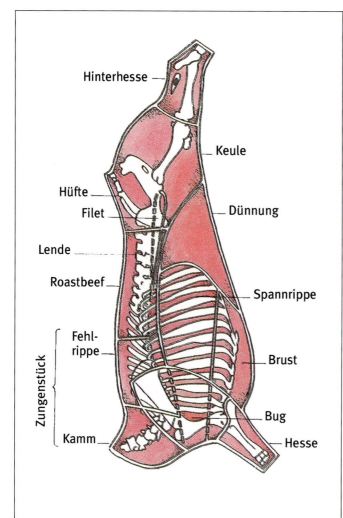

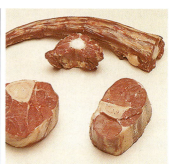

Beinscheiben und Schwanz

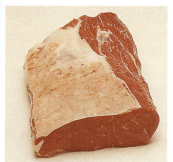

Roastbeef (Rumpsteak)

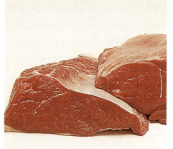

Hüfte und Hüftdeckel

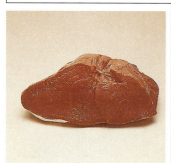

Oberschale (Keule)

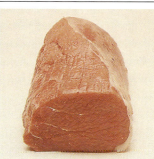

Schwanzrolle (Keule)

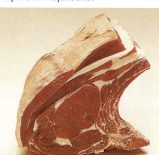

Hohe Rippe (Lende)

7.2 Lage und Bezeichnung der Teilstücke beim Schwein

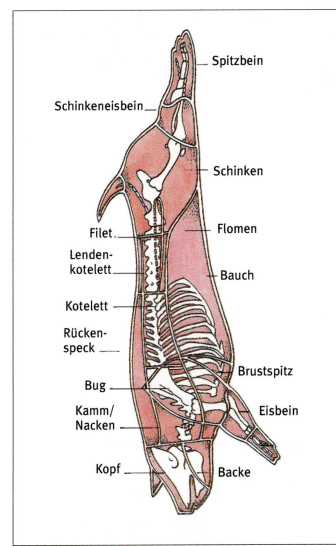

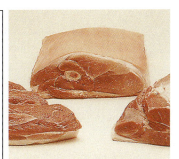
Schulter (Bug)

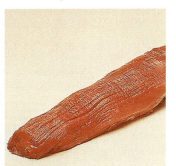
Filet (Lende)

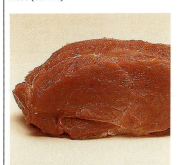
Oberschale (Schnitzelstück)

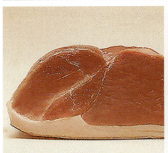
Unterschale (Schinken)

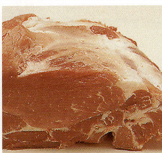
Nacken (Kamm)

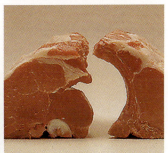
Kotelett

7.3 BSE – ein Ergebnis der Massentierhaltung?

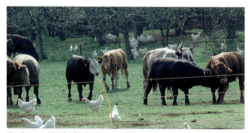

So kann Rinderhaltung auch sein

Die Abkürzung BSE bedeutet: **B**ovine **S**pongiforme **E**ncephalopathie. Bovin steht für Rind, spongiform für schwammartig, Encephalopathie für nicht entzündliche Veränderungen des Gehirns.
Rinder, die von dieser Seuche befallen sind, zeigen typische Symptome:
▶ Zähneknirschen und Kopfreiben,
▶ Ohrzuckungen,
▶ Angst, Unruhe, Aggression,
▶ schwankender Gang oder Festliegen,
▶ Milchrückgang und Gewichtsverlust.

BSE ist wahrscheinlich die Folge der Verfütterung von Tiermehl an Rinder. In Großbritannien wurde das Tiermehl von Schafen, die an Scrapie erkrankt waren, nur mangelhaft erhitzt und an Rinder weiter verfüttert. Scrapie ist eine Krankheit bei Schafen mit ähnlichen Symptomen wie bei BSE. Auch der Verzicht auf die chemische Entfettung dürfte bei der Übertragung eine Rolle gespielt haben.
Es wird vermutet, dass der Erreger von BSE ein extrem resistentes Prion ist, also ein Eiweißkörper, der in Nervenzellen eindringt und ihre Zerstörung auslöst.

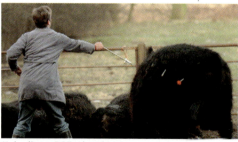

Kuh, die an BSE erkrankt ist

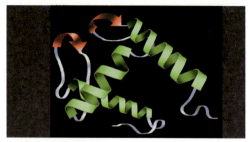

Struktur eines Prions

Das Problem: Bisher konnte der Erreger noch nicht nachgewiesen werden. Es gilt aber als sicher, dass die Prionen nur im Nerven- und Hirngewebe, nicht im Muskelfleisch oder der Milch vorhanden sind.
Infektiöse Prionen lösen bestimmte Ablagerungen im Gehirn aus und veranlassen Nervenzellen, sich selbst zu zerstören. Auf diese Weise entstehen die typischen Löcher im Gehirn, was der Hirnmasse ein schwammartiges Aussehen verleiht.
BSE kann nach Meinung der Experten auf den Menschen übertragen werden. Es entsteht die Creutzfeld-Jakob-Krankheit, bei der der Mensch ähnliche Anzeichen wie die infizierten Rinder aufweist. Charakteristisch und tückisch ist die sehr lange Inkubationszeit von bis zu 10 Jahren und der schleichende Verlauf.
Hinsichtlich des Verzehrs von Fleisch und Milch sind sich inzwischen aber europaweit alle Experten einig: Es besteht für den Menschen keine Gefahr, da die Prionen im Muskelgewebe bzw. der Milch nicht nachzuweisen sind. Hirn und Rückenmark sind dagegen besonders gefährdet und sollten nicht verzehrt werden.

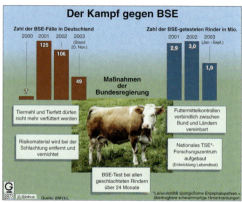

BSE-Fälle in Deutschland

8 Geflügel – inzwischen auf Platz 2 beim Fleischverzehr

Ernährungsphysiologische Bedeutung
Eine einheitliche Bewertung von Geflügel ist nicht möglich, da zwischen dem fettreichen und schwer verdaulichen Fleisch von Gans und Ente und dem fettarmen und leicht verdaulichen Fleisch von Huhn und Pute unterschieden werden muss.
Rund 2.800 Kilojoule enthält eine Entenportion mit wenigen Beilagen, für eine Portion Gänsebraten sind es schon rund 4.000 Kilojoule. Der Energiegehalt des Bratens wird natürlich weniger, wenn die fette Haut weggelassen und das Fett von der Soße abgeschöpft wird.
Wirklich energiearm sind die Putenbrust mit rund 440 Kilojoule pro 100 g (ohne Hautanteil) und die Hähnchenbrust. Mit einem Proteingehalt von rund 24 % ist Putenbrust das eiweißreichste Fleisch überhaupt. Für Diätzwecke ist sie also sehr gut geeignet. Bei den Inhaltsstoffen von Geflügel sind die **Vitamine der B-Gruppe**, vor allem **Niacin** von Bedeutung.
Auch in der Geflügelzucht gibt es eine schleichende Bedrohung. Ursache sind nicht die Haltungsbedingungen, sondern Wildvögel, die ein gefährliches Virus übertragen. Besonders tückisch und auch auf den Menschen übertragbar ist der Virus H_5N_1, Auslöser der **Vogelgrippe**.
Die Gefahr ist noch nicht gebannt: Immer wieder werden Wildvögel verendet aufgefunden und sind mit dem Virus infiziert. Vielerorts ist deshalb eine Stallpflicht für Geflügel verhängt worden.
Ähnlich wie BSE liegen die Übertragungswege aber noch weitgehend im Dunkeln. Hypothesen, die vor allem an Witterungsbedingungen geknüpft waren, haben sich bislang nicht bestätigt. Das besondere Problem liegt im Virus selbst. Er ähnelt auffallend üblichen Grippeviren und könnte – so ist die Befürchtung – ganze Epidemien auslösen.
Für den Menschen besteht keine Gefahr, wenn Geflügelfleisch gut durchgegart verzehrt wird. Probleme gibt es aber dort, wo Menschen in unmittelbaren Kontakt mit lebenden Tieren kommen.
Die Vogelgrippe hat die Problematik von Salmonellen und Campylobacter bei Geflügel nahezu verdrängt. Dennoch lassen sich beide Bakterienarten immer wieder auf Geflügel nachweisen. Schon aus diesem Grund sollte Geflügelfleisch gut durchgegart werden.

In vielen Bezirken ist die Stallpflicht wieder eingeführt

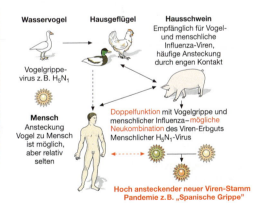

So könnten die Übertragungswege aussehen

9 Hier geht's um die Wurst

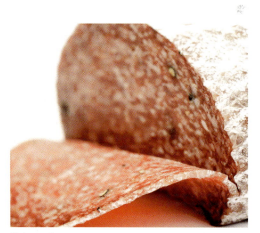

Rohwurst

Für Wurstwaren wird, wenn nicht anders bezeichnet, Rind- und Schweinefleisch mit entsprechendem Fett- und Bindegewebsanteil verwendet. Hinzugefügt werden Gewürze sowie Hilfsmittel zur Verarbeitung. Je nach Verarbeitung unterscheidet man 3 große Gruppen.

Rohwürste sind umgerötete, roh zum Verzehr gelangende Wurstwaren. Sie können schnittfest oder streichfähig sein. Schnittfeste Sorten haben durch die Trocknung einen relativ hohen Eiweißanteil. Rohwürste sind im Allgemeinen fettreicher als Brühwürste.

Brühwürste nehmen innerhalb des Wurstsortimentes einer Fleischerei den mengenmäßig größten Anteil ein. Die Unterschiede zwischen den Sorten liegen in Zusammensetzung, Einlage, Würzung und Umrötung. Die drei Brühwurstspezialitäten bestehen aus einer fein gekutterten Grundmasse, der Fleischfarce (frz. Farce = Fülle), unterschiedlichen Einlagen und der besonderen Umrandung. Zur Herstellung der Farce wird ausgesuchtes Material verwendet. Brühwürste sind als Frischwurst zu betrachten und nur begrenzt lagerfähig.

Kochwürste sind für den schnellen Verzehr geeignet. Außer Leber werden andere Innereien nur zur Herstellung von mittleren und einfachen Qualitäten verwendet. Das vorgekochte Material wird mehr oder weniger stark zerkleinert, gewürzt, in die Wursthülle gefüllt und nochmals gekocht. Erst im Anschluss daran erfolgt die Räucherung. Auch Kochwürste können nur kurze Zeit gelagert werden.

Lernaufgaben:

Sie haben die Aufgabe, eine Informationsbroschüre über Wurstwaren zu entwickeln.

1. Recherchieren Sie hierzu, welche Wurstwaren besonders gern verzehrt werden.
2. Informieren Sie sich über die Herstellung von Wurstwaren.
3. Teilen Sie die häufig verzehrten Wurstwaren in drei Kategorien ein: geringer Fettgehalt, mittlerer Fettgehalt, hoher Fettgehalt.
4. Diskutieren Sie in der Klasse, mit welcher g-Zahl an Fett Sie die Kategorien hinterlegen wollen.
5. Entwerfen Sie eine Informationsbroschüre.
6. Diskutieren Sie die Gliederung in der Klasse und arbeiten Sie die jeweiligen Sachinformationen aus.
7. Entwickeln Sie Vorschläge zum Wurstverzehr. Begründen Sie die Empfehlungen.

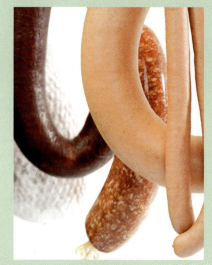

Verschiedene Wurstsorten

Ernährungsphysiologische Bedeutung. Fleischerzeugnisse sind in der Regel reich an versteckten Fetten. Einige Würste bestehen zur Hälfte aus Fett, wie z. B. die Salami, Mettwurst oder Leberwurst. Ein Großteil des Fettes, das nicht mit dem Fleisch verkauft werden kann, gelangt so auf den Tisch des Verbrauchers.

Wurstwaren enthalten zum Teil auch sehr viel Salz. Oftmals sind sie gepökelt, d. h., sie werden mit Kochsalz behandelt, dem gleichzeitig Nitrit zugesetzt wurde. Dadurch erhalten die Wurstwaren eine hitzebeständige, rote Farbe und den typischen Pökelgeschmack. Gleichzeitig erhöht sich durch das Pökeln die Haltbarkeit der Produkte.

Problematisch ist, dass Nitrite mit bestimmten Eiweißstoffen reagieren und dabei **Nitrosamine** bilden können, die als krebserregend gelten. Die Nitrosaminbildung beginnt bei Temperaturen von 150 °C. Bei gepökelter Ware sollte deshalb auf ein Grillen oder Braten verzichtet werden. Für gepökelte Fleischerzeugnisse ist der Hinweis „mit Nitritpökelsalz" vorgeschrieben.

Kochsalz erfüllt in Wurstwaren drei wesentliche Funktionen: Geschmacksbildung, Wasser- und Fettbindung, mikrobielle Stabilität. Diese erwünschten Wirkungen lassen sich jedoch zum Teil mit wesentlich weniger Kochsalz auch erreichen. Etwa 20 bis 30 % der täglichen Kochsalzaufnahme resultiert allein aus Fleischerzeugnissen.

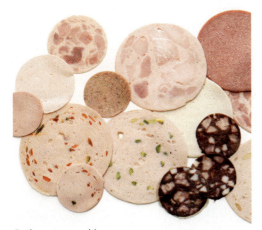

Brühwurstauswahl

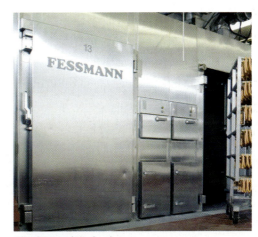

Räucher- und Kochanlage

Bei der Wurstherstellung sind die folgenden Zusatzstoffe zugelassen:

Konservierungsmittel: E 250 – Natriumnitrit (= Kochsalz + Pökelsalz) Natriumnitrit ist allgemein bekannt unter der Bezeichnung „Pökelsalz". Es stabilisiert die Farbe des Fleisches (rötlich) und trägt zur Geschmacksentwicklung bei.

Antioxidationsmittel: E 300 – Ascorbinsäure Vitamin C schützt die Fleisch- und Wurstwaren vor Verderb, insbesondere vorm Ranzigwerden.

Stabilisator: E 450, 451, 452 – Phosphate Phosphate werden in Fleischwaren zur Verbesserung der Stabilität der homogenen Masse eingesetzt. Sie unterstützen auch die stabile Umrötung und die Fettverteilung in der Wurstmasse. Im deutschsprachigen Raum wurde dieser Stoff bisher mit der Bezeichnung „Kutterhilfsmittel" umschrieben. Phosphate sind verzichtbar, wenn das Fleisch eine sehr gute Qualität besitzt.

Geschmacksverstärker: E 621 – Glutamat Das ungebundene Glutamat hat die Eigenschaft, den ursprünglichen Geschmack besser zur Geltung zu bringen. Dabei wird auch die Wahrnehmung der jeweiligen spezifischen Würzung unterstützt.

In Bioprodukten ist nur Nitritpökelsalz zugelassen.

10 Esst mehr Fisch!

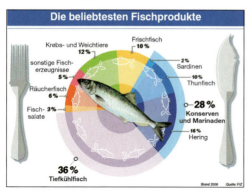

Der Verzehr liegt bei 16,5 kg pro Kopf und Jahr

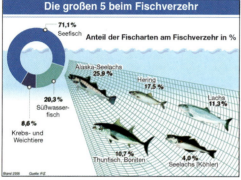

Die beliebtesten Fischsorten

Ernährungsphysiologische Bedeutung

Fisch ist in erster Linie ein bedeutender **Eiweißlieferant**. Der Fettanteil ist bei den meisten Fischarten gering. Kohlenhydrate sind gar nicht oder nur in Spuren vorhanden.

Fischfleisch ist leichter verdaulich als das Fleisch vieler Warmblüter, weil es nur sehr wenig Bindegewebe enthält. Dieses hat bei Landtieren eine Stützfunktion zu erfüllen. Der Fischorganismus ist darauf nicht angewiesen, weil er ständig vom Wasserdruck umgeben ist, der in diesem Fall die Stützfunktion ausübt. Das im Fisch enthaltene Fett ist wegen seines Gehaltes an essenziellen Fettsäuren besonders wertvoll. Generell sind Fischöle reich an **Vitamin A und D**. Eine Heringsmahlzeit enthält z. B. das Mehrfache eines Tagesbedarfs an Vitamin D. Aber auch die Vitamine der **B-Gruppe** sind in nennenswerten Mengen enthalten.

Ernährungsphysiologisch wertvoll ist auch der Gehalt an **Jod**. 200 g Kabeljaufilet decken den Jodbedarf von mindestens 2 Tagen. 200 g Schellfisch decken den Bedarf von 5 Tagen.

Einkauf

Beim Einkauf gibt es Anzeichen, an denen man erkennen kann, ob es sich um frischen Fisch handelt:
▶ Die Kiemen müssen hellrot oder dunkelrosa sein – auf keinen Fall braun oder graurot.
▶ Schuppen müssen fest und glatt anliegen.
▶ Frischer Fisch ist immer fest und elastisch. Bei Berührung, dürfen keine Abdrücke zurückbleiben.
▶ Fisch muss frisch riechen und nicht nach Ammoniak; intensiver Fischgeruch ist ein Hinweis auf eine zu lange Lagerung.

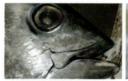 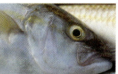

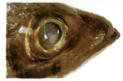

oben: klares Auge und rote Kiemen bei frischem Fisch
unten: trübes Auge bei altem Fisch

Erkennung des Fischzustands

Exkurs:

Nematodenlarven im Fisch – eine gesundheitliche Bedrohung?

Nematodenlarven kommen schon seit langem in Fischen vor. Sie finden sich überwiegend in den Bauchlappen und werden normalerweise noch am Tage des Fangs auf der Hochsee entfernt. Kann der frisch gefangene Fisch nicht umgehend ausgeweidet werden, so gelingt es einigen Larven in das Fischgewebe zu dringen. Nur die Nematodenlarven des Atlantiks sind gefährlich, da sie außerordentlich dünn sind und die Darmwand durchwandern können. Bei Kerntemperaturen von mehr als 60 °C werden die Larven zerstört. Sie bilden dann auch keinerlei Gefährdung. Ähnliches gilt für das Tiefgefrieren. Auch bei diesem Prozess sterben die Larven ab.

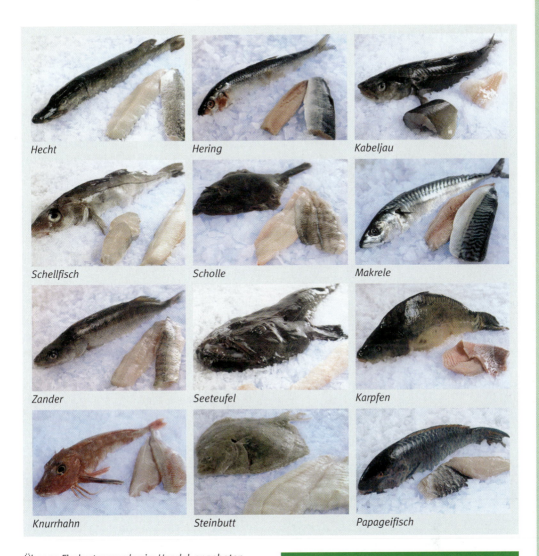

Über 40 Fischarten werden im Handel angeboten

Fische verderben wegen ihres hohen Wassergehaltes und ihrer lockeren Muskulatur sehr schnell. Deshalb ist frischer Fisch stets kühl zu lagern. Im Kühlschrank ist der kälteste Ort zu wählen, um Fisch aufzubewahren.
Zum Einfrieren eignen sich nur frisch gefangene Fische. Seefisch sollte nur eingefroren werden, wenn das Einfrieren unmittelbar nach dem Fangen möglich ist. Vor dem Einfrieren sollten Fische entsprechend vorbereitet werden: Sie müssen ausgenommen und ggf. entschuppt werden.

Lernaufgaben:

Eines der beliebtesten Fischprodukte in Deutschland sind tiefgefrorene Fischstäbchen. Sie bestehen im Regelfall aus Seelachs und sind in eine Panade eingehüllt.

1. Recherchieren Sie in Ihrer Nährwerttabelle den Nährstoffgehalt von einer Portion Fischstäbchen.
2. Vergleichen Sie die Werte mit denen von Rotbarsch oder Seelachsfilet.
3. Bewerten Sie die Ergebnisse.
4. Stellen Sie Rezepturen mit Fischfilet zusammen, die eine Alternative für Fischstäbchen darstellen.

11 Eiweiß löst sich und gerinnt

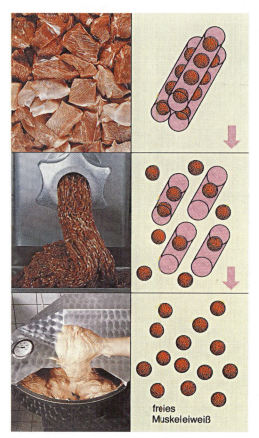

Fleischeiweiß bei der Herstellung einer Farce

Brühwurst, die beliebteste Wurstart. Der Name rührt daher, dass die Würste in der Regel durch Brühen gegart werden, nur einige durch Backen. Dadurch gerinnt das im Wurstbrät enthaltene Muskeleiweiß, es bildet eine feste Struktur, wodurch die Wurst schnittfest wird.

Das Ausgangsmaterial von **Brühwürstchen** und **Aufschnittwurst**, beides zählt zu den Brühwürsten, besteht zur Hälfte aus Magerfleisch und zu 30% aus Speck. Dazu kommen 20% Wasser, das in Form von Eis zugesetzt wird, außerdem Salz, Hilfsstoffe und Gewürze.
Bei der Herstellung werden das Magerfleisch und der Speck zunächst getrennt durch den Fleischwolf gemahlen. Anschließend wird das Magerfleisch in einer Kutterschüssel von rotierenden Messern unter Zugabe von Salz und Eis sehr fein zerschnitten, dann mit dem Speck und Gewürzen gleichmäßig vermischt. Es entsteht eine zäh klebrige Masse, die Brät genannt wird.
Beim Durchmahlen werden die Muskelfasern des Magerfleisches in kleine Stücke zerschnitten, sodass bereits ein Teil des Eiweißes austreten kann. Erst beim Zerkleinern in einer Kutterschüssel wird das gesamte Muskeleiweiß durch die völlige Zerkleinerung der Fasern freigelegt.

Eiweiß löst sich. Muskelfleisch enthält *wasserlösliche* und *salzwasserlösliche Eiweißstoffe*. Die einen lösen sich schon in reinem Wasser, die anderen nur in Salzwasser. Das wasserlösliche Eiweiß **Albumin**, ist im Fleischsaft enthalten. Es verteilt sich ohne Weiteres in der Wurstmasse.
Die Muskeleiweißstoffe der Fleischfasern **Aktin** und **Myosin** sind salzlöslich. Sie quellen bei Anwesenheit von Salz, nehmen dann Wasser auf und verteilen sich so in der Wurstmasse.
Das als Eis zugegebene Wasser sorgt dafür, dass sich die Muskeleiweißstoffe lösen und verteilen.
Der **Speck** wird im Kutter in feinste Teilchen zerschnitten und mit dem gelösten Eiweiß homo

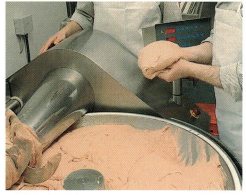

Brühwurstbrät

gen vermischt. In der fertigen Wurstmasse, dem Brät, umschließt ein feiner Film aus gelöstem Muskeleiweiß die Fettpartikel und hält sie fest.

Das fertige Brät wird in Därme gefüllt und zu Würstchen portioniert, die im Rauch Geschmack und goldgelbe Farbe erhalten und schließlich bei 72 °C in Wasser gebrüht werden. Frisch gefüllte Würstchen sind noch weich, sodass das Brät beim Anschneiden herauslaufen würde. Die gebrühten Würstchen hingegeben sind prall und schnittfest – sie haben Stand.

Eiweiß gerinnt. Durch die Hitzeeinwirkung beim Brühen verändert sich die Beschaffenheit der Muskeleiweißstoffe. Indem sie sich zusammenziehen, werden sie fest und sind nicht mehr löslich. Dieser Vorgang wird **Gerinnung** genannt. Muskeleiweiß gerinnt zwischen 60 °C und 70 °C.
Beim Brühen gerinnt der Eiweißfilm um die Fettpartikel, zieht sich zusammen, lagert Wasser ein und verleiht der Wurst auf diese Weise ihren knackigen Biss.

Wird bei der Herstellung von Brühwurst zu wenig Magerfleisch zugegeben, ist zu wenig Muskeleiweiß vorhanden. Dadurch sind die Maschen des Eiweißnetzes zu weit und nicht alle Fettpartikel können gebunden werden. Die Folge ist, dass die Wurst Fett absetzt.
An den rotierenden Messen entstehen beim Kuttern hohe Temperaturen. Wird das Brät dadurch zu warm, gerinnt das Eiweiß, bevor es die Fettpartikel umschlossen hat. Deshalb verwendet man beim Kuttern gefrorenes Wasser, denn auch in diesem Fall würde die Wurst Fett absetzen.

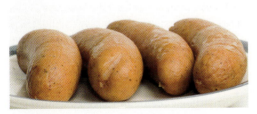
Brühwürste

Praktikum:

Löslichkeit und Gerinnung vom Fleischeiweiß erproben

Material: 100g Schabefleisch, Wasser und Kochsalz

Durchführung: Geben Sie zwei Proben von je 50 g Schabefleisch in 2 Bechergläser, zerkleinern Sie jede mit einem Mixer weiter und verdünnen Sie sie jeweils mit 200 ml Wasser. Der ersten Probe geben Sie 6 g Kochsalz zu. Die zweite Probe bleibt ohne Zusatz. Dann mixen Sie jede Probe 4 Minuten lang und geben sie getrennt durch ein feines Sieb. Zum Schluss erhitzen Sie die Filtrate acht Minuten lang im Wasserbad bei 75 ° C.

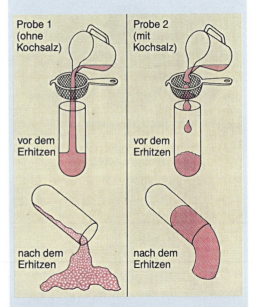

Ergebnis:
Beurteilen und vergleichen Sie die Konsistenz der Proben vor und nach dem Erhitzen:

Probe 1	
vor dem Erhitzen	
nach dem Erhitzen	

Probe 2	
vor dem Erhitzen	
nach dem Erhitzen	

Begründen Sie Ihre Beobachtungen.

12 Eiweiß löst sich und geliert

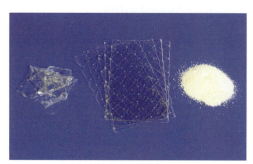

Blattgelatine: eingeweicht, trocken, Aspikpulver

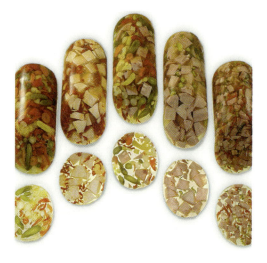

Sülze

Praktikum:

Die Quellung von kollagenem Eiweiß. Chemisch-physikalischer Versuch:

Drei schmale Streifen Blattgelatine werden in je drei Bechergläser, die mit kaltem, warmem und angesäuertem kaltem Wasser gefüllt sind, etwa eine Minute eingetaucht.
Ergebnis: Gelatine quillt in angesäuertem kaltem Wasser und im warmen Wasser. In kaltem Wasser quillt Gelatine sehr wenig.
Erklärung: Säure und Wärme fördern die Quellung von kollagenem Eiweiß.

Sülzen, Sülzwürste und Aspikerzeugnisse bestehen aus würfel-, streifen- oder scheibenförmigem Fleisch oder Gemüse, das in eine Gallertmasse eingebettet ist. (Gelee, Aspik oder Sulz geben diese Erzeugnisse ihre Schnittfestigkeit.) Die Sulz, so die Bezeichnung im süddeutschen Sprachraum, hat den Sülzen und Sülzwurstarten ihren Namen gegeben.
Rohstoffe zur Herstellung von Sülzen sind Fleisch, Gemüse, Gewürze und Aspik. Der Fleisch- bzw. der Gemüseanteil muss mindestens 51%, der Fettanteil darf höchstens 15% betragen. Die vorgegarten **Einlagen**, z. B. gekochter Schinken oder Gemüse, müssen zunächst klein geschnitten und dann mit heißem Wasser abgeschwenkt werden.

Für die **Gallertmasse** wird ein Aspikaufguss benötigt. Er entsteht, wenn man *Aspikpulver* in heißem Wasser auflöst. Die Einlagen werden entweder in eine Form oder einen Kunststoffdarm gefüllt und mit der Aspikbrühe aufgefüllt. Üblich ist ein Verhältnis von sieben Teilen Einlagen und drei Teilen Aspikaufguss. Anschließend muss die Sülze erkalten. Dadurch geliert der Aspik und das Produkt wird schnittfest.

Das Bindegewebseiweiß **Kollagen** lässt Sülzen gelieren. Aspik (Gelatine) besteht aus reinem Bindegewebseiweiß. Es wird aus den Schwarten, Sehnen und Knochen von Schlachttieren gewonnen und kommt getrocket als Blattgelatine oder als Aspikpulver in den Handel.
Kühlt das in Wasser gelöste Kollagen ab, so entstehen zwischen seinen gelockerten Strängen Bindungen, die das eingeschlossene Wasser festhalten. Dadurch erstarrt die Lösung zu einer gelee- bis gummiartigen Masse, es bildet sich ein **Gel**. Wird Sülze erwärmt, geht das Kollagengel wieder in den Solzustand über. Erkaltet das Sol, erstarrt es wieder zum Gel. Diese Zustandsveränderung ist jederzeit *umkehrbar*. Darin liegt der entscheidende Unterschied zur Gerinnung von Fleischeiweiß

Je mehr **gelöstes Kollagen** die Gallertmasse enthält, desto fester wird die erstarrte Sülze. Da Aufschnittsülzen fester sein müssen, enthalten sie mehr Kollagen als Gabel- oder Tellersülzen. Säure lässt Kollagen stärker quellen. Deshalb verwendet man bei der Aspikbereitung Essig. Gelatine wird auch zur Verbesserung der **Standfestigkeit von Schlagsahne** verwendet. Der Sahne zugegeben, geliert sie und führt zu größerer Festigkeit, sodass die Sahne „steht".

Praktikum:
Aspik herstellen

Material: Gut gesäuberte Sehnen/Schwarten und Wasser im Verhältnis sechs zu vier, Salz, Essig und würzende Zutaten (Suppengemüse, Lorbeerblatt, Pfefferkörner).
Herstellung: Materialien und Zutaten bei 70 °C über längere Zeit erhitzen, das Kollagen quillt, löst sich und geht in die Flüssigkeit über. Sind die Schwarten „ausgekocht", wird die Brühe angesiebt. Beim Erkalten erstarrt die Brühe zum Gel.
Zum Klären der Brühe wird das Eiklar in die abgekühlte Aspikbrühe gegeben und unter Rühren aufgekocht. Beim Gerinnen umschließt das Eiweiß des Eiklars die Schwebstoffe und kann samt den eingeschlossenen Schwebstoffen abgeschöpft werden. Der Aspik ist klar.
Der gewonnene Aspik kann durch Trocknung zu Aspikpulver oder Blattgelatine weiterverarbeitet werden.

Exkurs:
Gelbildung

Schwarten, Knochen, Sehnen und Bindegewebe der Schlachttiere enthalten kollagenes Eiweiß, auch als Kollagen bezeichnet.
Kollagen erfüllt zwar bei der Lebensmittelherstellung eine wichtige Aufgabe, hat aber nur einen geringen Nährwert. Es besitzt eine Faserstruktur und wirkt gerüstbildend. Durch langes Kochen in Wasser löst sich kollagenes Eiweiß aus den Gewebeteilen heraus. Bei Zusatz von Säure lässt sich die Kochzeit verringern. Gelöstes Kollagen nennt man Sol (das Gelöste). Beim Abkühlen nimmt Kollagen leimartige Konsistenz an (colla = Leim).

Gelzustand – Solzustand. Bei Abkühlung erstarrt Kollagen und geht in den Gelzustand (Gel = das Erstarrte) über. Kurz vor dem Erstarren ist kollagenes Eiweiß besonders zäh, gerinnen kann es aber in feuchter Hitze nicht. Der *Gelzustand* lässt sich durch Erwärmen wieder in den *Solzustand* überführen.
Kollagen quillt, weil sich die Kabelstruktur des Eiweißes aufdreht und in den freigelegten Peptidketten zahlreiche wasserfreundliche Gruppen (Carboxyl- und Aminogruppen) frei werden, die in der Lage sind, Wasser an sich zu binden. Beim Abkühlen bilden sich zwischen den Peptidketten unter Wassereinschluss lockere Bindungen aus, wodurch das Sol zum Gel erstarrt.

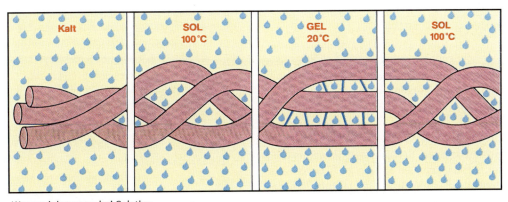

Wassereinlagerung bei Gelatine

13 Eiweiß bildet Schaum

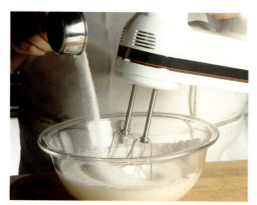

Schlagen von Eischnee

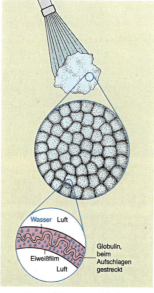

Schlagbesen mit geschlagenem Eischnee und Vergrößerung des Eiweißfilms

Aus Baisermasse werden mit der Sterntülle Schalen oder Spiralen gespritzt und bei ca. 100° C getrocknet. Leichte Schaummasse dient als Dekor für Obst- sowie andere Kuchen und wird mitgebacken.

Schlagen der Schaummasse. Dabei zerteilen die Stahldrähte des Schlagbesens das viskose Eiklar und Luft zieht ein. Durch die Schlagbewegungen werden immer neue Luftbläschen gebildet und bereits bestehende geteilt. Die im Eiklar enthaltenen Eiweißstoffe **Ovalbumin** und **Globulin** bilden an den Drähten des Schlagbesens sehr dünne Filme aus. Sie schließen Luft ein und lassen so die Luftbläschen entstehen. Dabei werden die Eiweißstoffe gedehnt, ihre ursprüngliche Struktur faltet sich auf, und Aminosäuren verschiedener Eiweißketten vernetzen miteinander. Dabei denaturiert ein Teil der Eiweißstoffe, d. h. sie gerinnen und verändern ihre Struktur. Die eingeschlagene Luft wird in dieser Eiweißvernetzung festgehalten.

Der Schneebesen zeigt, ob die Schaummasse gelungen ist: Wenn Eiklar kräftig und lange genug aufgeschlagen wurde und beim Trennen der Eier in Eiklar und Eigelb keine Dotterreste in das Eiklar gelangt sind, bildet der Eischnee nach dem Schlagen am Schneebesen eine Spitze.

Schaummassen. Bei schweren Schaummassen für Baisers, kommen auf 100 g Eiklar 300 g Zucker und etwas Kochsalz, bei leichten Schaummassen nur 100 g Zucker.

Lernaufgabe:

Zum Thema „Schaumbildung durch Eiweiß" ein Lernplakat gestalten

Ein Lernplakat dient dazu, Informationen zu einem Thema übersichtlich und einprägsam darzustellen.
Zunächst werden möglichst viele Informationen zum Thema gesammelt.
Für die Gestaltung stehen zur Verfügung:
Einzelbegriffe/Stichworte, kurze Texte, verschiedene Farben, verschiedene Formen (Kreise, Rechtecke), Zeichnungen, Bilder, Fotos, Karten etc.

Gehen Sie dabei in folgenden Schritten vor:
1. Möglichst in Kleingruppen arbeiten.
2. Informationen zum Thema zusammentragen.
3. Die Informationen ordnen und daraus auswählen.
4. Verschiedene Plakatentwürfe anfertigen.
5. Das Lernplakat nach dem Entwurf gestalten.
6. Plakat aufhängen und anderen Gruppen erläutern.

Beim Aufschlagen vergrößert Eiklar sein Volumen etwa um das Siebenfache, obwohl es zu 88 % aus Wasser und nur zu 11 % aus Eiweiß besteht.

Stabil wird der Eischnee durch einen im Eiklar enthaltenen dritten Eiweißstoff, dem **Ovomucin**, der um die Luftbläschen einen Film aus unlöslichem Material bildet. Zur Stabilität des Schaums trägt auch bei, dass ein Teil des Wassers von den denaturierenden Eiweißstoffen gebunden wird. Einen weiteren wichtigen Beitrag zur Schaumstabilität leistet der Zucker, denn er bindet einen großen Teil des restlichen Wassers an sich. Er kann dies dank seiner hygroskopischen Eigenschaft, d. h. seiner Fähigkeit, Wasser anzuziehen. Deshalb wird Eischnee viel stabiler, wenn ihm Zucker zugesetzt wurde.

Ist beim Trennen von Eiklar und Eigelb auch nur ein wenig Dotter in das Eiklar gelangt, lässt es sich nicht aufschlagen. Ursache dafür ist Fett, aus dem das Eigelb zu zwei Dritteln besteht. Das restliche Drittel bilden Eiweißstoffe, die mit dem Fett zu **Lipoproteinen** verbunden sind. In diesen Verbindungen sind die Eiweißstoffe nicht mehr in der Lage, sich untereinander zu verbinden. Deshalb kann Eigelb nicht zu Schaum aufgeschlagen werden und sein Volumen beim Schlagen nur verdoppeln.

Beim Aufschlagen werden die Eidotterreste im Eiklar fein verteilt. Auf diese Weise gelangen die Fettanteile der Lipoproteine zwischen Eiweiß und Luft und verhindern, dass sich die entfalteten Eiweißketten vernetzen und Luft einschließen können.

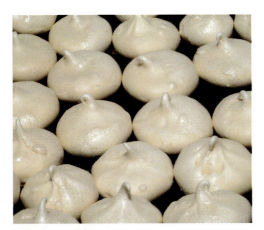

Gebäcke aus Schaummasse

Exkurs:
Teig ist Teig und Masse ist Masse

Brötchen und Tortenboden, beides sind Gebäcke und u. a. aus Weizenmehl hergestellt, und doch unterscheiden sie sich grundlegend. Brötchen haben eine rösche Kruste und eine Krume mit feinen, dünnwandigen Poren. Tortenböden sind luftiglocker und feinporig. Ursachen für die Unterschiede liegen in den Zutaten, dem Herstellungsverfahren und der Art der Lockerung.

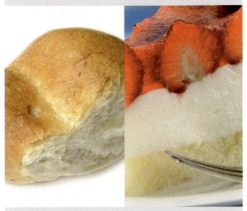

Brötchen aus Weizenteig und Tortenboden aus Bisquitmasse

Brötchen werden aus Weizenteig hergestellt, Tortenböden aus Bisquitmasse. Während Verbraucher häufig nicht zwischen Teig und Masse unterscheiden, müssen Fachleute die Unterschiede sehr genau kennen.

Der Teig entsteht, weil die Zutaten Weizenmehl, Wasser, Hefe und Salz so geknetet werden, dass sich die Mehleiweißstoffe Gliadin und Glutenin zu Klebereiweiß zusammenlagern. Das Gärgas Kohlenstoffdioxid wird zwischen den Strängen des Klebereiweißes gehalten, wodurch beim Backen die Poren entstehen.

Bisquitmasse wird hergestellt, indem Vollei, Weizenmehl, Weizenpuder, Zucker, Butter, Salz in einem Kessel warm aufgeschlagen werden. Dabei wird das Fett emulgiert, Luft in die Masse eingeschlagen und die Masse locker. Beim Abbacken entsteht die feine Porung.

Teig und Masse unterscheiden sich also grundlegend. Im Teig wird Kleber ausgebildet, der zur Teigbeschaffenheit und zur Gebäckstruktur beiträgt. In der Masse kann und darf es nicht zur Kleberausbildung kommen.

14 Eiweiß quillt und gerinnt

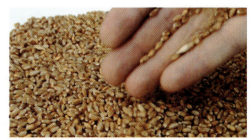

Kleberreicher Weizen

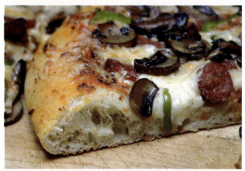

Pizza

> ### Exkurs:
> ### Die „Erfindung" der Pizza
>
> Der Legende nach soll die Pizza im Jahr 1889 in Neapel erfunden worden sein, als der Koch Massimo Alberini zu Ehren eines Besuchs der italienischen Königin Margherita ein Gericht in den italienischen Nationalfarben schaffen wollte mit dem grünem Basilikum, dem weißen Mozarella und den roten Tomaten.
>
> In Wirklichkeit ist die Pizza aus einem Armeleutegericht entstanden, das im ganzen Mittelmeerraum verbreitet war. Es handelte sich um ein mit schmackhaften Zutaten belegtes und überbackenes Fladenbrot. Verwendet wurden Wurst, Käse und Tomaten sowie Knoblauch, Öl und Oregano.

Qualität von Pizza. Voraussetzung einer guten Pizza ist ein knuspriger Boden. Deshalb wird sie bei großer Hitze im gut vorgeheizten Ofen gebacken, am besten im Steinofen. Im Backofen mit Ober- und Unterhitze soll sie möglichst auf der untersten Schiene stehen.

Der klassische Boden einer Pizza besteht aus Hefeteig, der mit der Hand oder mit dem Knethaken der Küchenmaschine stark geknetet wurde. Gutes Kneten ist sehr wichtig, damit sich aus den Eiweißstoffen des Mehles im Teig der sogenannte **Kleber** bildet, dem bei der Lockerung des Teiges, der typischen Gebäckstruktur und der röschen Kruste wichtige Aufgaben zukommen.

Der Hefeteig hat die erforderliche Konsistenz, sobald er nicht mehr an der Arbeitsplatte oder der Kesselwand haftet. Nach der Teigbereitung muss er bei ca. 30 °C Raumtemperatur gären, und zwar so lange, bis er das doppelte Anfangsvolumen erreicht hat.

Kleberbildung im Teig. Damit der Teig das gewünschte Volumen erhält, muss das Gärgas Kohlendioxid entstehen und im Teig eingeschlossen werden. Das Gärgas wird von Hefepilzen erzeugt. Über die Hefegärung können Sie sich im Kapitel „Locker und luftig durch Hefegärung" informieren.

Von der Qualität des Klebers hängt es ab, wie gut der Teig das Gärgas einschließt und dadurch locker wird.

Bausteine des Klebers sind die Eiweißstoffe **Gliadin** und **Glutenin**. Sie lösen sich nicht in Wasser, können aber quellen und dabei Wasser aufnehmen. Im Mehl liegen die beiden Eiweißstoffe in ungebundener Form vor, sind also noch nicht miteinander „verklebt". Unter zwei Voraussetzungen kann aus Gliadin und Glutenin Kleber werden: Schüttflüssigkeit (Wasser oder Milch) muss vorhanden sein und dem Teig muss durch Kneten Energie zugeführt werden.

Die beiden Eiweißstoffe sehen wie dünne Plättchen aus und haben eine große Oberfläche, an der sich Wasser anlagern kann. Je länger und intensiver der Teig geknetet wird, desto mehr Wasser wird angelagert. Nach dem Kneten quillt der Teig während der sogenannten Teigruhe auf, vergrößert sein Volumen und kann danach noch mehr Wasser aufnehmen. Dadurch werden die Eiweißmoleküle gelockert und die Peptidketten gestreckt.

Durch das Kneten verlieren die Eiweißstoffe ihre Tertiärstruktur. Damit sich der Kleber richtig ausbilden kann, muss darauf geachtet werden, dass der Teig in eine Richtung geknetet und aufgearbeitet wird. Erst dadurch legen sich die Eiweißplättchen so neben- und hintereinander, dass sich zuerst Kleberfäden und anschließend geschlossene Kleberhäutchen bilden. Im Laufe des Knetens lagert sich das Klebereiweiß zu immer größeren Molekülen zusammen, bis schließlich ein Riesenmolekül entstanden ist, das den gesamten Teig netzartig durchzieht. Wer schon mit Weizenteig gearbeitet hat, weiß, dass der Kleber seinen Namen zu Recht trägt.

Die Eigenschaften des Klebereiweißes kommen bei der Teigbereitung, bei der Aufarbeitung und beim Backen zum Tragen:

- Seine **Elastizität** macht den Teig dehn- und formbar und gibt ihm Stand.
- Sein **Gashaltevermögen** sorgt dafür, dass die Gärgase nicht entweichen können und der Teig „aufgeht", also locker wird.
- Seine **Gerinnungsfähigkeit** unter Hitzeeinwirkung trägt zum Aufbau eines stabilen Krumengerüstes bei.

Von allen Getreidearten besitzt Weizen die besten Klebereigenschaften. In Backversuchen zeigt sich, dass der Ausmahlungsgrad des Weizenmehls sich auf die Klebereigenschaften auswirkt. Teige aus Mehlen mit einer niedrigen Typenzahl sind elastischer und schwerer formbar. Sie werden als kleberreiche Mehle bezeichnet.

Praktikum:

Weizenteig und Haferteig im Vergleich

Materialien: Weizenmehl, Hafermehl, Wasser, Salz

Durchführung: Stellen Sie aus beiden Mehlen je einen Teig nach angegebener Rezeptur her:
100 g Mehl (Weizen bzw. Hafer), 60 ml Wasser, 2 g Salz = 162 g Teig.

1. Vergleichen Sie die beiden Teige und beurteilen Sie die Teigeigenschaften hinsichtlich Farbe, Festigkeit, Elastizität.
2. Halbieren Sie die Teige und waschen Sie sie aus.

Ergebnis: Ziehen Sie Schlussfolgerungen auf die Backfähigkeit beider Mehle

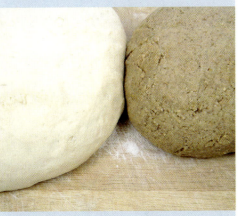

Weizenteig – Haferteig

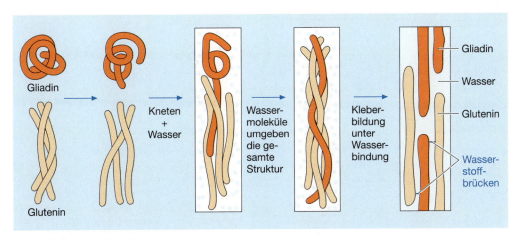

Kleberbildung und Wasserbindung

Wasser und Mineralstoffe – ein Lebenselixier

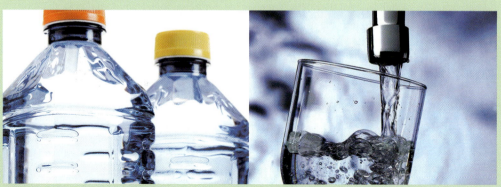

Typische Flasche mit Wellnessdrink *Trinkwasser hat eine gute Qualität!*

Sie sind überall auf Plakaten zu sehen: die Wellnessdrinks. So als würde hiermit schon Gesundheit an sich verkauft, machen sie Lust auf das Trinken. Fitness, Gesundheit und Zufriedenheit – das sind, zumindest nach Herstellerangaben, die positiven Effekte ihrer neuesten Kreationen, der Wellnessdrinks. Der Schlüssel zum Glück sind Wirkstoffe aus exotischen Pflanzen wie Ginseng, Aloe Vera oder Ginkgo. Wie viel Wahrheit steckt hinter den Werbeslogans?
Ein Beispiel mit dem wohlklingenden Namen „Emotion" besteht aus Mineralwasser mit Trauben-, Mango- und Kräutergeschmack.
Je 200 ml (ein Glas) enthalten:

Energie	202 kJ
Kohlenhydrate	12 g
Eiweiß	0,2 g
Fett	< 0,1 g

Neuerdings finden sich auch gepresstes Weizengras, Soja oder Blaualgen in den Gesundheitscocktails. Sie sollen mit einer Extraportion hochwertigem Eiweiß, sekundären Pflanzenstoffen und sogar Chlorophyll die Nervenzellen ankurbeln und die Sauerstoffversorgung in den Zellen unterstützen.

Pflanzenzusätze, etwa von Ginkgo oder Johanniskraut, sind oft wirkungslos dosiert. In anderen Fällen wurden nur entsprechende Aromen ermittelt. Einige Fruchtsaftgetränke besaßen einen Fruchtgehalt von weniger als einem Prozent. Beta-Carotin dagegen, von denen Raucher oder Herz-Kreislauf-Kranke nicht mehr als 20 mg am Tag aufnehmen sollten, wurde mit bis zu 60 Milligramm pro Liter gefunden. Wenn die Produkte keine klaren Inhaltsangaben enthalten und eine entsprechende Beratung fehlt, ist die bessere Alternative ein Mineralwasser oder eine selbst gemixte Saftschorle.

Quelle: Apotheken Umschau 4/2004 B

Lernaufgabe:

Sie haben die Aufgabe, Vor- und Nachteile von Wellnessgetränken darzustellen. Informieren Sie sich im Getränkehandel über das Angebot an Wellnessgetränken.

1. Fertigen Sie eine Collage an und recherchieren Sie, welche Inhaltsstoffe verwendet wurden. Entwickeln Sie ein Werbeplakat mit Empfehlungen für die tägliche Flüssigkeitszufuhr.
2. Beziehen Sie dabei auch Ihren Preisvergleich mit ein.
3. Informieren Sie sich über die Zusammensetzung Ihres örtlichen Trinkwassers und vergleichen Sie die Aussagen der Werbung mit den tatsächlich vorhandenen Inhaltsstoffen.
4. Vergleichen Sie die Inhaltsstoffe mit denen von Limonaden und stellen Sie Unterschiede heraus.

1 Ohne Wasser kein Leben

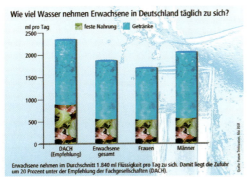

Wasseraufnahme von Erwachsenen im Vergleich zu den Richtwerten

Im menschlichen Körper ist Wasser die Grundlage aller Lebensvorgänge. Für jede Zelle ist es ein wichtiger Baustoff. Für Hormone, Antikörper, Nähr- und Wirkstoffe ist Wasser ein wichtiges Lösungs- und Transportmittel. Auch für die Erhaltung der Körpertemperatur spielt Wasser eine bedeutende Rolle. Mehr als die Hälfte der Körpermasse, im Durchschnitt 60 %, bestehen aus Wasser. Bei den Lebensmitteln ist der Wassergehalt unterschiedlich hoch. So gibt es viele Lebensmittel, die mehr als 80 % Wasser enthalten. Aus ihnen deckt der Mensch einen beachtlichen Teil seines Wasserbedarfs.

Unser Gehirn braucht ständig Wasser, damit wir denken können. Auch die Niere wird ständig mit Wasser durchspült. Insgesamt geht der Mensch aber sparsam mit seinen Wasservorräten um. So werden im Durchschnitt lediglich ca. 2,5 l täglich ausgetauscht.

Auch Pflanzen benötigen große Mengen Wasser. So sind zur Bildung von Samen, Stängeln und Blättern je Kilogramm Pflanzensubstanz ca. 300 bis 1000 l Wasser nötig.

Gemessen an einem solchen Bedarf macht die empfohlene Zufuhr von 2,5 l beim Menschen nur einen verschwindend geringen Betrag aus.

Im menschlichen Körper erfüllt Wasser folgende Aufgaben:

▶ **Wasser als Baustoff**
Wasser ist Bestandteil aller Körperzellen und -flüssigkeiten. Im Verbund mit den Mineralstoffen stellt es den osmotischen Druck der Zellen sicher.

▶ **Wasser als Lösungsmittel**
Durch die Verdauungssäfte werden im Darm die Nähr- und Wirkstoffe aus den Lebensmitteln herausgelöst und können so vom Körper verwertet werden.

▶ **Wasser als Transportmittel**
Wasser transportiert im Blut und in der Lymphe die gelösten Nähr- und Wirkstoffe zu den Zellen. Gleichzeitig werden Abbauprodukte des Stoffwechsels den jeweiligen Ausscheidungsorganen zugeführt.

▶ **Wasser als Wärmeregulator**
An heißen Tagen beginnt der Körper verstärkt über die Hautoberfläche Wasser zu verdunsten. Hierzu muss dem Körper Wärme entzogen werden. Auf diese Weise entsteht ein kühlender Effekt.

Wasser kommt überwiegend innerhalb der Zellen – intrazellulär – vor. Auch in den Zwischenzellräumen – extrazellulär, sowie in den Blutgefäßen und im Darm ist Wasser vorhanden. Zwischen der intra- und extrazellulären Flüssigkeit und dem Blut besteht ein ständiger Austausch (siehe Grafik).

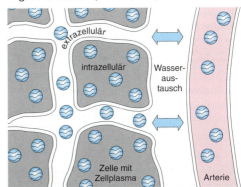

Austausch von Wasser

Lernaufgaben:

Informieren Sie sich über die Härtegrade Ihres Trinkwassers beim örtlichen Wasserwerk.
1. Überlegen Sie, ob die Wasserhärte in der Nahrungszubereitung eine Rolle spielt. Wann ist weiches Wasser günstiger, wann hartes?
2. Wenn Sprudel mit einer Sprudlerflasche aus Trinkwasser hergestellt wird, wie sollte das Trinkwasser dann zusammengesetzt sein?

1.1 Regelmäßig trinken hält fit – die empfohlene Zufuhr an Wasser

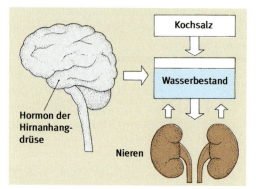

Regulierung des Wasserhaushalts

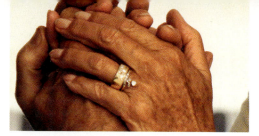

Im Alter wird die Haut sehr trocken, insgesamt sinkt der Wassergehalt im Körper

Merke

▶ Die regelmäßige Aufnahme von Wasser ist unverzichtbar!
▶ Auf das Durstgefühl verlassen und insbesondere in den Sommermonaten und bei sportlicher Betätigung viel trinken.
▶ Ältere Menschen immer wieder zum Trinken ermuntern!

Der **Wasserbedarf** des Menschen ist nicht gleichbleibend hoch. Er ist abhängig vom Alter, dem Klima, der Kochsalzaufnahme und der Arbeitsschwere. Unter gemäßigten klimatischen Bedingungen und bei einem Energieumsatz von 11.100 kJ sollte die tägliche Gesamtwasseraufnahme gut 2,5 l betragen, wobei 1,4 l aus Getränken, 0,9 l aus fester Nahrung und 0,3 l aus dem Abbau der Nährstoffe im Zwischenstoffwechsel stammen. Demgegenüber steht eine tägliche Wasserabgabe von 1,4 l über die Nieren, von je 0,5 l über Haut und Lungen und nur 0,1 bis 0,2 l über den Darm.

Der Wasserhaushalt wird hormonell gesteuert. Das Hormon Adiuretin der Hypophyse regelt die Rückresorptionsrate von Wasser in den Nieren. Wird aufgrund hoher Außentemperaturen mehr Wasser über die Haut abgegeben, so wird über das Zwischenhirn „Durst" signalisiert. Wird viel Kochsalz zugeführt, so wird ebenfalls ein Durstgefühl ausgelöst, da Kochsalz Wasser im Körper bindet. Sehr hoher Kochsalzkonsum kann also den Wasserhaushalt empfindlich stören.

Der Wasserbedarf steigt an bei hohen Außentemperaturen und mit zunehmender Arbeitsschwere. In beiden Fällen ist die Wasserverdunstung über die Haut größer als normal.

Auch bei Erbrechen und Durchfall kann der **Wasserverlust** (zusammen mit einem Mineralstoffverlust) erheblich sein. Besonders problematisch ist dies im Säuglings- und Kleinkindalter, da hier die Regulierung des Wasserhaushalts noch nicht so stabil ist. Aber auch für ältere Menschen kann dies gefährlich werden. Verluste von mehr als 15 % des Körpergewichtes können bereits lebensbedrohlich sein, ein Verlust von 20 % ist tödlich.

Wassermangel führt zu Kreislaufversagen, Zittern, Blutdruckabfall und sogar Verwirrungszuständen. Bei Nierenkrankheiten und chronischem Alkoholkonsum ist die Regulierung des Wasser- und Mineralstoffhaushaltes gestört. Auch während der Schwangerschaft kann es zu Problemen kommen, da durch die Ausdehnung der Gebärmutter die Niere besonders belastet wird. Deshalb findet man häufig bei Schwangeren in den letzten Monaten Wasseransammlungen in den Geweben. Diese Wasseransammlungen werden als Ödeme bezeichnet.

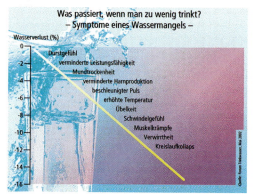

Wassermangel kann gefährlich werden

1.2 Getränke – Qual der Wahl

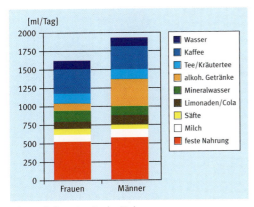

Wasserlieferanten in der Nahrung

Die Nationale Verzehrstudie gibt Aufschluss über die Art der Getränke, die täglich konsumiert werden. Dabei lassen sich charakteristische Unterschiede zwischen Männern und Frauen feststellen. Insgesamt ist die Flüssigkeitsmenge aber eher zu knapp.

Auch bei Kindern ist die Flüssigkeitszufuhr noch nicht zufriedenstellend. Hier liegen Daten des Forschungsinstituts für Kinderernährung – FKE – vor.

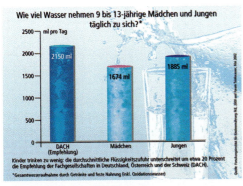

Abgesehen von den Gesamtmengen ist es vor allem von Bedeutung, welche Getränke aufgenommen werden. So sind gerade bei Kindern und Jugendlichen Limonaden sehr beliebt. Sie enthalten aber zumeist hohe Mengen an Zucker. Bei den Light-Getränken wurde der Zucker durch den Süßstoff Aspartam ersetzt.

Einige Limonaden enthalten Farbstoffe, als Säuerungsmittel Phosphate, Aromen und nicht selten Coffein.

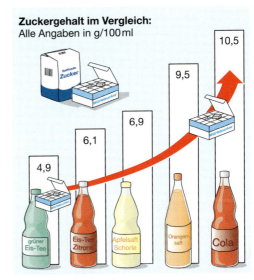

Viel Zucker in Limonaden

Lernaufgaben:

Bei älteren Menschen ist das Durstgefühl nicht mehr ausgeprägt. Sie vergessen häufig das Trinken, wenn sie nicht kontinuierlich dazu ermuntert werden.

Sie haben die Aufgabe einen Trinkplan für einen 80-Jährigen zu erstellen.

1. Wie viel sollte der ältere Mensch pro Tag trinken? (Informieren Sie sich hierzu auch auf Seite 219)

2. Welche Getränke sind für Senioren besonders geeignet? Beziehen Sie in Ihre Überlegungen auch Kaffee und Tee sowie Bier und Wein mit ein. Machen Sie eine Aufstellung und begründen Sie Ihre Auswahl.

3. Wie können Sie sicherstellen, dass der ältere Mensch auch zum Getränk greift?

4. Wie bewerten Sie den Vorschlag, auch Suppen gezielt zur Deckung des Flüssigkeitsbedarfs anzubieten?

1.3 Alle kochen mit Wasser

Jedes Molekül Wasser setzt sich aus zwei Atomen Wasserstoff und einem Atom Sauerstoff zusammen. Die Atome sind in einer besonderen Weise angeordnet. Es bildet sich ein sogenannter Dipol (zwei gegensätzlich elektrisch geladene Pole). Diese Dipol-Eigenschaft ist Voraussetzung für die guten Lösungseigenschaften des Wassers, denn es kann mit vielen anderen Substanzen Wasserstoffbrücken bilden.

Wasser siedet bei Normaldruck bei einer Temperatur von 100° C. Wird der Druck erhöht, so siedet Wasser oberhalb 100° C. Durch die erhöhte Temperatur wird gleichzeitig eine Verkürzung des Garprozesses erreicht. Dieses Prinzip hat man beim **Dampfdrucktopf bzw. den Druckgarautomaten** der Großküchen übernommen. Trotz der geringeren Garzeit ist der Vitaminverlust jedoch höher als beim Dünsten. Deshalb wurden Drucktöpfe entwickelt, bei denen die Innentemperatur nur noch geringfügig bis 104 °C ansteigt und nicht wie sonst üblich auf etwa 116 °C.

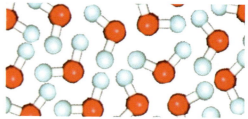
Wassermoleküle

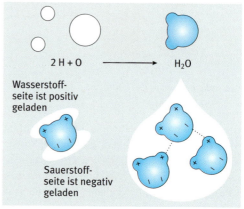
Wassermolekül

Wasser ist ein ausgezeichnetes Lösungsmittel. Die Lösungseigenschaften werden noch verbessert, wenn das Wasser hierbei erhitzt wird. So lassen sich in heißem Wasser Kochsalz oder Zucker weitaus besser lösen als in kaltem Wasser. Beim Herstellen von **Aufgussgetränken** wie Kaffee oder Tee werden die Aromastoffe durch Wasser aufgenommen und geben so dem Getränk den typischen Geschmack. Ebenso wirkt Wasser bei der Zubereitung einer Brühe oder der Zugabe von Gewürzen. Dabei werden die Lösungseigenschaften durch gleichzeitige Wärmezufuhr noch verbessert.

Druck beeinflusst die Siedetemperatur

Wasser gefriert bei 0° C und dehnt sich bei diesem Vorgang aus. Gefriert z. B. ein Getränk in einer Flasche, so kann diese platzen. Eis ist spezifisch leichter als Wasser, es hat bei 4° C seine größte Dichte.

Beim Tiefgefrieren von Lebensmitteln werden sehr niedrigere Temperaturen angewandt. Sie liegen bei -40° C. So werden winzig kleine Eiskristalle erzeugt, die die Zellwände nicht verletzen. Dadurch wird beim Auftauen ein großer Saftverlust vermieden.

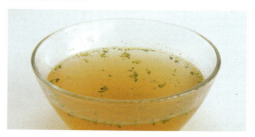
Bei der Herstellung von Brühen wird die Lösungseigenschaft des Wassers ausgenutzt

1.4 Richtig vorbereiten schont Vitamine und Mineralstoffe

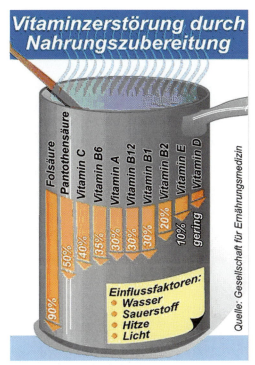

Wasser spielt eine wichtige Rolle

Nährstoffverluste beim Kochen

	Vitamin B_1	Vitamin C	Eisen	Kalium
ungeschält	10%	11%	2%	0,4%
geschält	10%	32%	26%	20%

Vitamin-C-Verlust bei unterschiedlichen Garmethoden

	Dünsten	Kochen	Druckgaren
geschält	7%	16%	27%

Nährstoffverluste beim Kochen von Kartoffeln

Wasser gegart. Es finden also kaum Auslaugverluste statt.

Die Abbildung zeigt deutlich die wesentlichen Unterschiede beim Garen von Pellkartoffeln und geschälten Kartoffeln. Während die Auslaugverluste bei Pellkartoffeln verschwindend gering sind, liegen sie bei geschälten Kartoffeln in einer beachtlichen Größenordnung.

Obst und Gemüse sollten immer im Ganzen und vor dem Schälen unter fließendem Wasser gewaschen werden. So können auf der Oberfläche haftende Schadstoffe zum Teil entfernt werden.

Nie sollten Lebensmittel über einen längeren Zeitraum im Wasser liegen bleiben, da so Mineralstoffe und Vitamine, aber auch Eiweißstoffe ausgelaugt werden.

Vor dem Einfrieren wird Gemüse häufig blanchiert. In der Industrie sind bei diesem Prozess nur noch sehr geringe Kontaktzeiten und meistens heißer Wasserdampf üblich, um die Auslaugverluste möglichst gering zu halten. Dennoch sind bei diesem Prozess Verluste an Vitaminen und Mineralstoffen nicht völlig zu vermeiden.

Ein schonendes Garverfahren ist das **Dünsten**. Hierbei werden die wirkstoffreichen Lebensmittel praktisch im eigenen Saft mit nur wenig

Wichtige Regeln für die Zubereitung

- Obst und Gemüse vor dem Schälen waschen.
- Bei Gemüse ist oft Schälen unumgänglich. Dieses sollte sehr dünn erfolgen, da wichtige Inhaltsstoffe direkt unter der Schale sitzen.
- Sollen Aromastoffe ausgelaugt werden, so ist heißes Wasser sinnvoller. Je länger zum Beispiel der Tee ziehen kann, desto mehr Aromastoffe können in das Teewasser ziehen. Aber aufgepasst: Insbesondere bei schwarzem Tee gehen auch die Bitterstoffe mit ins Teewasser über.
- Kurze Garzeiten in wenig Wasser bedeuten nur geringe Auslaugverluste.
- Kartoffeln möglichst als Pellkartoffeln garen!

Exkurs: Wasser, ein Lebensmittel wird knapp

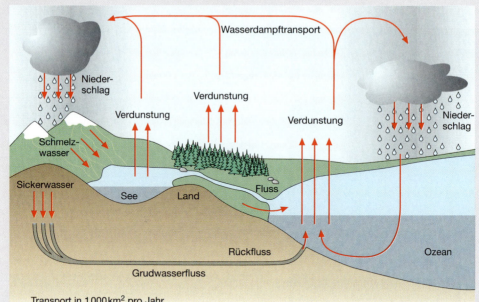

Transport in 1 000 km² pro Jahr

Wasser ist der wichtigste Bestandteil aller Lebewesen und Pflanzen. Die Erdoberfläche besteht zu 3/4 aus Wasser. Der größte Teil ist jedoch nicht als Trinkwasser nutzbar. Es muss darauf geachtet werden, Wasser nicht zu verschwenden oder mit Schadstoffen zu belasten. Die EG-Trinkwasserrichtlinie gibt als Richtwert vor: 0,1 Mikrogramm/Liter für ein einzelnes und 0,5 Mikrogramm/Liter für alle Pestizide zusammen dürfen nicht überschritten werden. Viele Wasserwerke haben Probleme bei der Einhaltung dieser Werte. Gleiches gilt für die Einhaltung des Nitratwertes von 50 Milligramm/Liter.

Mit unseren Lebensgewohnheiten hat sich die Abhängigkeit des Menschen vom Wasser erhöht. Wir benötigen Wasser als Lebensmittel, im Haushalt zur Reinigung, in den Betrieben und in der Landwirtschaft, letztlich sogar für unsere Freizeit. Wasser lässt sich aber nicht vermehren. Allein zur Reinigung und Pflege verbraucht der Mensch pro Tag etwa 145 Liter. Da Trinkwasser ein wichtiges Lebensmittel ist, sind die Anforderungen an seine Qualität gesetzlich geregelt worden. Alle Einrichtungen und Betriebe, die Wasser zum Reinigen und Zubereiten von Lebensmitteln verwenden, dürfen nur mit Trinkwasserqualität arbeiten.

Nur wo Wasser ist, können Pflanzen gedeihen

Oberflächenwasser aus Regen und Flüssen wird zur Trinkwassergewinnung verwendet. Abwässer enthalten viele gelöste und ungelöste Stoffe, aber auch zahlreiche Keime und Bakterien. In modernen Anlagen wird Abwasser heute in 3 Stufen gereinigt: zunächst mechanisch (Entfernung von Dosen, Holz, Plastik etc.), dann biologisch in Belüftungsbecken und schließlich chemisch unter Entfernung stark belastender Stoffe wie Phosphate oder Nitrate. Bevor das Wasser als Trinkwasser in die Haushalte kommt, wird es gechlort, um Bakterien wirksam zu zerstören.

Regional weist das Trinkwasser eine unterschiedliche Zusammensetzung auf. So kann zwischen hartem und weichem Wasser unterschieden werden. Ausschlaggebend ist der Gehalt an Calcium- und Magnesiumverbindungen. Die örtlichen Wasserwerke geben die jeweiligen Härtegrade bekannt. Die Härtegrade werden seit Februar 2007 in millimol Calciumcarbonat je Liter angegeben. Weiches Wasser darf bis 1,5 mmol/l Calciumcarbonat enthalten, hartes Wasser enthält über 2,5 mmol/l. Die Unterscheidung ist wichtig, weil bei hartem Wasser ab Temperaturen von 60 °C Calciumcarbonat ausfällt und es hierdurch zu unerwünschten Kalkablagerungen kommen kann.

Exkurs: Mineral-, Quell- und Tafelwasser im Vergleich

Trinkwasser wird aus Oberflächenwasser, wie Flüsse und Seen, oder oberflächennahem Grundwasser gewonnen. Mineralwasser ist dagegen Wasser, das sich auf einem langen unterirdischen Weg durch verschiedene Gesteinsschichten erst gebildet hat.

Hierbei wird es von unerwünschten Begleitstoffen befreit und teilweise mit Kohlensäure des Erdinnern angereichert. Mineralwässer werden im Gegensatz zu Trinkwasser nicht mehr aufbereitet. Allerdings dürfen sie nur begrenzte Schadstoffgehalte aufweisen. Unterschieden werden natürliche Mineralwässer, Quellwässer und Tafelwässer.

Natürliche Mineralwässer sind Wässer, die in einem Liter mindestens 1000 mg gelöste Salze oder 250 mg Kohlenstoffdioxid enthalten. Natürliches Mineralwasser stammt aus einem unterirdischen, vor Verunreinigungen geschützten Wasservorkommen. Es muss am Ort der Quelle in Flaschen abgefüllt werden. Eine amtliche Anerkennung ist Voraussetzung für den Vertrieb im Handel. Ein Auszug aus der Analyse des Wassers kann auf dem Etikett stehen, es ist jedoch nicht zwingend vorgeschrieben.

Tafelwasser ist aus verschiedenen Wassern gemischt und darf mit Meerwasser, Sole oder Mineralsalzen versetzt werden.

Auf dem Etikett müssen die Zutaten, wie z. B. Natriumchlorid oder Calciumcarbonat, angegeben werden. Eine entsprechende Mengenangabe kann aber entfallen.

Quellwasser wird aus künstlichen oder natürlichen Quellen erschlossen. Für die Höchstmengen an zugelassenen chemischen Stoffen gelten andere Werte als für die Mineralwässer. Für Quellwasser müssen im Gegensatz zu den natürlichen Mineralwässern keine ernährungsphysiologischen Wirkungen nachgewiesen sein.

Natürliche **Heilwässer** zählen nicht mehr zu den Lebensmitteln, sondern werden wie Arzneimittel behandelt. Diese Wässer müssen krankheitsheilende, lindernde oder krankheitsverhütende Eigenschaften aufweisen. Die Eignung des Getränks muss auf dem Etikett angegeben sein. Ebenso ist der Analysenauszug auf dem Etikett zwingend vorgeschrieben. Wie die natürlichen Mineralwässer haben Heilwässer ihren Ursprung in unterirdischen, vor Verunreinigung geschützten Quellen.

Für alle Wässer dürfen drei chemisch-technische Verfahren angewendet werden: die Enteisung, d. h., das Entfernen von Eisen, da sich sonst braune Flocken absetzen würden, die Entschwefelung und der Zusatz von Kohlenstoffdioxid.

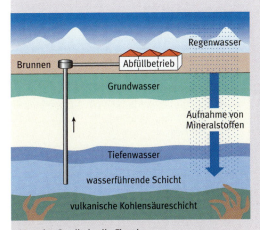

Von der Quelle in die Flasche

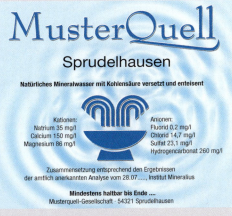

Mineralwasserkennzeichnung

2 Mineralstoffe – die Bausubstanz

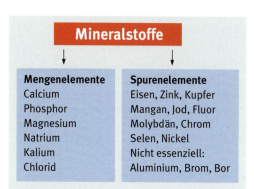

Mineralstoffe sind zu weniger als 1 % an der Körpermasse beteiligt. Dennoch müssen wir sie regelmäßig aufnehmen, da sie vielfältige Aufgaben im Organismus erfüllen. Mineralstoffe werden täglich im Körper umgesetzt. Nur eine kleine Menge wird ausgeschieden. Diese muss täglich aufs Neue ersetzt werden.

Viele Mineralstoffe sind notwendig für die Wirkungsweise von Enzymen. Dabei wirken die **Mengenelemente** als Cofaktoren. Hierbei geht der Mineralstoff nur eine lockere Bindung mit dem Enzym ein. **Spurenelemente** finden wir dagegen häufiger als feste Bestandteile von Enzymen. Die Bezeichnung Mengen- und Spurenelemente ist chemisch nicht korrekt, da die Mineralstoffe nicht in Form von Elementen, sondern in Form von Ionen (elektrisch geladenen Teilchen) in den Körperzellen vorkommen.

Auch viele organische Verbindungen weisen Mineralstoffe auf. So erfüllt Eisen im Hämoglobin eine wichtige Rolle beim Sauerstofftransport. Das Schilddrüsenhormon Thyroxin, z. B., enthält das Spurenelement Jod.

Mineralstoffe wirken als **Baustoffe**. Sie sind z. B. an der Bildung von Knochen und Zähnen beteiligt. Hier ermöglichen sie die besondere Festigkeit dieser Gewebe. Als **Reglerstoffe** beeinflussen sie den Wasserhaushalt, die Erregbarkeit von Nerven und Muskeln, den osmotischen Druck oder das Basen- und Säurengleichgewicht.

Von den meisten Mineralstoffen werden in Deutschland ausreichende Mengen aufgenommen. Dies gilt allerdings nicht für Jod. Auch Calcium ist in einigen Altersgruppen kritisch. Einige Bevölkerungsgruppen sollten ganz besonders auf ihre Mineralstoffzufuhr achten (siehe Grafik links).

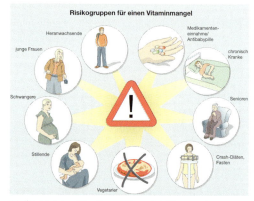

Risikogruppen für einen Mineralstoffmangel

Lernaufgaben:

Informieren Sie sich anhand des letzten Ernährungsberichts und des Eskimo-Moduls der KIGGS-Studie über die Mineralstoffzufuhr bei Kindern und Jugendlichen.

1. Vergleichen Sie die Zahlen der Mineralstoffzufuhr mit denen der D-A-CH-Referenzwerte.
2. Stellen Sie die Unterschiede grafisch dar.
3. Diskutieren Sie in Ihrer Klasse, bei welchen Mineralstoffen Handlungsbedarf besteht.
4. Stellen Sie Empfehlungen zur Deckung des Calcium- und Jodbedarfs bei Kindern und Jugendlichen auf.
5. Bewerten Sie in diesem Zusammenhang, dass Fruchtsäften Calcium zugesetzt wird und viele Lebensmittel inzwischen mit Jodsalz hergestellt werden.
6. Informieren Sie sich, welche Auswirkungen eine zu hohe Aufnahme an Calcium bzw. Jod haben kann.

Überblick: Mineralstoffe

Mengen-elemente	Menge im Körper	Empfohlene Zufuhr	Wirkung	Vorkommen in Lebensmitteln	Auswirkungen eines Mangels
Calcium (Ca)	> 1000 g	1 g	Erregbarkeit von Nerven und Muskeln, Blutgerinnung, Aktivität von Enzymen, Durchlässigkeit der Zellwände, Baustein für Knochen und Zähne	Milch, Milchprodukte, Eigelb, Gemüse, Nüsse, Mineralwasser	Verminderte Calciumeinlagerung in die Knochen, Osteoporose, Krämpfe
Phosphor (P)	700 g	0,7 g	Bestandteil energiereicher P-Verbindungen, Baustein von Knochen, Zähnen und Zellen	Milch, Milchprodukte, Innereien, Fleisch, Fisch, Eigelb, Hülsenfrüchte, Nüsse	nicht bekannt
Magnesium (Mg)	25 g	0,35 g	Enzymaktivator, Erregbarkeit von Nerven und Muskeln	Gemüse, Kartoffeln, Nüsse, Hülsenfrüchte	Krämpfe der Skelettmuskulatur und der Arterienmuskulatur
Natrium* (Na) *Schätzwert für eine minimale Zufuhr	100 g	0,55 g	Regelung des osmotischen Druckes, Erregbarkeit von Nerven und Muskeln, Regulierung des Wasserhaushalts	Kochsalz, Fleisch, Fisch, Käse, Wurstwaren usw.	Absinken des Blutdrucks. Störungen in der Reizleitung, Zittern
Kalium* (K) *Schätzwert für eine minimale Zufuhr	140 g	2 g	Regelung des osmotischen Druckes, Erregbarkeit von Nerven und Muskelzellen	Pflanzliche Lebensmittel, Kartoffeln, Hülsenfrüchte, Obst, Nüsse, Naturreis, Bananen	Schwäche der Skelettmuskulatur bis zu Funktionsstörungen des Herzens
Chlorid* (Cl) *Schätzwert für eine minimal Zufuhr	80 g	0,83 g	Regelung des osmotischen Druckes, Magensäurebildung	Kochsalz, kochsalzreiche Lebensmittel	Schwierigkeiten bei der Eiweißverdauung im Magen
Spurenelemente					
Eisen (Fe)	4,5 g	10 mg bis 15 mg	Bestandteil von Hämoglobin und Myoglobin, Sauerstofftransport	Fleisch, Leber, Eigelb, Vollkornprodukte, Hülsenfrüchte, Schnittlauch, Spinat	Konzentrationsschwäche, mangelnde Infektabwehr, Blutarmut
Jod (I)	10 mg	0,20 mg	Bestandteil des Schilddrüsenhormons	Seefisch, Eier, Milch, jodhaltiges Speisesalz	Kropf, bei entsprechender, erblicher Disposition Kretinismus (Zwergwachstum, Übergewicht, verminderte geistige Leistungsfähigkeit)
Fluorid (F)	–	3,1 mg bis 3,8 mg	Härtung des Zahnschmelzes	Trinkwasser, pflanzliche Lebensmittel, schwarzer Tee	erhöhte Kariesanfälligkeit
Zink (Zn)	2,5 g	7 mg bis 10 mg	Enzymaktivator, Bildung von Insulin, Eiweißaufbau	Rindfleisch, Leber, Erbsen, Getreide	Zwergwachstum, sexuelle Unterentwicklung, mangelhafte Insulinbildung

3 Calcium – gut für Knochen und Zähne

Der Körperbestand an Calcium beträgt zwischen 1 kg und 1,7 kg. Zum überwiegenden Teil befindet sich Calcium in **Knochen und Zähnen**. Hier bewirkt Calcium zusammen mit Phosphor und Magnesium die Festigkeit des Knochengerüstes. Calcium wirkt außerdem auf die **Erregbarkeit** von **Nerven und Muskeln**. Ist Calcium in der Muskelzelle vorhanden, so kann sich diese anspannen. Strömt dagegen Magnesium in die Muskelzelle ein, so entspannt sich diese.

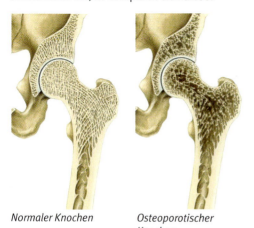

Normaler Knochen   *Osteoporotischer Knochen*

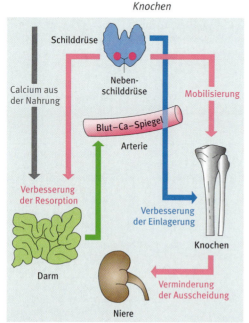

Regulierung des Calciumhaushalts

Calcium reguliert auch die **Durchlässigkeit der Zellmembranen**. Gleichzeitig ist es ein wichtiger Faktor bei der **Blutgerinnung**.
Die Menge an Calcium im Blut ist weitgehend konstant. Dies erreicht der Körper über ein kompliziertes Zusammenspiel von Hormonen, Aufnahme und Ausscheidung des Mineralstoffes und mithilfe des Vitamins D.

Regulierung des Blutcalciumspiegels

Die Schilddrüse bildet das Calcitonin, das überwiegend die Einlagerung des Calciums im Knochen bewirkt. Die Nebenschilddrüsen produzieren das Parathormon. Dieses erhöht im Darm die Aufnahme des Calciums. Im Knochen bewirkt es die Mobilisierung des Calciums und in der Niere eine Verminderung der Ausscheidung. Auch **Vitamin D** greift in den Calciumhaushalt ein. Im Darm erhöht es die Aufnahme von Calcium aus der Nahrung. Im Knochen bewirkt es eine Festlegung des Calciums. Fehlt das Vitamin D, so kommt es bei Kindern zur Rachitis (Siehe auch Seite 137).

Viele ältere Menschen kommen oft nur noch selten an die frische Luft und verzehren in der Regel auch weniger Milch und Milchprodukte. Bei ihnen macht sich der Mangel an Vitamin D und die geringe Versorgung mit Calcium zunächst nur sehr schleichend bemerkbar. Frauen nach der Menopause sind besonders vom Calciummangel betroffen. Diese Krankheit wird als **Osteoporose** bezeichnet. Die Knochen werden zunehmend poröser, brechen dann bereits bei der geringsten mechanischen Belastung, auch eine Folge des Verlustes an organischer Substanz. Auch die Wirbelsäule verändert sich und wird gekrümmt, es entsteht der sogenannte Witwenbuckel. Osteoporose ist für die Betroffenen sehr schmerzhaft.

Empfohlene Zufuhr an Calcium. Der Bedarf an Calcium ist je nach Alter verschieden.

Kleine Kinder benötigen relativ mehr als Erwachsene. Die empfohlene Zufuhr für Kinder liegt bei 600 mg pro Tag. Jugendliche sollten 1,2 g, Erwachsene 1 g pro Tag aufnehmen. Besonders geeignet zur Bedarfsdeckung sind Milch und Milchprodukte. Diese Lebensmittelgruppe enthält neben beachtlichen Mengen an Calcium auch Eiweiß und Vitamin D. Eiweiß und Vitamin D fördern die Calciumresorption.

In einigen pflanzlichen Lebensmitteln wie Rhabarber, Sellerie, Rote Bete, Kakao und Spinat finden wir **Oxalsäure**. Diese verbindet sich mit Calcium zu einem unlöslichen Komplex (Calciumoxalat), der vom Körper nicht mehr resorbiert werden kann. Wird z. B. zu einer üblichen Portion Spinat ein Glas Milch getrunken, so geht der gesamte Calciumgehalt der Milch für den Körper verloren.

In Getreide befindet sich eine andere Säure: das **Phytin**. Auch damit bildet Calcium einen unlöslichen Komplex. Im Gegensatz zur Oxalsäure zerfällt jedoch Phytin beim Erhitzen, sodass Brot und Backwaren gut mit Milch und Milchprodukten kombiniert werden können.

Calciummangel über einen längeren Zeitraum äußert sich in Tetanie (Krämpfen) und Osteoporose (Knochenentkalkung). Bei einem Überangebot an Calcium, z. B. bei einer täglichen Aufnahme von 2 bis 3 l Milch, kommt es zu Ablagerungen in den weichen Geweben, vor allem in der Niere.

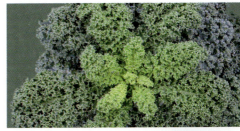
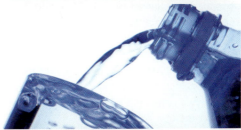
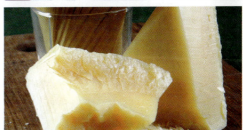
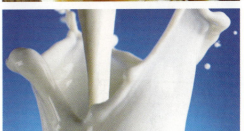

Calciumreiche Lebensmittel

Calcium gehört in der Bundesrepublik zu den kritischen Nährstoffen. Der Ernährungsbericht 2004 weist im Durchschnitt der Bevölkerung eine zu geringe Aufnahme auf. Lediglich Klein- und Schulkinder decken aufgrund des regelmäßigen Milchkonsums mit Sicherheit ihren Bedarf.

Eine leichte Unterversorgung führt nicht direkt zu Krankheitserscheinungen, denn das Knochengerüst stellt einen beachtlichen Speicher dar, aus dem zunächst Calcium mobilisiert werden kann.

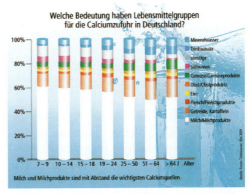

Calciumzufuhr bei Frauen und Männern im Vergleich zu den D-A-C-H-Referenzwerten

4 Magnesium und Phosphor – die Gegenspieler von Calcium

Phosphor kommt zusammen mit Calcium überwiegend in der Knochensubstanz vor. Ferner ist es im Körper notwendig für die Bildung zahlreicher Stoffe wie z. B. Lecithin, ATP (Adenosintriphosphat), Nucleinsäuren etc. Die empfohlene Zufuhr liegt für den Erwachsenen bei 700 mg/Tag. Phosphor ist in praktisch allen Lebensmitteln enthalten, mit Ausnahme von Ölen und Zucker.

Darüber hinaus sind Phosphate vom Gesetzgeber zugelassene Zusatzstoffe, die aus technologischen Gründen vielen Lebensmitteln zugesetzt werden.

Phosphor wird erheblich mehr als eigentlich notwendig aufgenommen. Deshalb wurde in der Vergangenheit immer wieder eine gesundheitliche Gefährdung diskutiert. Eine hohe Phosphataufnahme bewirkt einen Abfall des Calciumspiegels im Blutserum. Entgegen früheren Vermutungen verschlechtert sich die Calciumbilanz jedoch nicht.

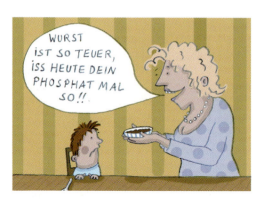

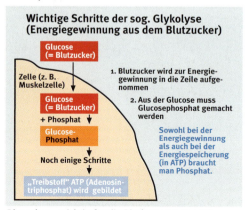

Phosphat – wichtig für die Bindung von Energie

Phosphate werden in der Lebensmittelindustrie häufig als Stabilisatoren eingesetzt.

Deshalb wurden sie immer wieder einmal mit dem hyperkinetischen Syndrom in Verbindung gebracht. Dieses Syndrom wird bei Kindern diagnostiziert und äußert sich in Unruhe, Unkonzentriertheit bis hin zu erheblichen Aggressionsschüben.

Ein Zusammenhang mit Phosphat konnte in wissenschaftlichen Studien weder belegt noch ausgeschlossen werden.

Auch **Magnesium** ist in erster Linie am Aufbau des Knochengerüstes und der Zähne beteiligt. Außerdem spielt es eine wichtige Rolle für die Erregbarkeit von Nerven und Muskeln. Magnesium kommt ähnlich wie Kalium besonders häufig im Herzmuskel vor. Es hat außerdem auf den Spannungszustand der Arterienwände einen Einfluss.

Die empfohlene Zufuhr liegt bei bis zu 0,35 g/Tag. Magnesium kommt sowohl in pflanzlichen als auch tierischen Lebensmitteln vor. Die Mengen in pflanzlichen Lebensmitteln sind meistens höher. Magnesium ist das Zentralatom des Blattgrüns – des Chlorophylls. Im Durchschnitt der Bevölkerung ist der Magnesiumbedarf gedeckt.

Ein Magnesiummangel führt zu Krämpfen und begünstigt neben anderen Faktoren die Entstehung eines Herzinfarktes. Zu viel Magnesium wirkt abführend. Ein Überschuss ist aber ernährungsbedingt nicht möglich.

Bei intensiven sportlichen Belastungen steigt der Magnesiumbedarf

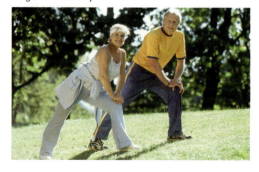

5 Magnesium und Calcium – auch im Trinkwasser vorhanden

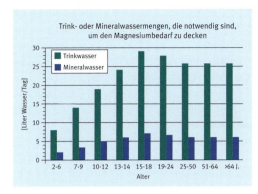

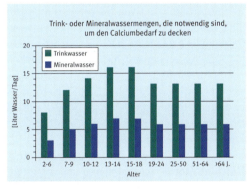

Die beiden Abbildungen verdeutlichen: Mineral- und Trinkwasser leisten einen erheblichen Beitrag zur Bedarfsdeckung an Calcium und Magnesium. Deutlich wird dies auch anhand des Etiketts einer entsprechenden Mineralwasserflasche.

Auszug aus der Analyse des Instituts für Wasserchemie der TU München vom 28. März 2002 – in mg/l:
Kationen: Natrium 36,9; Kalium 4,6; Calcium 272,4; Magnesium 71,3; Mangan <0,05; Anionen: Fluorid <0,3; Chlorid 95,7; Nitrit <0,02; Nitrat <2; Sulfat 597,6; Hydrogencarbonat 390,0.
Durch laufende Kontrollen bestätigt. Flasche ausschließlich zur Abfüllung von Mineralwasser bestimmt. Vor Sonnenlicht und Wärme schützen.

Mineralwässer sind gute Calcium- und Magnesiumquellen

Lernaufgaben:

Der Knochenaufbau ist ein sehr komplexer Vorgang. Neben Calcium, Magnesium und Phosphor ist auch Vitamin K beteiligt.
Mangelerscheinungen sind nur dann zu vermeiden, wenn das Verhältnis aller beteiligten Nährstoffe stimmt.

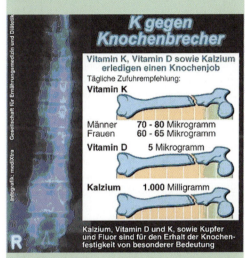

1. Informieren Sie sich anhand der Nährwerttabelle, in welchen Lebensmitteln Vitamin K enthalten ist.

2. Informieren Sie sich über das Zusammenspiel der Nährstoffe. Warum ist dieses Zusammenspiel vor allem im Alter von Bedeutung?

 Tipp

Trinkwasser ist jederzeit verfügbar, wird ständig kontrolliert auf unzulässige Rückstände und enthält eine ganze Reihe wertvoller Mineralstoffe. Wer Geld sparen will, kann gut einen Teil seines Flüssigkeitsbedarfs mit Trinkwasser decken und muss nicht auf teure Mineralwässer zurückgreifen.

6 Natrium, Kalium und Chlorid – sie regulieren

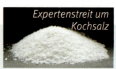

Expertenstreit um Kochsalz

Feindbild Salz

Seit Jahrzehnten gibt es Streit um das Kochsalz. Zu viel Salz im Essen soll die Hauptursache für hohen Blutdruck sein, sagen Ärzte weltweit. Daher lautet die Empfehlung für Bluthochdruckkranke auch regelmäßig: „Weniger Salz!"

Über 30 Jahre quälten sich Patienten mit fader Kost – die meisten völlig umsonst. Denn trotz ungezählter Versuche von Forschern in aller Welt gelang es bis heute nicht, einen eindeutigen Zusammenhang zwischen Salz und hohem Blutdruck zu beweisen. Trotzdem hält sich der Mythos „Salz erhöht den Blutdruck" bis heute. Vermutlich trug eine zu simple Vorstellung vom Bluthochdruck zum Feindbild Salz bei: denn Salz bindet Wasser, leicht zu erkennen am Durst nach einem salzigen Essen. Wenn mehr Salz im Blut ist, entzieht die Niere dem Blutkreislauf weniger Wasser. Damit, so nahm man an, steigt das Blutvolumen und drückt stärker auf die Wände der Blutgefäße. Doch heute weiß man, dass die Zusammenhänge viel komplexer sind. Es gibt viele Ursachen für hohen Blutdruck – und nur bei 15–30 Prozent der Bluthochdruckkranken nützt es etwas, wenn sie ihren Salzkonsum einschränken. Diese Menschen nennen die Mediziner „salzsensitiv".

Pressenotiz

Salzspartipps

- Salzstreuer auf dem Tisch ist überflüssig.
- Gesalzene Lebensmittel wie Salzheringe, Matjes, Salzfleisch, wässern, in Milch oder Buttermilch einlegen, gesalzenes Fleisch in viel Wasser kochen.
- Dämpfen, Dünsten, Grillen sind Garverfahren, bei denen der Eigengeschmack der Speisen gut erhalten bleibt.
- Küchenkräuter und Gewürze verwenden.
- Bei Gewürzmischungen darauf achten, ob sie Salz enthalten.
- Pellkartoffeln statt Salzkartoffeln zubereiten.
- Teigwaren, Reis, Kartoffeln als Beilagen zu Soßengerichten nur schwach salzen.
- Babykost und Fertignahrung für Kleinkinder nicht salzen.
- Mineralwässer können viel Natrium und Chlorid enthalten; daher das Etikett beachten.

Natrium, Kalium und Chlorid übernehmen im Körper sich ergänzende Aufgaben. Sie regulieren gemeinsam den Wasserhaushalt und den osmotischen Druck der Zellen. Natrium und Kalium wirken hierbei als Gegenspieler.

So führt Natrium zu einer Bindung des Wassers in den Zwischenzellräumen, während Kalium eine Wasserausschwemmung über die Nieren bewirkt. Bei körperlich schwerer Arbeit oder bei hohen Außentemperaturen muss der Körper verstärkt schwitzen. Hierbei wird nicht nur Wasser, sondern auch Kochsalz ausgeschieden.

Bei der Erregbarkeit von Nerven und Muskeln sind alle drei Mineralstoffe beteiligt. Für eine reibungslose Reizleitung ist hierbei die gleichmäßige Verteilung auf die unterschiedlichen Zellräume wichtig.

Kalium finden wir darüber hinaus besonders häufig im Herzmuskel. Chlorid ist Bestandteil der Magensalzsäure, die für die Gerinnung von Proteinen verantwortlich ist.

In der Bundesrepublik Deutschland wird mehr **Natriumchlorid** aufgenommen als benötigt. Ohne jegliches Würzen von Speisen wäre der Kochsalzgehalt der Lebensmittel schon ausreichend, um den Bedarf zu decken.

Leider befinden sich auf unserem Lebensmittelmarkt viele Produkte, die als ausgesprochen salzreich eingestuft werden müssen. Hierzu gehören viele Fleischwaren wie Schinken, Kasseler, Salami, aber auch Rollmöpse, Salzkekse, Chips und Snacks, Ketchup und Würzmittel.

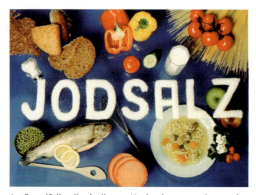

Im Regelfall sollte jodiertes Kochsalz verwendet werden

Es gilt als gesichert, dass eine zu hohe Aufnahme über einen längeren Zeitraum die Entstehung von Bluthochdruck bei kochsalzempfindlichen (salzsensitiven) Menschen begünstigt. Allerdings wird diese Krankheit immer von mehreren Ursachen, wie z.B. Rauchen, Übergewicht und zu fettreicher Ernährung, hervorgerufen. Bluthochdruck gilt als Risikofaktor für die Entstehung von Arteriosklerose und Herzinfarkt.
Wer bereits an Bluthochdruck erkrankt ist, sollte in jedem Fall salzarm essen und bevorzugt kaliumreiche Lebensmittel aufnehmen. Von Personen mit normalem Blutdruck reagieren nur 17 % auf eine strenge, kochsalzarme Diät mit einer Blutdrucksenkung.

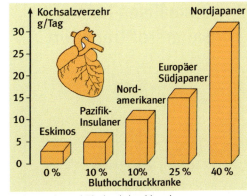

Salzverzehr und Bluthochdruckkranke

Der **Chloridbedarf** ist aufgrund der hohen Kochsalzzufuhr in der Regel gedeckt. Da Chlorid nur gebunden vorkommt, bedeutet zu viel Chlorid immer auch ein Problem für die Regulierung des osmotischen Drucks.

Kalium finden wir in tierischen und pflanzlichen Lebensmitteln. Der Gehalt in einigen pflanzlichen Lebensmitteln wie Banane oder Vollkorngetreide ist hierbei besonders hoch. Kalium ist sehr gut wasserlöslich. Bei falschen Zubereitungsmethoden wird Kalium deshalb leicht ausgelaugt. Insgesamt ist im Durchschnitt der Bevölkerung der Kaliumbedarf gedeckt. Der häufige Gebrauch von Abführmitteln führt zu einem Kaliummangel.

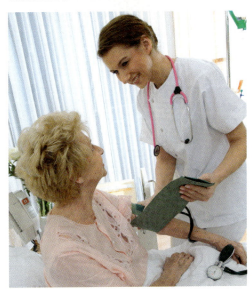

Messung des Blutdrucks

Exkurs: Der Säure-Basenhaushalt

Der Säure-Basenhaushalt beschreibt das Verhältnis von Stoffen im Blut, die entweder Wasserstoffionen abgeben (Säuren) oder Wasserstoffionen aufnehmen (Basen). Je nachdem ob Säuren oder Basen überwiegen, kann man einen bestimmten pH-Wert messen.
Die Körperflüssigkeiten haben unterschiedliche pH-Werte. So ist das Blut leicht alkalisch mit einem pH-Wert von 7,3 bis 7,5, die Magensäure aber sehr sauer mit einem pH-Wert von 1,5 bis 1,9.
Der Organismus ist bestrebt, die pH-Werte der unterschiedlichen Körperflüssigkeiten immer gleich hoch zu halten. Lebensmittel enthalten ihrerseits häufig Säuren wie Citronensäure, Weinsäure oder Apfelsäure. Sie werden soweit neutralisiert, dass sie nicht das Milieu der Körpersäfte verändern können.
Der Organismus schafft dies mithilfe von Puffersubstanzen. Dies sind häufig Bicarbonate oder Phosphate, aber auch Aminosäuren und Peptide können diese Aufgaben übernehmen. Selbst Lunge und Niere sind an der Aufrechterhaltung des Gleichgewichts beteiligt. So kann über die Lunge Kohlensäure ausgeschieden werden, über die Niere Harnstoff und Harnsäure.
Eine Veränderung des Basen- und Säuregleichgewichts durch die Ernährung ist beim gesunden Menschen praktisch nicht möglich.

7 Ohne Eisen kein Sauerstofftransport

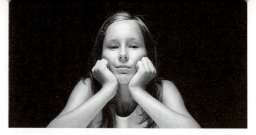

Bei Kindern führt Eisenmangel häufig zu Konzentrationsstörungen

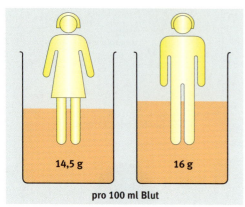

Hämoglobingehalt im Vergleich

Eisen ist Bestandteil des roten Blutfarbstoffs Hämoglobin. Außerdem kommt es im Enzymsystem der Mitochondrien vor. Eisen bindet den für das Leben unbedingt notwendigen Sauerstoff und transportiert ihn in unserem Körper. Wir benötigen den Sauerstoff, um aus den Nährstoffen Energie zu bilden. Der Hämoglobingehalt im Blut ist immer etwa gleich hoch. Er ist abhängig vom Geschlecht und bis zu einem gewissen Grade vom Trainingszustand der Personen.

Durchschnittliche Resorptionsrate für Eisen: 10 %

Resorption hemmende Faktoren
- schwarzer Tee
- Kaffee
- Weizenkleie
- Calciumsalze
- Milchprodukte
- Sojaprodukte
- Phosphat
- Oxalat (Spinat)
- Salicylat (Aspirin)
- Phytat (Getreide, Soja)

Zufuhr 10 mg Eisen
1 mg resorbiert
9 mg ausgeschieden

Resorption fördernde Faktoren
- Vitamin C
- Fleisch
- Geflügel
- Fisch
- Zitronensaft

Pro Tag wird eine **Eisenaufnahme** von 10 bis 15 mg empfohlen. Frauen benötigen aufgrund ihres monatlichen Blutverlustes mehr als Männer. Von der aufgenommenen Menge werden lediglich 10 % resorbiert. Die Resorption kann verbessert werden, wenn Eisen zusammen mit Vitamin C aufgenommen wird.

Schwangere und Stillende haben einen deutlich höheren Bedarf als alle anderen Gruppen. Während der Schwangerschaft muss die Frau auch das Blut des Embryos bilden. Außerdem verliert sie bei der Geburt eine erhebliche Menge Blut. Deshalb steigt der Eisenbedarf in den letzten Monaten der Schwangerschaft so sehr, dass er nur noch mit Mühe über die Ernährung gedeckt werden kann.

Ein **Eisenmangel** führt zu Anämie. Hierbei ist der Hämoglobingehalt des Blutes verringert. Die Personen fallen durch Blässe der Haut, insbesondere auch der Schleimhäute, verringertes Konzentrationsvermögen, allgemeine Schwäche und Antriebsermüdung sowie verminderte Infektabwehr auf.

Anämie lässt sich durch eine sinnvolle Ernährung vermeiden. In den Lebensmitteln liegt Eisen in unterschiedlich ionisierter Form vor. Am günstigsten ist es, wenn Eisen als Fe_{2+}-Ionen vorliegt, wie dies in Fleisch und Fleischwaren der Fall ist.

Für die tägliche Bedarfsdeckung kommen aber auch pflanzliche Lebensmittel infrage. Gleichzeitig vorhandenes Vitamin C bewirkt eine Umwandlung der Fe_{3+}-Ionen in Fe_{2+}-Ionen, sodass der Körper auch dieses Eisen gut ausnutzen kann. Ein zu hoher Anteil an Cellulose oder an Oxalsäure in der Nahrung vermindert die Eisenaufnahme.

Lernaufgaben:

Große Vegetarierstudien haben keinen Eisenmangel im Blut bei den Untersuchten festgestellt. Offenbar ist es möglich, auch ohne Fleisch und Wurst ausreichend Eisen aufzunehmen.

1. Informieren Sie sich über den Eisengehalt von Gemüse.
2. Suchen Sie geeignete Gemüsegerichte heraus und geben Sie Tipps, wie eine ausreichende Eisenaufnahme aus Gemüse sichergestellt werden kann.
3. Bewerten Sie den Eisengehalt von Hülsenfrüchten.

8 Zink, Kupfer und Mangan

Der menschliche Organismus enthält im Durchschnitt etwa 2 g **Zink**. Die einzelnen Organe weisen dabei erhebliche Konzentrationsunterschiede auf.

Zink ist Bestandteil zahlreicher Enzyme und wirkt als Cofaktor von Enzymgruppen. Seine Aufgaben sind daher ausgesprochen vielfältig. So ist Zink wichtig für den gesamten Nährstoffstoffwechsel, vor allem auch für den Aufbau von körpereigenem Eiweiß.

Zink ist notwendig für die Bildung des Hormons Insulin und für die Ausprägung der sekundären Geschlechtsmerkmale. Auffällig ist eine relativ hohe Zinkkonzentration in der Netzhaut, die eigentliche Funktion ist noch ungeklärt. Die empfohlene Zufuhr liegt bei 7 bis 10 mg. Zink wird sowohl über Lebensmittel als auch über Trinkwasser und zum Teil über die Atemluft aufgenommen. Austern, Muscheln, Fisch, Innereien, Fleisch, Milch und Getreideprodukte weisen einen relativ hohen Zinkgehalt auf. Hierbei gilt ähnlich wie bei Eisen, dass die Resorption aus tierischen Lebensmitteln günstiger verläuft als aus pflanzlichen.

Ein **Zinkmangel** äußert sich in vermindertem Wachstum (Zwergwuchs), mangelhafter Ausprägung der sekundären Geschlechtsmerkmale und einer verzögerten Wundheilung. Bei uns ist ein Zinkmangel praktisch nicht möglich. Man findet ihn aber unter anderen klimatischen Bedingungen.

Zwischen einer ausreichenden Zinkzufuhr und der Stabilisierung eines Diabetikers besteht ein direkter Zusammenhang.

Zink unterstützt die Insulinwirkung und hat hierdurch einen positiven Einfluss auf die Blutzuckerregulierung.

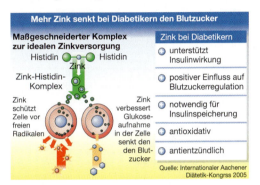

Im Organismus kommt **Kupfer** in einer Gesamtmenge von lediglich 150 mg vor. Gemessen an dieser Menge greift es an vielen Stellen in den Stoffwechsel ein. So ist die Verwertung von Eisen beim Aufbau des Hämoglobins nur mithilfe von Kupfer möglich.

Darüber hinaus spielt es eine Rolle für die Pigmentierung von Haut und Haaren. Die Höhe der empfehlenswerten Zufuhr liegt bei 1 bis 1,5 mg täglich. Ein Kupfermangel beim Menschen ist selten. In seinen Symptomen ähnelt er der Eisenmangelanämie. Besonders kupferreich sind Innereien, Fische, Muscheln, Nüsse und Getreide.

Mangan ist ein häufiges Element der Erdrinde. Wir finden Mangan in allen pflanzlichen und tierischen Geweben. Es ist ein wichtiger Cofaktor für viele Enzyme im Körper. Besonders gilt dies für Enzyme des Kohlenhydratstoffwechsels und des Bindegewebsaufbaus.

Die empfohlene Zufuhrmenge liegt bei 2 bis 5 mg pro Tag. Mangelerscheinungen sind beim Menschen nicht bekannt. Besonders manganreich sind Vollkorngetreide, Nüsse, Hülsenfrüchte, Wurzeln und Tee.

Zinkmangel ist weit verbreitet

9 Jod und Fluorid – auf die Dosis kommt es an

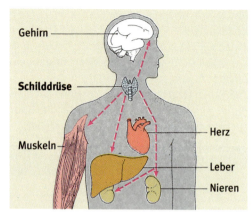

Wirkungen der Schilddrüse

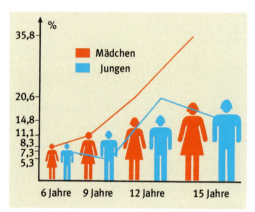

Kropfbildung bei Kindern

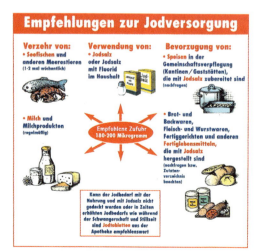

©Arbeitskreis Jod e.v.

Jod ist Bestandteil der Schilddrüsenhormone Thyroxin und Trijodthyronin. Diese regulieren das Wachstum und den Grundumsatz des Menschen. Die empfehlenswerte Zufuhr liegt bei 200 µg/Tag. In Lebensmittel kommt Jod vergleichsweise selten vor. Lediglich Meeresfisch und Algen weisen nennenswerte Mengen auf.
In Meeresnähe finden wir auch im Grundwasser Jod, sodass hier auch die pflanzlichen Lebensmittel einen höheren Jodgehalt aufweisen als z. B. in der Nähe der Alpen.
Da die Bundesrepublik Deutschland zu den **Jodmangelgebieten** zählt, gibt es jodiertes Kochsalz im Handel. Seit 1989 ist die Verwendung dieses Kochsalzes auch in der Industrie und Gemeinschaftsverpflegung erlaubt. Seit September 1991 ist fluoridiertes und jodiertes Speisesalz im Handel. Der Fluoridgehalt darf 250 mg in 1 kg Salz nicht überschreiten, der Jodgehalt liegt bei 10 bis 15 mg pro kg und damit niedriger als bei jodiertem Kochsalz mit 20 bis 25 mg/kg.
Die Verordnung (EG) 1925/2006 über die Anreicherung von Lebensmitteln ermöglicht auch den Einsatz von jodiertem und gleichzeitig fluoridiertem Salz in der Gemeinschaftsverpflegung. Allerdings ist noch eine Genehmigung durch das Bundesamt für Lebensmittel und Verbraucherschutz (BLV) in Berlin notwendig.
Fluorid. Im menschlichen Organismus finden wir zwischen 2 g und 6 g Fluor, vornehmlich in Knochen und Zähnen. Fluorid bewirkt eine Härtung des Zahnschmelzes und hat damit eine kariespräventive Wirkung. Die Deutsche Gesellschaft für Ernährung empfiehlt eine **Aufnahme** von 3,1 bis 3,8 mg täglich.
Fluor kommt in größeren Mengen in Meeresfischen und schwarzem Tee vor. Der Gehalt an Fluor im Trinkwasser ist sehr unterschiedlich und schwankt je nach Region.
Fluoridmangel führt zu einer erhöhten Kariesanfälligkeit. Deshalb werden dem Säugling vorbeugend Vitamin-D-Tabletten, kombiniert mit Fluorid, verabreicht, um einen gewissen Schutz und Stabilität für das neue Gebiss zu gewährleisten.

Exkurs: Kropfbänder dienten nicht nur der Schönheit

Als stilvolle Ergänzung eines „Dirndls" gilt vielen Frauen auch heute noch das „Kropfband". Einst war es jedoch mehr als Schmuck: Frauen, welche bei einer Geburt „durch die Wehen" einen Kropf bekommen hatten, banden sich ein schwarzes Samtband um den Hals, damit er wieder schlanker würde. Übrigens: nicht nur in Bayern!

Ein Kropf bildet sich aufgrund eines Jodmangels. Dabei vergrößert sich das Schilddrüsengewebe und kann je nach Dauer des Mangelzustandes erhebliche Ausmaße annehmen. Gefährlich wird der Kropf, wenn die vergrößerte Schilddrüse auf den Kehlkopf drückt.

Lernaufgaben:

Auch ohne die Verwendung von Jodsalz ist prinzipiell eine ausreichende Jodzufuhr möglich.

1. Recherchieren Sie, wie viel Seefisch pro Woche verzehrt werden müsste, damit die wünschenswerte Zufuhrempfehlung erreicht wird.
2. Recherchieren Sie anhand einer Nährwerttabelle, ob auch noch in anderen Lebensmitteln nennenswerte Mengen an Jod vorhanden sind.
3. Immer wieder kann man die Meinung nachlesen, dass eine Jodsupplementierung Gefahren in sich berge. Recherchieren Sie, worauf sich diese Aussagen stützen. Warum vertreten die Fachgesellschaften wie die DGE ausdrücklich eine andere Meinung?

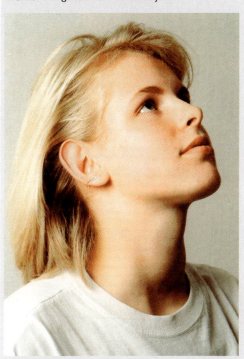

Schilddrüsenstörung bei einer Frau

Spurenelement	Zufuhr-Schätzwerte	Wirkung	Vorkommen
Cobalt	Kein Schätzwert möglich	Bestandteil von Vitamin B_{12} Bildung der roten Blutkörperchen	Tierische Lebensmittel, insbesondere Innereien
Chrom	30 – 100 µg	Wichtig für den Zwischenstoffwechsel	Hefe, Kalbsleber, Weizenkeime, Honig
Nickel	50 – 100 µg	Beeinflusst den Energiestoffwechsel, fördert die Eisenverwertung	Pflanzliche Lebensmittel
Molybdän	50 – 100 µg	Bestandteil von Enzymen, fördert die Eisenverwertung	Hülsenfrüchte, Getreideprodukte, Kartoffeln, Innereien
Selen	30 – 70 µg	Bestandteil von Enzymen, fördert das Wachstum und verbessert das Immunsystem	Fisch, Hülsenfrüchte, Getreideprodukte, Innereien

Obst und Gemüse – die Vitaminspender!

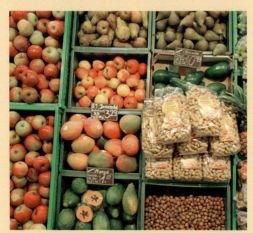

Obstangebot

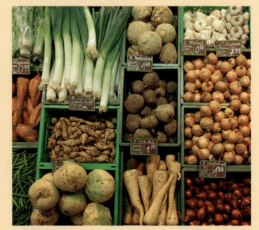

Gemüseangebot

Der Markt hat eine große Vielfalt zu bieten: Obst und Gemüse aus regionalem Anbau sowie aus Übersee. Leuchtende Farben, vielfältige Formen und intensive Duft- und Aromastoffe kennzeichnen das Angebot.

Obst und Gemüse sind vitaminreich. Fast alle Vitamine der B-Gruppe (eine Ausnahme bildet B_{12}) sind in Obst und Gemüse zu finden, darüber hinaus Vitamin C sowie ß-Carotin und Vitamin E. Auch das Spektrum an Mineralstoffen ist beträchtlich, zu nennen sind vor allem Eisen, Phosphor, Kalium, Magnesium und Calcium.

Daneben finden wir im Allgemeinen einen hohen Gehalt an Ballaststoffen. Der besondere Geschmack beruht auf organischen Säuren wie Apfelsäure, Wein- und Zitronensäure oder auch Aminosäuren und Carotinoiden. Einige Gemüsesorten wie Radicchio oder Endivie, bei Obst vor allem Grapefruit, weisen ausgeprägte Bitterstoffe auf.

Fast immer bestehen Obst und Gemüse zu mehr als 70 % ihres Eigengewichts aus Wasser. Eine Ausnahme bilden die Nüsse. Ihr Wassergehalt liegt bei lediglich 5 bis 6 %, ihr Fettgehalt bei 60 % und ihr Eiweißgehalt bei 13 bis 20 %.

Gemüse und Obst sind reich an sekundären Pflanzenstoffen. Viele von ihnen haben ein hohes antioxidatives Potenzial und senken das Risiko, an Arteriosklerose, Herzinfarkt oder Krebs zu erkranken.

Die Kampagne „5 am Tag" soll bewirken, dass mehr Obst und Gemüse verzehrt wird. Bei einem Erwachsenen entsprechen 5 Portionen einer Handvoll einer Menge von etwa 650 g täglich.
Wer viel Obst und Gemüse zu sich nimmt, hat noch einen weiteren Vorteil: Obst und Gemüse sind energiearm. Ein häufiger Verzehr hilft auch, Übergewicht zu vermeiden.

Lernaufgabe:

Für eine Schulkantine soll ein Salatbüffet und eine Obstbar aufgebaut werden.
Dabei kommt es vor allem darauf an, unterschiedliche Obst- und Salatsorten zu präsentieren und ansprechende Rezepte auszuwählen.

1. Stellen Sie unterschiedliche Salatsorten zusammen.
2. Informieren Sie sich in Ihrer Nährwerttabelle über den Nährstoffgehalt der Salate.
3. Entwickeln Sie unterschiedliche Dressings. Achten Sie hierbei darauf, dass diese möglichst energiearm sind.
4. Überlegen Sie, welche Obstsorten für Desserts geeignet sind.
5. Suchen Sie entsprechende Rezepturen und achten Sie darauf, dass die Herstellung nicht zu aufwendig ist.
6. Berechnen Sie den Nährwert von mindestens zwei Desserts.

Wer kennt die wichtigsten Apfelsorten aus deutschem Anbau?

Boskop
Fruchtig-säuerlicher Geschmack, erfrischend, würzig, festes, saftiges Fruchtfleisch, später mürbe
Genussreife: November bis April

Braeburn
Geschmack süß, schwach aromatisch, mit knackig-festem Fruchtfleisch
Genussreife: November bis Juni

Cox Orange
Im Geschmack süß-säuerlich, typisch würzig, hoch aromatisch, Fruchtfleisch fest, fein, später angenehm mürbe
Genussreife: Ende September bis März

Elstar
Geschmack fein säuerlich, würzig, erfrischend, saftig-knackiges Fruchtfleisch von weiß-gelblicher Farbe
Genussreife: Ende September bis Mai

Gala
Geschmack süß-fruchtig, fein aromatisch, knackiges, fest-fleischiges, saftiges Fruchtfleisch
Genussreife: Ende September bis März

Gloster
Geschmack feinfruchtig, säuerlich, grün-gelbliches Fruchtfleisch
Genussreife: November bis Mai

Golden Delicious
Geschmack süß-aromatisch, würzig, mit feiner Säure, festes, knackiges Fruchtfleisch, später mürbe
Genussreife: Oktober bis Juli

Idared
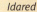

Geschmack schwach fein-säuerlich, festes Fruchtfleisch, weiß bis leicht rosa
Genussreife: Januar bis Juli

Jonagold

Geschmack süßlich und fein-säuerlich, saftiges, gelbes Fruchtfleisch, später vollreif, weich und mürbe
Genussreife: Oktober bis Juli

Lernaufgaben:

Besorgen Sie sich unterschiedliche Apfelsorten auf dem Markt. Schneiden Sie die Äpfel in Apfelspalten und machen Sie in Ihrer Klasse eine Verkostung.

1. Welche Sorte schmeckt Ihnen am besten? (Beliebtheitsprüfung)
2. Welche Sorte hat den höchsten Säuregehalt?
3. Welche Sorten schmecken süßlich?

 Tipp

Wenn Sie die Äpfel mit einer Nummer versehen und nicht von vornherein die Sorte bekannt geben, fällt das Urteil objektiver aus.

1 Vitamine – unverzichtbar!

Vitamine wirken schon in kleinen Mengen. Die empfehlenswerte Zufuhr pro Tag liegt mit Ausnahme von Vitamin C im Mikrogramm-Bereich. Vitamine sind organischer Natur. Sie sind für den Körper in aller Regel **essenziell**, d.h., wir müssen sie mit der täglichen Nahrung zu uns nehmen. Wir teilen die Vitamine nach ihrem Lösungsverhalten in die Gruppe der wasserlöslichen und die Gruppe der fettlöslichen Vitamine ein.

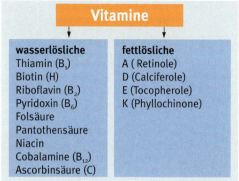

Vitamine	
wasserlösliche	**fettlösliche**
Thiamin (B_1)	A (Retinole)
Biotin (H)	D (Calciferole)
Riboflavin (B_2)	E (Tocopherole)
Pyridoxin (B_6)	K (Phyllochinone)
Folsäure	
Pantothensäure	
Niacin	
Cobalamine (B_{12})	
Ascorbinsäure (C)	

Einteilung der Vitamine

Wasserlösliche Vitamine sind häufig hitzelabil. Dies gilt insbesondere für Vitamin C, Thiamin und Folsäure. Sie werden darüber hinaus schnell beim Waschen und Zerkleinern ausgelaugt.
Fettlösliche Vitamine sind weitgehend hitzestabil, die Auslaugverluste beim Waschen von Gemüse sind sehr gering. Fettlösliche Vitamine können im Körper gespeichert werden.

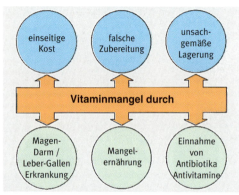

Ursachen von Vitaminmangel

Bei einer zu geringen Aufnahme an Vitaminen kommt es zu unspezifischen Auswirkungen, wie z.B. Abgeschlagenheit, Appetitlosigkeit oder Konzentrationsschwächen. Erst bei einer erheblichen Unterversorgung kommt es zu einem typischen Krankheitsbild, der **Avitaminose**. Hierzu zählen z.B. Skorbut und Rachitis.
Die Ursachen einer zu geringen Aufnahme von Vitaminen sind vielfältig. Denkbar ist eine falsche Lebensmittelauswahl mit wenig frischem Obst und Gemüse. Auch durch falsche Zubereitungsmethoden können erhebliche **Vitaminverluste** entstehen. Erkrankungen des Magen-Darmtrakts wie Durchfall und Erbrechen sowie Erkrankungen von Leber und Galle führen zu einer verminderten Resorption im Darm und damit möglicherweise auch zu einem Vitaminmangel.
Von vielen Vitaminen gibt es sogenannte Antivitamine. Sie ähneln in ihrer chemischen Struktur den Vitaminen und hemmen die Vitaminfunktion. Meist sind Antivitamine in Arzneimitteln enthalten, seltener in Lebensmitteln. Ein Beispiel für ein natürliches Antivitamin ist das Avidin im rohen Ei. Es wird beim Kochen jedoch zerstört.
Die Einnahme von Antibiotika führt zur Zerstörung der Darmflora. Da einige Vitamine z.T. von den Darmbakterien gebildet werden, kann es auch auf diese Weise zu einer Unterversorgung kommen.
Eine zu hohe Aufnahme führt nur bei fettlöslichen Vitaminen zu Krankheitssymptomen. Sie werden als **Hypervitaminosen** bezeichnet.
Wasserlösliche Vitamine werden im Körper nicht gespeichert; ein Überschuss wird mit dem Urin ausgeschieden.

Rohes Gemüse – „Gesundheit pur"

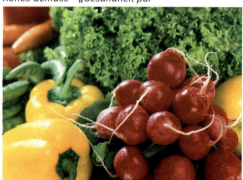

Exkurs: Nahrungsergänzungsmittel – hoch im Kurs und doch verzichtbar?

Sie sind inzwischen überall zu finden, in jedem Lebensmittelmarkt und in allen Apotheken: Nahrungsergänzungsmittel.

Unerschöpflich ist die Vielfalt: von einfachen Vitamin-C-Brausetabletten bis hin zu Kombipräparaten aus Mineralstoffen und Vitaminen. Oft sind noch ganz andere Inhaltsstoffe auszumachen: Beliebt ist der Zusatz von Aminosäuren oder Algen. Auch Lecithin und Cholin oder Polyphenole sind in den Mitteln zu finden.

Glaubt man den Herstellern, so sind Nahrungsergänzungsmittel unverzichtbar in Stresssituationen, im Winter, wenn das Immunsystem besonders gefordert ist, aber auch bei Prüfungsangst oder besonderen körperlichen Leistungsanforderungen sollen die Mittel wahre Wunder bewirken.

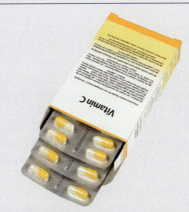

Seit 2004 regelt eine entsprechende Verordnung, dass eine deutliche Kennzeichnung im Hinblick auf eine Gefahr bei Überdosierung erfolgen muss und dass die Mittel außerhalb der Reichweite von Kindern aufzubewahren sind.

Darüber hinaus müssen auf den Etiketten auch Empfehlungen zur Tagesdosis enthalten sein.

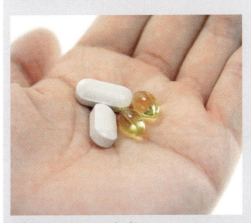

Nahrungsergänzungsmittel

Werden die Daten der nationalen Verzehrstudie II zugrunde gelegt, so ergibt sich insbesondere bei Folsäure ein Defizit, quer durch alle Altersgruppen. Bei den älteren Menschen ist häufiger ein Vitamin-D-Mangel festzustellen. Die übrigen Vitamine werden aber in ausreichenden Mengen aufgenommen. Trotzdem kann man im Hinblick auf die unterschiedlichen Bevölkerungsgruppen Risikogruppen ausmachen, die zum Teil einen erhöhten Vitaminbedarf aufweisen.

An Nahrungsergänzungsmittel werden dieselben Anforderungen gestellt wie an Lebensmittel.

- ▶ Nahrungsergänzungsmittel werden als Lebensmittel definiert, die geeignet sind, die Ernährung zu ergänzen.
- ▶ Sie sollen in dosierter Form in den Verkehr gebracht werden.
- ▶ Sie bestehen aus Nährstoffen oder Stoffen mit einer nachgewiesenen ernährungsspezifischen Wirkung.
- ▶ Das Etikett muss die empfohlene tägliche Portionsmenge enthalten sowie einen Warnhinweis hinsichtlich einer Überdosierung.
- ▶ Nahrungsergänzungsmittel dienen nicht als Ersatz für eine ausgewogene Ernährung

Ein beliebter Zusatz bei Nahrungsergänzungsmitteln ist die Süßwasseralgensorte Spirulina. Sie kann gut getrocknet und gemahlen werden und ist in Pulverform fast geschmacksneutral. Spirulina enthält viele sekundäre Pflanzenstoffe, aber auch praktisch alle Vitamine und Mineralstoffe und wird deshalb vielfach als alleinige Substanz angeboten.

1.1 Vitamin C – Ascorbinsäure

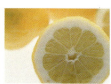

Zitrusfrüchte – die Vitamin-C-Spender

Sie gelten als die Vitamin-C-Spender: Zitrusfrüchte. Insbesondere in den Wintermonaten sorgen sie dafür, dass unser Vitamin-C-Bedarf problemlos gedeckt werden kann. Dabei haben viele einheimische Früchte einen deutlich höheren Gehalt als Orangen oder Zitronen. Dies gilt zum Beispiel für schwarze Johannisbeeren oder Erdbeeren.
Auch Gemüse weist zum Teil sehr hohe Mengen auf. Beispielhaft sind Brokkoli oder Paprikaschoten zu nennen.

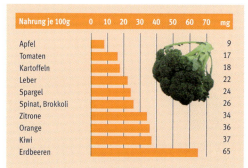

Nahrung je 100g	mg
Apfel	9
Tomaten	17
Kartoffeln	18
Leber	22
Spargel	24
Spinat, Brokkoli	26
Zitrone	34
Orange	36
Kiwi	37
Erdbeeren	65

Vitamin-C-Gehalt in Lebensmitteln

Vitamin C erfüllt im Körper zahlreiche Aufgaben, die teilweise bis heute in Einzelheiten noch nicht geklärt sind. So ist das Vitamin am Aufbau von Knochen und Zähnen, an der Bildung des Bindegewebes und der Festigkeit der Blutgefäßwände maßgeblich beteiligt. Offenbar fördert Vitamin C die Bildung der weißen Blutkörperchen. Hierdurch kann eine wirkungsvolle Infektabwehr gewährleistet werden. Vitamin C verbessert die Resorption einiger Mineralstoffe im Darm und übt einen positiven Einfluss auf den Eisenstoffwechsel aus.
Vitamin C ist das unbeständigste aller Vitamine. Es wird durch Luftsauerstoff in Verbindung mit Metallspuren zerstört. Auch Wärme und Licht vermindern den Vitamin-C-Gehalt der Lebensmittel. Durch Wasser wird Vitamin C sehr leicht ausgelaugt. Lediglich im sauren Milieu ist es vergleichsweise stabil. Die empfehlenswerte

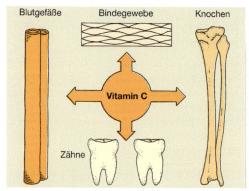

Aufgaben von Vitamin C

Zufuhr an Vitamin C liegt bei 100 mg pro Tag. Sie ist beim Durchschnitt der Bevölkerung gedeckt. Technologisch hat Vitamin C inzwischen große Bedeutung als Antioxidationsmittel gewonnen. Daneben wird es oft gepökelten Fleischwaren zugesetzt, da es die Bildung der krebsfördernden Nitrosamine verhindert.

Exkurs: Skorbut – zwei Drittel starben

Skorbut war eine Krankheit, die vor allem bei Seefahrern auftrat, die über einen längeren Zeitraum keine frischen Lebensmittel zu sich nahmen. So verlor Vasco da Gama 1497 bei seiner Fahrt um das Kap der guten Hoffnung über die Hälfte der 160 Mann starken Besatzung durch Skorbut. Die Symptome des Skorbut sind Blutungen im Bereich des Zahnfleisches, Zahnfleischentzündungen, verzögerte Wundheilung, typische Veränderungen der Zähne, Blutungen am ganzen Körper und Schmerzen in den Gliedmaßen. Schiffsärzte empfahlen, das Seemannsleiden mit Saft von Zitronen und Orangen zu behandeln. Frisches Gemüse führt dem Körper „ein gewisses Etwas" zu, das die Besatzungen vor Zahnfleischbluten und Muskelschmerzen schütze, berichtete der englische Marinearzt Thomas Trotter.

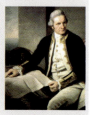

James Cook verhinderte auf seinen Schiffen die Skorbut durch Verabreichung von Zitronensaft (Stich von 1830)

1.2 Vitamin B$_1$ – Thiamin

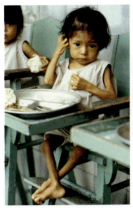

Beri-Beri durch Thiaminmangel

Sie kommt nach wie vor noch häufig in Asien vor: Beri-Beri, die Folge von einer zu geringen Aufnahme an Thiamin über einen langen Zeitraum hinweg. Charakteristisch sind schwere Schädigungen des Nervensystems, eine Lähmung ist die Folge. Gleichzeitig bildet sich die Muskelmasse zurück, die Patienten können nicht mehr selbstständig laufen.

Thiamin befindet sich vor allem im Schweinefleisch, Vollkornbrot, ungeschältem Reis, Hülsenfrüchten, Nüssen und Hefe.

Insgesamt gibt es nur wenige Lebensmittel, die nennenswerte Mengen Thiamin enthalten.

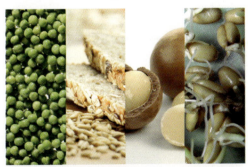

Thiaminreiche Lebensmittel

Weißbrote und Backwaren aus Auszugsmehlen leisten keinen Beitrag zur Thiaminversorgung. Ursache für den Thiaminmangel in den Industrienationen ist im Wesentlichen ein chronischer Alkoholkonsum. In Asien wird der Mangel auf den häufigen Verzehr geschälten Reises zurückgeführt.

Thiamin wirkt im Stoffwechsel als Coenzym. Wird Glucose in der Zelle zu Kohlenstoffdioxid, Wasser und Energie abgebaut, so ist Thiamin bei zwei wichtigen Reaktionsschritten notwendige Voraussetzung. Thiamin ist beteiligt an der Wirkungsweise von Gehirn und Nervenzellen, darüber hinaus ist es in allen Organen und Geweben zu finden.

Die empfohlene Zufuhr liegt bei 1,0 – 1,2 mg/Tag. Sie ist abhängig von der Kohlenhydrataufnahme und der Energiezufuhr insgesamt.

Vitamin Thiamin ist hitzeempfindlich. Deshalb muss bei der Verwendung thiaminreicher Lebensmittel auf eine schonende Zubereitung geachtet werden.

Die Versorgung in der Bundesrepublik ist nach Erhebungen der Nationalen Verzehrsstudie in allen Bevölkerungsgruppen zufriedenstellend.

Eine Unterversorgung äußert sich nicht in einem klaren Erscheinungsbild. Man vermutet, dass Abgespanntheit und mangelnde Konzentrationsfähigkeit auf Thiaminmangel zurückzuführen sind.

Lernaufgabe:

Stellen Sie einen Rohkostsalat aus unter-schiedlichen Gemüsesorten zusammen.
1. Recherchieren Sie mithilfe Ihrer Nährwerttabelle, wie viel Vitamine und Mineralstoffe je Portion ein solcher Salat liefert.
2. Vergleichen Sie die Mengen mit einer Multivitamin-Brausetablette.
3. Bewerten Sie die Zusammensetzung der Brausetablette.
4. Diskutieren Sie Für und Wider von Nahrungsergänzungsmitteln.
5. Suchen Sie geeignete Rezepte heraus, die sich zur Deckung der empfohlenen Vitaminzufuhr besonders eignen.

Blattsalate

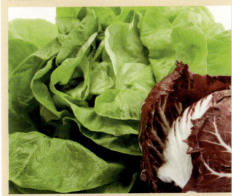

1.3 Folsäure - für Frauen von besonderer Bedeutung

Immer häufiger fordern Experten, Lebensmittel des täglichen Gebrauchs mit Folsäure anzureichern. Hintergrund ist die zu geringe Aufnahme an Folsäure in praktisch allen Altersgruppen.

Folate (das sind Salze einer ganzen Reihe Folsäure wirksamer Substanzen in Lebensmitteln) übernehmen im Stoffwechsel zahlreiche Aufgaben. Sie sind beteiligt an Prozessen der Zellneubildung und Zellteilung. Insbesondere betrifft dies die roten und weißen Blutkörperchen sowie die Schleimhäute innerer Organe.

Ein Leitsymptom des Folsäuremangels ist Anämie.

Folsäure steht in enger Verbindung mit Vitamin B_{12} und dem Eisenstoffwechsel.

Die ausreichende Versorgung mit Folsäure ist vor allem für Schwangere von besonderer Bedeutung.

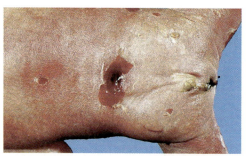

Neuralrohrdefekt – offener Rücken beim Neugeborenen

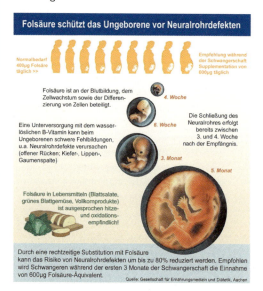

Bei einem Mangel während der Schwangerschaft besteht die Gefahr der Ausbildung des sogenannten Neuralrohrdefekts beim Embryo.

Junge Frauen sollten vorsorglich auf eine ausreichende Versorgung mit Folsäure achten.

Neben diesen Zusammenhängen wird auch noch ein weiteres Phänomen untersucht: Folsäuremangel führt zu einem erhöhten Homocysteinspiegel im Blut. Erhöhte Homocysteinspiegel werden in Zusammenhang mit Herz-, Kreislauferkrankungen und Krebs gebracht. Allerdings sind hierbei die Zusammenhänge noch lange nicht so eindeutig wie beim Neuralrohrdefekt. Darüber hinaus spielen auch die Vitamine B_{12} und B_6 eine entscheidende Rolle. Dennoch raten Experten, Lebensmittel mit Folsäure anzureichern, um eine angemessene Versorgung sicherzustellen. Im Positionspapier „Folsäure" der Deutschen Gesellchaft für Ernährung DGE wird empfohlen, Mehl der Type 550 und 405 mit Folsäure anzureichern. Bislang ist nur Salz mit Folsäureanreicherung im Handel erhältlich. Begründet wird diese Empfehlung damit, dass zur Vermeidung von Missbildungen in der Schwangerschaft schon frühzeitig eine ausreichende Vitaminversorgung mit Folaten vorhanden sein sollte und dass auch im Hinblick auf die klassischen Zivilisationskrankheiten präventive Aspekte der Folsäure wahrscheinlich sind.

Lernaufgaben:

Stellen Sie einen Tageskostplan für eine junge Frau auf, der 400 μg Folsäure-Äquivalent enthält.

1. Beachten Sie bei der Aufstellung die „5 am Tag"-Regel!
2. Diskutieren Sie, ob der von Ihnen aufgestellte Plan ohne Probleme in die Praxis umzusetzen ist.
3. Tragen Sie Argumente zusammen, die für eine Anreicherung von Folsäure sprechen.
4. Informieren Sie sich in diesem Zusammenhang über die spezifischen Eigenschaften von Folsäure

1.4 Weitere wasserlösliche Vitamine

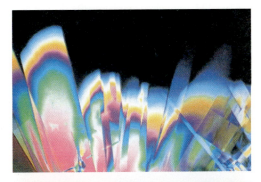

Riboflavin (Vitamin B_2) ist überwiegend in Milchprodukten enthalten, aber auch in Fleisch, Getreide, Kartoffeln und Gemüse.
Riboflavin wirkt als Coenzym im Zwischenstoffwechsel der Nährstoffe bei der Übertragung von Wasserstoff sowie bei der Bildung des roten Blutfarbstoffes.
Riboflavin ist verhältnismäßig hitzebeständig, aber sehr lichtempfindlich.

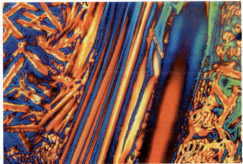

Pyridoxin (B_6) ist besonders in Rind- und Schweinefleisch, in Fisch, Gemüse und Kartoffeln enthalten. Es ist ein wichtiges Coenzym im Eiweißstoffwechsel. Der Bedarf ist von der Eiweißaufnahme abhängig. Steigt der Eiweißverzehr, so ist auch vermehrt Pyridoxin nötig.
Das Vitamin ist empfindlich gegenüber starker Hitze und Licht.

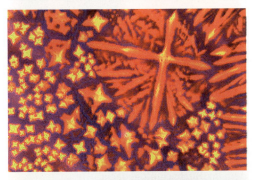

Cobalamine (B_{12}) finden wir überwiegend in tierischen Lebensmitteln, insbesondere in Leber, Milch, Eiern und Fleisch. Milchsaure Produkte, wie saure Gurken oder Sauerkraut, enthalten ebenfalls B_{12}. Cobalamine wirken mit beim Aufbau des roten Blutfarbstoffes Hämoglobin. Cobalamine werden nur von Mikroorganismen gebildet, deshalb sind sie in den Pflanzen nicht zu finden. Reine Vegetarier müssen Sauerkraut oder Hefe verzehren, um den B_{12}-Bedarf zu decken.

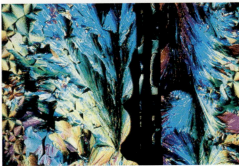

Niacin ist ähnlich wie Riboflavin am Abbau der Nährstoffe in der Zelle beteiligt. Niacin kommt überwiegend in tierischen Lebensmitteln vor. Der Gehalt in Pflanzen ist deutlich geringer. Ein Mangel wirkt sich zunächst unspezifisch auf das Nervensystem aus. Unterversorgung über lange Zeiträume hinweg führt zu Pellagra, einer Krankheit, bei der die Haut insbesondere an Stellen, die dem Sonnenlicht ausgesetzt sind, sich erheblich verändert. Der Mangel kann bis zu einer ausgeprägten Demenz führen.
Niacin wird in den Industrienationen in ausreichender Menge aufgenommen.

Kristalle von Riboflavin, Pyridoxin, Cobalamin und Niacin

1.5 Vitamin A und ß-Carotin

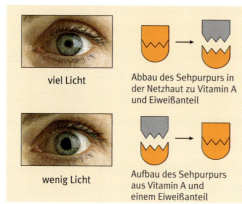

Spaltung und Bildung von Sehpurpur

Vitamin A ist für den Sehprozess von entscheidender Bedeutung. In den Stäbchen der Netzhaut, die für das Dämmerungssehen verantwortlich sind, befindet sich der **Sehpurpur**. Er besteht aus Eiweißstoffen und Retinal, einer aus Retinol abgeleiteten Verbindung. Bei Licht wird der Sehpurpur gespalten und bei Dunkelheit wieder aufgebaut. Hierdurch wird das Dämmerungssehen möglich. Im Gegensatz zum Sehprozess sind die übrigen Wirkungen des Vitamin A noch nicht in Einzelheiten geklärt. Insgesamt beeinflusst es den Zellaufbau und das Wachstum (offensichtlich über einen Einfluss auf die Zellmembranen) sowie die Bildung der Haut.

Die empfohlene Zufuhr an Vitamin A liegt bei 0,8–1 mg/Tag. Vitamin A finden wir überwiegend in tierischen Lebensmitteln wie Leber, Butter, Eier, fettem Fleisch und Fisch. Der Margarine wird Vitamin A zugesetzt. Der Retinolbedarf kann auch durch entsprechend hohe Aufnahme von ß-Carotin gedeckt werden. ß-Carotin ist die Vorstufe zur Bildung von Vitamin A. Es kann in der Darmschleimhaut und in der Leber zu Vitamin A umgewandelt werden.

Carotin kommt in pflanzlichen Lebensmitteln, wie Möhren, Aprikosen, Paprika und Petersilie vor. Die Aufnahmerate im Darm ist bei Carotin schlechter als bei Vitamin A. Wir müssten also von Carotin mehr aufnehmen als von Vitamin A, um den täglichen Retinolbedarf zu decken.

Ein **Mangel** an Vitamin A wirkt sich zunächst als vermindertes Dämmerungssehen aus. Bei schwerem Mangel entsteht Nachtblindheit. Darüber hinaus treten schwere Veränderungen der Hornhaut sowie der Schleimhäute und der übrigen Haut auf. Auch das Wachstum ist bei einem Vitamin-A-Mangel vermindert.

Vitamin A gehört zu den wenigen speicherbaren Vitaminen. Die Speicherung geschieht in der Leber. Bei der üblichen Kost ist eine zu hohe Aufnahme von Vitamin A praktisch nicht möglich. Überschuss führt zu Knochenbrüchen, Hautveränderungen und Vergrößerungen der Leber.

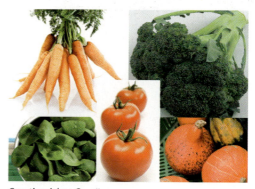

Carotinreiches Gemüse

Der Bedarf an Vitamin A ist in den Industrieländern im Durchschnitt gedeckt.

ß-Carotin gehört zur Gruppe der Carotinoide. Diese Gruppe wird zu den sekundären Pflanzenstoffen gezählt. Sie haben eine Fülle positiver Eigenschaften und senken das Risiko an Herz-Kreislauferkrankungen oder Krebs zu erkranken. ß-Carotin wird den Vitaminen zugerechnet.

Carotin ist auch als natürlicher Farbstoff zugelassen und wird z.B. der Winterbutter zugesetzt.

1.6 Vitamin D – die Versorgung ist vom Sonnenlicht abhängig!

Vitamin D – Calciferol gehört zu den Vitaminen, die in größerem Umfang vom Körper selbst gebildet werden können. Voraussetzung hierfür ist eine ausreichende Menge an Sonnenlicht.

Wer sich selten im Freien aufhält, bekommt zu wenig Vitamin D. Diese Situation ist oft bei älteren Menschen anzutreffen.

Ausgangsstoff für die Bildung von Vitamin D ist das Cholesterol, das zunächst in die Haut transportiert wird. Durch die Einwirkung von UV-Strahlen des Sonnenlichts bildet sich dann daraus das Vitamin D.

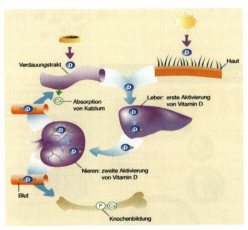

Vitamin-D-Stoffwechsel

Säuglinge und Kleinkinder sind auf eine Zufuhr mit der Nahrung angewiesen. Die empfohlene Zufuhr liegt bei dieser Altersgruppe bei 5 – 10 µg/Tag. In der Bundesrepublik Deutschland wird generell eine Rachitisprophylaxe durchgeführt. Deshalb bekommen die Säuglinge während des ersten Lebensjahres täglich Vitamin-D-Tabletten. Da das Vitamin vom Körper gespeichert werden kann, werden einmalige größere Mengen nicht mehr verabreicht. Schon eine geringfügige Überschreitung der zulässigen Dosis führt zu krankhaften Verkalkungen von Niere und Arterien.

Vitamin D wirkt in Verbindung mit Calcium in erster Linie auf den **Knochenaufbau**. Es verbessert die Resorption von Calcium im Darm und fördert die Festlegung im Knochen.

Lebensmittel enthalten insgesamt nur wenig Vitamin D. Lediglich Fischleberöle bilden hier eine Ausnahme. Auch Butter und Milch enthalten noch nennenswerte Mengen.

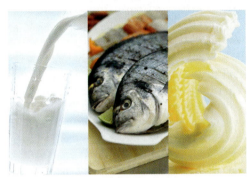

Vitamin-D-reiche Lebensmittel

Ein schwerer **Mangel** an Vitamin D äußert sich beim Kleinkind als Rachitis. Diese Krankheit kam um die Jahrhundertwende besonders häufig in den englischen Industriegebieten vor. Bei der Rachitis ist die normale Verkalkung der Knochen, insbesondere der Wachstumszonen, gestört. Außerdem kommt es zu Verformungen des Brustkorbes und der Beine, da die Knochen relativ weich sind und der jeweiligen Gewichtsbelastung nachgeben.

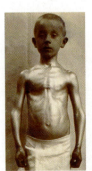

Typisch für die Rachitis sind Krämpfe, die durch den engen Zusammenhang von Calcium- und Vitamin-D-Stoffwechsel erklärt werden können.

Bei älteren Menschen ist ebenfalls ein Vitamin-D-Mangel bekannt. Auch hier kommt es, ähnlich wie bei der Rachitis, zur Verminderung der harten Knochensubstanz. Calcium- und Vitamin-D-Mangel können Osteoporose erheblich verschlimmern (siehe auch S. 118).

1.7 Vitamine E und K

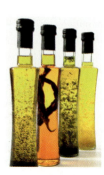

Vitamin E ist ein **fettlösliches Vitamin**. Vitamin E steht für eine ganze Gruppe – die Tocopherole. Lange Zeit war die Bedeutung für den menschlichen Organismus unklar. Aus Tierversuchen war bekannt, dass ein Mangel an Vitamin E sich nachteilig auf die Entwicklung der Geschlechtsorgane auswirken kann. Hierdurch kam es bei Tieren zu einer verminderten Fruchtbarkeit. Beim Menschen lässt sich ein solcher Zusammenhang nicht aufstellen. Wir wissen aber heute, dass Vitamin E eine Fülle wichtiger Aufgaben im menschlichen Organismus übernimmt. So wirkt Vitamin E als Antioxidans und schützt vor einer Lipidperoxidation. Diese führt zu einer Veränderung der ungesättigten Fettsäuren in Zellmembranen und der LDL-Fraktion im Blut. Unter Einfluss von Vitamin E bleibt die Zellmembran intakt und voll funktionsfähig. Auch das Risiko von Arteriosklerose ist verringert. Darüber hinaus werden der Stoffwechsel des Muskels und das Nervensystem beeinflusst.

Im technologischen Bereich hat Vitamin E als Antioxidationsmittel große Bedeutung erlangt. Es wird Fetten zugesetzt, sofern bei der Verarbeitung das natürlich vorhandene Vitamin zerstört wurde.

Die Schätzwerte für eine angemessene Zufuhr liegen für Vitamin E bei 12 mg pro Tag für den Erwachsenen. Ein Mangel ist äußerst selten, da Vitamin E in ausreichenden Mengen in allen Fetten und Ölen zu finden ist.

Auch **Vitamin K** gehört zu den fettlöslichen Vitaminen. Ähnlich wie beim Vitamin E steht die Bezeichnung für eine ganze Gruppe unterschiedlicher Substanzen: den Phyllochinonen. Wesentliche Aufgabe von Vitamin-K ist die Beteiligung an der Blutgerinnung. Auch ein Einfluss auf die Bildung der Knochenzellen ist nachweisbar. Voll gestillte Neugeborene weisen häufig einen Vitamin-K-Mangel auf, da die Muttermilch nur sehr wenig dieses Vitamins enthält. Vitamin K kommt in ausreichenden Mengen in Gemüse vor. Die Schätzwerte für eine angemessene Zufuhr liegen bei 60 bis 70 µg pro Tag für den Erwachsenen.

Brokkoli enthält viel Vitamin C, aber auch vergleichsweise viel Vitamin K.

Vitamin E kann Altern verzögern

Hamburg: Bei Tieren wurde nachgewiesen, dass Vitamin E gewisse Bestandteile des Gewebes vor der Oxidation (Beschädigung durch Sauerstoff, eine Art der Gewebealterung) schützt.
Ein Mangel an Vitamin E könnte danach Alterungsprozesse beschleunigen; es liegen aber keinerlei Beweise dafür vor, dass Vitamin E in hohen Dosen den Alterungsprozess verzögern könnte.
Die Propaganda für Vitaminsäfte in Schlagworten wie: Rostschutzmittel für Zellen, Muntermacher für kreatives Denken, fördert nur den Absatz der Präparate und den Wunderglauben von Verbrauchern.

Pressemeldung

Lernaufgaben:

In Altenheimen werden häufig Vitamin-D-Supplemente verabreicht, da insbesondere auf den Pflegestationen ein Kontakt mit Sonnenlicht nicht mehr möglich ist.
Dabei würden schon 15 bis 30 Minuten täglich ausreichen, um eine entsprechende Vitamin-D-Synthese sicherzustellen.

1. Informieren Sie sich darüber, welche Lebensmittel Vitamin D enthalten.
2. Machen Sie einen Vorschlag, wie diese Lebensmittel auf dem täglichen Speiseplan integriert werden sollten.
3. Diskutieren Sie das Für und Wider einer Supplementierung.
4. Informieren Sie sich auf S. 118 über die Problematik von Osteoporose. Welche Nährstoffe sind in diesem Falle noch notwendig, damit die Krankheit gelindert werden kann?

Überblick: Vitamine

Vitamin	empfohlene Zufuhr	Wirkung	Vorkommen in Lebensmitteln	Auswirkungen eines Mangels
wasserlösliche Vitamine				
Ascorbinsäure (Vitamin C)	100 mg	Aufbau des Bindegewebes, Wasserstofftransport im Stoffwechsel, Infektabwehr	Früchte, Gemüse, Kartoffeln	Appetitlosigkeit, verminderte Wundheilung, erhöhte Anfälligkeit gegenüber Infektionen
Thiamin (B_1)	1,0–1,2 mg	Bestandteil von Coenzymen, Nährstoffabbau, insbesondere auch Kohlenhydratabbau	Vollkornprodukte, Schweinefleisch, Kartoffeln, Hefe	Müdigkeit, verminderte geistige Leistungsfähigkeit, Muskelschwäche
Riboflavin (B_2)	1,2–1,4 mg	Bestandteil von Coenzymen, Wasserstofftransport beim Abbau der Nährstoffe	Milch und Milchprodukte, Innereien, Gemüse, Hefe	Hautveränderungen, Schuppen- und Rhagadenbildung (Risse an der Mundschleimhaut)
Niacin	13–16 mg	Bestandteil von Coenzymen, Wasserstofftransport beim Abbau der Nährstoffe	Fleisch, Innereien, Getreide, Gemüse, Hefe	Hautveränderungen, Nervenstörungen
Pyridoxin (B_6)	1,2–1,5 mg	Coenzym im Eiweißstoffwechsel	Getreideprodukte, eiweißreiche Lebensmittel, Blattgemüse	beim Erwachsenen nicht bekannt
Folsäure	400 µg	Coenzym im Zwischenstoffwechsel, Bildung der roten und weißen Blutkörperchen	eiweißreiche Lebensmittel, Gemüse, Hefe	Anämie, verringerte Antikörperbildung
Pantothensäure*	6 mg	Coenzym im Zwischenstoffwechsel der Nährstoffe	in allen Lebensmitteln	nicht bekannt
Biotin' (H)	30–60 µg	Coenzym im Kohlenhydrat- und Fettstoffwechsel	Hefe, Innereien, Eier, Getreideprodukte, wenige Gemüsearten	Störungen des Hautstoffwechsels
Cobalamine (B_{12})	3 µg	Bestandteil eines Coenzyms, Bildung der roten Blutkörperchen	tierische Lebensmittel, Hefe	Störungen der Zellbildung, Anämie, Nervenstörungen
fettlösliche Vitamine				
Vitamin A (Retinole)	0,8–1 mg	Bestandteil des Sehpurpurs im Auge, Beeinflussung des Zellwachstums und der Bildung der Haut	Retinol: Leber, Eigelb, Butter, Carotin: Möhren, Paprika, Blattgemüse, Aprikosen, Margarine	Nachtblindheit, Veränderungen an Haut und Schleimhäuten
Vitamin D (Calciferole)	5 µg	Verbesserung der Resorption von Calcium und Phosphat, Einlagerung von Calcium und Phosphat im Knochen	Lebertran, Fischöle, Butter, Eier	Rachitis, Knochenerweichung, unzureichende Ablagerungen von Calcium im Knochen
Vitamin E* (Tocopherole)	12–14 mg	Antioxidative Wirkung, Schutz der Zellmembranen	Getreidekeime, Keimöle, Vollkornprodukte, Blattgemüse, Leber	kann beim Menschen schwer spezifiziert werden
Vitamin K* (Phyllochinone)	65–80 µg	Cofaktor bei der Blutgerinnung	Blattgemüse, Leber, mageres Fleisch	Blutgerinnungsstörungen

* Schätzwerte für eine angemessene Zufuhr

2 Obst und Gemüse – 5 am Tag

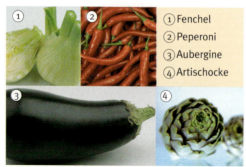

① Fenchel
② Peperoni
③ Aubergine
④ Artischocke

Exotisches Gemüse

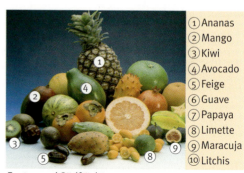

① Ananas
② Mango
③ Kiwi
④ Avocado
⑤ Feige
⑥ Guave
⑦ Papaya
⑧ Limette
⑨ Maracuja
⑩ Litchis

Exoten und Südfrüchte

Gemüse sind Pflanzen und Pflanzenteile, die roh, gekocht oder konserviert verzehrt werden, ausgenommen Obst, Getreide und Gewürze. Die Pilze werden ebenfalls zu Gemüse gezählt.
Gemüse kommt sterilisiert als Vollkonserve, gesäuert als Sauerkraut oder Essiggurken, tiefgefroren oder getrocknet in den Handel.

Gemüse teilt man je nach verwendetem Pflanzenteil in unterschiedliche Gruppen ein:
Wurzelgemüse, wie Möhren, Sellerie, Meerrettich, Rettich, Radieschen, Rote Bete,
Salatgemüse, wie Kopf-, Endivien-, Feldsalat, Spinat, Mangold, Gartenkresse,
Kohlgemüse, wie Blumenkohl, Rosenkohl, Chinakohl, Brokkoli, Weißkohl, Rotkohl, Wirsing, Grünkohl,
Zwiebelgemüse, wie Zwiebeln, Lauch, Schnittlauch, Knoblauch,
Fruchtgemüse, wie Gurken, Tomaten, Paprika, Melonen, Kürbisse,
Stängel- und Sprossgemüse, wie Kohlrabi, Spargel, Rhabarber, Chicorée, Petersilie,
Exotische Gemüse, wie Artischocken, Auberginen, Gemüsefenchel, Zucchini, Radicchio.
An **Pilzen** gibt es in der Bundesrepublik Deutschland zahlreiche Arten. Verzehrt werden jedoch nur wenige, vornehmlich Steinpilze, Champignons, Pfifferlinge und Austernsaitlinge. Sie bestehen zu 80 % aus Wasser und zeichnen sich in erster Linie durch ihren hohen Mineralstoffgehalt aus.

Zu Obst zählen die essbaren Früchte und Samen mehrjähriger Pflanzen.

Obst lässt sich in folgende Gruppen einteilen:
Steinobst, wie Kirschen, Aprikosen, Pflaumen, Mirabellen, Pfirsiche,
Kernobst, wie Äpfel, Birnen, Quitten,
Beerenobst, wie Johannisbeeren, Stachelbeeren, Erdbeeren, Himbeeren, Brombeeren, Preiselbeeren, Heidelbeeren, Weintrauben,
Südfrüchte, wie Apfelsinen, Zitronen, Grapefruits, Bananen, Ananas,
Schalenobst, wie Mandeln, Walnüsse, Haselnüsse, Erdnüsse, Esskastanien, Cashew-Nüsse, Kokosnüsse, Paranüsse, Pistazien.
Zu den sogenannten **Exoten** zählen: Avocado, Guave, Kiwi, Kaktusfeige, Litchi, Mango, Papaya, Passionsfrucht (Maracuja).

Obsterzeugnisse sind Trockenobst, kandierte Früchte, tiefgefrorenes Obst, Konfitüren, Marmeladen, Gelees und Säfte.

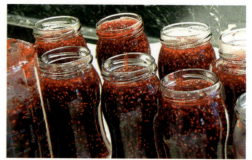

Beerenobst eignet sich sehr gut zur Verarbeitung

3 Gemüse und Obst – industriell verarbeitet

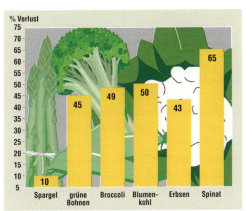

Vitamin-C-Verluste bei tiefgefrorenem Gemüse (Lagerung 6 bis 12 Mon. bei –18 °C)

Sowohl Obst als auch Gemüse werden häufig tiefgefroren. Da die Erntezeit auf wenige Wochen beschränkt ist, ist es vorteilhaft durch eine entsprechende Verarbeitung das Angebot das ganze Jahr über vorhalten zu können.
Wird Gemüse oder Obst vor dem Tiefgefrieren blanchiert, so entstehen Auslaugverluste. Betroffen hiervon sind insbesondere Magnesium und Kalium sowie Vitamin C, Thiamin und Riboflavin.

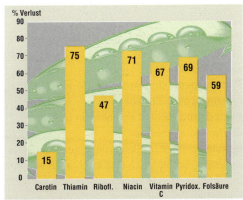

Vitaminverluste in sterilisierten Erbsen, einschließlich Blanchierprozess

Der eigentliche Tiefgefriervorgang verursacht jedoch praktisch keine Verluste. Auch während der Tiefkühllagerung bleiben die Inhaltsstoffe weitgehend erhalten. Dies ist aber auch von der Dauer der Lagerung abhängig.

Die **Sterilisation** führt zu einer stärkeren Verminderung von Nährstoffen. Auch hierbei wird zunächst blanchiert, um eine entsprechende Schüttdichte in der Konserve zu erreichen. Der anschließende Sterilisationsprozess bei Temperaturen von 115 °C bis 130 °C führt zu einer Verringerung aller thermolabilen Inhaltsstoffe, vornehmlich von Vitamin C und Thiamin. Zwar ist die Sterilisationszeit bei den modernen Verfahren stark verkürzt (HTST – high temperature, short time), dennoch liegen die Verluste abhängig von der jeweiligen Ausgangsware bei bis zu 60%. Auch die mehrjährige Lagerung bei Temperaturen von 20 °C führt noch zu einer weiteren Verringerung von etwa 20%. Zwar ist die Garzeit von sterilisierten Lebensmitteln deutlich verkürzt, der Gehalt an Vitaminen ist mit dem aus frischer Rohware nicht vergleichbar.

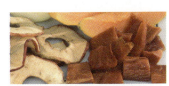

Trockenobst liefert einen hohen Gehalt an Ballaststoffen

Ähnlich zu beurteilen sind **getrocknete Gemüse- und Obstprodukte**. Trotz schonender Verfahren findet hierbei ein erheblicher Vitaminverlust statt. Dies gilt auch für getrocknete Kräuter. Neben dem Trocknungsprozess führt auch die Lagerung noch zu weiteren Verlusten.

Lernaufgabe:

Im Auftrag des Deutschen Tiefkühlinstituts wurden aktuelle Untersuchungen zu Vitamin-C-Verlusten bei Tiefkühlgemüse durchgeführt.
Dabei wurde festgestellt, dass die Vitamin-C-Mengen in grünen, tiefgekühlten Bohnen im Durchschnitt höher oder gleich hoch waren wie in grünen Bohnen, die aus frischer Rohware zubereitet wurden.
Wie können Sie diese Ergebnisse erklären?
1. Informieren Sie sich über die Ergebnisse anhand der Broschüre des Tiefkühlinstituts unter *www.tiefkuehlkost.de*.

4 Die Kampagne

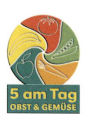

Gleich mehrere Fachgesellschaften setzen auf sie, auch das Bundesministerium für Ernährung, Landwirtschaft und Verbraucherschutz unterstützt die Kampagne. Obst und Gemüse können einen wichtigen Beitrag zu einer gesundheitsförderlichen Ernährung leisten.

Eine Besonderheit von Obst und Gemüse: Sie besitzen zahlreiche sekundäre Pflanzenstoffe, die auch unter dem Begriff „bioaktive Substanzen" bekannt sind. Die Stoffe werden von den Pflanzen gebildet, um Insekten anzulocken, spezifische Duftstoffe auszusenden oder auch natürliche Feinde abzuschrecken.

Sekundäre Pflanzenstoffe wurden lange Zeit für unwichtig erachtet. Manchmal standen auch nur die toxischen Wirkungen im Vordergrund wie bei Phytinsäure oder Trypsininhibitoren.

Sekundäre Pflanzenstoffe entstehen im Stoffwechsel der Pflanzen in unterschiedlichen Mengen. Sie wirken auf den Magen-Darm-Trakt, auf die Zusammensetzung des Blutserums sowie auf den Blutdruck, beeinflussen das Immunsystem und die Infektabwehr und verhindern Oxidationen. Die Vielzahl der unterschiedlichen Stoffe ist unermesslich: Allein aus der Gruppe der Polyphenole sind 5.000 unterschiedliche Substanzen bekannt.

Es wird geschätzt, dass der Mensch täglich etwa 1,5 g zu sich nimmt. Offensichtlich reichen also sehr geringe Mengen aus, um im Stoffwechsel ihre Aktivitäten zu entfalten. Experten empfehlen, zu jeder Mahlzeit frisches Obst oder Gemüse zu verzehren.

Sekundäre Pflanzenstoffe im Einzelnen:

Carotinoide kommen in rot-gelbem orange-farbenem Obst und Gemüse vor sowie in tiefgrünem Gemüse.

Phytosterine sind in Pflanzensamen und Pflanzenölen enthalten. Nur ein kleiner Teil dieser Substanzen wird überhaupt resorbiert. Sie wirken in erster Linie Cholesterolspiegel-senkend.

Saponine sind Bitterstoffe, die vor allem in Hülsenfrüchten vorkommen. Sie wurden bisher als gesundheitsschädlich angesehen.

Glucosinolate kommen in Senf, Knoblauch, Meerrettich und Kohlgemüse vor. Sie sind hitzelabil. Im jeweiligen Gemüse sorgen sie für den charakteristischen Geschmack.

Polyphenole kommen in den Randschichten von Getreide, Gemüse und Obst vor.
Zur Gruppe der Polyphenole gehören auch die Flavonoide. Sie sind besonders in Rotwein und rotem Traubensaft zu finden. Flavonoide wirken vorbeugend gegen Herz- und Kreislauferkrankungen.

Protease-Inhibitoren sind enthalten in Hülsenfrüchten und Getreide. Sie hemmen den Abbau von Pflanzenproteinen.

Monoterpene sind Aromastoffe wie Menthol, Kümmelöl oder Zitrusöl.

Phytoöstrogene sind enthalten in Leinsamen und Vollkornprodukten.

Sulfide kommen in allen Zwiebelgewächsen wie Zwiebeln, Schnittlauch und Knoblauch vor. Ihre blutdrucksenkende Wirkung ist schon seit Jahrhunderten bekannt.

Lectine sind in Getreideprodukten und Hülsenfrüchten enthalten. Sie können den Blutglucosespiegel niedrig halten.

Phytinsäure kommt in Getreide und Hülsenfrüchten vor. Sie bildet zusammen mit Mineralstoffen komplexe Salze, die nicht mehr resorbiert werden können. Im Tierversuch wurde die

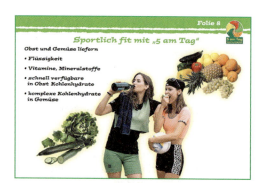

Folie der „5 am Tag"-Kampagne

präventive Wirkung in Bezug auf Krebserkrankungen nachgewiesen.
Die empfohlenen Mengen beziehen sich jeweils auf eine „Hand voll". So ist es leicht zu merken, wie viel verzehrt werden sollte.

Inzwischen wurde bereits untersucht, ob die Kampagne „5 am Tag" einen Einfluss auf die Verzehrsgewohnheiten hat. Eine nicht repräsentative Marktstudie an der Berliner Bevölkerung brachte interessante Ergebnisse: So haben noch längst nicht alle, die den Gesundheitswert von Obst und Gemüse erkannt haben, ihre Verzehrsgewohnheiten umgestellt. Nur von 15% der Befragten wird ein Verzehr von 5 Portionen am Tag erreicht. Im Durchschnitt lagen die Verzehrmengen bei 2,5 Portionen.

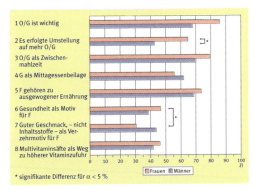

Zustimmungsindex (ZI) zu Items des Verbraucherverhaltens bei Obst und Gemüse (O/G) bzw. Fruchtsaftgetränken (F)

Aus der Studie wurde auch geschlossen, dass vor allem der Verzehr zu den Zwischenmahlzeiten erhöht werden müsste, da viele der Befragten zu den Hauptmahlzeiten schon Gemüse oder Obst verzehren.

Daten über den Obst- und Gemüseverzehr liegen inzwischen aus der nationalen Verzehrsstudie NVS II vor. Hiernach liegt der Gemüseverzehr im Durchschnitt bei 120 g/Tag und der Obstverzehr bei 250 g. Frauen verzehren mehr Obst und Gemüse als Männer.

Lernaufgaben:

1. Bewerten Sie die Höhe des aktuellen Gemüse- und Obstverzehrs.
2. Wie könnte Ihrer Meinung nach der Verzehr gesteigert werden? Machen Sie hierzu geeignete Vorschläge.
3. Wie bewerten Sie die Empfehlung, ggf. auf Konzentrate umzusteigen?
4. Erklären Sie, warum Obst und Gemüse das Immunsystem stärken.
5. Stellen Sie einen Tageskostplan mit 5 Portionen Obst und Gemüse auf.
6. Berechnen Sie mithilfe Ihrer Nährwerttabelle, wie viel an Vitaminen und Mineralstoffen der Beispielplan enthält.

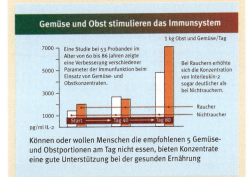

Können oder wollen Menschen die empfohlenen 5 Gemüse- und Obstportionen am Tag nicht essen, bieten Konzentrate eine gute Unterstützung bei der gesunden Ernährung

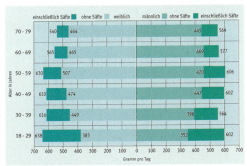

Mittlerer täglicher Obst- und Gemüseverzehr (ohne Kartoffeln) pro Tag nach Alter und Geschlecht im Jahr 1098 in Deutschland

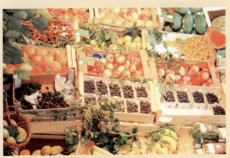

Auch aus ökologischem Anbau ist Obst und Gemüse in jeder Menge verfügbar.

5 Obst- und Gemüsesäfte

Der hohe Wassergehalt ist eine ideale Voraussetzung, um aus Obst und Gemüse Säfte herzustellen. Sie werden in unterschiedlichen Qualitätsstufen angeboten.
Alles, was als „Fruchtsaft" bzw. „Gemüsesaft" bezeichnet wird, bedeutet, dass die Ware zu 100% aus Obst bzw. Gemüse besteht. So ein Saft ist also unverdünnt und frei von chemischen Zusätzen.

Nach der gültigen **Verordnung** werden die industriell zubereiteten Säfte aus frischem oder tief gefrorenem, erntereifem Obst oder Gemüse gewonnen. Die wertbestimmenden Inhaltsstoffe, wie vor allem Vitamine und Mineralstoffe, bleiben bei der Herstellung zum größten Teil erhalten.

Fruchtsäfte werden nicht durch chemische Zusätze, sondern durch Pasteurisieren haltbar gemacht. Das gilt auch für solche Fruchtsäfte, die teilweise oder ganz aus Konzentraten hergestellt werden. Bei diesen Erzeugnissen wird dem Saft gleich nach dem Pressen etwa 50 bis 80 Prozent seines Wassers unter Hitze entzogen. Das Konzentrat wird zumeist tief gefroren und lässt sich dann gut lagern und transportieren. Erst zum Abfüllen wird es wieder aufgetaut und mit der Wassermenge aufgefüllt, die zuvor entzogen wurde.

Fruchtnektare sind eine Mischung aus Fruchtsaft und/oder Fruchtmark, Wasser und Zucker. Der vorgeschriebene Mindestfruchtgehalt beträgt je nach Fruchtart 25 bis 50 oder mehr Prozent. Die Fruchtanteile müssen jeweils auf dem Etikett angegeben sein. Ebenso wie Fruchtsäfte enthalten Nektare keinerlei chemische Zusätze.

Fruchtsaftgetränke bestehen aus kohlensäurehaltigem oder „stillem" Tafelwasser, dem Fruchtsäfte, Furchtsaftgemische oder Dicksäfte zugesetzt werden. Fruchtsaftgetränke aus Kernobst oder Traubensäften müssen 30 Prozent Saftanteil aufweisen, Orangensaftgetränke nur 6 Prozent. Der genaue Fruchtsaftanteil muss auch hier auf dem Etikett angegeben sein.

Limonaden werden aus natürlichen Säften, Genusssäuren, wie Zitronen-, Apfel- oder Weinsäure, und Trink- oder Tafelwasser mit oder ohne Kohlensäure hergestellt. Der Zuckeranteil beträgt mindestens 7 Prozent – meist jedoch 10 Prozent und mehr. Ein Liter Limonade enthält im Durchschnitt 120 g Zucker.

Brausen gelten als nachgemachte Fruchtsaftgetränke. Sie enthalten statt natürlicher Essenzen ganz oder teilweise künstliche. Der Zucker wird oft durch Süßstoff ersetzt. Um Verwechslungen auszuschließen, dürfen auf dem Etikett keine Früchte abgebildet sein.

Gemüsesaft ist unverdünnter Saft einer bestimmten Gemüseart. Aromastoffe und geschmacksabrundende Zutaten wie Salz, Zucker, Essig, Honig, Gewürze und Kräuter dürfen zugesetzt werden. Bei Gemüsesaft-Cocktail handelt es sich um eine Mischung aus verschiedenen Gemüsesäften.

Gemüsetrunk ist ein Gemisch aus Gemüsesaft und Wasser, der mindestens 40 Prozent Gemüseanteil enthalten muss. Der Gemüsetrunk darf Konzentrate und Zutaten wie Fruchtsaft enthalten, außerdem noch Zucker.

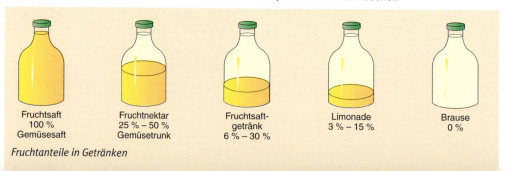

Fruchtsaft 100 % Gemüsesaft | Fruchtnektar 25 % – 50 % Gemüsetrunk | Fruchtsaftgetränk 6 % – 30 % | Limonade 3 % – 15 % | Brause 0 %

Fruchtanteile in Getränken

6 Gemüse und Obst in der Nahrungszubereitung

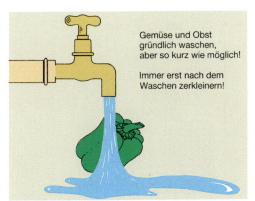

Gemüse und Obst: Waschen ist notwendig

Frisches Obst und Gemüse weisen den höchsten Nährstoffgehalt auf. Bei der küchentechnischen Verarbeitung ergeben sich dann allerdings **Verluste**, die je nach Zubereitungsart unterschiedlich groß sein können.
Nach neueren Erkenntnissen ist das Dünsten – Garen in wenig Wasser bei Temperaturen knapp unter 100 °C – am schonendsten. Hierbei bleiben Vitamine, Mineralstoffe, Geschmacks- und Farbstoffe weitestgehend erhalten.
Die Höhe der Mineralstoffverluste ist von der Wassermenge der **Zubereitungsart** abhängig. Je mehr Wasser zum Garen notwendig ist, umso größer sind die Verluste, wenn dieses Wasser weggeschüttet wird. Schadstoffbelastung und andere wasserlösliche Stoffe, wie z.B. Nitrate, werden beim Garprozess gelöst und gehen ins Kochwasser über.

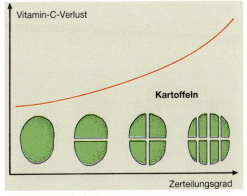

Vitamin-C-Verlust beim Wässern

Bei der Vorbereitung von Obst und Gemüse ist darauf zu achten, dass sie **gründlich** und unzerkleinert **gewaschen** werden. Eine frühzeitige Zerkleinerung erhöht wegen der größeren Oberfläche die Verluste an Mineralstoffen und Vitaminen. Auch langes Wässern ist aus diesem Grund zu vermeiden.

Exkurs: Das Nitratproblem

Über die Hälfte der täglichen Nitrataufnahme erfolgt über Gemüse. Die Nitratanreicherung in Gemüse ist eine Folge von Überdüngung. Dabei gibt es Gemüse, die sich besonders leicht mit **Nitrat** anreichern.
Nitrat wird vor allem in den Blattrippen gespeichert; diese also beim Verzehr möglichst entfernen.
Nitrat selbst ist nur in hohen Mengen giftig. Es wird aber im Körper zu Nitrit umgewandelt. Nitrit bedeutet für Kleinkinder eine Gefährdung. Es kann sich mit bestimmten Eiweißstoffen zu **Nitrosaminen** verbinden. Diese sind eindeutig krebserregend. Wir sollten deshalb aber keineswegs auf Gemüse verzichten. Im Gegenteil: Wir essen noch viel zu wenig. 50% unserer täglichen Nahrung sollte aus Gemüse, Obst und Getreide bestehen.

Nitratumwandlung im Körper

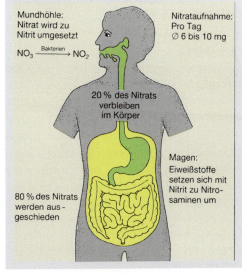

7 Einkauf und Lagerung

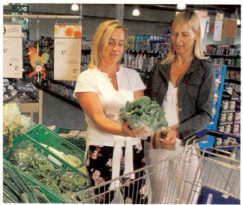

Schon beim Einkauf auf Frische achten

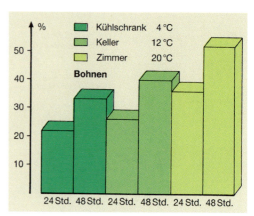

Vitamin-C-Verlust durch Lagern

Beim **Einkauf** von Gemüse und Obst sollte man stets auf die Frische achten, da eine längere Lagerung immer zu Vitaminverlusten und auch erhöhtem Abfall führt. Lagern Gemüse und Obst vor den Geschäften oder auf Märkten, so sind sie bei entsprechender Sonneneinstrahlung schnell welk, ganz abgesehen von einer möglichen Belastung mit Schadstoffen.

Gemüse und Obst werden nach festgelegten Merkmalen wie Größe, Gewicht und Aussehen in Güteklassen eingeteilt. Eine **Güteklasse** gibt keinen Hinweis auf den ernährungsphysiologischen Wert der Lebensmittel.

Obst und Gemüse lassen sich im Allgemeinen nur kurzfristig **lagern**. Hier sollte man den **Kühlschrank** bzw. **kühle Kellerräume** oder eine Speisekammer bevorzugen. Hilfreich ist häufig auch das Einschlagen in eine Frischhaltefolie.

Wurzelgemüse und Kernobst sind länger lagerfähig, da sie von Natur aus gegen Verdunstung einigermaßen geschützt sind. Die Lagerung sollte stets getrennt erfolgen, da Obst und Gemüse sich gegenseitig beeinflussen, wodurch eine Qualitätsminderung hervorgerufen wird. Eine längerfristige Haltbarkeit ist nur durch Konservierung möglich.

Die nationale Handelsklassenverordnung für frisches Obst und Gemüse ist in Deutschland mit Wirkung zum 1. Januar 2007 aufgehoben worden. Dadurch ist die bisher mögliche Kennzeichnung mit deutschen Handelsklassen nicht mehr gestattet. Betroffen sind Dicke Bohnen, Feldsalat, Knollensellerie, Kohlrabi, Meerrettich, Radieschen, Rettiche, Rote Bete, Schwarzwurzeln, Brombeeren, Himbeeren, Heidel-, Preisel-, Johannis- und Stachelbeeren. Ein Verstoß stellt eine Ordnungswidrigkeit dar (Strafe bis 10000 Euro). Die Kennzeichnung von Speisekartoffeln ist von dieser rechtlichen Änderung nicht betroffen. Erzeugnisse, für die die EG-Normen gelten, müssen weiterhin gemäß dieser Norm gekennzeichnet werden. Dazu zählen zum Beispiel Äpfel, Spargel, Erdbeeren, Kiwis, Pfirsiche und Zwiebeln.

Lernaufgabe:

Die Güteklassen bewerten nur Äußerlichkeiten. Informieren Sie sich unter *www.was-wir-essen.de* und unter *www.talking.food.de*, welche Güteklassen es in Europa gibt.

Entwickeln Sie einen Informationsflyer, der die Güteklassen einmal für Äpfel und zum anderen für Tomaten ausführt.

Machen Sie entsprechende Fotos, die die Beschreibungen veranschaulichen.

Überblick: Gemüse und Obst – Saisonkalender

Obst und Gemüse – die Vitaminspender!

	Jan.	Febr.	März	April	Mai	Juni	Juli	Aug.	Sept.	Okt.	Nov.	Dez.
Äpfel	●	●	●	●	●	●	●	●	●	●	●	●
Apfelsinen	●	●	●	●	●	●	●	●	●	●	●	●
Aprikosen						●	●	●	●			
Birnen	●	●	●	●	●	●	●	●	●	●	●	●
Brombeeren							●	●	●	●		
Erdbeeren		●	●	●	●	●	●				●	●
Himbeeren						●	●	●	●			
Süßkirschen						●	●	●				
Pfirsiche/Nektarinen					●	●	●	●	●	●	●	
Pflaumen						●	●	●	●	●		
Weintrauben	●	●	●	●	●	●	●	●	●	●	●	●
Blumenkohl	●	●	●	●	●	●	●	●	●	●	●	●
Bohnen/grün			●	●	●	●	●	●	●	●	●	
Brokkoli/Spargelkohl		●	●	●	●	●	●	●	●	●		
Chicoree	●	●	●	●					●	●	●	●
Grünkohl	●	●	●	●						●	●	●
Kartoffeln	●	●	●	●	●	●	●	●	●	●	●	●
Kopfsalat	●	●	●	●	●	●	●	●	●	●	●	●
Möhren	●	●	●	●	●	●	●	●	●	●	●	●
Paprika	●	●	●	●	●	●	●	●	●	●	●	●
Porree/Lauch	●	●	●	●	●	●	●	●	●	●	●	●
Rosenkohl	●	●	●	●					●	●	●	●
Tomaten	●	●	●	●	●	●	●	●	●	●	●	●
Zucchini	●	●	●	●	●	●	●	●	●	●	●	●

☐ geringes Angebot – höherer Preis ☐ starkes Angebot – günstiger Preis ■ einheimischer Freilandanbau

Würz- und Genussmittel – auf den Geschmack gebracht?

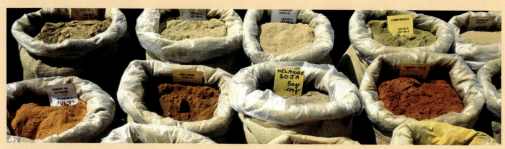

Gewürze vor der Probenentnahme

Eine Vielzahl von Gewürzen ermöglicht, durch typische Aromen Lebensmitteln und Speisen einen besonderen Geschmack zu geben. Oft ist hiermit gleichzeitig auch eine besondere Farbgebung oder eine bestimmte Schärfe verbunden.

Gewürze sind Teile einer bestimmten Pflanzenart, die wegen des Gehaltes an Geschmacks- und Geruchsstoffen als würzende Zutaten zu Lebensmitteln bestimmt sind. Sie sollten nicht mehr als notwendig technologisch bearbeitet sein. Bezeichnet werden die Gewürze nach ihrer Art wie zum Beispiel Rosenpaprika oder schwarzer Pfeffer.

Auch die **Kräuter** gehören zu den Gewürzen. Charakteristisch für diese ist neben den Aroma- und Geschmacksstoffen ihr Gehalt an Chlorophyll. Pilze werden als Gewürz angesehen, sofern sie wegen ihrer würzenden Eigenschaften verwendet werden. Dies gilt vorwiegend für getrocknete Pilze.

Gewürzmischungen bestehen aus verschiedenen Gewürzen. Sie werden nach der Art ihrer Verwendung bezeichnet, zum Beispiel Gulaschgewürz.

Gewürzzubereitungen oder -präparate sind Mischungen aus Gewürzen, die mit anderen Zutaten kombiniert werden. Üblich ist die Bezeichnung nach ihrer Art wie „Zwiebel-Pfeffer-Gewürzzubereitung".

Suppengewürz ist eine Mischung aus getrockneten Würz- und Suppenkräutern und aus würzenden Gemüsesorten. Es enthält keine weiteren Zutaten. Gewürze regen den Appetit an und verleihen den Speisen ein typisches Aroma. Ihr Nährwert ist sehr gering. Küchenkräuter enthalten zum Teil auch hohe Mengen an Mineralstoffen und Vitaminen. Allerdings werden auch sie in kleinen Mengen verwendet, sodass diese Inhaltsstoffe nur wenig zur Versorgung beitragen.

Lernaufgaben:

Sie haben die Aufgabe, eine Gewürzausstellung zu planen. Sie soll einen Überblick über die Vielzahl von Gewürzen und Kräutern geben und einen Eindruck darüber vermitteln, in welchen Lebensmitteln und Speisen die Gewürze verwendet werden können.

1. Stellen Sie 10 verschiedene Kräuter und 20 Gewürze zusammen.
2. Informieren Sie sich über die jeweilige Zusammensetzung und ihre Verwendungsmöglichkeiten.
3. Machen Sie ein Brainstorming über die Darstellung der Gewürze und Kräuter.
4. Arbeiten Sie in kleinen Arbeitsgruppen die Darstellung von zwei bis drei Gewürzen oder Kräutern aus.
5. Überlegen Sie in der Klasse, was Sie alles bedenken müssen, wo die Ausstellung aufgebaut werden soll, ab wann sie zu sehen sein soll, welche Materialien Sie brauchen und Ähnliches mehr.
6. Stellen Sie einen Projektplan auf und planen Sie hierin den genauen Zeitablauf – von der Beschaffung der Materialien bis zur Eröffnung der Ausstellung.

1 Die Wirkungsweise von Gewürzen und Kräutern

Die spezifischen Geschmacksstoffe können insgesamt die Verdauung fördern. So erfolgt zunächst eine vermehrte Absonderung von Speichel. Hierfür sind vor allem Pfeffer, Paprika, Senf, Chili und Curry bekannt.

Im Magen-Darm-Trakt können die genannten Gewürze eine vermehrte Magensaftabsonderung hervorrufen. Dies ist zum Beispiel typisch für Chili. Zwiebel und Curcuma dagegen regen eine vermehrte Gallensäurebildung in der Leber an und fördern so die Fettverdauung.

Weiterhin ist bekannt, dass viele scharf schmeckende Gewürze, wie z.B. Paprika und Pfeffer, Einfluss auf die Kreislauforgane haben. So können größere Mengen Pfeffer, Senf oder Ingwer die Durchblutung fördern und den Blutdruck kurzfristig erhöhen. Sehr scharfe Gewürze können die empfindlichen Darmschleimhäute reizen. Deshalb sollte mit Chili beispielsweise vorsichtig gewürzt werden.

Manche Gewürze enthalten toxische oder berauschende Substanzen. Hierzu gehört das Cumarin in Zimt und das Myristicin in Muskatnuss. Auch diese Gewürze sollten nur in geringen Mengen verwendet werden.

Je nach Sorte werden verschiedene Teile der Pflanzen als Gewürze bezeichnet: Blüten, Früchte und Samen, Blätter, Rinden, Wurzeln und Knollen.

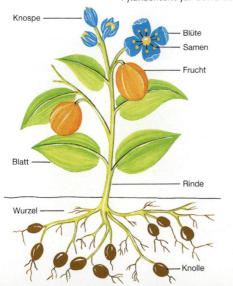

Pflanzenteile für Gewürze

Exkurs:

Milchreis mit Zucker und Zimt – eine beliebte Süßspeise gerät in Verruf!

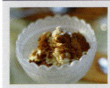

Fast alle essen diese Speise gern: Kinder und Erwachsene wie ältere Menschen. Der Zimt gehört von alters her dazu und schmeckt in der Kombination mit Zucker ganz besonders gut.

Aufgeschreckt wurden die Verbraucher durch die Mitteilung, dass Zimt in hohen Mengen Cumarin enthalte. Ein Stoff, der sich auch in Waldmeister befindet und Leberschädigungen und im Tierversuch Krebs verursachen kann.

Das Bundesinstitut für Risikobewertung (BfR) hat darauf hingewiesen, dass die Cumaringehalte von unterschiedlichen Zimtsorten deutlich verschieden sind. So stuft das Institut den Cassia-Zimt als unbedenklich, den Ceylon-Zimt dagegen als problematisch ein.

Der Verbraucher kann diese beiden Sorten beim Pulver praktisch nicht unterscheiden. Bei Zimtstangen ist dies einfacher:

Cassia-Zimt ist zu einem Röllchen eingerollt, Ceylon-Zimt ähnelt einer Zigarrenstange im Querschnitt.

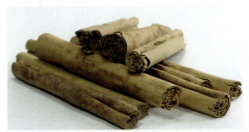

Zimt

Das BfR sieht die Gefahr einer leberschädigenden Wirkung bei sensiblen Personen. Kleinkinder sollten nicht mehr als drei Zimtsterne verzehren, Erwachsene nicht mehr als 15. Zimthaltiges Gebäck sollte in Kindertagesstätten und Horten möglichst nicht ausgegeben werden.

1.1 Einkauf und Lagerung von Gewürzen und Kräutern

Gemahlene Gewürze mit ihrer stark vergrößerten Oberfläche unterliegen hinsichtlich ihres Aromas, Geschmacks und ihrer Farbe im Laufe der Lagerung mannigfachen Veränderungen. Dies geschieht vor allem durch den Verlust von ätherischen Ölen. Auch andere Eigenschaften der Gewürze werden durch langes Lagern beeinträchtigt.

Diese Veränderungen können zum Teil vermieden werden, wenn beim **Einkauf** auf Folgendes geachtet wird:
- Möglichst nur ganze bzw. grob zerkleinerte Gewürze kaufen.
- Die Vermahlung sollte erst kurz vor Gebrauch stattfinden (Gewürzmühlen benutzen).
- Küchenkräuter möglichst nur frisch verwenden.
- Die meisten nehmen bei Trocknung einen Heugeschmack an.
- Das Verpackungsmaterial sollte für Luft, Licht und Wasserdampf undurchlässig sein.
- Das Verpackungsmaterial darf keine Inhaltsstoffe der Gewürze binden – Bestandteile des Verpackungsmaterials dürfen nicht von den Gewürzen herausgelöst werden.

Für die **Lagerung** geeignet sind Gefäße aus Glas, Porzellan, Aluminium und Weißblech. Viele Kunststoffe sind nicht geeignet. Ebenso ungeeignet sind Textil- oder Papiertüten. Vor allem bei gemahlenen Gewürzen mit einem hohen Anteil an Fetten und ätherischen Ölen (z.B. Nelken, Muskatnuss) sind die Kunststoffbehälter problematisch; es kann zu einer starken Aufnahme von ätherischen Ölen durch den Kunststoff kommen, sodass die Gefäße teilweise porös und plastisch werden. Die Qualität des Gewürzes leidet darunter.

Die **Vermahlung** von Gewürzen ist immer mit einem Qualitätsverlust verbunden. Während des Mahlvorganges verflüchtigt sich ein Teil der ätherischen Öle. Die Vergrößerung der Oberfläche begünstigt zudem diesen Prozess. Für den Haushalt empfiehlt sich daher das unmittelbare Vermahlen von Gewürzen mittels Gewürzmühlen unmittelbar vor der Zugabe zu den Speisen. Gemahlene Gewürze verlieren auch bei guten Lagerbedingungen rasch ihr Aroma. Bei gemahlener Muskatnuss kann dies in zwei Monaten bis zu 80% ihres Aromas ausmachen.

Küchenkräuter

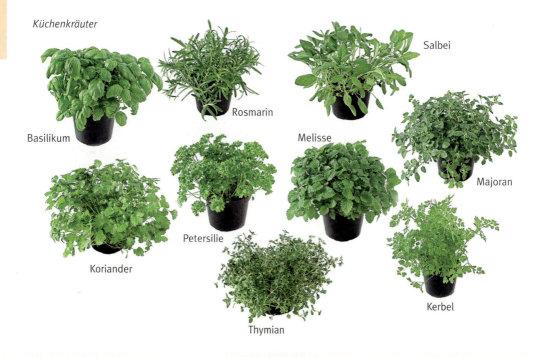

Basilikum, Rosmarin, Salbei, Melisse, Majoran, Koriander, Petersilie, Thymian, Kerbel

2 Würzmittel in der Nahrungszubereitung

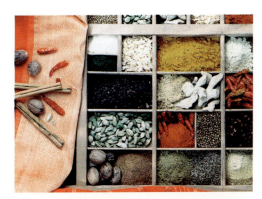

Lernaufgabe:
Versuchen Sie anhand der Abbildung herauszufinden, um welche Gewürze es sich jeweils handelt.
Informieren Sie sich, in welchen Speisen diese Gewürze eingesetzt werden können.

Frische Kräuter und Gewürze sind geeignet, den Verzehr an Speisesalz einzuschränken. Um die Wirkung der Kräuter voll zur Geltung zu bringen, werden sie meistens erst vor dem Servieren den Speisen zugesetzt. Viele Mineralstoffe und Vitamine sowie Aromastoffe bleiben so erhalten. Gewürze können sowohl vor dem Garen als auch erst vor dem Servieren den Speisen zugefügt werden.

Geschmacksverstärker wie Glutamat fördern nicht nur den Eigengeschmack der Speisen, sondern betonen auch Salz und sonstige Gewürze. Glutamatmischungen enthalten häufig Natrium und wirken deshalb wie Kochsalz blutdrucksteigernd.

Das **Einlegen** von Küchenkräutern ist heute etwas aus der Mode gekommen. Es lassen sich so schmackhaftes Kräuteröl bzw. Kräuteressig herstellen. Dabei werden die Kräuter gewaschen, getrocknet, in Gläser gefüllt und dann mit Weinessig oder Olivenöl übergossen. Die Kräuter müssen 1 bis 2 cm bedeckt sein. Geeignete Kräuter sind Basilikum, Dill, Estragon, Thymian oder Zitronenmelisse.

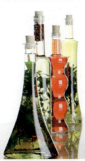

Kräuteröle lassen sich gut selbst herstellen

Regeln zum Würzen
- Sparsam würzen und nicht den Eigengeschmack der Speisen überdecken, sondern nur unterstreichen.
- Wenn möglich, frisch gemahlene Gewürze verwenden, da sie besonders aromatisch sind – z.B. Pfeffer.
- Folgende Kräuter werden mitgegart: Beifuss, Bohnenkraut, Liebstöckel, Thymian.
- Folgende Kräuter werden meist nicht mitgegart: Borretsch, Dill, Kerbel, Schnittlauch, Petersilie, Zitronenmelisse.
- Getrocknete Kräuter werden vor der Verwendung zwischen den Fingerspitzen zerrieben, weil sich hierdurch noch Aroma entwickelt.
- Folgende Kräuter nur sehr sparsam verwenden, da sie sehr aromastark sind: Thymian, Majoran, Liebstöckel, Beifuss.

Eine alte Würzregel: Nicht weniger als drei, nicht mehr als neun Gewürze!

Veränderung von Gewürzen
Unter Temperatureinflüssen verändern Gewürze ihren Geschmack. Der kritische Temperaturbereich, bei dem Geschmacksveränderungen stattfinden, liegt zwischen 90°C und 100°C. Beim Kochen verflüchtigen sich vor allem die ätherischen Öle, die eine wesentliche Geschmackskomponente darstellen.
Aber auch bei der Gefrierlagerung von Gerichten verändern Gewürze ihren Geschmack.
Um wie viel bei solchen Gerichten die Gewürze über- bzw. unterdosiert werden müssen, ist im Einzelfall nur schwer im Voraus zu bestimmen. Einen Überblick über die Gewürze gibt die Tabelle auf Seite 154.

2.1 Glutamat – gefährlicher Geschmacksverstärker?

Glutamat – Salze der Glutaminsäure zählen zu den Geschmacksverstärkern. Sie finden sich in vielen industriell verarbeiteten Lebensmitteln wieder. Glutamat wird für das sogenannte China-Restaurant-Syndrom verantwortlich gemacht. Empfindliche Personen klagen über Kopf- und Gliederschmerzen, Nackensteife und Übelkeit. Die Symptome klingen im Allgemeinen schnell wieder ab.

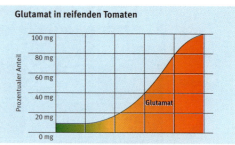

Glutamat in reifenden Tomaten pro 100 ml Saft

Die natürlich vorhandenen Mengen führen nicht zu pseudoallergischen Reaktionen. Viele Lebensmittel enthalten natürlicherweise Glutamat. Bei Gemüse und Obst nimmt die Menge mit fortschreitendem Reifegrad zu.

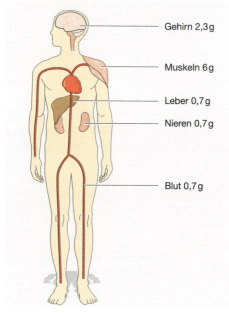

Gehalte an Glutaminsäure im Körper

Exkurs: Knoblauch – Mythos und Wahrheit

Altes Rezept zur „Reinigung der Arterien" Knoblauchzehen fein zerhacken und mit reichlich Schnaps bedecken. Sieben Tage in der Sonne, sieben Tage bei Mond und sieben Tage im Dunkeln ziehen lassen. 21 Tage wird der Knoblauchextrakt dann einmal täglich eingenommen. Daraufhin wird er 21 Tage lang nicht benutzt, während ein neuer Ansatz zubereitet wird.

Als Nahrungsmittelzusatz sowie als Heilmittel hat Knoblauch eine mehr als vier Jahrtausende alte Geschichte. Alte Volksweisheiten schreiben dem Knoblauch teilweise magische Wirkungen zu. So wurde behauptet, dass er Aussehen und Körperhaltung verbessere, Rivalität unter Nachkommen verhindere, Impotenz, Zahnschmerzen, Tuberkulose, krankes Blut und Insektenbisse sowie Würmer beseitigen würde.

Wissenschaftliche Studien von heute belegen eindeutig die vorbeugende und heilende Wirkung des Knoblauchs vor allem bei Arteriosklerose. Knoblauch senkt Blutfettwerte und Bluthochdruck, und er vermag die Zusammenlagerung von Blutplättchen zu bremsen. Die genannten Wirkungen werden auf die Sulfide zurückgeführt, die in allen Zwiebelgewächsen, also auch in Porree oder Schnittlauch vorhanden sind.

Knoblauch

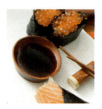 Auch Sojasoße kann je nach Produktmarke nennenswerte Mengen an Glutamat enthalten. Sie wird häufig in asiatischen Gerichten eingesetzt.

Für Glutamat gibt es keine Höchstmengenbeschränkungen. Der Stoff kann nach dem Prinzip „soviel wie nötig" eingesetzt werden. Auch ein ADI-Wert – die höchste zulässige Tagesmenge – wurde für Glutamat nicht festgesetzt. Empfindliche Personen sollten sorgfältig die Verpackungsaufschrift lesen, um entsprechende Reaktionen zu vermeiden.

Exkurs: Geruchs- und Geschmackssinn ergänzen sich

Sinneseindrücke spielen beim Essen eine wesentliche Rolle. Das **Auge** nimmt Farben wahr, die **Nase** Duftstoffe, **Zunge** und **Gaumen** verschiedene Geschmacksrichtungen. Auch der Tastsinn – über Zunge, Mundhöhle und Rachen – spielt eine Rolle. Was wir als Geschmack eines Lebensmittels empfinden, ist ein Zusammenspiel der verschiedenen Sinneseindrücke: Geruch, Geschmack und Textur beziehungsweise Konsistenz.

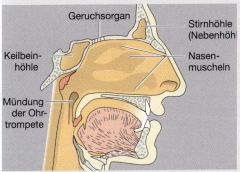

Aufbau der Nase

Mit dem **Geruchssinn** nehmen wir Stoffe wahr, die als kleinste Teilchen in der Luft vorhanden sind und in die Nase gelangen. Wenn wir beim „Schnüffeln" durch die Nase atmen, werden gasförmige Riechstoffe bis zur Riechschleimhaut gewirbelt. Hier lösen sie sich im Schleimüberzug. Sinneszellen werden nun erregt und geben ihre Signale über Nervenfortsätze an das Gehirn weiter.

Der Mensch kann etwa 10000 Gerüche unterscheiden. Diese lassen sich jedoch auf wenige **Grundgerüche wie „blumig", „würzig", „faulig" oder „brenzlig"** zurückführen.

Mit dem **Geschmackssinn** kontrollieren wir flüssige und feste Stoffe, die in den Mund gelangen. Wir können nur die vier **Geschmacksqualitäten „süß", „sauer", „salzig" und „bitter"** unterscheiden. Vermittelt werden diese durch sogenannte Geschmacksknospen, die sich in Rillen und Furchen auf der Zunge, auf dem weichen Gaumen, im Rachenraum und an der Innenseite der Wangen befinden.

Insgesamt besitzt der Mensch einige Tausend solcher Geschmacksknospen. Diese sind unterschiedlich empfindlich. Süß schmecken wir im Bereich der Zungenspitze, bitter hauptsächlich am Zungenhintergrund, Salziges am Zungenrand und sauer mehr in der Mitte des Zungenrandes.

Bei der Nahrungsaufnahme steigen Duftstoffe durch den Rachenraum zu den Geruchsorganen auf.

Die Empfindungsqualität eines Stoffes ist von seiner Konzentration abhängig. So schmeckt Kochsalz in ganz geringer Konzentration süß und erst bei höherer Konzentration typisch salzig bis hin zum bitteren Geschmack. Auffällig ist die hohe Empfindlichkeit des Geschmackssinnes für Bitterstoffe. Da diese oft giftig sind, erscheint eine Warnung bei bereits geringer Konzentration sinnvoll. Stärkere Bitterreize lösen leicht Brech- und Würgereflexe aus, um die eventuell giftige Nahrung sofort wieder aus dem Körper herauszubefördern. Damit wird die biologische Bedeutung des Geschmackssinnes deutlich.

Der Geschmackssinn wirkt auch direkt auf den Verdauungsprozess ein. Es wird nicht nur die Menge der Verdauungssekrete durch Reflexe gesteuert, sondern es ändert sich auch die Zusammensetzung der Sekrete bei vorwiegend süßer oder salziger Nahrung. Mit zunehmendem Alter nimmt die Leistungsfähigkeit des Geschmackssinnes ab. Unmittelbar nach dem Rauchen oder Kaffee- bzw. Teetrinken ist die Geschmackswahrnehmung ebenfalls gemindert.

■ bitter
■ sauer
■ salzig
□ süß

Die unterschiedlichen Geschmackszonen auf der Zunge

Bei starken Erkältungen können wir weder etwas riechen noch schmecken. Dann sind die empfindlichen Sinneszellen mit zähem Schleimbelag überzogen. Nichts zu riechen und zu schmecken wirkt sich auf den Appetit aus: Er bleibt aus.

Der Geschmackssinn wird durch den Geruchssinn ergänzt!

Überblick: Würzmittel

Pflanzenteil	Gewürz	Verwendung	Bemerkung/Wirkung
Früchte	Anis	Backwaren, Süßpeisen, Liköre	Macht schwere Speisen leichter verdaulich und verhindert Blähungen
	Koriander	Gebäck, Gemüsesalate, Soßen, Kompott	Fördert die Verdauung und regt den Appetit an
	Kümmel	Gemüse, Brot, Käse, Spirituosen	Macht alle blähenden Gerichte (Zwiebel, Kohl) bekömmlicher
	Paprika	Fleisch, Fisch, Geflügel, Eierspeisen, Suppen, Soßen	Verdauungsfördernd und kreislaufentlastend
	Pfeffer	Außer Süßspeisen für alle Gerichte geeignet	Kreislaufanregend – schwarzer Pfeffer ist schärfer und stärker im Aroma als weißer Pfeffer
	Piment	Fleisch, Fisch, Gemüse, Gebäck	Auch Nelkenpfeffer genannt – milder als Pfeffer
	Vanille	Für alle süßen Speisen und Gebäcke geeignet	Vanillezucker = Zucker mit fein zerkleinerten Vanilleschoten
			Vanillin-Zucker = Zucker mit künstlich hergestelltem Vanillin
Samen	Wacholder	Wildgerichte, Fisch, Fleisch, Marinaden, Kohl, Sauerkraut	Appetitanregende, harntreibende Wirkung
	Muskatnuss	Kartoffelgerichte, Gemüse, Suppen, Soßen	Muskatöl wird als Mittel gegen Blähungen verwendet
	Senf (-körner/-pulver)	Gemüsesalate, Fisch, Wurst, Essigkonserven	Gelber Senf ist milder als schwarze Körner
Blüten	Nelken	Rotkohl, Sauerkraut, Marinaden, Glühwein, Gebäck, Süßspeisen	Förderlich für alle Verdauungsfunktionen, antibakteriell
	Kapern	Helle Soßen, Eiergerichte, Tartar, Salate	Kapernersatz: Blütenknospen der Sumpfdotterblume, Kapuzinerkresse
	Safran	Gebäck, Fischsuppen, Reisgerichte, Fleischbrühen	Sehr teurer Farbstoff für Teigwaren und Süßspeisen. Französischer Safran: beste Qualität
Rinde	Zimt	Gebäck, Süßspeisen, Glühwein, Liköre	Je dünner die Rinde, desto feiner das Aroma
Wurzeln	Ingwer	Kompott, Gemüsesuppen, Kürbis, Getränke	Bekannt als Magenmittel
Zwiebeln	Zwiebel	Suppen, Soßen, Marinaden, Kartoffelgerichte, Quark	Appetitanregend – der unverkennbare Geruch beruht auf schwefelhaltigen ätherischen Ölen
	Knoblauch	Fleisch, Gemüse, Salat, Quark, Soßen	Starke antibakterielle Wirkung, wirkt normalisierend auf den Blutdruck. Gegen Durchfallerkrankungen, Darminfektionen, bei hohem Blutdruck und Kreislaufstörungen.

3 Speisesalz und Essig – des Lebens Würze

Würzende Lebensmittel sind Speisesalz, Essig, Mayonnaise, Remoulade, Tomatenketchup, Worcestersoße und Dressings.

Speisesalz ist für den Menschen lebensnotwendig. Dennoch sollte mit Salz beim Würzen sparsam umgegangen werden, da ein Zuviel Krankheiten wie **Bluthochdruck** begünstigt.

Je nach Art der Gewinnung unterscheidet man **Steinsalz**, **Siedesalz** und **Meersalz**. Speisesalz wirkt stark Wasser anziehend und klumpt daher leicht, wenn es nicht trocken gelagert wird. Andererseits beruht seine konservierende Wirkung auf dieser Eigenschaft. **Speisesalzersatz** ist natriumfrei und enthält Kalium-, Calcium- oder Magnesiumsalz.

Jodiertes Speisesalz ist Kochsalz mit einem Zusatz von Kalium- oder Calciumjodid. Bei der Kombination von Kochsalz mit **Jodid und Fluorid** ist der Jodidgehalt im Vergleich zum reinen jodierten Speisesalz vermindert.

Im Handel findet sich bereits Salz, das neben Jodid und Fluorid auch noch Folsäure enthält. Dieses Salz weist eine leicht gelbliche Farbe auf.

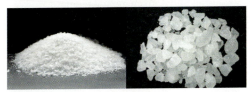

Verschiedene Salzsorten

Exkurs:

Der „Aceto Balsamico Tradizionale" wird nur aus dem eingekochten Traubenmost weißer Trauben, in der Hauptsache Trebbiano und Sauvignon gemacht. Es werden keine Konservierungs- oder Farbstoffe hinzugefügt, d. h. der Aceto Balsamico Tradizionale ist ein reines Naturprodukt.

Der Essig reift in Eichenfässern zwischen 12 und 25 Jahren. Einmal in die Fläschchen abgefüllt, ist der echte Balsamico-Essig nahezu unbegrenzt haltbar – auch im geöffneten Zustand.

Der echte Balsamico-Essig wird vielfach kopiert. Hierdurch sind auch die erheblichen Preisunterschiede zu erklären.

Essig wird mittels Bakterien durch Essigsäuregärung oder synthetisch aus reiner Essigsäure durch Verdünnen mit Wasser bzw. aus einer Mischung von beidem gewonnen. Essig wirkt in geringer Konzentration auf die Geruchs- und Geschmacksnerven anregend und damit auch auf die Sekretion der Verdauungsdrüsen.

Neben Salz ist Essig das am häufigsten verwendete Würzmittel. Essig eignet sich auch zur Haltbarmachung. Gurken, Kürbisse, Rote Bete sowie diverse Obstsorten können gut in Essig eingelegt werden. Darüber hinaus ist Essig im Haushalt vielseitig verwendbar. Er löst Kalk auf Glas, Porzellan oder Kacheln und gibt als Zusatz ins letzte Spülwasser Kleidungsstücken Farbglanz.

- Essig wirkt bei einer Fülle von Speisen geschmacksverbessernd.
- Essig erhöht die Quellfähigkeit von Eiweiß. In Essigmarinaden eingelegtes Fleisch hat z.B. eine kürzere Garzeit.
- In entsprechender Konzentration ist Essig keimtötend und dient als Konservierungsmittel.
- Essig kühl und dunkel aufbewahren.

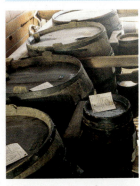

Traditionelles Essigfass

Beim traditionellen Verfahren werden die Gärbottiche mit spiralförmigen Buchenholzspänen gefüllt, die mit Essigbakterien „geimpft" sind. 8 bis 10 Tage werden sie nun ständig von oben mit der Maische berieselt. Damit die Umwandlung von Alkohol zu Essig auch gelingt, sorgt der Essigmeister dabei die ganze Zeit für ausreichend Sauerstoff und die richtige Temperatur.

4 Aromen fürs Aroma

Neben den Gewürzen setzt die Lebensmittelindustrie eine Vielzahl von Aromen ein. Einzelheiten sind im Rahmen der Aromenverordnung gesondert geregelt.

Kaum ein Aroma wird so häufig von der Industrie eingesetzt wie das Vanillearoma. In den meisten Süßspeisen, in Früchtequark, in Kuchen und Backwaren, ja selbst in Zigarren ist das Aroma zu finden. Zu häufig, als dass Vanille immer natürlichen Ursprungs sein könnte.

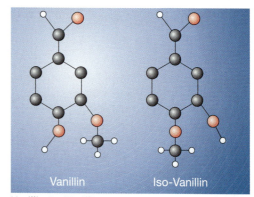

Vanillin, Iso-Vanillin

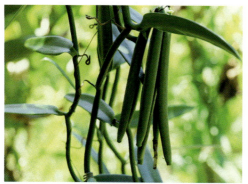

Vanillepflanze

Vanille ist eine Orchideenpflanze. Zum Würzen werden die Vanilleschoten verwendet, die heute überwiegend aus Madagaskar stammen.

Die Schoten werden nach ihrer Reifung geerntet und getrocknet. Die einzelne Schote wird in Glasröhrchen verpackt und gelangt so in den Handel.

Da die Anwendung relativ aufwendig ist und die Ausbeute nur gering – die Schoten müssen aufgeschlitzt und ausgekratzt werden –, gibt es im Handel ein großes Angebot an Zucker, der mit geriebener Bourbonvanille bereits vermischt wurde.

Auf dem Weltmarkt sind Vanilleschoten teuer. Deshalb hat die Industrie schon sehr frühzeitig das Vanillearoma synthetisch hergestellt. Es ist unter dem Namen Vanillin erhältlich und kostet nur einen Bruchteil des Preises der Vanilleschoten. Vanillin zählt zu den naturidentischen Aromastoffen.

Viele Aromen werden heute synthetisch hergestellt. Allerdings sind nur sehr wenige künstliche Aromen zugelassen; von den ca. 400 bekannten Substanzen gerade einmal 14!

In Wurst- und Fleischwaren befindet sich häufig Raucharoma. Dieses Aroma ist eine Zubereitung aus Rauch, die bei den herkömmlichen Verfahren zum Räuchern von Lebensmitteln anfällt.

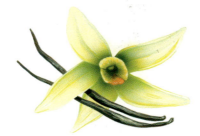

Vanilleschoten – die Basis einer echten Vanillecreme

Lernaufgaben:

Sie haben die Aufgabe, aus den Zutatenlisten verschiedener Lebensmittel die entsprechenden Aromen herauszusuchen.
Nehmen Sie hierzu verpackte Salami, Puddingpulver, Instantsuppe und einen Fruchtjoghurt.
1. Versuchen Sie eine Zuordnung. Ist das Aroma künstlich, naturidentisch oder natürlich?
2. Informieren Sie sich anhand der Aromenverordnung, welche künstlichen Aromen zugelassen sind.
3. Informieren Sie sich, ob Aromen als Zusatzstoffe mit E-Nummern gekennzeichnet sind.

Informationen finden Sie unter *www.bll.de* und unter *www.aromenhaus.de*.

5 Genussmittel – anregend nur für kurze Zeit

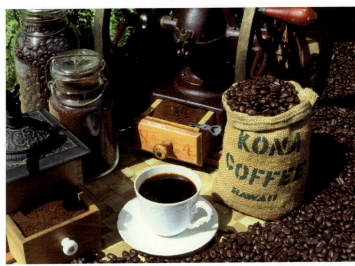

Kaffee

Sie erfreuen sich schon lange großer Beliebtheit: Alkohol und Tabak zählen seit Jahrhunderten zu den Genussmitteln.

Kaffee, Tee und Kakao sind erst im Zuge der Kolonialisierung neuer Weltregionen hinzugekommen.

Genussmittel zeichnen sich allesamt durch eine anregende Wirkung aus. Diese Wirkung kann dadurch zustande kommen, dass **Geruchs- und Geschmacksorgane** das Genussmittel „erkennen" und über das Nervensystem die Verdauungstätigkeit angeregt wird.

Es kann aber auch eine unmittelbare Wirkung auf das Zentralnervensystem erfolgen. Dies führt dann z.B. zur gesteigerten Herzaktivität und zu einer vorübergehenden Erhöhung des Blutdrucks.

Koffein hat eine unmittelbare Wirkung auf die Tätigkeit der Hirnzellen. Es kann sich an die Andockstellen der Neuronen im Gehirn anheften. Dies führt kurzfristig zu einer verbesserten Konzentrationsfähigkeit.

Allerdings treten schon bald danach Ermüdungserscheinungen auf, sodass nach einiger Zeit die Wirkung nicht mehr zu spüren ist.

Die Wirkungen der Genussmittel sind abhängig von ihrer Zubereitung, der aufgenommenen Menge und von persönlichen Voraussetzungen.

Alkohol und Nikotin können schnell zu Drogen werden, insbesondere dann, wenn schon Jugendliche zur Zigarette oder Bierflasche greifen.

Nach Meinung von Experten fördert der frühe Einstieg, dass sich bald eine Sucht entwickelt, die schwere körperliche und geistige Schäden verursacht.

Kaffee und Tee liefern praktisch keine Energie und Nährstoffe nur in Spuren, während Alkohol, Kakao und Schokolade nennenswerte Mengen an Nährstoffen aufzuweisen haben.

Nicht nur Kaffee enthält Koffein. Auch die Colanuss sowie Guarana weisen nennenswerte Mengen an Koffein auf.

Sowohl die Colanuss als auch Guarana werden vielfach in der Limonadenherstellung eingesetzt.

Lernaufgaben:

Sie haben die Aufgabe, Informationsplakate über Genussmittel zu gestalten.
Wählen Sie hierzu entweder Tee und Kaffee, Kakao und Schokolade oder Alkohol aus.
1. Informieren Sie sich zunächst über die Gewinnung und suchen Sie geeignete Materialien heraus, um diese Prozesse anschaulich und knapp darzustellen.
2. Informieren Sie sich über die Nährstoffe und bewerten Sie diese.
3. Versuchen Sie herauszufinden, warum viele Menschen vergleichsweise große Mengen an Genussmitteln verzehren.
4. Versuchen Sie darzustellen, welche Folgen ein zu hoher Konsum jeweils hat.

6 Kaffee – der Deutschen liebstes Getränk

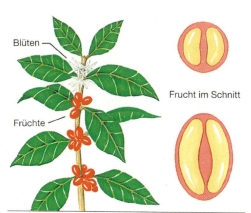

Kaffeebohnen

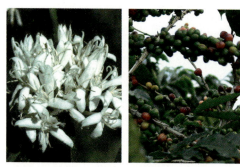

Blüten und Früchte des Kaffeebaumes

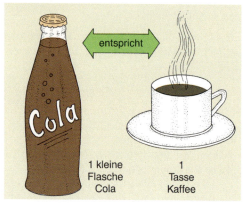

Coffeingehalt im Vergleich

Nach der Ernte werden die Früchte getrocknet und dann von Fruchtfleisch und Samenschale befreit. Der Rohkaffee ist so noch ungenießbar. Erst durch das Rösten bei 100 °C bis 200 °C erhält er sein charakteristisches Aroma. Das Koffein wird bei diesem Vorgang nicht beeinflusst. Bei Bedarf kann das Koffein dem Kaffee durch Dämpfen der rohen Bohnen und darauf folgendes Extrahieren mit Kohlenstoffdioxid entzogen werden.

Ernährungsphysiologische Wirkung

Dem Koffein kommt als Inhaltsstoff eine besondere Bedeutung zu. Von ihm geht die anregende Wirkung auf das zentrale Nervensystem aus. Es steigert die Herztätigkeit und damit den Blutdruck. Dadurch kann es zu einer kurzfristigen Leistungssteigerung kommen. Ein Zuviel an Koffein kann zu Herzklopfen, Schweißausbrüchen und nervösem Zittern führen.

Neben dem Koffein sind auch noch die **Röststoffe** von Bedeutung, weil sie die Darmtätigkeit anregen. Die im Kaffee enthaltenen **organischen Säuren**, wie z.B. die Chlorogensäure, fördern die Magensäurebildung und können bei starkem Kaffeekonsum zu Sodbrennen führen.

- Kaffee wirkt leicht Hunger stillend und ist, ohne Milch und Zucker getrunken, energiefrei.
- Als gut verträgliche Kaffeemenge pro Tag werden im Allgemeinen 0,10 bis 0,15 g Koffein angesehen. Das entspricht in etwa drei Tassen Kaffee: 1 Tasse (150 ml) enthält rund 5 g Röstkaffee, was einer Koffeinmenge von 0,05 g (50 mg) entspricht.
- Der Inhalt einer Tasse Kaffee kann die Eisenaufnahme einer Mahlzeit um etwa 40 % einschränken.
- Wer Koffein nicht verträgt, muss nicht auf den Kaffeegenuss verzichten. Koffeinfreier Kaffee besitzt das volle Aroma.

Die Kaffeebohne wird aus den kirschenähnlichen Früchten des Kaffeebaumes gewonnen, deren süßes Fleisch meist zwei Kerne mit pergamentartiger Schale umgibt.

6.1 Einkauf und Lagerung von Kaffee

Beim Einkauf von Kaffee ist es möglich, die Verträglichkeit (Säuregrad und Koffeingehalt) zu berücksichtigen. **Kaffeebohnen** und **gemahlener Kaffee** sollten stets frisch eingekauft werden. Bei längerer Lagerung von Kaffee ist darauf zu achten, dass er luftdicht gelagert wird. Die Aromastoffe sind leicht flüchtig. Einen festen Platz haben sich die löslichen Bohnenkaffees erobert. Diese müssen nur noch mit heißem Wasser angerührt werden.

Beliebt sind auch die italienischen Varianten wie Cappucchino oder Espresso. In den meisten Haushalten wird heute gemahlener Kaffee verwendet. Wer jedoch den Kaffee selber mahlen will, um das bestmögliche Aroma zu bekommen, sollte einiges beachten:

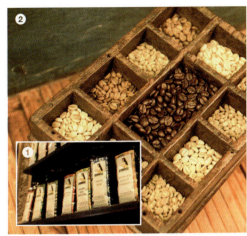

1) Kaffeesorten   2) Röstgrade

Mittelfeine Mahlung eignet sich für den Kannenaufguss, **feine Mahlung** für den Filteraufguss bzw. die Kaffeemaschine, **sehr feine Mahlung** sollte für Espresso und Mokka gewählt werden.

Für den Kaffeeaufguss muss frisches Wasser verwendet werden. Dabei kommt bei weichem Wasser das Aroma besser zur Geltung als bei hartem, kalkhaltigem Wasser.

Der lösliche Bohnenkaffee eignet sich gut zur Herstellung von Süßspeisen, Teigfüllungen, Mixgetränken und Eiskaffee.

Lernaufgabe:

Kaffeebars erfreuen sich immer größerer Beliebtheit. Die Vielfalt der Kaffeevariationen ist beeindruckend. Dabei ist oft gar nicht so klar, wie sich die Angebote zusammensetzen.

Sie haben die Aufgabe herauszufinden, wie die folgenden 4 Kaffeegetränke zusammengesetzt sind:

- Espresso,
- Caffee macchiato,
- Caffee latte,
- Capucchino.

Bewerten Sie die Zusammensetzung.

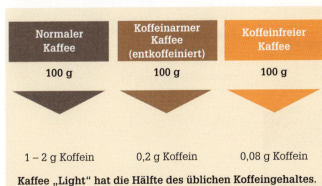

Normaler Kaffee	Koffeinarmer Kaffee (entkoffeiniert)	Koffeinfreier Kaffee	Säurearmer Kaffee
100 g	100 g	100 g	Er wird durch Entfernen der im Kaffee enthaltenen Gerbsäure hergestellt. Der Koffeingehalt bleibt dabei voll erhalten. Dieser Kaffee ist für Magen- und Darmkranke besser verträglich.
1 – 2 g Koffein	0,2 g Koffein	0,08 g Koffein	

Kaffee „Light" hat die Hälfte des üblichen Koffeingehaltes.

Handelssorten von Kaffee

7 Tee – für jeden Geschmack etwas

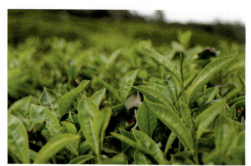

Teepflanzen

Im Handel wird eine Vielzahl von Teesorten angeboten. Je nach Herstellung unterscheidet man fermentierten (Fermentation = Gärung) oder **schwarzen Tee**, unfermentierten oder **grünen Tee**, halbfermentierten oder **Oolong Tee**. Hauptanbaugebiete sind Indien, Ceylon, Indonesien, China und Japan.

Für die Qualität des Tees ist meistens nicht die Blattgröße entscheidend, obwohl es Bezeichnungen gibt, die die Blattgröße berücksichtigen. Man unterscheidet **Blatttees**, insbesondere Darjeeling, und **Brokentees**, aus denen 95 % der Teeproduktion bestehen, sowie Funnings oder Dust, die in erster Linie für Aufgussbeutel verwendet werden.

Aromatisierter Tee wird aus schwarzem Tee hergestellt, der mit Geschmackszusätzen wie Vanille, Orangenschale usw. versehen wird. Der Zusatz verändert nur den Geschmack, nicht die Wirkung des Tees. **Earl-Grey-Tee** ist mit dem Öl der Bergamotte (Zitrusfrucht) aromatisiert.

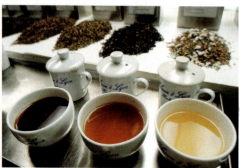

Verschiedene Teesorten

Die Herstellung von schwarzem Tee

1. **Welken:** Nach dem Pflücken werden die Teeblätter auf Welktischen ausgebreitet. Hierbei verlieren sie ca. 30 % an Wasser.
2. **Rollen:** Dieser Vorgang geschieht heute maschinell. Dabei wird die Oberfläche des Tees aufgebrochen.
3. **Fermentieren:** Sauerstoff der Luft dringt in das Blattinnere. Die Blätter werden kupferfarben.
4. **Trocknen:** Auch dies geschieht im Wesentlichen schon in entsprechenden Trocknern. Dabei wird der Tee auf 85° C erwärmt. Der Wassergehalt sinkt auf 6%. Während der Trocknung entsteht die typische schwarze Farbe.
5. **Sortieren:** Nach dem Trocknen wird entweder von Hand oder maschinell sortiert.

Blatttees (ganze Blätter)

FOP – Flowery Orange Pekoe
Die jüngsten Blätter des Zweiges.

GFOP – Golden Flowery Orange Pekoe
(Darjeeling)
Im Tee sind goldbraunfarbene Blätter enthalten.

TGFOP – Tippy Golden Flowery Orange Pekoe
(Darjeeling)
Es werden junge, zarte Blattknospen verwendet und besonders sorgfältig verarbeitet. Die jüngsten Blätter werden dabei goldgelb.

Broken-Tees (gebrochene Blätter)

TGFBOP – Tippy Golden Flowery Broken Orange Pekoe
Relativ teurer Tee.

Broken Orange Pekoe
Kräftiger als FBOP.

Golden steht für Sorten, deren Spitzen hell sind.

Tippy ist die Bezeichnung für Blattspitzen.

Kennzeichnung von Teesorten

Ernährungsphysiologische Wirkung von Tee

Die wichtigsten Bestandteile des Tees sind **Koffein** und **Gerbsäuren**. Koffein wirkt belebend auf das zentrale Nervensystem. Gerbsäuren üben eine beruhigende Wirkung auf die Magen- und Darmtätigkeit aus. Darum wird Tee auch bei Darmkatarrhen als diätetisches Heilmittel verwendet. Bedeutend ist auch der Gehalt an Fluorid im schwarzen Tee.

Grüner Tee enthält Catechine. Diese Stoffe gehören zu den sekundären Pflanzenstoffen. Sie werden als hoch wirksam in der Vorbeugung von Herz- und Kreislauferkrankungen eingestuft. Grüner Tee enthält auch noch nennenswerte Mengen an Vitamin C.

Einkauf und Lagerung

Beim Einkauf von Tee ist die Kenntnis der Geschmacksrichtungen, die durch verschiedene Bezeichnungen garantiert werden, von Bedeutung.

- **Assamtee** ist besonders kräftig und würzig mit angenehmem Nachgeschmack.
- **Ceylontee** ist herb-aromatisch.
- **Darjeelingtee** gilt als feinste, duftigste Sorte mit feinem Aroma.
- **Englische Mischung** wird aus verschiedenen Anbaugebieten zusammengestellt.
- **Ostfriesische Mischung** wird vorwiegend aus Assamtee hergestellt und ist intensiv im Geschmack.
- **Russische Mischung** wird aus Chinatee, Darjeeling und Ceylontee hergestellt und ist nicht identisch mit Russischem Tee.

Tee soll kühl, trocken und dunkel in einer Dose luftdicht verschlossen aufbewahrt werden. Ideal sind fest schließende Porzellan- oder dunkle Glasbehälter. Metallbehälter sind nur geeignet, wenn sie einen speziellen Überzug aufweisen.

Schwarzer Tee (Assam)

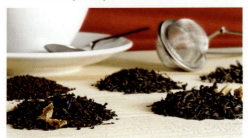

Hinweise für die Zubereitung

Zum Aufgießen von Tee wird frisches, sprudelnd kochendes Wasser verwendet. Kalkreiches, hartes Wasser eignet sich nicht, weil es weniger aromatischen Tee ergibt. Es kann durch wiederholtes Abkochen im neuen Gefäß „weichgemacht" werden. Einige Teesorten, wie z.B. Earl Grey oder Ceylon Broken, Orange Pekoe, sind hartem Wasser gegenüber weniger empfindlich.

Exkurs:

Auch Kräutertees erfreuen sich zunehmender Beliebtheit. Viele Kräuter sind für Aufgussgetränke geeignet. Sie werden schonend getrocknet und dann meist in Teebeutel verpackt. Sie enthalten kein Koffein, werden auch von Kindern gern getrunken und haben zum Teil heilende und lindernde Wirkungen.

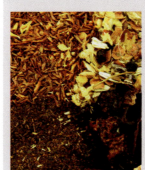

Getrocknete Kräuter, die für Kräutertees verwendet werden

Rotbuschtee erfreut sich großer Beliebtheit. Der Tee stammt aus Zweigen und Blättern des Rooibosstrauches. Er hat einen fruchtigen, leicht süßlichen Geschmack und gilt als entzündunghemmend. In Südafrika ist dieser Tee das Nationalgetränk.

Die Teeblätter werden in ein Teeeinsatzsieb aus Porzellan oder Steingut gegeben. Metall ist ungeeignet.

Da das Koffein sich viel leichter in Wasser löst als die Gerbsäure, kann verhältnismäßig koffeinreicher, gerbsäurearmer Aufguss nach kurzem Brühen hergestellt werden. Je länger der Tee zieht, umso beruhigender ist seine Wirkung, da das Koffein entweicht und die Konzentration der Gerbstoffe zunimmt. Der Tee schmeckt zwar herber, ist jedoch nicht stärker.

8 Schokolade – der zarte Schmelz

Kakao wächst auf Bäumen, die selten höher als 15 m werden. Die Heimat des Kakaos sind die Tropenwälder Mittel- und Südamerikas.
Kakao kann nur im Schatten anderer Bäume wachsen. Die Blüten befinden sich direkt am Stamm, hier reifen auch die Kakaofrüchte.

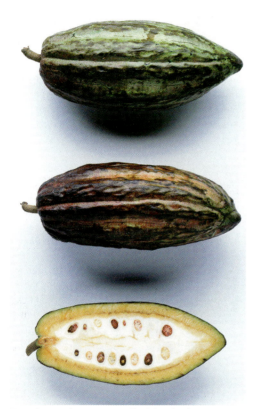

Von oben nach unten: unreife Kakaofrucht, reife Kakaofrucht, Kakaofrucht halbiert

Die gurkenförmigen Früchte enthalten bohnenförmige Samen, die Kakaobohnen.
Die Kakaofrüchte werden zunächst in der Mitte halbiert und die Samen aus dem Fruchtfleisch geholt. Anschließend erfolgt eine Fermentierung, bei der sich die Samen braun färben. Bei diesem Vorgang wird ein Teil der Bitterstoffe abgebaut und es entsteht das typische Kakaoaroma. Anschließend müssen die Samen acht bis fünfzehn Tage lang an der Sonne trocknen. Hierbei entsteht der Rohkakao. Die weitere Verarbeitung: Rösten, Mahlen und das Abtrennen der Kakaobutter geschieht dann schon in den Ländern, in denen auch die Schokolade hergestellt wird.

Ernährungsphysiologische Wirkung
Der Genusswert des Kakaogetränkes gründet sich auf den angenehmen Geschmack sowie den Gehalt an Fett, Eiweiß und Kohlenhydraten. Physiologisch unbedeutend ist die Wirkung des Theobromins (dem Koffein verwandt). Die Gerbstoffe verhindern die Absonderung von Darmsekreten und verlangsamen die Darmbewegungen. Darum wird Bitterschokolade gerne bei Durchfallerkrankungen verwendet.
Kakao ist reich an Polyphenolen. Diese sekundären Pflanzenstoffe wirken antioxidativ und können Herz- Kreislauferkrankungen vorbeugen.

Kakaopulver, schwach entölt, enthält ca.
18% Eiweiß, 22% Fett und 47% Kohlenhydrate sowie Calcium, Phosphor, Eisen und Vitamin B_1, B_2 und C.
Kakaopulver, stark entölt, als fettarmes Kakaopulver im Handel, enthält etwas mehr Eiweiß (20 %) und weniger Fett (10 bis 16%).
Schokoladenpulver (Trinkschokolade) wird aus Kakaopulver und Zucker hergestellt. Der Kakaopulveranteil beträgt mindestens 32%. Eine solche Mischung wird im Handel als gezuckerter Kakao angeboten.
Schokolade besteht aus Kakaomasse, Kakaobutter, Gewürzen, wie z.B. Vanillin, sowie Milch, Mandeln, Nüssen, Rosinen usw. Der Energiegehalt ist sehr hoch und liegt bei 2200 kJ pro 100 g. Der Fettgehalt beträgt über 30%, der Kohlenhydratgehalt liegt sogar über 55%. **Milchschokolade** muss mindestens 25% Kakaobestandteile, 10,5% fettfreie Milchtrockenmasse sowie 3,5% Milch- und 25% Gesamtfett enthalten.
Weiße Schokolade besteht aus Kakaobutter, Zucker (höchstens 55%), Milchpulver. Der Zusatz von Milchfett ist erlaubt.

8.1 Die Herstellung von Schokolade

Die Grundzutaten einer jeden Schokolade sind neben der Kakaomasse Milch oder Sahne, Kakaobutter, Zucker sowie weitere Zusätze wie Vanille, Zimt oder Nüsse.

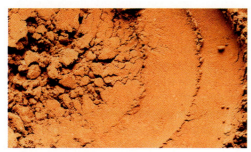

Kakaomasse vor dem Conchieren

Die Masse wird maschinell gemischt und geknetet, anschließend werden in einem mehrstufigen Walzensystem Zucker- und Kakaoteilchen unter hohem Druck fein verrieben. Je edler die Schokolade, umso länger dauert der Verarbeitungsprozess. Stundenlanges Verrühren und Kneten – das Conchieren – entscheidet über die Qualität. Anschließendes Kühlen und Temperieren bewirken die Schmelzeigenschaften und den Oberflächenglanz der Schokolade.

Schokolade enthält Endorphine. Sie sollen Glücksgefühle hervorrufen. Die Endorphine werden als einer der Gründe für die große Beliebtheit von Schokolade und Schokoladenerzeugnisse gewertet.

Diese Wirkung war schon frühzeitig bekannt. Aber erst um 1850 wurden die ersten Schokoladetafeln produziert. Verkauft wurden sie zunächst nur in Apotheken als Arznei gegen Durchfallerkrankungen.

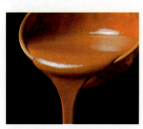

Kakaomasse nach dem Conchieren

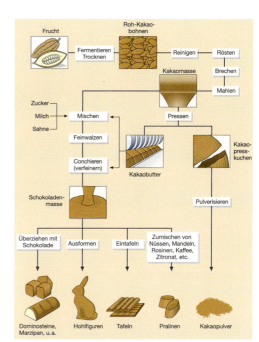

Herstellung von Schokolade

Lernaufgaben:

Einer der führenden Schokoladenhersteller hat sich entschlossen, eine besondere Schokolade herauszubringen:
Sie wird mit Polyphenolen angereichert und soll so viel dieser Stoffe enthalten, wie in 4 l Rotwein normalerweise vorhanden wäre.
Der Hersteller wirbt damit, dass die Schokolade die Konzentrationsfähigkeit fördere und die geistige Leistungsfähigkeit verbessere.
Die Schokolade soll zunächst als kleine Kügelchen in Apotheken verkauft werden.

1. Informieren Sie sich über Polyphenole in Schokolade.
2. Informieren Sie sich, welche Polyphenole in anderen Lebensmitteln vorhanden sind.
3. Halten Sie vor der Klasse ein kurzes Referat, indem Sie die Wirkungen von Polyphenolen vorstellen.
4. Diskutieren Sie, ob eine solche Schokolade sinnvoll ist.

9 Alkohol – je weniger, desto besser!

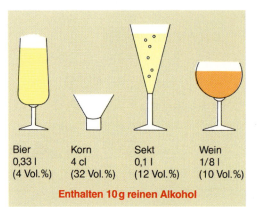

Alkoholgehalt verschiedener Getränke

Die **Promilleangabe** sagt aus, wie viel Promille der Körperflüssigkeit auf Alkohol entfallen:

Beispiel: 1 Promille Alkoholbefund entspricht einem Anteil von 1 cm³ (1 Kubikzentimeter) Alkohol in 1000 cm³ (1 Liter) Blut.

Der Wert von 0,5 Promille wird bei einer Person von 70 kg erreicht nach dem Genuss von

	2 1/2	Glas Bier (je 0,21 cm³)
oder	1	Glas Wein (0,21 cm3)
oder	2	Glas Wodka (je 0,031 cm³).

30 bis 60 Minuten nach dem Genuss von Alkohol ist die höchste Konzentration im Blut erreicht.

Alkoholgehalt im Blut

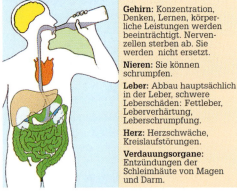

Gehirn: Konzentration, Denken, Lernen, körperliche Leistungen werden beeinträchtigt. Nervenzellen sterben ab. Sie werden nicht ersetzt.
Nieren: Sie können schrumpfen.
Leber: Abbau hauptsächlich in der Leber, schwere Leberschäden: Fettleber, Leberverhärtung, Leberschrumpfung.
Herz: Herzschwäche, Kreislaufstörungen.
Verdauungsorgane: Entzündungen der Schleimhäute von Magen und Darm.

Alkoholgenuss schädigt Organe

Gewonnen wird Alkohol durch Vergärung bzw. Destillation verschiedener Grundstoffe wie Getreide, Kartoffeln, Obst usw. Der Alkoholanteil der verschiedenen alkoholischen Getränke ist unterschiedlich hoch und wird in Volumenprozenten angegeben.

Ernährungsphysiologische Wirkung
Alkohol ist direkt resorbierbar, d.h., er muss nicht wie die Nährstoffe erst verdaut werden. Die Resorption erfolgt unmittelbar über die Schleimhäute des Magen-Darmtraktes, zu kleinen Teilen auch schon über die Schleimhäute von Mund und Speiseröhre. Speisen im Magen verlangsamen die Weitergabe des Alkohols in den Darm und damit auch die Resorption. In der Leber erfolgt der Abbau des Alkohols zu Energie.
Hierbei entsteht zunächst Ethanal, ein sehr aggressiver Stoff, der sofort weiter abgebaut werden muss. 1 g Alkohol liefert im Körper 29 kJ. Zwar kann der Körper Alkohol nicht in Fett umbauen, bei gleichzeitiger Aufnahme von Alkohol können jedoch andere Nährstoffe verstärkt zur Fettbildung herangezogen werden. Dies erklärt, warum ein regelmäßiger Alkoholkonsum ganz schnell auch zu Übergewicht führen kann.

Werden dem Körper über einen längeren Zeitraum hohe Mengen an Alkohol zugeführt, sind Folgeschäden unvermeidbar:
- **Gehirnschäden:** Bei jedem Vollrausch stirbt eine Vielzahl von Gehirnzellen ab;
- **Nierenschäden:** Bedingt durch die Veränderung des Wasserhaushalts besteht die Gefahr der Nierenschrumpfung;
- **Leberschäden:** Das gestörte Stoffwechselgeschehen kann zu Fettleber und zur Leberschrumpfung führen. Lebererkrankungen gehören zu den häufigsten Folgen des erhöhten Alkoholkonsums;
- **Herzschäden:** Herzvergrößerung, Schmerzen, unregelmäßige Herztätigkeit, schnelle Ermüdung, gestörter Wasserhaushalt;

- **Verdauungsorgane:** Entzündung der Magenschleimhaut, chronische Entzündung der Bauchspeicheldrüse. Akute Symptome sind Übelkeit, Schmerzen im Oberbauch und Temperaturerhöhung.

Neben den genannten chronisch-toxischen Wirkungen wirkt Alkohol auch akut (leichtes Rauschgefühl bis zum Vollrausch). Bei zunehmender Konzentration führt Alkohol zur Lähmung der Hirnzellen.

Wird sehr schnell und in kürzester Zeit Alkohol aufgenommen, so entstehen lebensbedrohliche Promillewerte im Blut, die zu einer akuten schweren Vergiftung, schlimmstenfalls zum Tod führen können.

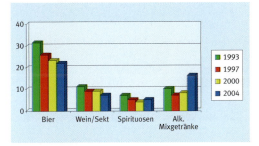

Alkoholkonsum bei 19- bis 25-Jährigen

Die Grafik zeigt im Vergleich mehrerer Jahre den Alkoholkonsum von jungen Erwachsenen. Dargestellt sind in % der Altersgruppe diejenigen, die täglich Alkohol konsumieren. Der regelmäßige Alkoholkonsum bei Kindern und Jugendlichen beginnt immer früher. So berichten Krankenhausambulanzen zunehmend von 11- bis 12-Jährigen, die im volltrunkenen Zustand eingeliefert werden. Die Kinder können sich zumeist nicht einmal daran erinnern, warum sie so hohe Mengen Alkohol konsumiert haben. Auffällig ist, dass vielfach alkoholische Mixgetränke vertreten sind. Sie gelten inzwischen als Einstiegsdroge.

Alcopops enthalten bis zu sieben Prozent Alkohol. Durch den hohen Zuckergehalt wird nicht nur der Alkoholgeschmack überdeckt, sondern der Alkohol wird auch noch schneller resorbiert. Jugendliche nehmen dadurch – oft unbemerkt – größere Mengen Alkohol zu sich. Die BzgA (Bundeszentrale für gesundheitliche Aufklärung) sagt hierzu: „Die körperliche und psychische Gewöhnung an Alkohol kann somit viel früher erfolgen. Hierin liegt die besondere Gefahr, an einer Sucht zu erkranken."

Exkurs:

Herstellung von alkoholfreiem Bier oder Wein

Alkoholfreies Bier kann hergestellt werden, indem der Gärungsprozess frühzeitig abgebrochen wird. So verfährt man bei der Herstellung von Malzbier. Der Nachteil dieses Prozesses: Es fehlt die Bildung der typischen Aromastoffe.

Aus diesem Grunde setzt man zunehmend auf das Dialyseverfahren. Hierbei wird der Alkohol erst nach seiner Bildung dem Bier bzw. Wein entzogen. Dabei wird das alkoholhaltige Getränk an einer Membran vorbeigeführt. Hinter der Membran befindet sich das alkoholfreie Getränk. Nun wandern zum Konzentrationsausgleich immer mehr Alkoholmoleküle hinter die Membran. Dort wird der Alkohol durch eine Destillationskolonne fortwährend verdampft.

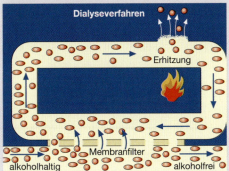

Dialyseverfahren

Andere Verfahren, wie das Erhitzen unter Vakuum, wobei der Alkohol schon bei 30 °C entweicht, sind ebenfalls gebräuchlich.

Lernaufgaben:

Sie haben die Aufgabe, ein Faltblatt über alkoholische Getränke zu entwickeln.
1. Stellen Sie zunächst häufig konsumierte Getränkesorten zusammen.
2. Informieren Sie sich über ihre Zusammensetzung.
3. Bewerten Sie diese Zusammensetzung.
4. Informieren Sie die Leser über alkoholfreie Alternativen.

Stoffwechsel – ein Prozess ohne Ende

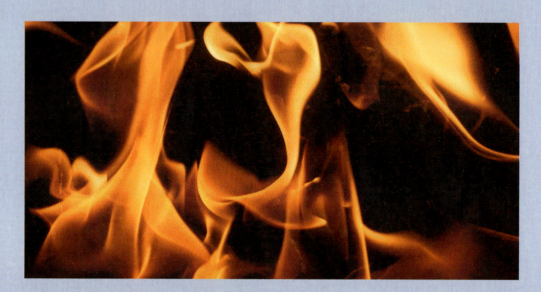

Der Stoffwechsel ist ein wesentliches Kennzeichen lebendiger Organismen. Er ist der Motor des Lebens, da er alle Vorgänge und Reaktionen umfasst, die die Lebensäußerungen von Organismen wie z. B. Bewegung, Reizbarkeit, Fortpflanzung und Wachstum ermöglichen. Erst wenn Stoffwechselstörungen beim Menschen in irgendeiner Weise auftreten, wird beeindruckend klar, welche Bedeutung der Stoffwechsel für die Lebensfähigkeit jeder Zelle als Elementarorganismus hat. Als offene Systeme stehen alle Lebewesen mit ihrer Umgebung im Stoffaustausch, d.h. sie geben regelmäßig Stoffe wie z. B. Wasser, Salze, Kohlenstoffdioxyd und Wärme ab und müssen deshalb möglichst gleichmäßig auch für Nachschub in Form von Nahrung und eingeatmetem Sauerstoff sorgen.

Die fein aufeinander abgestimmte Steuerung des Stoffwechsels durch das Nerven- und Hormonsystem ermöglicht in vielen komplexen Reaktionsabläufen die Freisetzung von Energie aus der Nahrung und den Aufbau von sehr unterschiedlichen Bau- und Betriebsstoffen.

Zum Stoffwechsel gehört die Zerlegung der Nahrungsinhaltsstoffe in ihre Grundbausteine im Magen-Darmtrakt, ihr Transport über das Blut zu den Zellen, ihre dort stattfindende Verwertung und die Ausscheidung der zum Teil giftigen Stoffwechselendprodukte.
Stoffwechsel bedeutet also fortlaufende chemische Reaktion, ein Prozess ohne Ende.

Lernaufgaben:

1. Tragen Sie in der Gruppe nach der Brainstorming-Methode Ihnen bekannte Stoffwechselstörungen zusammen. Schreiben Sie dazu jeden gefundenen Begriff auf einen Extrazettel.
2. Sortieren Sie nun Ihre Ideensammlung nach inhaltlichen Kriterien, z.B. betroffenes Organ oder Ursache der Stoffwechselstörung und strukturieren Sie nach der Metaplan-Technik.
3. Legen Sie Ihre strukturierte Übersicht so an, dass diese im Laufe der Zeit vervollständigt werden kann.

1 Energie – unsichtbar, aber mit vielen „Gesichtern"

Der Begriff **Energie** ist täglich in aller Munde. Jeder soll Energie sparen, nicht verschwenderisch damit umgehen. Energie kann man nicht sehen, aber auf verschiedene Weise die Auswirkungen von Energie sichtbar, hörbar und spürbar machen. Bekannt ist, dass ein schnell fahrendes Auto mehr Energie benötigt, also z. B. einen höheren Benzinverbrauch hat, als dasjenige bei entsprechend langsamer Fahrweise. Eine Glühbirne mit höherer Wattzahl leuchtet heller und fühlt sich heißer an als eine mit niedrigerer Leistung.

Jeder Mensch nutzt dauernd irgendeine Energieform. Er selbst is(s)t Energie. Nicht jedem ist bewusst, dass die Sonnenenergie die primär nutzbare Energiequelle der Welt ist. Pflanzen nutzen diese, um über den Vorgang der Fotosynthese diese in chemischen organischen Verbindungen wie dem Traubenzucker (Glucose) zu fixieren. So können die Pflanzen als sogenannte *Produzenten* mithilfe dieses für die Lebensfähigkeit aller Organismen so entscheidenden Vorgangs organische Verbindungen wie Kohlenhydrate, Fette und Eiweiße aufbauen und in den *Stoffkreislauf* einbringen. Fossile Brennstoffe wie Kohle, Erdöl und Erdgas sind das Resultat von durch Pflanzen vor Millionen von Jahren gebundener Sonnenenergie.

Menschen und Tiere sind als *Konsumenten* auf die Zufuhr energiereicher Nährstoffe angewiesen. Energie ist notwendig zur Aufrechterhaltung aller Lebensvorgänge. Der Stoffwechsel kann ohne Energie nicht ablaufen. Gleichzeitig wird nur durch ihn Energie geliefert. Streng genommen kann in chemischen Reaktionen, also auch im Stoffwechsel, Energie weder erzeugt noch zerstört werden, sondern nur in andere Energieformen umgewandelt werden. Da bei allen Vorgängen im Körper Wärme entsteht, die abgestrahlt wird, müssen die Zellen ständig aufs Neue mit energiereichen Verbindungen beliefert werden. Im Stoffwechsel von Mensch, Tier und Pflanze wird die in den Nährstoffen festgelegte chemische Energie durch deren Abbau in den Zellen unter Sauerstoffverbrauch (innere Atmung) freigesetzt. Dabei entsteht zirka 60% Wärmeenergie, die die Lebewesen zur Regelung ihrer Körpertemperatur nutzen. Die restlichen 40% werden in energiereichen Phosphatverbindungen festgelegt, wie dem Adenosintriphosphat (ATP), das man auch als „Energiewährung" des Körpers bezeichnen kann, da mit dieser Verbindung jede Art von körperlicher Leistung „erkauft" werden kann, vorausgesetzt, ausreichend Nahrung steht regelmäßig als Energiequelle zur Verfügung.

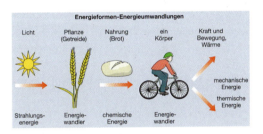

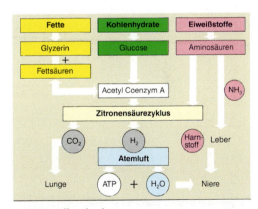

Energiestoffwechsel

Lernaufgaben:

1. Gestalten Sie ein Plakat, das die Nutzung des ATP im Körper für die unterschiedlichen Stoffwechselleistungen veranschaulicht.
2. Informieren Sie sich über die chemische Verbindung des Adenosintriphosphats.

2 Fotosynthese – eine geniale Erfindung der Natur

Ohne die grünen Pflanzen ist ein Leben auf der Erde nicht möglich. Nur sie sind in der Lage, mithilfe der Sonnenenergie aus energiearmen anorganischen Verbindungen energiereiche organische Verbindungen, die Nährstoffe, aufzubauen. Diesen Vorgang nennt man Fotosynthese (phos = Licht, synthesis = Aufbau).

Die **Fotosynthese** ist eine kompliziert verlaufende, biochemische Reaktionskette (Redoxreaktion), bei der als Gesamtreaktionsgleichung formuliert Folgendes passiert:

$$6\,CO_2 + 6\,H_2O \xrightarrow[\text{Chloroplasten}]{\text{☀}} C_6H_{12}O_6 + 6\,O_2$$

- Die Pflanze entnimmt der Luft über die Spaltöffnungen ihrer Blätter das Kohlenstoffdioxid (CO_2)
- Wasser (H_2O) nimmt sie über die Wurzeln aus dem Erdboden auf.
- Unter Belichtung erfolgt in den Chloroplasten (= Zellorganellen in grünen Pflanzenteilen) mithilfe des Blattpigments Chlorophyll die Umwandlung dieser energiearmen Verbindungen in die energiereiche Verbindung Traubenzucker.
- Die Pflanze gibt bei diesem Vorgang Sauerstoff ab, der aus dem durch Lichtenergie gespaltenen Wasser stammt (Fotolyse).

Aus der Glucose, Baustein vieler **Kohlenhydrate**, deckt die Pflanze ihren eigenen Energiebedarf und baut in vielen Folgereaktionen die einzelnen Nährstoffe auf.

Die Bildung von **Fetten** erfolgt durch Umformung von Zucker bzw. Stärke. Pflanzen können Fette als Energiereserve in Samen, Früchten oder Keimen speichern.

Auch die **Eiweißbildung** verläuft über Zwischenprodukte des Kohlenhydrataufbaues. Zusätzlich zu den Elementen Kohlenstoff, Wasserstoff und Sauerstoff werden hier noch Stickstoff (N) und zum Teil Phosphor (P) und Schwefel (S) in die Eiweißstoffe eingebaut. Menschen und Tiere sind auf die Produkte der Fotosynthese angewiesen: Sauerstoff zur Energiefreisetzung in den Zellen aus Kohlenhydraten und Fetten, Eiweiß als Baustoff. Bei der Atmung (Dissimilation) wird im Gegensatz zur Fotosynthese (Assimilation) Sauerstoff aufgenommen. Dieser reagiert im Zwischenstoffwechsel mit Wasserstoff unter Energiefreisetzung zu Wasser. Ebenso entsteht bei der Atmung Kohlenstoffdioxid – der Kreis schließt sich zur Fotosynthese.

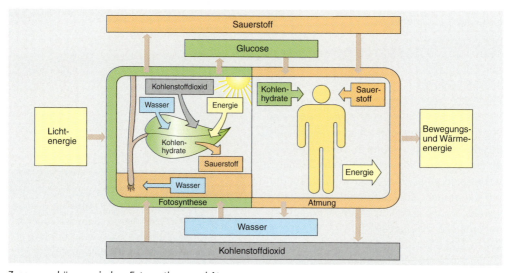

Zusammenhänge zwischen Fotosynthese und Atmung

3 Stoffkreislauf – ein Geben und Nehmen

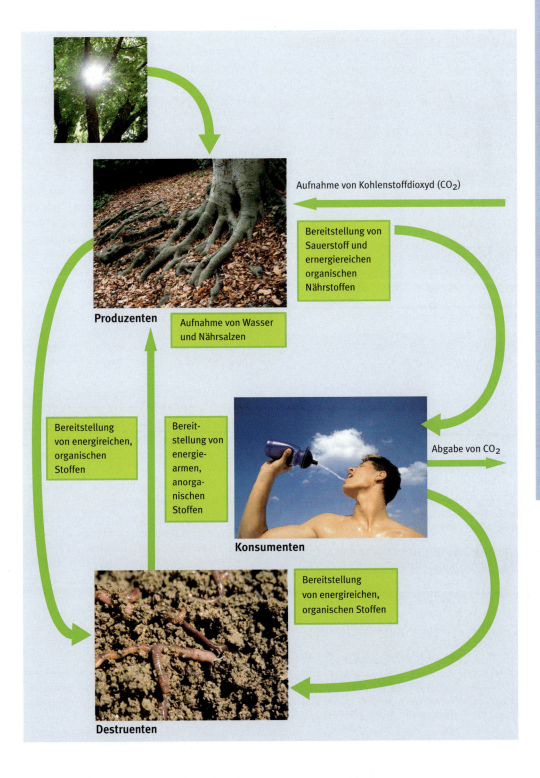

4 Ohne Energie läuft gar nichts

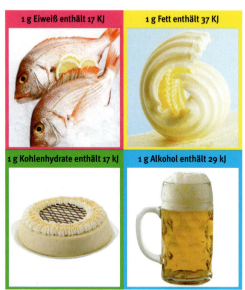

Vergleich energieliefernder Nährstoffe

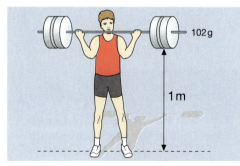

1 Joule (J) ist die Energie, die bei der Arbeit benötigt wird, einen Körper mit der Masse von 102 g um einen Meter zu heben. 1000 Joule sind 1 Kilojoule (kJ)

Lernaufgaben:

1. Informieren Sie sich über die Bedeutung und Zusammenhänge einzelner physikalischer Größen, wie z. B. Newton, Newtonmeter, Wattsekunde, Masse, Gewichtskraft, Kalorie.
2. Berechnen Sie mithilfe einer Nährwerttabelle, welche Mengen (angegeben in g) ausgewählter, gängiger Lebensmittel Sie aufnehmen müssen, um dem Körper jeweils 100 kJ zuzuführen. Interpretieren Sie Ihre Ergebnisse.

Pflanzen sind durch den Prozess der Fotosynthese in der Lage, Sonnenenergie in chemisch nutzbare Energieformen, z.B. Kohlenhydrate umzuwandeln. Die tierischen Organismen, so auch der Mensch, sind hingegen auf die regelmäßige Zufuhr organischer Energiequellen in Form von Nahrung angewiesen. Allerdings kommen nicht alle Bestandteile der Nahrung als Energielieferanten infrage. Wasser, Ballaststoffe, Vitamine und Mineralstoffe liefern keine Energie. Energielieferanten sind die Nährstoffe **Kohlenhydrate, Fette** und **Eiweiß;** ebenso Fruchtsäuren – und was häufig unterschätzt wird – Alkohol. Der überwiegende Anteil der bei der Verbrennung (Oxidation) der Nährstoffe frei werdenden Energie wird für die Regulation der Körpertemperatur benötigt.

Da Energie, Arbeit (Kraft mal Weg) und Wärmemenge physikalische Größen gleicher Art sind, werden sie mit der internationalen Maßeinheit **Joule** (J) (sprich: dschul) gemessen. 1 Joule ist identisch mit 1 Newtonmeter bzw. 1 Wattsekunde.

Obwohl die Kalorie als Energiemaßeinheit seit 1978 nicht mehr gesetzlich zugelassen ist, ist sie weiterhin sehr gebräuchlich. 1 Kalorie entspricht ca. 4,2 Joule. 1 Joule entspricht ca. 0,24 Kalorien. Die in den Nährstoffen gespeicherte chemische Energie wird in den Zellen durch oxidative Verbrennungsprozesse freigesetzt.

Schritte der Energiegewinnung:

- In einer langen Kette von verschiedenen chemischen Reaktionen werden die Nährstoffe mithilfe von Sauerstoff zu Kohlenstoffdioxid und Wasser abgebaut. Bei der Oxidation von Eiweiß (Aminosäuren) entsteht zusätzlich energiereicher Harnstoff.
- Die überwiegende Energiemenge wird als Wärme frei. Die Restenergie wird für den Aufbau der energiereichen Verbindung ATP (Adenosintriphosphat) verwendet.
- Die Freisetzung dieser gespeicherten Energie – ATP – erfolgt gesteuert. Bei erhöhtem Bedarf während körperlicher Anstrengungen wird mehr Energie freigesetzt als bei geringerem Bedarf während Ruhephasen.

4.1 Grundumsatz – Basis der Energieversorgung

Man glaubt es kaum, aber selbst beim Schlafen verbraucht der Mensch Energie. Die Energiemenge, die ein Mensch bei völliger Ruhe im Liegen zwölf Stunden nach der letzten Nahrungsaufnahme und einer Raumtemperatur von 20 °C durchschnittlich benötigt, bezeichnet man als **Grundumsatz**. Angaben zum Grundumsatz (Basisenergieverbrauch) beziehen sich immer auf einen Zeitraum von 24 Stunden. Der Energiebedarf für den Grundumsatz ergibt sich aus der Notwendigkeit, selbst bei Ruhe lebenswichtige Körperfunktionen aufrecht zu erhalten. Dazu gehören z. B. die Atmung, die Gehirnfunktionen, die Herztätigkeit, die Filtrationsvorgänge der Nieren sowie die Aufrechterhaltung einer gleichmäßigen Körpertemperatur.

Die Höhe des Grundumsatzes ist von verschiedenen Faktoren wie Alter und Geschlecht des Menschen, von der Körperzusammensetzung und der Körperoberfläche abhängig

- **Alter:** Ein älterer Mensch hat einen geringeren Energiebedarf als ein jüngerer, da sich die Stoffwechselvorgänge mit zunehmendem Alter verlangsamen.
- **Geschlecht:** Da Frauen meistens einen höheren Fettanteil im Gewebe haben als Männer, wird der Grundumsatz für Frauen niedriger angesetzt. Das Fettgewebe gewährleistet eine bessere Wärmespeicherung (Wärme ist Energie), während Männer mit einem höheren Anteil an Muskelgewebe naturgemäß einen größeren Energieumsatz und damit einen höheren Grundumsatz haben.
- **Körperoberfläche:** Man geht davon aus, dass die Menge des Wärmeverlustes durch Abstrahlung über die Körperoberfläche die Höhe des Grundumsatzes beeinflusst.
- Andere Faktoren, die sich auf den Grundumsatz auswirken, sind **Klima, Krankheit, Stress** und **Depression**. So ist der Grundumsatz im Sommer niedriger und im Winter höher. Bestimmte Krankheitssymptome, wie z. B. Fieber, erhöhen den Grundumsatz. Bei Stress und Schilddrüsenüberfunktion nimmt der Grundumsatz zu, bei Depressionen ab.

Als Faustregel für die Berechnung des täglichen Grundumsatzes gilt: Pro kg Körpergewicht und pro Stunde beträgt der Grundumsatz 4,2 kJ.

Grundumsatz lässt sich messen

Männer				Frauen		
cm	kg	kJ	Alter in Jahren	kJ	kg	cm
174	67	7600	15 –< 19	6100	58	166
176	74	7600	19 –< 25	5800	60	165
176	74	7300	25 –< 51	5600	59	164
173	72	6600	51 –< 65	5300	57	161
169	68	5900	65 und älter	4900	55	158

Grundumsatz in Abhängigkeit zu Referenzmaßen

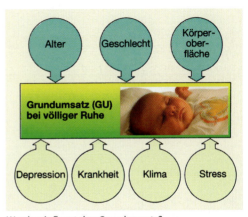

Was beeinflusst den Grundumsatz?

4.2 Arbeitsumsatz – ohne Fleiß, kein Preis

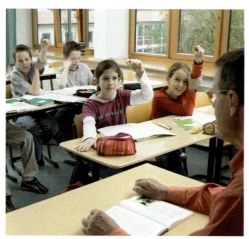

© www.schulen.regensburg.de

Befindet sich der Mensch nicht in völliger Ruhe, so arbeitet er oder geht einer Freizeitbeschäftigung nach. Auf jeden Fall muss sein Körper bei der Arbeit oder in der Freizeit eine Leistung erbringen. Die Energiemenge, die ein Mensch für zusätzliche Leistungen über den Grundumsatz hinaus benötigt, wird daher als **Leistungsumsatz (LU)** bezeichnet. Die wesentliche Steigerung des Energieumsatzes beruht auf der Muskeltätigkeit, um körperliche Arbeit zu verrichten. Der bei der Erwerbstätigkeit benötigte Energieumsatz heißt **Arbeitsumsatz (AU)**. Je nach der Schwere der tatsächlich geleisteten Arbeit unterscheidet man:

- **Leichtarbeiter:** z.B. Feinmechaniker, Fließbandarbeiter (sitzend), Uhrmacher, Pkw-Fahrer, Büroangestellte, Laboranten, Lehrer, Schneider.
- **Mittelschwerarbeiter:** z.B. Autoschlosser, Maler, Schreiner, Verkäufer, Hausfrau (bei stärkerer körperlicher Arbeit, z.B. beim Putzen).
- **Schwerarbeiter:** z.B. Maurer, Zimmermann, Dachdecker, Masseur, mehrere Disziplinen im Leistungssport.
- **Schwerstarbeiter:** z.B. Stahl- und Hochofenarbeiter, Arbeiter unter Tage, Steinbrucharbeiter, Waldarbeiter, Hochleistungssportler.

Schweregrad der Arbeit	Frau Kilojoule pro Stunde	Mann Kilojoule pro Stunde
leichte	unter 250	unter 315
mittelschwere	250 bis 500	315 bis 630
schwere	über 500	630 bis 840
schwerste	–	über 840

Arbeitsumsatz pro Stunde im Vergleich

Tätigkeit	Energieverbrauch	Lebensmittel Energiegehalt
1 Stunde Schulunterricht	210 kJ	1 Apfel oder 1 Birne
20 min Geschirrspülen	105 kJ	1 St. Würfelzucker
15 km Radfahren	1260 kJ	1 St. Obsttorte
80 min Wandern	1675 kJ	1 Paar Würstchen
25 min Tischtennisspielen	420 kJ	1 Glas Bier
1 Stunde Schwimmen	2350 kJ	1 Tafel Schokolade

Energieverbrauch – Energiegehalt

Lernaufgaben:

Bereiten Sie in Gruppen eine Posterausstellung z. B. zu folgenden Themen vor:
- beispielhafter Energiebedarf von Vertretern verschiedener Berufsgruppen,
- Möglichkeiten der Energiebedarfsdeckung durch ausgesuchte Lebensmittel im Mengenvergleich,
- Gegenüberstellung Energiebedarf bei typischen häuslichen Tätigkeiten von realistischer Dauer und benötigte Lebensmittelmengen zur entsprechenden Energiebedarfsdeckung.

4.3 Freizeitumsatz – Bewegung zählt

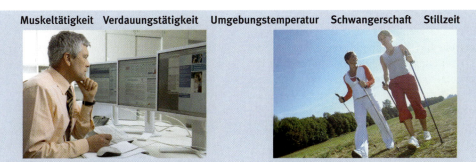

Einflussfaktoren auf die Höhe des Leistungsumsatzes

Die Angaben zeigen, wie verschieden der Arbeits- bzw. Freizeitumsatz pro Stunde bei ausgewählten Tätigkeiten ist. Zu beachten ist, dass der Grundumsatz den weitaus höchsten Anteil am Gesamtenergiebedarf des Menschen hat. Der Leistungsumsatz ist vor allem abhängig vom Umfang der Muskeltätigkeit, aber auch von der Umgebungstemperatur, Verdauungstätigkeit und je nach Alter vom körperlichen Wachstum. Wer seinen Energieumsatz steigern möchte, um zum Beispiel abzunehmen oder um mehr essen zu können, muss erhebliche körperliche Leistungen vollbringen. Die meisten Menschen überschätzen den Energieumsatz bei ihren beruflichen Tätigkeiten ebenso, wie viele den Energieverbrauch bei den verschiedenen sportlichen Betätigungen zu hoch ansetzen.

Der Leistungsumsatz (LU) setzt sich zusammen aus dem Arbeitsumsatz (AU) während der Erwerbstätigkeit und dem Freizeitumsatz (FU).

Wer z.B. 30 Minuten lang Fenster putzt, was ja recht anstrengend ist, benötigt dafür nur so viel Energie wie schon in einer mittelgroßen Banane oder einem kleinen Glas Cola-Getränk oder 15 Gummibärchen enthalten ist.

Bedeutend für den Energieumsatz ist allerdings auch die Beschäftigung während der Freizeit. Für Erwachsene während der erwerbsfreien Zeit können 800 bis 2 000 kJ **Freizeitumsatz (FU)** angenommen werden. Für Sport oder intensive körperliche Tätigkeiten sind Zuschläge erforderlich.

Tätigkeit	(ca.-Angaben) kJ pro Stunde
Küchenarbeiten	
im Sitzen	230
im Stehen	400
im Gehen	640
Kartoffeln schälen	700
Teig kneten	600
Pflegearbeiten	
einfaches Aufräumen	640
Bettenmachen	760
Fensterputzen	830
Fegen	900
Staubwischen	780
Staubsaugen	740
Boden wischen, gebückt	1330
stehend	1000
Teppichklopfen	780
Schuheputzen	530
Handwäsche	1380
Wäsche aufhängen	1260
Wäsche bügeln	760
Wäsche einsprengen	550
Stricken	250

Freizeitaktivitäten	
Bequem liegen	80
sitzen	110
stehen	180
Gehen auf ebenem Weg, 5 km/h	790
treppauf, 60 Stufen/min	900
mit 10 kg Last, 4 km/h	2090
Radfahren, 10 km/h	700
20 km/h	1950
Autofahren, Stadt	800
Landstraße	250
Laufen, 9 km/h	2510
15 km/h	2330
Schwimmen, Brust, 20 m/min	1130
Rücken, 23 m/min	1260
Gymnastik	1260
Tennis	1500
Volley-, Hand-, Basketball	1600
Skilaufen, 6 km/h	2760
10 km/h	3770
Fußballspielen	3200

Energiebedarf in Abhängigkeit von der Tätigkeit

4.4 Gesamtenergiebedarf – ein Mehrfaches des Grundumsatzes

Die Summe aus Grund- und Leistungsumsatz wird als Gesamtumsatz oder besser als **Gesamtenergiebedarf** bezeichnet. Dieser setzt sich also aus zwei Energiebeträgen zusammen, die bei jedem Menschen sehr verschieden sein und einzeln berechnet werden können, so wie es in der Vergangenheit üblich war. Der Grundumsatz stellt bei üblicher körperlicher Belastung den größten Teil des Energieverbrauchs dar. Der Gesamtenergiebedarf wird in Abhängigkeit von der körperlichen Leistung heute als ein Mehrfaches des Grundumsatzes berechnet. Dieser Wert wird als körperliche Aktivität (PAL= physical activity level) bezeichnet. Er bietet den Vorteil, dass individuelle Unterschiede aufgrund von Körpergewicht, Alter und Geschlecht bereits im Ansatz berücksichtigt werden. Außerdem können personenbezogene Aktivitäten je nach Schwere und zeitlichem Umfang am Tag energetisch recht genau berechnet werden. Aufgrund der zunehmend geringeren körperlichen Betätigung der Durchschnittsbevölkerung bei gleichbleibend hoher Energiezufuhr und der daraus abgeleiteten Tendenz zur Entwicklung von Übergewicht sollte als Richtwert für die Energieaufnahme in Zweifelsfällen eher ein niedriger PAL-Wert verwendet werden. Im Durchschnitt der Erwerbspersonen mit überwiegend sitzender Tätigkeit liegt dieser bei 1,55–1,65 PAL. Personen, die sich betont sportlich betätigen bzw. in ihrer Freizeit anderen körperlich anstrengenden Aktivitäten nachgehen (4–5-mal in der Woche 30–60 Minuten), können durchschnittlich 0,3 PAL-Einheiten zum berufsbedingten Arbeitsumsatz hinzuzählen. Heranwachsende bedürfen aufgrund der zusätzlich aufzubauenden Körpermasse einer besonderen Berechnungsweise ihres Energiebedarfs.

Beispiel für die Berechnung des Energiebedarfs einer Hausfrau (35 Jahre)

Dauer und Art der Tätigkeiten	Höhe des Energiebedarfs
8 Std. körperlich sehr anstrengend	2,4 x GU
8 Std. überwiegend körperlich gering anstrengend	1,6 x GU
8 Std. Erholung/Schlaf	0,95 x GU
mittlerer täglicher Energiebedarf: (2,4 x 8 + 1,6 x 8 + 0,95 x 8)/24 x GU	

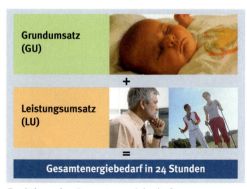

Ermittlung des Gesamtenergiebedarfs

**Gesamtenergiebedarf einer Frau
30 Jahre alt, 60 kg Körpergewicht,
170 m groß, mittelschwere Arbeit:**

Grundumsatz: 5600 kJ

PAL: 1,7

5600 kJ · 1,7 = 9520 kJ

Gesamtenergiebedarf = 9520 kJ

Rechenbeispiel zum Gesamtenergiebedarf

Energieumsatz pro Tag bei unterschiedlichen Berufs- und Freizeittätigkeiten von Erwachsenen

Arbeitsschwere und Freizeitverhalten	PAL	Beispiele
ausschließlich sitzende oder liegende Lebensweise	1,2	alte, gebrechliche Menschen
ausschließlich sitzende Tätigkeit mit wenig oder keiner anstrengenden Freizeitaktivität	1,4 – 1,5	Büroangestellte, Feinmechaniker
sitzende Tätigkeit, zeitweilig auch zusätzlicher Energieaufwand für gehende und stehende Tätigkeiten	1,6 – 1,7	Laboranten, Kraftfahrer, Studierende, Fließbandarbeiter
überwiegend gehende oder stehende Arbeit	1,8 – 1,9	Hausfrauen, Verkäufer, Kellner, Mechaniker, Handwerker
körperlich anstrengende berufliche Arbeit	2,0 – 2,4	Bauarbeiter, Landwirte, Wald- und Bergarbeiter, Leistungssportler

4.5 Energiebilanz – Begriff mit Gewicht

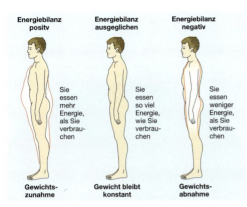

Das Verhältnis von Energiezufuhr und Energieverbrauch wird als **Energiebilanz** bezeichnet. Diese hat entscheidenden Einfluss auf die Gewichtsentwicklung einer Person. Liegt eine **positive Energiebilanz** vor, wird die im Vergleich zum Energieverbrauch zugeführte überschüssige Nahrungsenergiemenge als Körperfett gespeichert. Dies führt im Laufe der Zeit zu Übergewicht mit seinen vielfältigen gesundheitlichen Folgen. Umgekehrt bedingt eine **negative Energiebilanz** den Abbau von Körperfettdepots, positiv für Übergewichtige, die abnehmen müssen oder möchten, problematisch für diejenigen, die sich trotz Untergewicht immer noch für zu dick halten. Bei Übergewichtigen sollte je nach Einzelfall die tägliche Nahrungsenergieaufnahme um 2000 bis 4000 kJ reduziert werden. Gleichzeitig ist angezeigt, den Energieumsatz durch körperliche Betätigung zu erhöhen. Hauptproblem der Bevölkerung moderner Industriegesellschaften ist die seit 100 Jahren gegenläufige Entwicklung von Energiebedarf und Energieaufnahme. Während die fortschreitende Technisierung und Mechanisierung der Arbeitsabläufe den Energiebedarf des Menschen absinken lässt, steigt gleichzeitig dessen Nahrungsenergiezufuhr stetig an. Dieses Missverhältnis führt zwangsläufig zur weit verbreiteten Übergewichtsproblematik. Um der Gewichtszunahme entgegen zuwirken, ist es wichtig, seinen eigenen täglichen Energiebedarf zu kennen, sich mit dem Energiegehalt der Lebensmittel zu beschäftigen und über die Veränderung des Energiegehalts fertiger Mahlzeiten durch deren Zubereitungsarten Bescheid zu wissen. Aber natürlich spielt nicht nur die Höhe der absoluten Energiezufuhr eine Rolle, sondern auch der Aspekt, mit welchen Nährstoffen dieser gedeckt wird. Als Grundlage für die Empfehlungen der Nährstoffzufuhr gelten die veröffentlichten **Referenzwerte** der Deutschen Gesellschaft für Ernährung in Zusammenarbeit mit den entsprechenden Gesellschaften in Österreich und in der Schweiz. Je nach wissenschaftlichem Kenntnisstand wird dabei unterschieden nach Empfehlungen, Schätz- und Richtwerten. **Empfehlungen** gelten für Nährstoffe, bei denen die Höhe der angegebenen Zufuhr mit größter Wahrscheinlichkeit zutrifft, um gesundheitliche Probleme, auch unter Berücksichtigung individueller Schwankungen, zu vermeiden und einen gewissen Vorrat im Körper anlegen zu können. **Schätzwerte** werden für Nährstoffe ausgesprochen, bei denen noch nicht genau genug die Höhe des jeweiligen Bedarfs ermittelt werden konnte. **Richtwerte** sollen einen gewissen Zufuhrbereich zur Orientierung markieren.

Die Energieaufnahme soll mit dem Gesamtenergiebedarf übereinstimmen. Die Energiebilanz muss ausgeglichen sein.

Neue Grundlagen für die Empfehlungen zur Nährstoffzufuhr

▶ Referenzwerte: Oberbegriff, gilt für alle Mengen, von denen angenommen wird, dass sie nahezu alle Personen der jeweiligen Bevölkerungsgruppe vor Gesundheitsschäden schützen
▶ Empfehlungen: Eiweiß, n-6-FS, Vitamin A, D, Thiamin, Riboflavin, Niacin, B_6, Folsäure, Vitamin B12, Vitamin C, Calcium, Phosphor, Magnesium, Eisen, Jod und Zink
▶ Schätzwerte: Carotin, Vitamin E, K, Pantothensäure, Biotin, Natrium, Chlorid, Kalium, Selen, Kupfer, Mangan, Chrom, Molybdän
▶ Richtwerte: Energie, Fett, Cholesterol, Ballaststoffe, Kohlenhydrate, Alkohol, Wasser, Fluorid

5 Energiebedarfsdeckung – auch die Relationen müssen stimmen

Muss eine Person weder zu- noch abnehmen, ist es wichtig, dass die Energiebilanz ausgeglichen ist. Dazu ist es empfehlenswert, den individuellen Gesamtenergiebedarf zu kennen und ebenfalls über den Energiegehalt von Lebensmitteln Bescheid zu wissen. Allerdings ist nicht nur die Einhaltung der absoluten Energiezufuhr von Bedeutung (quantitativer Aspekt), um das wünschenswerte Körpergewicht zu halten bzw. zu erreichen, sondern es kommt besonders auch aus ernährungsphysiologischen Gründen darauf an, mit welcher **Nährstoffrelation** der Gesamtenergiebedarf gedeckt wird (qualitativer Aspekt).

Die DGE empfiehlt für die prozentuale Verteilung der Nahrungsenergie folgende Richtwerte:

Mehr als die Hälfte des Gesamtenergiebedarfs sollte über **Kohlenhydrate** gedeckt werden, was aber von nicht einmal der Hälfte der Bevölkerung erreicht wird. Mehr als 50 % Kohlenhydratenergie entspricht beim Erwachsenen je nach körperlicher Aktivität einer Menge von 300 bis 400 g. Um dieses Ziel zu erreichen, sollte insbesondere dem Verzehr von stärkehaltigen Lebensmitteln wie z. B. Getreide und Getreideprodukten, Kartoffeln, Hülsenfrüchten oder Bananen der Vorzug gegeben werden, da sie neben einer guten Sättigungswirkung und einem gleichmäßigen Glucoseeintrag ins Blut auch noch andere wertvolle Inhaltsstoffe wie Vitamine, Mineral- und Ballaststoffe sowie sekundäre Pflanzenstoffe liefern. Die Realität sieht in Deutschland allerdings anders aus, wie der Ernährungsbericht 2004 feststellt. Während der Verbrauch von Getreide und Getreideprodukten seit längerem stagniert, sinkt der Kartoffelverzehr. Die Aufnahme von schnell resorbierbaren Kohlenhydraten in Süßwaren und Süßigkeiten liegt auf einem hohen Niveau. Über 12 % der Gesamtenergiezufuhr wird durch Monosaccharide (Einfachzucker) gedeckt. Positiv ist, dass die Kohlenhydrataufnahme über Obst in den letzten Jahren angestiegen ist. Insgesamt betrachtet erreicht weniger als die Hälfte der Bevölkerung die Empfehlung der prozentualen Kohlenhydrataufnahme.

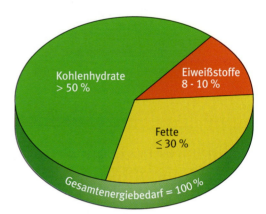

Richtwerte für die Verteilung der Nahrungsenergie in %

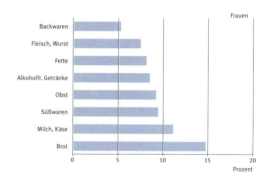

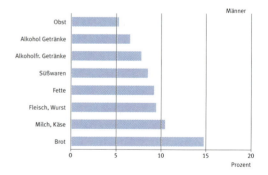

Hauptquellen für Energie in Deutschland

Stattdessen liegt die Energiezufuhr durch **Fette** mit 33–36% weiterhin über dem empfohlenen Richtwert von bis zu 30% des Gesamtenergiebedarfs, wenn auch in den letzten Jahren ein leichter Rückgang festzustellen ist. Hinzu kommt, dass der Bundesbürger durchschnittlich mit gut 100 g nicht nur absolut gesehen im Vergleich zu den empfohlenen rund 80 g zu viel Fett aufnimmt, sondern dass auch die qualitative Fettzusammensetzung unbefriedigend ist.

Während insgesamt ein Mengenverhältnis zwischen gesättigten und ungesättigten Fettsäuren von 1:2 empfohlen wird, liegt das tatsächliche Verhältnis bei 1:1,2. Dies hat mit der bevorzugten Aufnahme tierischer Fette zu tun, die im Allgemeinen einen hohen Gehalt gesättigter Fettsäuren aufweisen und zudem Nahrungscholesterin liefern. Beide Kriterien begünstigen den Anstieg der LDL-Cholesterolkonzentration im Blut, wobei der zu hohen Zufuhr an gesättigten Fettsäuren eine größere Bedeutung beigemessen wird. Trotzdem sollte die Aufnahme von Cholesterin über die Nahrung möglichst nicht 300 mg/Tag überschreiten. Bei der Fettbedarfsdeckung sind zusammenfassend folgende Maßnahmen anzustreben:

– mäßiger Gebrauch von Streichfetten,
– Anwendung fettsparender Garmethoden wie Dünsten, Dämpfen, Grillen,
– Fette mit einem hohen Anteil an einfach bzw. mehrfach ungesättigten Fettsäuren vorziehen,
– versteckte Fette in Lebensmitteln beachten.

	Männer Median	Perz. 25-75	Frauen Median	Perz. 25-75
Lebensmittel				
Brot	168	121-224	121	89-160
Getreide	45	23-81	39	21-68
Teigwaren	238	12-53	23	10-42
Blattgemüse	26	10-51	29	14-54
Kohlgemüse	38	21-60	39	23-61
Andere Gemüse	139	95-204	140	93-207
Kartoffeln	130	85-181	98	63-136
Obst	145	71-238	177	107-281
Kuchen	20	5-45	21	7-42
Süßwaren	38	19-67	31	17-52
Milchprodukte	229	133-401	219	138-352
Eier	19	13-31	16	8-26
Fleisch	102	68-145	69	45-99
Geflügel	13	6-26	13	6-22
Wurstwaren	54	30-82	27	13-44
Fisch	16	7-28	14	5-24
Tierische Fette	10	5-20	8	4-15
Pflanzliche Fette	15	13-23	12	8-18
Getränke				
Bier	143	18-429	0	0-29
Wein	8	0-56	11	0-41
Kaffee	340	121-600	340	150-534
Säfte	54	0-232	61	1-195
Limonaden	161	0-471	146	0-396
Trinkwasser	500	150-986	595	293-1000

Verzehr ausgewählter Lebensmittelgruppen in Gramm pro Tag von 18- bis 79-Jährigen

9–11 % der Nahrungsenergie sollte über **Proteine** gedeckt werden. Das entspricht für einen Erwachsenen ungefähr 50–60 g. Manche Personengruppen neigen eher zu einer Überversorgung. Dies hat nach derzeitigem Wissensstand für einen gesunden Menschen keine schädigende Wirkung. Aber schon aus ökologischen Gründen ist eine Überversorgung abzulehnen. Der Verzehr von tierischem Eiweiß ist vielfach mit einer hohen Zufuhr von Fett in einer ungünstigen Fettsäurezusammensetzung von Cholesterol und Purinen verbunden. Deshalb ist ein Eiweißverhältnis von 2/3 pflanzlichen zu 1/3 tierischen Ursprungs anzustreben. Die Empfehlungen für die Höhe der Eiweißzufuhr sind besonders altersabhängig, da der Gesichtspunkt des Körperwachstums in diesem Zusammenhang eine wichtige Rolle spielt. So nimmt die empfehlenswerte Zufuhr ausgehend von ca. 2 g/kg Körpergewicht im Säuglingsalter bis auf 0,8 g/kg Körpergewicht im Erwachsenenalter ab, um auf diesem Niveau bis ins Alter zu verbleiben.

Kinder sollten die Hälfte ihres Eiweißbedarfes über tierische Lebensmittel decken, da diese eine höhere biologische Wertigkeit besitzen.

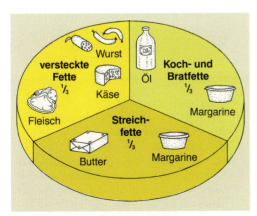

Empfehlung für die Fettbedarfsdeckung

6 Nährwertberechnungen – darf es ein bisschen mehr sein?

Je 100 g verzehrbarer Anteil von……enthalten:	Energie kJ	Eiweiß g	Fett g	KH g	Vit. C mg
Ananas, roh	231	0,4	0,2	12,4	20
Apfel, ungeschält	225	0,3	0,6	11,4	12
Banane, roh	392	1,1	0,2	21,4	11
Birne, roh	231	0,5	0,3	12,4	5
Kiwi	209	0,9	0,6	9,1	71
Nektarine	223	0,9	-	12,4	8
Weintrauben, roh	282	0,7	0,3	15,2	4
Walnuss	2788	15,0	62,0	12,1	3

Auszug aus einer Nährwerttabelle

Energiebedarf einer Frau: 8400 kJ
Wie viel g Eiweiß soll sie täglich aufnehmen?

8400 kJ ≙ 100% Gesamtenergiebedarf
840 kJ ≙ 10% Gesamtenergiebedarf

1 g Eiweiß liefert 17 kJ
x g Eiweiß liefern 840 kJ

$$\frac{840 \text{ kJ}}{17 \text{ kJ}} \triangleq 49 \text{ g Eiweiß}$$

Beispielberechnung des Eiweißbedarfes

Um einen den individuellen Bedürfnissen angepassten Kostplan aufstellen zu können, bedarf es einiger Grundkenntnisse, Erfahrungen und Hilfsmittel.

- Zunächst muss für die betroffene Person in Abhängigkeit von Alter, Geschlecht, Körpergewicht, Arbeitsschwere und Freizeitverhalten der Gesamtenergiebedarf bestimmt werden. Dabei hat sich bewährt, diesen über den entsprechenden PAL-Wert als Mehrfaches des Grundumsatzes zu berechnen (siehe Seite 174).
- Danach sollte die aufzunehmende Energiemenge rechnerisch auf die energieliefernden Nährstoffe Kohlenhydrate, Fett und Eiweiß entsprechend der empfohlenen Nährstoffrelation verteilt und auf die zu verzehrenden Nährstoffmengen in g umgerechnet werden.
- Nun benötigt man eine Nährwerttabelle oder ein Nährwertberechnungsprogramm. Jedes Zahlenwerk gibt für eine breite Palette an gängigen Lebensmitteln den jeweiligen Nähr- und Wirkstoffgehalt in g, mg bzw. µg sowie die entsprechende Energiemenge in kJ und/oder kcal an, die in 100 g essbarem Anteil eines bestimmten Lebensmittels oder einer verbrauchsüblichen Portion enthalten ist.
- Bei der Zusammenstellung und Berechnung einer Mahlzeit oder eines gesamten Tageskostplans ist darauf zu achten, möglichst viele Nähr- und Wirkstoffe in der annähernd empfohlenen Höhe zuzuführen.
- Da im Allgemeinen eine nicht zu hohe Energiezufuhr bei trotzdem ausreichender Nähr- und Wirkstoffversorgung angestrebt werden sollte, ist es hilfreich die **Nährstoffdichte** und/oder die **Energiedichte** von Lebensmitteln zu berücksichtigen.

Einmal bezieht man den Gehalt eines definierten Nährstoffes in einem bestimmten Lebensmittel auf den gleichzeitig enthaltenen Energiegehalt und vergleicht den errechneten Quotienten mit anderen Lebensmitteln. Je höher dieser Wert ist, umso ernährungsphysiologisch wertvoller ist dieses Lebensmittel in Bezug auf die Versorgung mit dem betrachteten Nährstoff. Die Energiedichte gibt den Energiegehalt eines Lebensmittels bezogen auf ein bestimmtes Gewicht an (z.B. kJ/g).

Lernaufgaben:

1. Berechnen Sie den Gehalt an Energie, Kohlenhydraten, Fett und Eiweiß sowie an ausgesuchten Wirkstoffen, wie zum Beispiel Calcium, Eisen und Vitamin B1 (Thiamin) in einem für Sie üblichen Frühstück. Möglich ist auch die Berechnung einer Lebensmittelzusammenstellung für ein Mittag- oder Abendessen Ihrer Wahl.
2. Ermitteln Sie danach für die berechnete Mahlzeit die Nährstoffrelation.
3. Ermitteln Sie nach dem Muster der Beispielrechnung und unter Berücksichtigung der wünschenswerten Nährstoffrelation, mit welchen Kohlenhydrat-, Fett- und Eiweißmengen eine 40-jährige Hausfrau ihren Gesamtenergiebedarf von 9300 kJ decken sollte.

Exkurs: **Vorgehensweise zur Berechnung des Energie- und Nährstoffgehalts von Speisenportionen am Beispiel: Zubereitung eines Obstsalates für 4 Personen aus:**

120 g Apfel
110 g Birne
90 g Banane
70 g Nektarine
90 g Ananas frisch
70 g Kiwi
30 g blaue Weintrauben
20 g gehackte Walnüsse

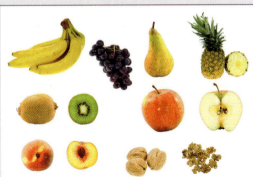

1. Schritt:
Werte der Nährwerttabelle bezogen auf 100 g verzehrbarem Anteil der eingesetzten Lebensmittel mit der durch 100 geteilten jeweils benötigten Zutatenmenge **multiplizieren**.

Zutat	Menge g	Energie kJ	Eiweiß g	Fett g	KH g	Vit. C mg
Apfel	120	225 x 1,2 = 270	0,4	0,7	13,7	14,4
Birne	110	231 x 1,1 = 254	0,6	0,3	13,6	5,5
Banane	90	392 x 0,9 = 353	1,0	0,2	19,3	9,9
Nektarine	70	223 x 0,7 = 156	0,6	-	8,7	5,6
Ananas	90	231 x 0,9 = 208	0,4	0,2	11,2	18,0
Kiwi	70	209 x 0,7 = 146	0,6	0,4	6,4	49,7
Trauben	30	282 x 0,3 = 85	0,2	0,1	10,6	1,2
Walnüsse	20	2788 x 0,2 = 558	3,0	12,4	2,4	0,6

2. Schritt:
Die berechneten Einzelwerte jeder Spalte **addieren**.

Obstsalat	Menge g	Energie kJ	Eiweiß g	Fett g	KH g	Vit. C mg
4 Portionen	600	2030	6,8	14,3	85,9	104,9

3. Schritt:
Durch die Anzahl der Portionen **dividieren**.

Obstsalat	Menge g	Energie kJ	Eiweiß g	Fett g	KH g	Vit. C mg
1 Portion	150	508	1,7	3,6	21,5	26,2

4. Schritt:
Nährstoffrelation berechnen, indem die Nährstoffmengen mit ihrer jeweiligen Energiemenge multipliziert und dann jeweils zum Gesamtenergiegehalt der Portion ins Verhältnis gesetzt werden.

Obstsalat	Menge g	Energie kJ	Eiweiß g	Fett g	KH g	Vit. C mg
1 Portion	150	508	1,7 x 17 = 28,9	3,6 x 37 = 133,2	21,5 x 17 = 365,5	26,2
Nährstoffrelation			5,6 %	25,2 %	69,2 %	

7 Energiegehalt – auf die Zubereitung kommt es an

Die Art der Zubereitung beeinflusst in nicht unerheblichem Maße die Höhe des Energiegehaltes von Gerichten. So gibt es energiereiche Zubereitungsmethoden, wie z. B. Panieren, Braten oder Frittieren, im Vergleich zu energiearmen Garmethoden wie beispielsweise Grillen, Garen im Tontopf oder in Folie sowie Dünsten, die darüber hinaus auch meistens nährstoffschonender sind. Insbesondere die Personen, die ihr Körpergewicht reduzieren möchten, können durch fettarme Garmethoden oder durch die überlegte Auswahl der zur Mahlzeitenzubereitung verwendeten Lebensmittel sehr viel Energie einsparen. Obwohl Fett ein wichtiger Geschmacksträger ist, kann eine fettreduzierte Zubereitung durch den Einsatz von frischen Kräutern, zu sehr schmackhaften Speisen führen.

> **Lernaufgabe:**
>
> Berechnen Sie den Energiegehalt von vier verschiedenen Arten der Kartoffelzubereitung und stellen Sie die Ergebnisse gegenüber. Die Mengenangaben beziehen sich jeweils auf vier Portionen.
>
> Salzkartoffeln – 600 g Kartoffeln
>
> Bratkartoffeln – 600 g Kartoffeln, 50 g Speck
>
> Kartoffelbrei – 600 g Kartoffeln, 200 ml Milch, 20 g Butter
>
> Pommes frites – 800 g Kartoffeln, 64 g Fett

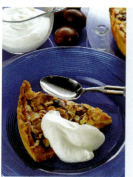

Quarkspeise mit Kirschen für 4 Personen

mit Schlagsahne		ohne Schlagsahne	
200 g Speisequark (mager)	608 kJ	200 g Speisequark (mager)	608 kJ
1/8 l Schlagsahne	1614 kJ	1/8 l Milch (1,5%)	244 kJ
20 g Zucker	336 kJ	20 g Zucker	336 kJ
200 g Kirschen	694 kJ	200 g Kirschen	694 kJ
	3252 kJ		1882 kJ
pro Portion:	813 kJ	pro Portion:	471 kJ

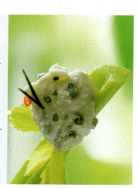

Quarkspeise mit Sahne   *Quarkspeise ohne Sahne*

Gebratenes Schnitzel

4 Portionen (natur)		4 Portionen (paniert)	
600 g Schweineschnitzel	2650 kJ	600 g Schweineschnitzel	2658 kJ
40 g Sonnenblumenöl	1503 kJ	10 g Mehl, 1 Ei	1073 kJ
		40 g Semmelmehl	
		80 g Fett	3006 kJ
	4161 kJ		6737 kJ
pro Portion:	1040 kJ	pro Portion:	1684 kJ

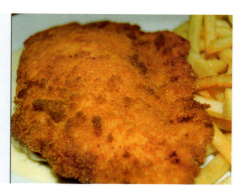

Paniertes Schweineschnitzel

Überblick: Empfehlenswerte Nährstoffzufuhr eines Erwachsenen
Bei mittelschwerer Arbeit Gesamtenergiebedarf 9800 KJ

Ermittlung der Zufuhr an Kohlenhydraten

55% – 65% der Energiezufuhr durch Kohlenhydrate 100% ≙ 9800 kJ

$55\% \; \hat{=} \; \dfrac{9800\,kJ \cdot 55\%}{100\%} = 5390\,kJ$

$65\% \; \hat{=} \; \dfrac{9800\,kJ \cdot 65\%}{100\%} = 6370\,kJ$

Energiegehalt pro g 1g ≙ 17 kJ

$5390\,kJ \; \hat{=} \; \dfrac{1g \cdot 5390\,kJ}{17\,kJ} = 317\,g$

$6370\,kJ \; \hat{=} \; \dfrac{1g \cdot 6370\,kJ}{17\,kJ} = 375\,g$

Die tägliche empfehlenswerte Nährstoffzufuhr beträgt 317g – 375g Kohlenhydrate

Ermittlung der Zufuhr an Fetten

25% – 30% der Energiezufuhr durch Fette 100% ≙ 9800 kJ

$25\% \; \hat{=} \; \dfrac{9800\,kJ \cdot 25\%}{100\%} = 2450\,kJ$

$30\% \; \hat{=} \; \dfrac{9800\,kJ \cdot 30\%}{100\%} = 2940\,kJ$

Energiegehalt pro g 1g ≙ 37 kJ

$2450\,kJ \; \hat{=} \; \dfrac{1g \cdot 2450\,kJ}{37\,kJ} = 66\,g$

$2940\,kJ \; \hat{=} \; \dfrac{1g \cdot 2940\,kJ}{37\,kJ} = 79\,g$

Die tägliche empfehlenswerte Nährstoffzufuhr beträgt 66g – 79g Fett

Ermittlung der Zufuhr an Eiweißstoffen

9% – 11% der Energiezufuhr durch Eiweiß 100% ≙ 9800 kJ

$9\% \; \hat{=} \; \dfrac{9800\,kJ \cdot 9\%}{100\%} = 882\,kJ$

$11\% \; \hat{=} \; \dfrac{9800\,kJ \cdot 11\%}{100\%} = 1078\,kJ$

Energiegehalt pro g 1g ≙ 17 kJ

$882\,kJ \; \hat{=} \; \dfrac{1g \cdot 882\,kJ}{17\,kJ} = 52\,g$

$1078\,kJ \; \hat{=} \; \dfrac{1g \cdot 1078\,kJ}{17\,kJ} = 63\,g$

Die tägliche empfehlenswerte Nährstoffzufuhr beträgt 52g – 63g Eiweiß

8 Nahrungsaufnahme – gut gekaut ist halb verdaut

Zu einem guten Start in den Tag gehört ein in Ruhe eingenommenes vollwertiges Frühstück, zum Beispiel ein Müsli mit frischem Obst. Schon mit dem intensiven Kauen jeder Nahrungsportion beginnt die Verdauungsarbeit. Diese stellt aus verschiedenen Gründen einen wichtigen Teil des Stoffwechsels dar:

- Auf dem Weg durch den Verdauungtrakt werden die energieliefernden Nährstoffe Kohlenhydrate, Fett und Eiweiß in die jeweiligen Grundbausteine Monosaccharide, Glyzerin und Fettsäuren sowie Aminosäuren zerlegt.
- Damit verlieren die mit der Nahrung aufgenommenen teilweise hochmolekularen Verbindungen, z. B. Weizenstärke, ihren antigenen Charakter, das heißt aus körperfremden werden körperneutrale Verbindungen, z. B. Glucose, die die Zellen dann nutzen können, um körpereigene Stoffe wie Glykogen aufbauen zu können.
- An verschiedenen Orten des Verdauungstraktes, so im Mund durch die Geschmacksnerven und im Magen durch die Salzsäure, wird dafür gesorgt, dass gesundheitlich unbedenklicher Nahrungsbrei weitergeleitet wird.
- Die Verdauung sorgt letztendlich für die Trennung von verdaulichen und unverdaulichen Nahrungsbestandteilen.

Unerlässlich für die Verdauungstätigkeit sind die aus den verschiedenen Drüsen abgegebenen täglich rund 8 Liter Verdauungssekrete wie Mund- und Bauchspeichel, Gallen- und Dünndarmsaft. Sie enthalten die für die Zerlegung der Nährstoffe verantwortlichen Verdauungsenzyme und Verbindungen, die die Enzymwirkungen optimal unterstützen.

Im gesamten Verdauungstrakt ist das Prinzip der Oberflächenvergrößerung verwirklicht. Dieses verbessert die Arbeit der Enzyme und ermöglicht eine in kurzer Zeit gute Resorptionsrate aller Nährstoffe aus dem Dünndarm ins Blut bzw. zunächst in die Lymphe, um auf diesen Wegen alle Körperzellen mit Brenn-, Bau- und Wirkstoffen versorgen zu können. Die meisten Nahrungsbestandteile werden im Verdauungstrakt spezifisch so verändert, dass sie gut resorbiert werden, um dann in den Körperzellen verwertet werden zu können. Unverdauliches gelangt in den Dickdarm, der eine charakteristische Darmflora besitzt.

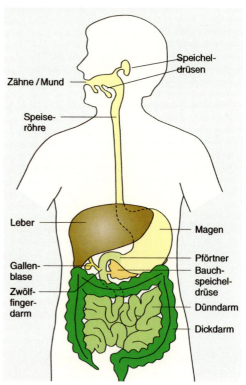

Verdauungsorgane

Prinzip der Oberflächenvergrößerung im Dünndarm

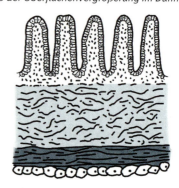

Die **Leber,** ca. 1,5 kg schwer, spielt eine zentrale Rolle im Stoffwechsel. Sie steuert den Auf- und Abbau von Kohlenhydraten, Fetten und Proteinen. So wird zur Konstanthaltung des Blutzuckerspiegels in der Leber Glucose zu Glykogen umgewandelt.

Ähnlich wird auch der Aminosäuregehalt des Blutes über die Leber geregelt. Die Leber bildet wichtige Proteine wie Blutgerinnungsfaktoren. Beim Abbau von Aminosäuren entsteht Ammoniak. Dieser wird in der Leber als Harnstoff entgiftet und so über die Nieren mit dem Urin ausgeschieden.

Auch für den Fettstoffwechsel ist die Leber von großer Bedeutung. Sie reguliert den Abbau von Fettsäuren. Darüber hinaus wird Cholesterin zu Gallensäuren umgewandelt, die für die Verdauung der Fette bereitgestellt werden. Die Umwandlung und Aktivierung vieler Vitamine zu Coenzymen findet vor allem in der Leber statt.

Unersetzlich ist dieses Organ im Hinblick auf die Entgiftung des Körpers. So kann Alkohol nur in der Leber zu Essigsäure abgebaut werden. Auch Arzneimittel, Schwermetalle oder der Blutfarbstoff Hämoglobin werden in der Leber für die Ausscheidung vorbereitet. Störungen der Leberfunktion führen deshalb zu schwerwiegenden Krankheitserscheinungen. Insgesamt steuern nervliche Impulse und hormonelle Einflüsse die Verdauung an sich und das Stoffwechselgeschehen insgesamt, das sich aus der Stoffaufnahme, der Stoffverarbeitung in den Zellen und der Stoffabgabe zusammensetzt.

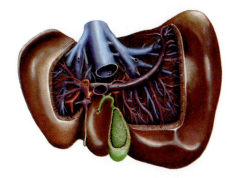

Leber mit Gallenblase

Lernaufgaben:

1. Übertragen Sie die verschiedenen Verdauungsorgane auf ein großes Plakat und beschäftigen Sie sich gruppenweise mit den einzelnen Stationen der Verdauung im Detail.
2. Gestalten Sie mit den Gruppenergebnissen ein informatives, ansprechendes Plakat zu den Verdauungsvorgängen.

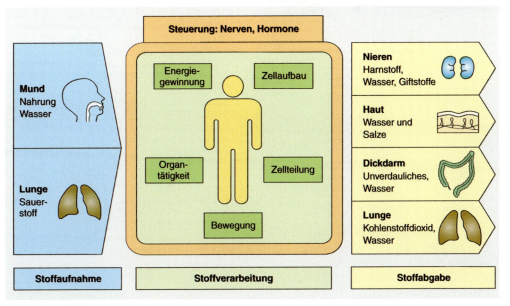

Schema des Stoffwechsels

9 Hormone – Nachrichtenübermittler im Körper

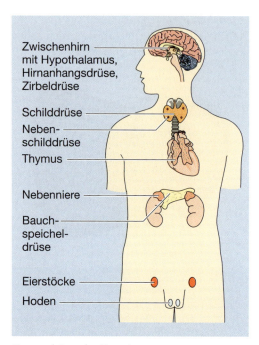

Hormondrüsen des Menschen

Das Stoffwechselgeschehen ist insgesamt sehr komplex. Viele Reaktionsschritte müssen geordnet aufeinander folgen, damit die gewünschten Stoffwechselprodukte in jeder Körperzelle zum richtigen Zeitpunkt und in der benötigten Menge zur Verfügung stehen. Um dies zu gewährleisten, bedarf es genau aufeinander abgestimmter Regelungssysteme. Neben dem Nervensystem spielen die Hormone eine wichtige Rolle. Beide Steuerungssysteme arbeiten eng zusammen, wobei der **Hypothalamus**, ein Teil des Zwischenhirns, diese Kooperation überwacht. Ihm untersteht direkt die **Hirnanhangsdrüse** (Hypophyse), die ihrerseits alle anderen Hormondrüsen anregt bzw. in ihrer Aktivität bremst.

Hormondrüsen	Hormone	Hauptwirkungen
Hirnanhangdrüse	Wachstumshormon	fördert Eiweißsynthese, Knochen- und Muskel-Steuerungshormone wachstum, steuert andere Hormondrüsen
Schilddrüse	Thyroxin	reguliert Stoffwechselvorgänge und Wachstum, körperliche und geistige Reifung; Wirkung auf Nervensystem; beeinflusst die Höhe des Grundumsatzes
Nebenschilddrüsen	Parathormon	reguliert Calciumgehalt des Blutes und Phosphathaushalt
Nebennierenrinde	Corticoide (etwa 40 bekannt)	beeinflussen Zucker-, Fett- und Eiweißstoffwechsel; regulieren Mineralstoffwechsel und Wasserhaushalt, wirken entzündungshemmend
Nebennierenmark	Adrenalin Noradrenalin	fördert Glykogenabbau, erhöht Blutzuckerspiegel, verengt Gefäße, steigert Blutdruck und Herztätigkeit, hemmt Darmbewegung → erhöhte Leistungsfähigkeit z. B. in Stresssituationen
Bauchspeicheldrüse Langerhansche Inseln	Insulin Glukagon	fördert Glykogenbildung, senkt Blutzuckerspiegel hebt Blutzuckerspiegel
Keimdrüsen	Sexualhormone	Keimzellenreifung; Ausbildung sekundärer Geschlechtsmerkmale
Thymus (Bries)	Thymosin	reguliert Wachstums- und Reifungsvorgänge

Hormone und ihre Wirkungen

Hormone werden allgemein als Signal- oder Botenstoffe bezeichnet, die in sehr geringen Mengen in verschiedenen Hormondrüsen oder in spezialisierten Zellen als Gewebshormone gebildet werden. Sie gehören chemisch verschiedenen Stoffklassen an. So gibt es

- Proteinhormone, z. B. das in den ß-Zellen der Bauchspeicheldrüse gebildete Insulin,
- Hormone, die sich von Aminosäuren ableiten, wie z. B. das Stresshormon Adrenalin aus dem Nebennierenmark, oder
- Hormone, die Lipidcharakter haben, wie z. B. die Östrogene.

Die Verteilung der Hormone im Körper erfolgt auf dem Blutwege. Nach dem Schlüssel-Schloss-Prinzip erkennen die einzelnen Hormone ihre für sie zuständigen Zielzellen. Selten wirken Hormone direkt auf den Stoffwechsel. Meist aktivieren sie spezielle Enzyme, die daraufhin bestimmte chemische Reaktionen in der Zelle auslösen. Lipophile Hormone führen dazu, dass im Zellkern bestimmte Gene angeschaltet werden, woraufhin die in ihnen enthaltene Information abgelesen und in ein Genprodukt, ein Protein z. B., ein Enzym übersetzt wird.

Hormone lösen im Körper genau festgelegte Wirkungen aus. Sie scheinen verrückt zuspielen, wenn wir uns verlieben. Sie verändern den Körperbau, das Aussehen, wenn die Pubertät einsetzt. Sie beeinflussen den Kohlenhydrat-, Fett- und Eiweißstoffwechsel und regulieren den Mineralstoffgehalt und Wasserhaushalt. Sie dürfen weder in zu geringen noch in zu großen Mengen produziert werden, da es sonst zu schwerwiegenden Krankheiten kommen kann, wie das bekannte Beispiel des Diabetes mellitus bei Insulinmangel zeigt.

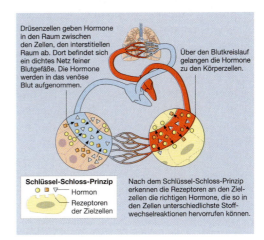

Nach dem Schlüssel-Schloss-Prinzip erkennen die Rezeptoren an den Zielzellen die richtigen Hormone, die so in den Zellen unterschiedlichste Stoffwechselreaktionen hervorrufen können.

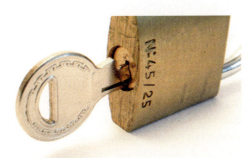

Hormon und Rezeptor der Zielzelle müssen wie Schlüssel und Schloss zusammenpassen

Lernaufgaben:

Führen Sie ein Gruppenpuzzle zum Thema „Auswirkungen einer Über- bzw. Unterversorgung mit ausgewählten Hormonen" durch.

1. Bilden Sie dazu Stammgruppen in der Personenanzahl, die der Menge an zu behandelnden Hormonen entspricht.

2. Stellen Sie dann in Expertengruppen (behandeln jeweils dasselbe Hormon und stammen aus den einzelnen Stammgruppen) eine Internetrecherche zum jeweiligen Hormonthema an. Gliedern Sie die Ergebnisse übersichtlich und strukturiert.

3. Die einzelnen Teilnehmer gehen anschließend als Experten für ein bestimmtes Hormon in die eigene Stammgruppe zurück. Hier informiert jeder Experte seine Stammgruppe nacheinander über sein Spezialgebiet, sodass zum Schluss alle Teilnehmer über das gestellte Thema umfassend unterrichtet sind.

10 Enzyme – immer auf Partnersuche

Enzyme werden als Biokatalysatoren bezeichnet. Die über 2000 verschiedenen zur Stoffgruppe der Proteine gehörenden Enzyme bewirken bei Körpertemperatur ganz spezifische Stoffwechselschritte, ohne dabei selbst verändert zu werden. Zu einer Enzymreaktion kommt es, wenn ein Enzym mit einer charakteristisch gestalteten Oberfläche in einer grubenartigen Vertiefung (= aktives Zentrum des Enzyms) sein genau zu ihm passendes Molekül (= Substrat) nach dem Schlüssel-Schloss-Prinzip bindet und ein Enzym-Substrat-Komplex entsteht. Daraufhin findet eine immer gleich bleibende, charakteristische Veränderung des Substrates zu(m) Reaktionsprodukt(en) statt. Das freie Enzym kann sofort das nächste Substratmolekül binden und verändern. Passende Substrate werden aber vielfach nur umgesetzt, wenn noch ein weiterer Faktor, z. B. ein Vitamin als **Coenzym** oder oftmals ein Mineralstoff als **Cofaktor,** vorhanden ist. Ebenfalls laufen Enzymreaktionen mit hoher Umsatzgeschwindigkeit nur ab – pro Minute kann ein Enzym bis zu 5 Millionen Moleküle umsetzen –, wenn die äußeren Bedingungen stimmen. Ihre Wirksamkeit ist abhängig von der Temperatur, vom Säuregehalt der Umgebung (pH-Wert) und von der Menge des vorhandenen Enzyms.

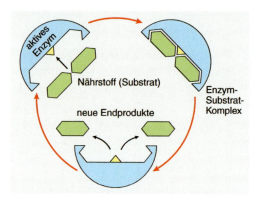

Wirkungsweise von Enzymen nach dem Schlüssel-Schloss-Prinzip

Enzyme – Biowerkzeuge der Industrie

Enzyme wirken nicht nur im Magen-Darmtrakt bei der Verdauung der aufgenommenen Nahrung, sondern sie werden auch in allen Körperzellen für auf- und abbauende Stoffwechselschritte benötigt. Enzyme lassen sich aus Mikroorganismen isolieren und reinigen, ohne dass ihre katalytische Wirkung beeinträchtigt wird. Theoretisch sind solche Enzyme ideale Katalysatoren für die Industrie: Sie ermöglichen komplizierte biochemische Umwandlungen und liefern Produkte in großer Reinheit. Gentechnisch veränderte Mikroorganismen dienen zur Gewinnung von Enzymen. Sogenannte immobilisierte Enzyme werden großtechnisch eingesetzt, indem sie auf Trägermaterial wie Kunststoffe, Cellulose oder Kieselgel absorbiert oder darin eingeschlossen werden.

Herstellung von Fructose

Fructose hat aufgrund ihrer sehr hohen Süßkraft in der Lebensmittelchemie große Bedeutung. Sie wird beispielsweise bei der Herstellung von Cola-Getränken verwendet. Fallen Enzyme aufgrund von Erbgutveränderungen (Mutationen) aus, so führt dies zu Stoffwechselstörungen mit teilweise schweren Krankheitsbildern, z. B. Phenylketonurie und Laktoseintoleranz. Vor allem in den USA wird durch den Einsatz von drei Enzymen Fructose aus Maisstärke gewonnen: Bei der sogenannten **Stärkeverflüssigung** wird eine sehr stabile α-Amylase zugefügt, die aus Zellkulturen des Bakteriums Bacillus licheniformis gewonnen wird. Das Enzym zerlegt die makromolekulare Stärke in kleinere Dextrine. Diese werden im zweiten Schritt, der **Verzuckerung**, durch Amylo-Glucosidase weiter zu Glucose hydrolysiert. Dieses Enzym gewinnt man aus dem Schimmelpilz Aspergillus niger. Im letzten Schritt wird Glucose durch enzymatische **Isomerisierung** in Fructose umgewandelt. Die benötigte Glucose-Isomerase stammt aus Bacillus coagulans. Als Endprodukt erhält man Fructose-Sirup, der etwa 42% Fructose enthält.

Ein Enzym stellt sich vor
Gedicht von J.G. Meyer-Bertenrath

Enzym zu sein, ist heut' modern,
so dass ich selbstverständlich gern
erlaube Ihnen hier zu lesen,
was wichtig scheint an meinem Wesen.
Um die Strukturen darzulegen,
bin ich am Anfang so verwegen,
das Rad der Zeit zurückzudrehen
und mich als Urahn zu verstehen.

Als einst zu Lande und im Meer
die Welt war noch von Leben leer,
entstand in Wolken voller Blitze
– also aus feuchter Luft und Hitze –
die erste Säurekollektion
mit einer NH_2-Funktion:
Es hatte jedes Molekül
Aminorest und Carboxyl.

Dies traf sich deshalb so vorzüglich,
weil beide Gruppen höchstvergnüglich
begannen bald das Reagieren,
um zum Peptid zu kondensieren.
Die Kette wuchs zum Protein
mit einer Alpha-Helix hin,
die sich im Raum noch mehrmals knickte,
bis ich das Licht der Welt erblickte.

Hier muss ich nun zur Klärung sagen,
dass es kein Protein kann wagen,
sich arrogant Enzym zu nennen,
wenn nicht Substrate landen können.
Als Teil der Tertiärstruktur
wird zum aktiven Zentrum nur
die schmale, engbegrenzte Bucht,
die das Spezialsubstrat sich sucht.

Dadurch vermag ich ohne Müh'
die Aktivierungsenergie
vom hohen Ross herabzuheben –
den Reaktionsstart freizugeben:
Nur im Enzym-Substrat-Komplex
die Reaktion läuft wie verhext!
Was sonst in Wochen nicht will gehen,
ist jetzt sekundenschnell geschehen.

Hierüber sagt die Wechselzahl,
wie viel Substrat von Fall zu Fall
pro Molekül, Enzym und Zeit
vom Umsatzschicksal wird ereilt.
Danach wird das Produkt sofort
entfernt von seinem Bildungsort.
Es tritt mit allergrößter Schnelle
ein frisches Teil an seine Stelle.

So wird in jeweils zarter Bindung
– dies ist ein Kernpunkt der Erfindung –
sehr viel Substrat rasch umgesetzt
und keinesfalls Enzym verletzt,
von dem deshalb schon Mini-Mengen
die Reaktion zum Ablauf drängen.
Die Wirkung also, das ist typisch,
vollzieht sich einfach katalytisch!

In diesem Umstand liegt begründet,
weshalb man mich so einfach findet.
Hat man erst einmal hergestellt,
was mir besonders gut gefällt
– zum Beispiel Wärme und pH –
und ist Substrat genügend da,
entfalte ich Aktivität,
die man zu messen gut versteht.

Ein sehr präzises Messverfahren
entdeckte Warburg schon vor Jahren:
Die Extinktionen im UV
entsprachen immer ganz genau
den Mengen an NADH,
durch die das Licht gekommen war,
so dass man Extinktion verliert,
wenn ein Enzym Substrat hydriert.

Natürlich war es nicht ganz leicht
(und manchem Forscher hat's gereicht
zu Doktorgrad und andren Ehren),
das Wissen ständig zu vermehren.
Heut' ist die Enzymologie
heraus aus grauer Theorie,
verehrt doch jede Diagnose
der Forschung eine rote Rose!

11 Verdauung und Verwertung von Kohlenhydraten

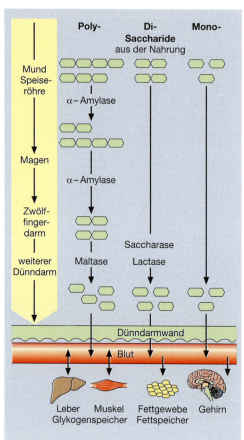

Stoffwechsel der Kohlenhydrate

Mehr als die Hälfte der benötigten Energiemenge sollte in Form von Kohlenhydraten aufgenommen werden. Zu bevorzugen sind Polysaccharide wie Stärke und Ballaststoffe (z. B. in Vollkorngetreideprodukten wie Brot). Daneben enthält die Nahrung noch Monosaccharide wie Fructose und Glucose (vor allem in Obst, Honig und Gemüse) und Disaccharide wie Saccharose (in Backwaren, Süßigkeiten, Limonaden und Süßspeisen) oder wie Laktose in Milch.

Die **Verdauung** der Kohlenhydrate beginnt bereits im **Mund**. Langes Kauen auf einer Brotkruste führt nach einiger Zeit zu einem süßen Geschmack. Unter der Wirkung des Enzyms α-Amylase aus der Ohrspeicheldrüse wird das große Molekül Stärke zum Teil in kleine Bruchstücke zerlegt. Es entstehen das süß schmeckende Disaccharid Maltose, aber auch größere Bruchstücke, die Dextrine. Im **Magen** beendet der saure pH-Wert die Aktivität der α-Amylase aus dem Mundspeichel. Die Spaltung der Reststärke und Dextrine zu Maltose durch die α-Amylase aus der Bauchspeicheldrüse wird im alkalisch wirkenden Milieu des **Zwölffingerdarms** beendet. Anschließend werden alle Zweifachzucker durch spezielle Enzyme in

Schrittweise Kohlenhydratverdauung durch Enzyme

	Kohlenhydrat	+	Enzyme	→	Reaktionsprodukte		
Mund	Stärke	+	Amylase	→	Dextrin	+	Maltose
Zwölffingerdarm	Dextrin	+	Amylase	→	Maltose		
	Saccharose	+	Saccharase	→	Glucose	+	Fructose
weiterer Dünndarm	Maltose	+	Maltase	→	Glucose	+	Glucose
	Laktose	+	Lactase	→	Glucose	+	Galactose

Einfachzucker zerlegt. So spaltet Maltase die Maltose in Glucoseeinheiten, Saccharase die Saccharose in Glucose und Fructose und Laktase die Laktose in Glucose und Galaktose. Am Ende der Verdauung liegen im **Dünndarm** alle Kohlenhydrate als Monosaccharide vor.

In dieser Form werden sie durch aktive Transportvorgänge unter Energieverbrauch mithilfe von Trägerproteinen (Carrier) durch die Darmwand in das Pfortadersystem geschleust. Die **Pfortader,** eine große Vene, führt das nährstoffreiche Blut von den Verdauungsorganen zur Leber. So gelangen die Kohlenhydrate zur Leber und von dort in alle Körperzellen.

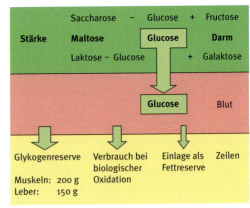

Glucoseverwertung im Körper

Das Hormon Insulin steuert den Kohlenhydratstoffwechsel und bewirkt den Aufbau von Glykogen in den Leber- und Muskelzellen. Bei einer täglichen Kohlenhydratzufuhr von mehr als 400–500 g erfolgt auch die Umwandlung in Fett.

Zur **Energiegewinnung** für die Verrichtung der unzähligen Aufgaben einer Zelle wird die Glucose in den Mitochondrien der Körperzellen unter Sauerstoffverbrauch (aerob) zu Kohlenstoffdioxid (CO_2) und Wasser (H_2O) abgebaut. Die dabei gewonnene Energiemenge wird zu ungefähr 60% als Wärme frei und zu etwa 40% in Form chemischer Energie als **ATP** (Adenosintriphosphat) gespeichert. Je Gramm Kohlenhydrat entstehen beim Abbau im Durchschnitt 17 kJ. Die Reserven an Glykogen von insgesamt etwa 350 g entsprechen 5600 kJ. Wenn man annimmt, dass rund 60% der umgesetzten Energie aus Kohlenhydraten stammen, reicht dieser Vorrat etwa 24 Stunden. Benötigt der Körper sehr schnell Energie und herrscht gleichzeitig in der Zelle ein Sauerstoffmangel, so wird die Glucose anaerob zu Milchsäure abgebaut. Dies geschieht bei sportlicher Betätigung über einen längeren Zeitraum oder während kurzer Höchstleistungen. Bei diesem Vorgang wird deutlich weniger, dafür aber schneller Energie gewonnen. Früher hat man den Muskelkater der Anreicherung von Milchsäure zugeschrieben, tatsächlich entstehen die Beschwerden durch feinste Muskelfaserrisse.

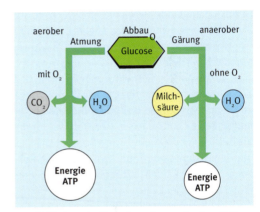

Möglichkeiten der Energiegewinnung in einer Zelle

Aufbau des ATP = Adenosin-Tri-Phosphat

Sowohl der aerobe als auch der anaerobe Abbauweg der Kohlenhydrate (Glucoseoxidation) beginnt mit der **Glykolyse**. Dabei wird die Glucose, ein Molekül mit sechs Kohlenstoffatomen, also ein C-6-Körper, in zwei C-3-Körper, das Pyruvat, zerlegt. **Anaerob** entsteht aus Pyruvat Milchsäure, wobei insgesamt pro Molekül verbrauchter Glucose nur ein Energiegewinn von zwei ATP erzielt wird. Trotzdem ist es ein bedeutender Stoffwechselweg, da er schnell Energie liefert und z. B. Muskelzellen mit ATP versorgt, wenn die Sauerstoffzufuhr nicht ausreichend ist. Die entstehende Milchsäure wird in der Erholungsphase mit dem Blut zur Leber transportiert und hier wieder zu Glucose aufgebaut.

Aerob gelangt das Pyruvat über die zentrale Stoffwechselverbindung, das Acetyl-Coenzym A, ein C-2-Körper, in den **Zitronensäurezyklus.** Mehrfach wird Kohlenstoffdioxid und Wasserstoff abgespalten. CO_2 wird ausgeatmet. Der Wasserstoff wird zunächst auf geeignete Coenzyme übertragen und in der **oxidativen Atmungskette** von diesen kontrolliert unter großem Energiegewinn an Sauerstoff gebunden. Es entsteht dabei Wasser. Diese Vorgänge laufen in den Mitochondrien ab, den Kraftwerken einer Zelle.

Regulierung des Blutglucosespiegels. Wird eine kohlenhydratreiche Mahlzeit verzehrt, reagiert der Körper nach Verdauungs- und Resorptionsvorgängen mit einer Erhöhung des Blutglucosespiegels. Das veranlasst die Bauchspeicheldrüse, das Hormon Insulin auszuschütten, wodurch sich der Blutzuckerspiegel wieder auf seine ursprüngliche Höhe einpendelt. Insulin bewirkt, dass vor allem die Muskelzellen Glucose aufnehmen und unter Energiegewinnung zu Kohlenstoffdioxid und Wasser abbauen. Insulin regt auch die Umwandlung von Glucose zu Glykogen und Fett in der Leber an, insbesondere dann, wenn der Körper keine Energie benötigt. So sinkt der Blutzuckerspiegel auf den Normalwert ab.

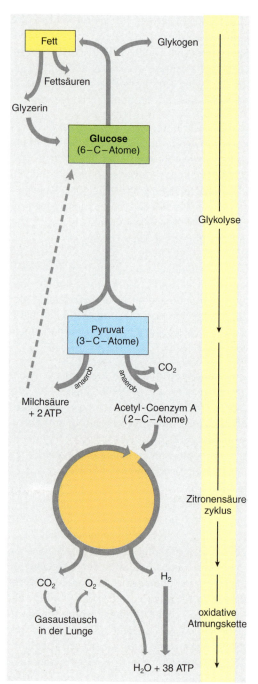

Stoffwechsel der Glucose

Exkurs: Hunger und Sättigung

Die Regelung des Hunger- und Sättigungsgefühls muss als sehr komplexes Geschehen angesehen werden, an dem verschiedene Hirnregionen beteiligt sind, die aus unterschiedlichen Bereichen des Körpers Signale empfangen, verarbeiten und beantworten. Als Ergebnis dieses fein abgestimmten Prozesses, der noch immer nicht in allen Einzelheiten aufgeklärt ist, lässt sich feststellen, dass normalerweise langfristig gesehen bei vielen Menschen eine ausgeglichene Energiebilanz besteht.

Dafür sind sowohl kurzfristig als auch langfristig wirkende Regulationssysteme verantwortlich, die miteinander vernetzt sind. Für die zentrale Steuerung sind vor allem der Hypothalamus als Teil des Zwischenhirns, Groß- und Stammhirnregionen und das limbische System von Bedeutung. Sie empfangen und verarbeiten einerseits von Sinnesorganen kommende Signale, z. B. optische und sensorische Reize, andererseits prüfen sie aus dem Körper gelieferte Informationen, z. B. über den Füllungszustand von Magen und Darm, die Höhe des Blutzuckerspiegels und die Füllung der Fettspeicher als bedeutende Energiereserven. Der Informationsaustausch erfolgt sowohl auf hormonellem als auch auf nervösem Wege.

So konnten die Hormone Leptin aus dem Fettgewebe und Ghrelin aus dem Magen als Gegenspieler wirkend als appetithemmend bzw. appetitanregend ausgemacht werden. Auch das im Zusammenhang mit Diabetes sehr bekannte Hormon Insulin spielt als Langzeitsättigungssignal eine wichtige Rolle. Für die akute Regelung der Nahrungsaufnahme sind z. B. bestimmte Rezeptoren des Magens verantwortlich, die entweder mechanisch den Füllungszustand messen oder chemisch das Vorhandensein von Nährstoffen feststellen. Im Bereich der nervösen Steuerung kommen auch verschiedenen Neurotransmittern, wie z. B. dem Serotonin, eine große Bedeutung zu. Die vielfältigen Mechanismen, die die Menge der Nahrungsaufnahme dem individuellen Energiebedarf anpassen sollen, sind auch Grundlage für vielfältige Forschungsansätze. Dabei soll geklärt werden, auf welche Weise Störungen der Regulation für Übergewicht bzw. Untergewicht in allen Abstufungen infrage kommen, um daraus Behandlungsmöglichkeiten ableiten zu können.

Was passiert beim Verschlucken?

Wer beim Essen viel und hastig erzählt, läuft Gefahr, sich zu verschlucken. Dabei gelangen schon einmal kleine Speisereste in den Kehlkopf und die Luftröhre. Im Rachen treffen sich Speise- und Luftweg. Beim Atmen strömt die Luft durch die Nase und den Kehlkopf in die Luftröhre, die Speiseröhre bleibt bei diesem Vorgang verschlossen. Beim Schlucken von Nahrung verschiebt sich die Rachenhinterwand und schließt den Rachenraum nach oben ab. Jetzt können Speiseteilchen nicht mehr in den Nasenraum zurückfließen. Nach unten wird die Luftröhre durch den Deckel des Kehlkopfs verschlossen, sodass der Speisebrei direkt in die Speiseröhre gelangen kann.

Beim Verschlucken läuft dieser Vorgang nur teilweise ab. Die Speisereste, die in den Kehlkopf und die Luftröhre gelangen, lösen dann einen heftigen Hustenreiz aus, wodurch die Speisepartikel wieder zurück in den Rachenraum geschleudert werden.

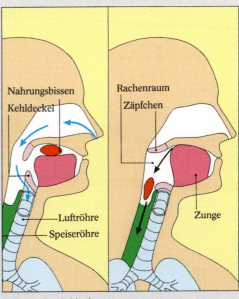

Schema des Schluckvorgangs

12 Verdauung und Verwertung von Fetten

Die in der Nahrung enthaltenen wasserunlöslichen Fette (Triglyzeride) müssen im Verdauungstrakt in kleinere, möglichst wasserlösliche Bruchstücke gespalten werden, damit sie durch die Dünndarmwand ins Blut aufgenommen werden können.

Die Fettverdauung beginnt erst im **Magen**. Hier wird ein kleiner Teil der Fette, die bereits emulgiert vorliegen, durch die Magenlipase gespalten. Der weitaus größte Teil der Lipide wird erst im **Zwölffingerdarm** abgebaut. Das hier hauptsächlich wirksame, fettspaltende Enzym, eine Lipase, stammt aus der Bauchspeicheldrüse. Damit die Lipasen eine möglichst große Angriffsfläche haben, werden die Fette zunächst durch die Gallenflüssigkeit emulgiert. Hierdurch werden große Fetttropfen in kleinere überführt, was die Wirksamkeit der Lipase verbessert.

Im Zwölffingerdarm zerlegen die Lipasen die Fette zum einen in die wasserlöslichen, direkt ins Blut gehenden Bruchstücke Glyzerin sowie die kurz- und mittelkettigen Fettsäuren. Sie gelangen mit dem Pfortaderblut direkt in die Leber. Daneben entstehen auch fettlösliche Bruchstücke: langkettige Fettsäuren sowie Monoacyl- und Diacylglyzeride, die an Gallensäuren gebunden als Fettmizellen die Darmwand passieren. Die Gallensäuren werden wieder abgespalten und die Fettbruchstücke zu vollständigen Triglyzeriden zusammengesetzt. An Eiweiß gekoppelt gelangen sie als Lipoproteine über den Lymphweg ins Blut und so in alle Organe des Körpers.

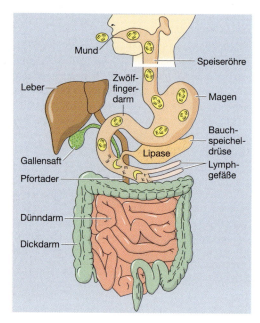

Verdauungsstationen der Fette

Stoffwechsel der Fette

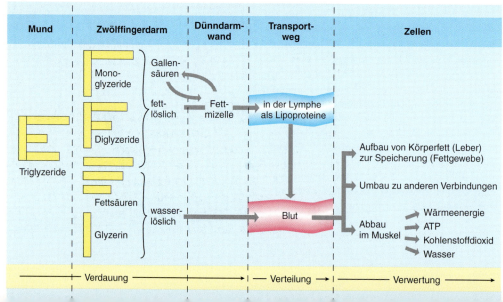

In den **Zellen** werden die Fette entweder als Energiereserve oder Druckpolster gespeichert, zu anderen Verbindungen aufgebaut oder zur Energiegewinnung herangezogen. Dazu werden sie wieder in Glyzerin und Fettsäuren gespalten und die Bruchstücke einzeln unter Bildung von Wasser, Kohlenstoffdioxid und Energie abgebaut. Je Gramm Fett liefert dieser Vorgang dem Körper im Durchschnitt 37 kJ, das ist doppelt so viel wie beim Abbau von Kohlenhydraten oder Eiweiß entstehen würden. Glyzerin kann wie die Kohlenhydrate sofort über die Glykolyse, den Zitronensäurezyklus und die oxydative Atmungskette Energie in Form von Wärme und ATP (Adenosintriphosphat) liefern.

Die aus Fettsäuren gewonnene Energiemenge ist abhängig von der Anzahl der Kohlenstoffatome (C-Atome) im Molekül.

Je länger die Kette ist, umso mehr Energie kann die Zelle gewinnen. Immer zwei miteinander verbundene C-Atom-Abschnitte einer Fettsäure werden in der sogenannten ß-Oxidation als **Acetyl Coenzym A** abgespalten. Diese liefern über den Zitronensäurezyklus und die Atmungskette eine Energiemenge von 12 ATP. Hinzugerechnet werden muss dann noch die ATP-Menge, die bei jeder Abspaltung von 2-C-Atom-Bruchstücken gewonnen wird. Das sind jeweils fünf ATP. Bevor jede Fettsäure für sich nach diesem Prinzip zur Gewinnung von Energie abgebaut werden kann, muss sie unter Verbrauch von einem ATP aktiviert werden.

Aus Acetyl-Coenzym-A-Bruchstücken (2-C-Körper) können durch Zusammenlagerung auch wieder unterschiedlich lange, geradzahlige, gesättigte oder einfach ungesättigte Fettsäuren aufgebaut werden, die mit Glyzerin verbunden körpereigene Fette ergeben. Mehrfach ungesättigte Fettsäuren wie die Linolsäure muss der Mensch mit der Nahrung aufnehmen, da er sie aufgrund fehlender Enzyme nicht selbst bilden kann. Man nennt sie unentbehrliche Fettsäuren.

Der Fettaufbau wird wie die Glykogenbildung durch **Insulin** gefördert. Das Hormon der Bauchspeicheldrüse regt auch die Umwandlung von Kohlenhydraten in Fette an. Umgekehrt kann nur der Fettbaustein Glyzerin in Kohlenhydrate umgebaut werden. Dies kann z.B. erfolgen,

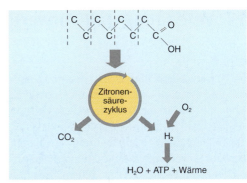

Abbau einer Fettsäure

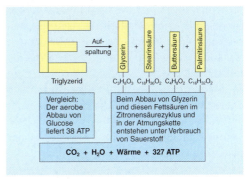

Energieausbeute beim Abbau von Triglyzeriden

wenn der Körper längere Zeit keine Kohlenhydrate aufnimmt. Gerade die Nervenzellen und die roten Blutkörperchen sind aber zur Energiegewinnung auf eine regelmäßige Glucoseversorgung angewiesen.

Bei Insulinmangel, wie dies bei Diabetes mellitus in besonderem Maße der Fall ist, werden vermehrt Triglyzeride aus den Fettspeichern der Fettzellen in Glyzerin und freie Fettsäuren gespalten, da die hemmende Wirkung des Insulins auf die fettspaltende Lipase fehlt. Diese Fettsäuren gelangen über das Blut in die Leberzellen, wo sie im Gegensatz zu den Fettzellen auch ohne Insulineinfluss zu Fetten aufgebaut werden können. Diese Vorgänge erklären, warum Diabetiker unter Insulinmangel abnehmen und gleichzeitig eine Fettleber bekommen. Ist das Angebot freier Fettsäuren für die Leberzellen zu groß, werden diese in Acetyl-Coenzym-A-Moleküle zerlegt. Daraus bildet die Leber sogenannte Ketonkörper, wozu insbesondere das Azeton zählt. Personen im diabetischen Koma riechen nach diesem Azeton in der Ausatmungsluft.

13 Verdauung und Verwertung von Proteinen

Die unterschiedlichen in der Nahrung enthaltenen Proteine, wie zum Beispiel Globuline, Albumine, Kleber und Kollagen, müssen alle im Verdauungstrakt schrittweise zu den kleinsten Bausteinen, den Aminosäuren, gespalten werden. So verlieren die Proteine ihren spezifischen Charakter, der in jedem fremden Organismus zu Abwehrreaktionen durch Antikörperbildung führt. Damit die Verdauungsenzyme die Peptidbindungen zwischen den einzelnen Aminosäuren besser lösen können, muss die räumliche Struktur der Proteine zerstört werden. Dies bewirkt die Salzsäure im **Magen**. Sie führt zu einer Gerinnung (Denaturierung) der Eiweißstoffe. Bei der Denaturierung wird die Tertiär-, Quartär- bzw. Sekundärstruktur entknäult, bis die Aminosäurenkette vorliegt.

Dadurch kommt es zu einer Oberflächenvergrößerung und die Verdauungsenzyme des Magens **(Pepsin)** und der Bauchspeicheldrüse (**Trypsin** und **Erepsin**) können die frei liegenden Peptidbindungen besser lösen. Pepsin und Trypsin sind **Endopeptidasen**, also Enzyme, die die langen Aminosäureketten jeweils in der Mitte des Moleküls spalten, während **Exopeptidasen** wie Erepsin jeweils vom Ende der Eiweißverbindungen her einzelne Aminosäuren abtrennen.

Auf dem Weg zur Bildung von freien Aminosäuren entstehen so im Magen und **Zwölffingerdarm** Poly- und Oligopeptide unterschiedlicher Kettenlänge. Die freien Aminosäuren werden von den Darmzotten aufgenommen und

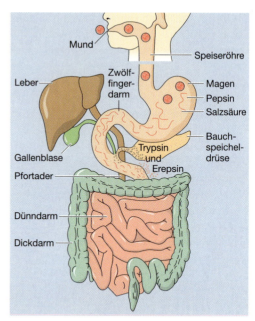

Verdauungsstationen der Proteine

über das Pfortadersystem zur Leber transportiert, wo 75 % davon zur Bildung lebenswichtiger Proteinverbindungen, wie z. B. Blutgerinnungsfaktoren, herangezogen oder anderweitig verstoffwechselt werden. Die restlichen 25 % der mit der Nahrung aufgenommenen Aminosäuren gelangen von dort mit dem Blut zu den anderen Körperzellen. Hier werden sie zu organspezifischen Eiweißverbindungen aufgebaut oder anderen Stoffwechselwegen zugeführt.

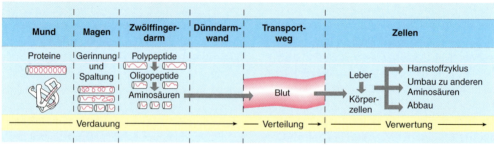

Stoffwechsel der Proteine

Die Verwertung der mit dem Blut angelieferten unentbehrlichen und nicht unentbehrlichen Aminosäuren erfolgt in den Körperzellen. Im Vordergrund des Proteinstoffwechsels steht nicht der Eiweißabbau zur Energiegewinnung, sondern der Aufbau von körpereigenen Proteinen wie Enzymen, Hormonen, Struktur- und Transportproteinen. Dazu müssen die Aminosäuren in eine für jeden Organismus genetisch festgelegte, spezifische Reihenfolge gebracht werden, die man als Aminosäuresequenz bzw. Primärstruktur bezeichnet. Zum Proteinaufbau müssen die zwanzig verschiedenen Aminosäuren in ausreichender Menge zur Verfügung stehen. Fehlen z.B. unentbehrliche Aminosäuren oder sind sie zumindest nur in unzureichender Höhe in einem Lebensmittel vorhanden, so begrenzt diese die biologische Wertigkeit des Nahrungseiweißes.

Aus Aminosäuren kann auch Kohlenstoffdioxyd (CO_2) abgespalten werden, sodass **biogene Amine** entstehen. In diese Stoffgruppe fallen sehr wichtige Verbindungen wie Histamin, Serotonin, Adrenalin, Dopamin, die als erregungsübertragende Botenstoffe (Transmitter) im Nervensystem wirken und Hormoncharakter haben.

Der komplizierte **Aufbau von körpereigenen Proteinen** erfolgt an im Zellplasma vorhandenen Organellen, den Ribosomen. Um die freien Aminosäuren, die in ausreichender Zahl vorhanden sein müssen, hier in eine richtige, für jedes Protein charakteristische Reihenfolge zu bringen, liefert die Erbinformation Desoxyribonukleinsäure (DNS), die sich in jedem Zellkern befindet, die nötige Vorlage. Je nach Bedarf werden bestimmte Bereiche der DNS kopiert. Diese DNS-Kopie gelangt als Botenmolekül (Messenger-RNS) durch die Kernmembran ins Zellplasma zu den Ribosomen. Hier dient sie als Bauplan für die Bildung von Körpereiweiß. Wird die genetische Information durch schädliche Substanzen (Mutagene) verändert, kann sich dies auf die Eiweißbildung verheerend auswirken. Der Ausfall von Enzymen oder die Entstehung von Krebs kann die Folge sein.

Ablauf der Proteinbiosynthese, © Roche

Beim **Abbau von Aminosäuren** kann die Aminogruppe (NH_2) unter Bildung einer Ketosäure abgespalten werden (Vorgang der Desaminierung). Die NH_2-Gruppe muss umgehend entweder auf eine andere Ketosäure übertragen werden, wobei eine andere, nicht unentbehrliche Aminosäure entsteht (Vorgang der Transaminierung) oder im Harnstoffzyklus in der Leber zu Harnstoff entgiftet werden. Aus der Aminogruppe entsteht nämlich sofort Ammoniak (NH_3), das als Zellgift wirkt. Das Kohlenstoffgerüst jeder Aminosäure liefert durchschnittlich über den Zitronensäurezyklus und die Atmungskette 17 kJ Energie pro g.

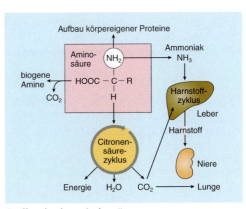

Stoffwechsel von Aminosäuren

14 Biologische Wertigkeit und Ergänzungswert von Proteinen

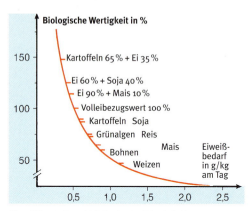

Eiweißbedarf und biologische Wertigkeit

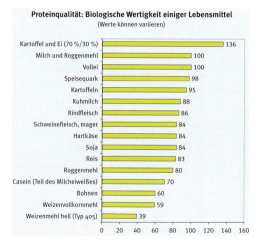

Die biologische Wertigkeit eines Nahrungseiweiß ist abhängig von der Art und Menge der darin vorhandenen unentbehrlichen Aminosäuren. Je ähnlicher das betreffende Aminosäuremuster dem menschlichen ist, desto höher ist es. Tierische Eiweißstoffe sind im Allgemeinen biologisch hochwertiger als pflanzliche. Letztere haben vielfach einen zu geringen Gehalt an manchen unentbehrlichen Aminosäuren, also Verbindungen, die der Körper aufgrund fehlender Enzyme nicht selbst bilden kann. Er muss sie täglich mit der Nahrung aufnehmen. Die unentbehrliche Aminosäure, die verglichen mit dem Körpereiweiß am geringsten in einem Nahrungseiweiß vorkommt, begrenzt dessen biologische Wertigkeit, so wie es Justus von Liebig in seinem bekannten Minimumgesetz für die Pflanzenernährung veranschaulichte. Man nennt die begrenzende Aminosäure auch limitierende Aminosäure. Im Eiweiß des Weizenvollkorns ist dies z. B. Lysin, im Kartoffeleiweiß Methionin.

Die biologische Wertigkeit gibt an, wie viel g Körpereiweiß aus 100 g Nahrungseiweiß gebildet werden kann.

Unter den tierischen Lebensmitteln besitzt das **Ei** die höchste biologische Wertigkeit. Bei den pflanzlichen Lebensmitteln weisen vor allem **Kartoffeln** und **Sojabohnen** hohe Werte auf. Die

Milcheiweiß hat eine biologische Wertigkeit von 88 %.
Das bedeutet: Aus 100 g Milcheiweiß können 88 g körpereigenes Eiweiß gebildet werden.
Wie viel Liter Milch müssten wir trinken, um 100 g Milcheiweiß aufzunehmen?
Vollmilch enthält pro 100 ml 3,5 g Eiweiß, pro 1 l also 35 g Eiweiß.

$$\frac{1{,}0 \text{ Liter} \cdot 100 \text{ g}}{35 \text{ g}} = 2{,}857 \text{ Liter}$$

Wir müssten also 2,857 l Milch trinken, um 88 g körpereigene Eiweißstoffe nur aus Milch aufzubauen.

Beispielrechnung zur biologischen Wertigkeit

Lernaufgabe:

Organisieren Sie in Arbeitsgruppen einen Workshop zum Thema „Biologische Wertigkeit von Proteinen und ihre Ergänzungswirkung".

Mögliche Gruppeninhalte könnten sein:

- Postererstellung mit den theoretischen Grundlagen,
- Beispiele für Nahrungskombinationen mit guter Ergänzungswirkung,
- Zubereitung und Verkostung der Rezeptvorschläge.

Angaben über die biologische Wertigkeit der einzelnen eiweißhaltigen Lebensmittel können je nach Bestimmungsmethode unterschiedlich hoch sein. So lässt sich die Wertigkeit z. B. über den Wachstumszuwachs eines Organismus ermitteln oder über einen Vergleich der Aminosäurenzusammensetzung eines Lebensmittels mit der des Volleis bzw. mit dem entsprechenden Bedarf des Menschen, auch unter Berücksichtigung der tatsächlichen Verwertbarkeit des Nahrungsproteins.

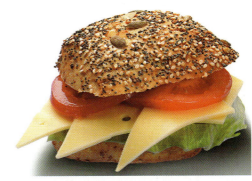

Lebensmitteleiweißkombination mit guter Ergänzungswirkung

Da wir meistens Gemische verschiedener Eiweißarten aufnehmen, z. B. Brot mit Quark oder Käse, Fisch mit Kartoffeln, Fleisch mit Reis oder Nudeln, spielt weniger die biologische Wertigkeit der einzelnen Lebensmitteleiweiße eine Rolle als vielmehr ihr **Ergänzungswert**.

Der Ergänzungswert ist immer dann besonders hoch, wenn die begrenzende Aminosäure in einem Lebensmittel durch das vermehrte Vorkommen der gleichen Aminosäure in einem anderen Lebensmittel aufgestockt werden kann. Damit der aminosäureergänzende Effekt im Körper eintritt, müssen beide Lebensmittel innerhalb von sechs Stunden verzehrt werden. So besitzt die Kombination von **Kartoffeln und Ei im Verhältnis 3 : 2** die **höchste biologische Wertigkeit.** Getreideerzeugnisse zusammen mit Kartoffeln oder Sojabohnen verzehrt ergeben keine gute Kombination, da ein unausgewogenes Aminosäuremuster das Ergebnis ist. Dagegen ergänzen sich Getreideprodukte mit Milch, Fleisch, Fisch oder Ei sehr gut. Allgemein gesehen ist der gemeinsame Verzehr von tierischen und pflanzlichen Eiweißstoffen zu empfehlen.

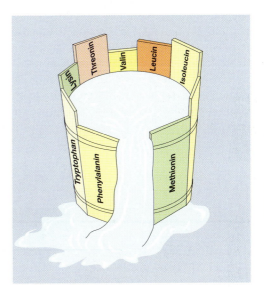

Unentbehrliche Aminosäuren

Bei strengen Vegetariern wird der gesamte Eiweißbedarf über pflanzliche Lebensmittel gedeckt. Hier kommt es nur dann nicht zu Mangelerscheinungen, wenn der Ergänzungswert beachtet wird und entsprechend größere Mengen der pflanzlichen Eiweißträger verzehrt werden. Günstiger ist in jedem Fall eine Kombination pflanzlicher Produkte mit Milch und Milcherzeugnissen oder Eiern, also eine ovo-lacto-vegetabile Kost.

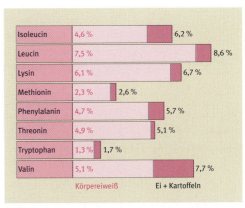

	Körpereiweiß	Ei + Kartoffeln
Isoleucin	4,6 %	6,2 %
Leucin	7,5 %	8,6 %
Lysin	6,1 %	6,7 %
Methionin	2,3 %	2,6 %
Phenylalanin	4,7 %	5,7 %
Threonin	4,9 %	5,1 %
Tryptophan	1,3 %	1,7 %
Valin	5,1 %	7,7 %

Unentbehrliches Aminosäuremuster vom Körpereiweiß und einem Kartoffel-Ei-Gemisch

15 Nährstoffe im Zwischenstoffwechsel

Mit der Nahrung nehmen wir immer ein wechselndes Gemisch an Nähr- und Wirkstoffen auf, die spezifische und übereinstimmende Funktionen erfüllen. So können sich die Nährstoffe hinsichtlich der Energiebereitstellung bei ihrem Abbau teilweise gegenseitig ersetzen. Zwar bevorzugen die meisten Zellen Glucose als Energielieferant, sie besitzen jedoch Enzyme, um auch Fettsäuren und Glyzerin abzubauen. Selbst das Gehirn und andere Nervenzellen gewöhnen sich nach einer gewissen Zeit an Fettsäuren, im Gegensatz zu den roten Blutkörperchen, die auf den Brennstoff Glucose angewiesen sind. Eine Mindestaufnahme an Kohlenhydraten ist aber auch deshalb nötig, weil der Abbau der Nährstoffe im Zitronensäurezyklus, der „Drehscheibe des Stoffwechsels", nur bei entsprechenden Mengen an Glucose ablaufen kann.

Werden so gut wie keine Kohlenhydrate mit der Nahrung zugeführt, so muss der Körper über die Gluconeogenese, z. B. aus bestimmten Aminosäuren, Glucose herstellen. Dieser Weg ist energetisch sehr aufwendig und verschlingt unverhältnismäßig viele Eiweißstoffe, obwohl diese viel wichtigere spezifische Aufgaben im Körper zu erfüllen haben. Wird gleichzeitig, wie bei einigen extremen Diäten empfohlen, eine große Menge an Fett zugeführt, so entsteht sehr viel Acetyl-Coenzym A. Diese Verbindung kann über den Zitronensäurezyklus nicht mehr ausreichend abgebaut werden. Die Folge ist eine Zusammenlagerung zu Aceton. Dies muss über große Flüssigkeitsmengen aus dem Körper ausgeschwemmt werden. Hinsichtlich ihrer Funktion als Baustoffe lassen sich die Nährstoffe nicht austauschen.

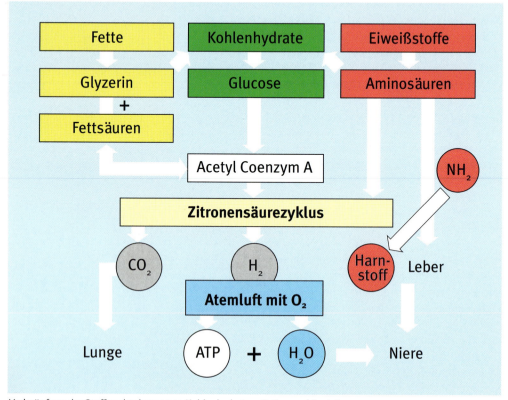

Verknüpfung der Stoffwechselwege von Kohlenhydraten, Fetten und Proteinen

Überblick: Verdauung und Verwertung

Was passiert im Magen-Darmtrakt?

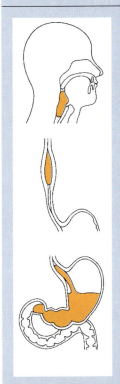

Mundhöhle
Mechanische und beginnende chemische Verdauung
- Prüfung der Nahrung durch Geschmacks-Rezeptoren
- mechanische Zerkleinerung durch Kauen
- Einspeichelung der Nahrung
- Beginn der Stärke-Verdauung
- Abwehr von schädlichen Stoffen und Mikroorganismen durch die beiden Gaumenmandeln

Rachen
- Nahrungstransport vom Mund zur Speiseröhre bei gleichzeitiger Absperrung der Luftwege

Speiseröhre
- Nahrungstransport vom Rachen zum Magen

Magen
- Abtöten von Bakterien durch Salzsäure
- Zwischenlagerung der Nahrung
- Beginn der Protein-Verdauung
- Abgabe der Nahrung in kleinen Portionen an den Zwölffingerdarm über den Magenpförtner

Zwölffingerdarm
Hauptort der chemischen Verdauung
- Vermischen der Nahrung mit dem Sekret des Zwölffingerdarms, der Bauchspeicheldrüse und der in der Leber produzierten Gallenflüssigkeit
- enzymatische Verdauung der Nährstoffe

weiterer Dünndarm
Verdauung von Milchzucker und Endabbau der Eiweißstoffe zu Aminosäuren
Hauptort der Resorption
- Resorption der Grundbausteine mit der Nahrung aufgenommenen Nährstoffe und des größten Teils der abgesonderten Verdauungssäfte

Dickdarm
Lebensraum für Bakterien und abschließende Resorption
- bakterielle Zersetzung der Ballaststoffe
- Resorption von Wasser und Eindickung des Darminhalts
- Zwischenlagerung des Darminhalts bis zur Entleerung

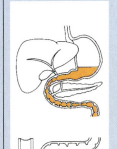
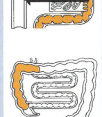
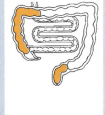

Verwertung in den Zellen

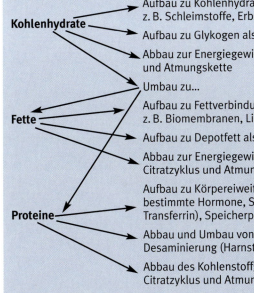

Kohlenhydrate
- Aufbau zu Kohlenhydratverbindungen mit spezifischen Funktionen, z. B. Schleimstoffe, Erbsubstanz
- Aufbau zu Glykogen als begrenzter Energiespeicher
- Abbau zur Energiegewinnung über Glykolyse, Citratzyklus und Atmungskette
- Umbau zu...

Fette
- Aufbau zu Fettverbindungen mit spezifischen Funktionen, z. B. Biomembranen, Lipoproteine
- Aufbau zu Depotfett als unbegrenzter Energiespeicher
- Abbau zur Energiegewinnung über ß-Oxidation, Glykolyse, Citratzyklus und Atmungskette

Proteine
- Aufbau zu Körpereiweiß mit spezifischen Funktionen, z. B. Enzyme, bestimmte Hormone, Struktur- (Kollagen), Transport- (Hämoglobin, Transferrin), Speicherproteine (Ferritin) und Abwehrstoffe
- Abbau und Umbau von Körpereiweiß durch Transaminierung, Desaminierung (Harnstoffbildung) und Decarboxylierung
- Abbau des Kohlenstoffgerüsts zur Energiegewinnung über Citratzyklus und Atmungskette

Ernährung – nicht über einen Kamm zu scheren

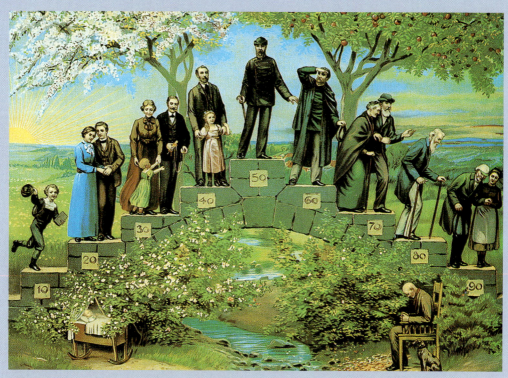

„Wie jede Blüte welkt und jede Jugend dem Alter weicht, blüht jede Lebensstufe, blüht jede Weisheit auch und jede Tugend zu ihrer Zeit und darf nicht ewig dauern. (...)" aus: Hermann Hesse: Die Stufen

Die ersten Verse von Hermann Hesses Gedicht „Die Stufen" machen deutlich, wie jeder Lebensabschnitt und jedes Alter nicht nur eines Menschen ein wichtiger Teil des biologischen Ganzen ist und seine Besonderheiten und seinen Reiz hat. Jede Stufe ist das Fundament der nächsten und baut also auf der vorherigen auf. Für die Ernährung eines Menschen bedeutet dies, dass sie den jeweiligen Lebens- und Entwicklungsphasen gerecht werden muss. Die Energie- und Nährstoffzufuhr muss den allgemeinen und individuellen Gegebenheiten des Lebensalters und der Lebensbedingungen einer Person bzw. Gruppe angepasst werden. Fehl-, Mangel- und Überernährung auf einer Lebensstufe sind schlechte Voraussetzungen für das Erreichen der nächsten Stufe, zumindest dann wahrscheinlich nicht in Gesundheit und bei voller Leistungsfähigkeit. Die Ernährung darf also nicht etwas Konstantes sein. Sie muss dynamisch sein, darf nicht über einen Kamm geschoren werden. Was das für die einzelnen Lebensphasen eines Menschen bedeutet, ist Gegenstand dieses Kapitels.

Lernaufgabe:

1. Sammeln Sie in Kleingruppen auf einzelnen Kärtchen nach der Brainstorming-Methode viele Ideen zu folgender Frage:
   - Welche Einflussfaktoren prägen die Ernährung auf den einzelnen Lebensstufen des Menschen?
2. Strukturieren Sie nun Ihre Ideensammlung als Mind Map.
3. Laden Sie Menschen aus Ihrem Umfeld, die zu verschiedenen Lebensstufen gehören, zu einer Diskussionsrunde ein.

Die Ernährung aller Altersklassen ist geprägt durch spezifische physiologische Voraussetzungen wie z.B. Organfunktionen, durch soziokulturelle Einflüsse wie Bildung, Lebensstil und soziale Umgebung sowie u. a. durch das Lebensmittelangebot und Werbeaussagen. Demgegenüber stehen wissenschaftliche Erkenntnisse, darüber, wie die Ernährung zur Deckung des durchschnittlichen Bedarfs an Nähr- und Wirkstoffen und an Energie altersspezifisch sein sollte.

Leider gibt es zwischen den Empfehlungen und der Realität zum Teil erhebliche Diskrepanzen, wodurch Übergewicht als Wegbereiter vieler ernährungsmitbedingter Krankheiten quer durch alle Altersklassen und in Abhängigkeit verschiedener Faktoren, wie Bildung, weit verbreitet ist. Die Verzehrstudie stellt fest, dass etwa die Hälfte der Frauen, rund zwei Drittel der Männer und fast jede fünfte bis zehnte Person im Kindes- und Jugendalter übergewichtig sind. Hinzu kommt, dass es trotz unseres Lebens in einer Überflussgesellschaft nicht selten vorkommt, dass auch Fälle von Mangel- und Unterernährung zu beobachten sind. Gerade unter den älteren Menschen ist eine mangelhafte Versorgung mit bestimmten Nährstoffen, aber auch eine generelle Unterernährung anzutreffen. Dieser Punkt wiegt umso schwerer, wenn man bedenkt, dass sich die Altersstrukturen in unserer Gesellschaft tiefgreifend verändert haben. Auch die Lebensformen sind einem erheblichen Wandel unterworfen, was auch die Ernährung der verschiedenen Altersklassen stark beeinflusst. Ernährung ist ein bedeutsames Thema in der ganzen Welt, die WHO spricht sogar von einer zentralen Herausforderung des 21. Jahrhunderts.

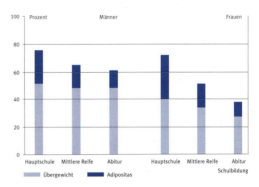

Verbreitung von Übergewicht und Adipositas nach Schulbildung und Geschlecht

Lebensformen und Kinderzahl von Frauen in Deutschland, Alter 35–39 Jahre (in %)					
Lebensformen	0 Kinder	1 Kind	2 Kinder	3 und mehr	Insgesamt
Nichtfamiliensektor					25,2
Ehepaare ohne Kinder	8,8				8,8
Nichteheliche Lebensgemeinschaft ohne Kinder	4,7				4,7
Alleinlebende	11,7				11,7
Familiensektor					74,7
Ehepaare mit Kind(ern)		18,3	28,3	10,5	57,1
Alleinerziehende		6,7	3,8	1,3	11,8
Nichteheliche Lebensgemeinschaft mit Kind(ern)		3,3	2,0	0,6	5,8
Insgesamt	25,2	28,4	34,1	12,3	100,0

Datenquelle: Statistisches Bundesamt, Mikrozensus 2005

1 Schwangerschaft und Stillzeit – essen für zwei?

Wenn sich auch statistisch gesehen immer weniger Frauen bewusst für ein Kind entscheiden – die Geburtenrate ist seit Jahren rückläufig und die Erstgebärenden werden immer älter – so muss man diese Lebensphase einer Frau, die ein Kind erwartet, als besonders prägend und bedeutsam bewerten. In dieser Zeitspanne trägt die werdende Mutter nicht nur Verantwortung für ihre eigene Gesundheit, sondern ganz besonders auch für die gesunde Entwicklung ihres heranreifenden Babys. Das heißt aber noch lange nicht, dass sie für zwei essen muss.

Der **Energiebedarf** einer Schwangeren wird häufig überschätzt. Erst ab dem 4. Schwangerschaftsmonat erhöht sich der tägliche Energiebedarf um etwa 1.100 kJ. Die Gründe hierfür sind u. a. eine Erhöhung des Grundumsatzes, Energie für das Wachstum des Kindes, der Plazenta und der Gebärmutter. Die Schwangere sollte je nach ihrem BMI zu Beginn der Schwangerschaft im Normalfall nicht mehr als 11,5 bis 16 kg zunehmen. Eine regelmäßige Kontrolle des Gewichtes ist erforderlich, da individuelle Gegebenheiten wie Schwangerschaftserbrechen, Bewegungsmangel oder Krankheit eine Anpassung der Energie- und Nährstoffaufnahme notwendig machen. Sowohl eine Überernährung als auch eine Unterernährung können während der Schwangerschaft zu Komplikationen führen. Übergewichtige sollten während einer Schwangerschaft keine Diäten zur Gewichtsabnahme machen. Während der Stillzeit erhöht sich der Energiebedarf für die Milchproduktion um etwa 2700 kJ/Tag. 100 ml Milch erfordern zusätzlich 500 kJ.

Der **Eiweißbedarf** erhöht sich ab dem 4. Schwangerschaftsmonat um etwa 10 g auf ca. 58 g/Tag. Das entspricht einer Proteinaufnahme von 1,1 g/kg Körpergewicht und Tag. Zu bevorzugen sind pflanzliche Eiweißträger in sinnvoller Kombination mit tierischen Lebensmitteln, um den Ergänzungswert von Proteinen auszunutzen. Die Empfehlungen zur Proteinaufnahme während der Stillzeit richten sich nach der Höhe der Milchproduktion. Pro 100 ml Muttermilch ergibt sich ein Mehrbedarf von 2 g Eiweiß, so dass durchschnittlich 63 g Eiweiß aufgenommen werden sollten, wenn man von einer täglichen Milchmenge von 750 ml ausgeht.

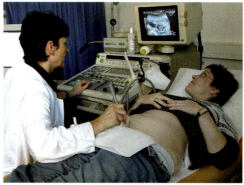

Ultraschalluntersuchung

Schwangerschaftswoche	Zunahme pro Woche in g	Gesamtzunahme in g
1. – 12.	–	–
13. – 15.	250 (750)	750
16. – 18.	300 (900)	1650
19. – 22.	350 (1400)	3050
23. – 24.	400 (800)	3850
25. – 26.	450 (900)	4750
27. – 38.	500 (6000)	10750
39.	250 (250)	11000
40.	–	–

Empfohlene Gewichtszunahme in der Schwangerschaft

Gewichtszunahme der werdenden Mutter durch:
- Geburtsgewicht des Kindes ca. 3 500 g
- Mutterkuchen (Plazenta) ca. 500 g
- Fruchtwasser ca. 1 000 g
- Gebärmutterwachstum ca. 1 500 g
- Wachstum der Brüste ca. 500 g
- angelegte Energiereserven ca. 1 500 g
- stärkere Blutbildung ca. 1 500 g
- Einlagerung von Wasser im Gewebe ca. 2 000 g
- **insgesamt** **ca. 12 000 g**

Die **Fettzufuhr** sollte täglich nicht mehr als 70 bis 100 g betragen. Das entspricht einem Anteil von 25 bis höchstens 35 % des Gesamtenergiebedarfs. Neben der Fettmenge spielt vor allem die Qualität des verzehrten Fettes eine wichtige Rolle. Schwangere und stillende Frauen sollten darauf achten, Lebensmittel in den Speiseplan aufzunehmen, die die ausreichende Versorgung mit einfach und mehrfach ungesättigten Fettsäuren, insbesondere mit Omega-3-Fettsäuren, sicherstellen. Dazu gehören z. B. Raps- und Walnussöl, 1 bis 2-mal wöchentlich eine Portion fettreicher Seefisch wie Makrele, Lachs oder Hering, aber auch andere Seefischarten wie Kabeljau und Seelachs, die zur Jodversorgung beitragen. Die Aufnahme von gesättigten Fettsäuren, die vor allem in fettreichen Wurst-, Fleisch- und Käsesorten vorkommen, sollte eingeschränkt werden. Auch sollte auf den Verzehr von gehärteten Fetten, wie sie zum Frittieren benutzt werden, verzichtet werden, da sie neben gesättigten Fettsäuren auch gesundheitlich bedenkliche Trans-Fettsäuren enthalten.

Der **Kohlenhydratbedarf** beträgt rund 55 % des Gesamtenergiebedarfes, das entspricht ungefähr 300 g. Nach dem 5. Schwangerschaftsmonat erhöht sich der Wert auf rund 350 g. Bei der Auswahl der kohlenhydrathaltigen Lebensmittel sollten vitamin- und mineralstoffhaltige sowie ballaststoffreiche Produkte, wie Vollkornprodukte, Kartoffeln, Obst und Gemüse an erster Stelle stehen; ungeeignet sind sehr zuckerhaltige Nahrungsmittel.

Der Bedarf an vielen **Mineralstoffen** und **Vitaminen** ist in der Schwangerschaft und Stillzeit erhöht. Um eine Unterversorgung zu vermeiden, die zu Mangelerscheinungen und Entwicklungsstörungen beim Kind führen kann, ist auf die Auswahl von Lebensmitteln mit hoher Nährstoffdichte und möglichst niedriger Energiedichte und auf eine schonende Zubereitung derselben besonderer Wert zu legen. Es eignen sich: fettarme Milchprodukte, mageres Fleisch, Fisch, Ei, Vollkornprodukte, Kartoffeln, viel Gemüse und frisches Obst.

Der **Flüssigkeitsbedarf** einer Schwangeren ist mit 35 ml Wasser pro kg Körpergewicht und Tag nicht erhöht. Geeignete Getränke sind Mineralwässer, Tees, Milch, Obst- und Gemüsesäfte; Kaffee in geringen Mengen. Alkoholische Getränke sollten generell gemieden werden. Schwangere neigen gerade im letzten Drittel der Schwangerschaft zu vermehrter Wassereinlagerung im Gewebe (Ödembildung). Die Flüssigkeitszufuhr muss dann vermindert werden. Eine erhöhte Kaliumzufuhr über Reis, Aprikosen, Bananen schwemmt außerdem Wasser aus dem Körper. Günstig ist auch, die Beine zwischendurch mal hoch zu lagern. Stillende benötigen etwa 45 ml Flüssigkeit pro kg Körpergewicht und Tag. Der Bedarf muss der Milchproduktion angepasst werden. Insgesamt sollte die Ernährung sehr abwechslungsreich sein und die 10 Regeln der DGE für eine vollwertige Ernährung berücksichtigen.

	weibliche Erwachsene; Referenzgewicht 60 kg	Schwangere	Stillende bis zum 4. Monat nach der Geburt
Gesamtenergiebedarf kJ	9500 kJ	10600 (+ 1100 kJ)	12200 (+ 2700 kJ)
Eiweißstoffe g	48	58	63
Fett in % der Gesamtenergie	30	30 – 35	30 – 35
Flüssigkeit ml/kg Körpergewicht	35	35	45
Mineralstoffe			
Calcium mg	1000	1000	1000
Phosphor mg	700	800	900
Magnesium mg	300	310	390
Eisen mg	15	30	20
Jod mg	200	230	260
Vitamine			
A mg	0,8	1,1	1,5
B_1 mg	1,0	1,2	1,4
B_2 mg	1,2	1,5	1,6
B_6 mg	1,2	1,9	1,9
B_{12} µg	3,0	3,5	4,0
C mg	100	110	150
D µg	5	5	5
E mg	12	13	17
Niacin mg	13	15	17
Folsäure mg „Gesamtfolat" (= Summe folatwirksamer Verbindungen)	0,4	0,6	0,6
Pantothensäure mg	6	6	6

Empfehlung für die Energie- und Nährstoffzufuhr/Tag nach: Referenzwerte für die Nährstoffzufuhr DGE

Verzicht ohne Reue

Nervös zieht Charlotte an ihrer Zigarette und leert mehrere Tassen Kaffee. Die Mutter merkt, dass mit ihrer 17-jährigen Tochter etwas nicht stimmt. Nach mehrmaligem Nachfragen rückt Charlotte endlich mit der Sprache raus. „Ich bin schwanger!" Die Mutter ist im ersten Moment entsetzt, viele Gedanken schießen ihr durch den Kopf – kein Vater da, Schule nicht fertig, keine Ausbildung, wie konnte das passieren… – doch dann fängt sie sich schnell, nimmt ihre Tochter in den Arm und meint beruhigend: „Das schaffen wir schon! Mach Dir keine Sorgen! Du musst nun vor allem an Dich und das Baby denken und auf einiges verzichten! Aber Du wirst es nicht bereuen!"

Lernaufgaben:

1. Was will die Mutter ihrer Tochter sagen?
2. Entwerfen Sie ein informatives Plakat, das die Lebensführung einer Schwangeren zum Thema hat. Verwenden Sie dabei möglichst wenig Text, sondern machen Sie Ihre Aussagen durch Bilder, Symbole und Grafiken deutlich.
3. Während der Schwangerschaft können verschiedene Beschwerden wie z.B. Übelkeit, Erbrechen, Schwangerschaftsdiabetes auftreten. Sammeln Sie Informationen zu diesem Thema und bereiten Sie diese in einer übersichtlichen Darstellung auf.

Schwangere sollten auf eine gesunde Lebensführung achten. Dazu gehören körperliche Betätigung, regelmäßige ärztliche Kontrollen, eine vollwertige Ernährung und der Verzicht auf Nikotin, Alkohol und andere Drogen. Abzuraten ist auch vom Verzehr rohen Fleisches, z. B. als Mett oder vom sehr engen Kontakt mit frei laufenden Katzen bzw. Katzenkot. Frisches Obst und rohes Gemüse sollte nur nach sehr gründlicher Reinigung gegessen werden. Es besteht sonst die Gefahr, dass Erreger der Toxoplasmose übertragen werden, die bei einer Erstinfektion der werdenden Mutter beim ungeborenen Kind zu erheblichen Schäden in der körperlichen und geistigen Entwicklung führen. Möglich ist das Auftreten von Sehstörungen, Schwerhörigkeit und der Entwicklung eines Hydrocephalus (Wasserkopf). Gleichfalls nicht zu empfehlen ist die Aufnahme von Rohmilch und daraus hergestellten Produkten, da sie mit Listerien verunreinigt sein könnten. Diese Bakterien können eine Früh- oder Totgeburt auslösen, während die Schwangeren selbst meist von einer Infektion nichts merken. Problematisch kann auch der Verzehr von aus rohen Eiern hergestellten Gerichten sein, da sie Salmonellen enthalten können. Abzuraten ist auch vom Essen rohen Fisches. Jeder werdenden Mutter muss bewusst sein, dass sie bereits während der Schwangerschaft durch die eigene Ernährungs- und Lebensweise die Weichen für die spätere Entwicklung und die Anfälligkeit für Krankheiten ihres Kindes stellt.

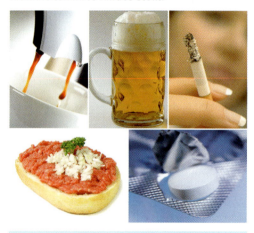

Folsäure – das Vitamin für die Zellteilung

Am Beginn jeden menschlichen Lebens steht eine befruchtete Eizelle. Aus dieser entwickelt sich im Laufe von 40 Wochen durch ständige Zellteilung und Zellspezialisierung ein Mensch mit rund 100 Milliarden Zellen. **Folsäure**, ein Vitamin des B-Komplexes, ist an der Zellneubildung maßgeblich beteiligt. Gerade zu Beginn einer Schwangerschaft ist deshalb eine ausreichende Folsäureversorgung der Mutter und damit des werdenden Kindes besonders wichtig, um Schäden insbesondere am zentralen Nervensystem zu vermeiden. Folsäuremangel erhöht das Risiko für das Auftreten von sogenannten Neuralrohrdefekten wie z. B. ein offener Rücken (Spina bifida) und vermutlich auch für andere Fehlbildungen wie Lippen-, Gaumen – und Kieferspalte. Fehlgeburten können wahrscheinlich ebenso Folge einer Folsäureunterversorgung sein.

Überblick: Kostplan für Schwangere
7. Monat, leichte körperliche Tätigkeit

Mahlzeit	Lebensmittel in g		Nährstoffe in g			Energie in kJ	Vitamin in mg	Mineralstoff in mg
			Eiweißstoffe	Fette	Kohlenhydrate		B₁	Calcium
1. Frühstück: Milch, Roggenbrot, Butter, Honig, Quark, Grapefruit, Konfitüre, Zucker	Milch (1,5 %)	250	8,5	3,8	12,3	488	0,1	307,5
	2 Sch. Brot	70	4,8	0,8	27,2	566	0,13	30,1
	Magerquark	60	8,1	0,2	2,4	182	0,02	55,2
	Butter	10	0,1	8,3	0,1	316	+	1,3
	Honig	20	0,1	–	16,2	272	0,01	1
	Konfitüre	20	0,1	+	13,2	224	+	2
	1/2 Grapefruit	100	0,6	0,2	9,0	187	0,05	18
	Zucker	10	–	–	10,0	168	–	–
			22,3	**13,3**	**90,4**	**2403**	**0,31**	**415,1**
2. Frühstück: Joghurt, Knäckebrot, Butter, Konfitüre, Käse, Tee m. Zucker, Apfel	1 Fruchtjoghurt	150	4,5	2,0	20,4	491	0,05	150
	Knäckebrot	20	2,0	0,3	13,2	266	0,04	11
	Butter	5	+	4,2	+	158	+	0,7
	Konfitüre	10	+	+	6,6	112	+	1
	Tee m. Zucker	10	–	–	10	168	–	–
	1 Apfel	150	0,5	0,9	17,1	338	0,06	10,5
			7	**7,4**	**67,3**	**1533**	**0,15**	**173,2**
Mittagessen: Leberkäse, Brokkoli, Kartoffeln, Quarkspeise	Leberkäse	80	9,9	22	+	994	0,04	3,2
	Brokkoli	100	2,8	0,2	2,0	92	0,09	87
	3 Kartoffeln	200	4,0	+	29,6	584	0,2	12
	Magerquark	60	8,1	0,2	2,4	182	0,02	55,2
	1/2 Tasse Milch	50	1,7	0,8	2,5	98	0,02	62
	1 Banane	130	2,0	0,4	38,5	706	0,09	14,4
	Orangensaft	30	0,2	0,1	2,8	58	0,03	3,3
			28,7	**23,7**	**77,8**	**2714**	**0,49**	**237,1**
Zwischenmahlzeit: Kuchen, Tee	Obstkuchen	100	3,9	3,5	32,2	736	0,04	22
	Tee m. Zucker	10	–	–	10,0	168	–	–
			3,9	**3,5**	**42,2**	**904**	**0,04**	**22**
Abendbrot: gemischter Salat, Brot, Butter, Mortadella, Käse, Obst	Tomate	100	1,0	0,2	2,6	73	0,06	9
	Gurke	100	0,6	0,2	1,8	51	0,02	15
	grüner Salat	50	0,7	0,1	0,6	25	0,03	10
	Öl	5	–	5,0	–	188	–	–
	Vollkornbrot	70	4,8	0,8	27,2	566	0,13	30,1
	Butter	10	0,1	8,3	0,1	316	+	1,3
	Mortadella	20	2,5	6,6	+	289	0,02	8,4
	Butterkäse (30 %)	20	5,3	3,1	+	204	0,01	160
	Birne	100	0,5	0,3	12,4	231	0,03	9
			15,5	**24,6**	**44,7**	**1943**	**0,30**	**242,8**
Insgesamt:			**77,4**	**72,5**	**322,4**	**9497**	**1,3**	**1090**
empfohlene Zufuhr:			**60**	**60 – 90**	**350**	**10000**	**1,2**	**1000**

2 Säuglingsernährung – für den guten Start ins Leben

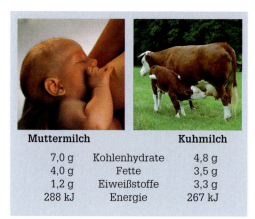

Muttermilch		Kuhmilch
7,0 g	Kohlenhydrate	4,8 g
4,0 g	Fette	3,5 g
1,2 g	Eiweißstoffe	3,3 g
288 kJ	Energie	267 kJ

Mutter- und Kuhmilch im Vergleich

Besondere Gegebenheiten prägen die Anforderungen an die Ernährung eines Neugeborenen. Seine Verdauungsorgane sind noch unreif, pro kg Körpergewicht hat es einen hohen Energiebedarf, da es im Verhältnis zu seinem kleinen Volumen eine sehr große Oberfläche hat, über die viel Wärme abgestrahlt wird. Für den Säugling ist eine diesen Bedingungen angepasste Ernährung die Grundvoraussetzung für eine gesunde geistige und körperliche Entwicklung. Es ist unbestritten, dass **Muttermilch** für das Kind am geeignetsten ist, da sie in ihrer Nährstoffzusammensetzung sowohl qualitativ als auch quantitativ auf die Bedürfnisse des Säuglings abgestimmt ist.

Zudem enthält die Vormilch Abwehrstoffe gegen Krankheitserreger – vor allem des Magens und Darmes – denn auch das Immunsystem des Neugeborenen ist noch unreif. Besonders wichtig ist das Stillen für Babys aus allergiebelasteten Familien. Je später der Kontakt des Kindes mit Fremdeiweißen aus verschiedenen Nahrungsmitteln erfolgt, umso günstiger ist die Prognose für das Nichtauftreten einer Allergie. Zudem stärkt Stillen das Urvertrauen des Kindes, was sich positiv auf das spätere soziale und emotionale Verhalten des Kindes auswirkt. Auch die verringerte Schadstoffbelastung von Muttermilch spricht für das Stillen. Jede Mutter sollte versuchen, ihr Kind 6 Monate voll zu stillen. Mögliche anfängliche Stillschwierigkeiten dürfen Mütter nicht entmutigen, denn auch Stillen will gelernt sein. Im Vergleich zur Kuhmilch, die in ihrer Nährstoffzusammensetzung den besonderen Wachstumsbedingungen eines Kälbchens angepasst ist, ist Muttermilch eiweißärmer und vor allem kohlenhydratreicher. Deshalb würde unveränderte Kuhmilch die unreifen Verdauungsorgane eines Säuglings überfordern und zu schweren Verdauungsproblemen führen. Kann eine Mutter nicht stillen, sollte sie Fertigmilchprodukte verwenden, die in ihrer Zusammensetzung der Muttermilch angepasst sind. Die eigene Zubereitung von Säuglingsnahrung ist aus hygienischen und ernährungsphysiologischen Gründen weniger zu empfehlen. Grundsätzlich sollten alle Kinder im ersten Lebensjahr zur Rachitisprophylaxe 10-12,5 µg (400 -500 IE) Vitamin D kombiniert mit Fluorid erhalten.

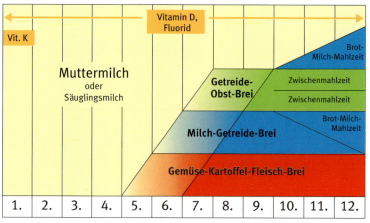

Quelle: Forschungsinstitut für Kinderernährung Dortmund

Die Säuglingsernährung kann man in drei Abschnitte einteilen:

- **Phase der alleinigen Milchernährung** (bis zum 4. – 6. Lebensmonat); Mutter- oder Fertigmilch liefert alle notwendigen Nährstoffe

- **Phase des Zufütterns von Beikost** (Beginn zwischen 5. – 7. Lebensmonat); monatlich werden Milchmahlzeiten durch Beikostgerichte ersetzt. Es beginnt mit einem Gemüse-Kartoffel-Fleisch-Brei oder vegetarisch mit einem entsprechenden Brei ohne Fleisch gefolgt von einem Milch-Getreide-Brei und zuletzt einem Getreide-Obst-Brei.

- **Phase der Einführung von Familienkost** (ab 10. Lebensmonat); schrittweise können Breimahlzeiten durch Mitessen am Familientisch ersetzt werden.

Immer wieder sind Mütter verunsichert, ob das Kind beim Stillen auch genug trinkt, d.h. ob die Milchproduktion ausreicht. Mittlerweile ist wissenschaftlich belegt, dass sich die Milchproduktion den Bedürfnissen des Kindes anpasst. Die Gewichtsentwicklung des Säuglings zeigt, ob die Ernährung den Bedürfnissen entspricht. Nach der Geburt ist eine kurzfristige Gewichtsabnahme des Kindes normal, danach sollte ein Säugling in den ersten 6 Lebensmonaten wöchentlich zwischen 150–200 g und im zweiten Halbjahr etwa 100 g zunehmen.

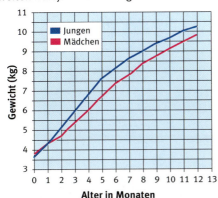

Gewichtsentwicklung im ersten Lebensjahr

Energie	Die Gesamtenergie muss eine altersgemäße, normale Gewichtszunahme gewährleisten; (Beratung und Abstimmung mit dem Kinderarzt) 2300 – 3300 kJ
Nährstoffe	
Eiweißstoffe	abnehmend von 2,7 bis 1,1 g pro Kilogramm Körpergewicht. Die Eiweißstoffe der Muttermilch sind biologisch hochwertiger; der Eiweißbedarf eines nicht gestillten Säuglings ist daher höher.
Fette	ca. 6 bis 8 g Fett pro Kilogramm Körpergewicht
Kohlenhydrate	Der Kohlenhydratbedarf beträgt 45–47 % der Energiemenge.
Vitamine	Säuglinge von 0 – 4 Mon. (1. Wert), ab 4 – 12 Mon. (2. Wert)
Vitamin A	0,5/0,6 mg. Zusätzliche Gaben von Karottensaft sind zu empfehlen.
Vitamin B_1	0,2/0,4 mg. In der Muttermilch ausreichend vorhanden, sonst Anreicherung der Milch durch Haferflockenzusätze.
Vitamin C	50/55 mg. Kuhmilch enthält wesentlich weniger Vitamin C als Muttermilch. Ergänzung bei nicht gestillten Säuglingen durch Obstsäfte bzw. Gemüsebrei.
Vitamin D	10/10 μg. Weder Mutter- noch Kuhmilch enthalten ausreichend Vitamin D. Medikamentöse Gaben nach ärztlicher Vorschrift werden empfohlen.
Mineralstoffe	Säuglinge von 0 – 4 Mon. (1. Wert), ab 4 – 12 Mon. (2. Wert)
Calcium	220/400 mg. Das Neugeborene hat einen hohen Calciumbedarf wegen des Knochenwachstums. Die Calciumresorption aus den einzelnen Nahrungsmitteln ist unterschiedlich. Vitamin D und Milchzucker verbessern die Aufnahme. Milch ist der Hauptlieferant von Calcium. 1/2 l Kuhmilch deckt den Tagesbedarf.
Fluorid	ca. 0,25/0,5 mg. Zur Härtung des Zahnschmelzes und damit zur Kariesvorbeugung werden Fluoridpräparate empfohlen.
Eisen	ca. 0,5/8 mg. Bei der Geburt besitzt der Säugling ein Eisendepot für rund 3 Monate, weil die Muttermilch nur sehr wenig Eisen enthält. Danach erfolgt die Bedarfsdeckung durch Gemüse- und Obstsäfte und später durch Fleisch, Leber und Eigelb.

Empfohlene Energie- und Nährstoffzufuhr pro Tag im ersten Lebensjahr

Unterscheidung von Fertigmilchnahrung Für allergiegefährdete Säuglinge wurde speziell die hypoallergene (H. A.-)Nahrung entwickelt.

Vergleichskriterium	Säuglingsnahrung		Folgenahrung
im Produktnamen steht	„Pre"	„1"	„2" oder „3"
hergestellt auf Basis von	Kuhmilch		
Angleichung an Muttermilch	stark		weniger stark
enthaltene Kohlenhydrathe	nur Laktose	Laktose und etwas Stärke	Laktose, Stärke und noch Maltodextrin, Saccharose
Konsistenz	dünnflüssig	etwas sämiger und sättigender	sämiger
einsetzbar	im ganzen ersten Lebensjahr		ab 5. Lebensmonat

3 Ernährung von Kindern und Jugendlichen – Wunsch und Wirklichkeit

Die Jahre zwischen dem 1. und 17. Lebensjahr sind geprägt durch Wachstum sowie körperliche und geistige Entwicklung. Sie sind wichtig als Grundstein für die aktive Phase eines Erwachsenen in Gesundheit und guter Leistungsfähigkeit. Von Kleinkindern spricht man im Alter von 1–3 Jahren, danach folgt die Kinder- und Jugendzeit. In den letzten Jahren haben sich national verschiedene Untersuchungen wie z.B. die DONALD Studie (**DO**rtmund **N**utritional and **A**nthropometric **L**ongitudinally **D**esigned Study) mit der Gesundheit speziell von Kindern und Jugendlichen befasst, sodass repräsentative Daten vorliegen.

Nach den Ergebnissen der in den Jahren 2003–2006 an knapp 18.000 Jungen und Mädchen zwischen 0–17 Jahren durchgeführten **Ki**nder- und **Ju**gend- **G**esundheits-**S**tudie in Deutschland (KiGGS)

- ist jede 6.–7. Person im Alter zwischen 3–17 Jahren übergewichtig, jede 16. sogar adipös.
- Besonders im Grundschulalter ist die Gefahr einer übermäßigen Gewichtszunahme gegeben.
- Absolut gesehen sind in Deutschland fast 2 Millionen Kinder übergewichtig, wobei ca. 800.000 sogar als fettsüchtig eingestuft werden.
- Kinder und Jugendliche aus sozial schwachen Familien, mit ausländischen Wurzeln bzw. von Eltern, die selbst übergewichtig sind, weisen besonders häufig ein erhöhtes Körpergewicht auf.
- Es ist eine Zunahme bei Verhaltens- und emotionalen Problemen feststellbar, ca. 22% der Kinder und Jugendlichen haben Essstörungen.
- Bei wahrscheinlich jedem 20. Kind besteht familiär bedingt das Risiko einer Vernachlässigung mit der Gefahr schlimmer Folgen für Körper und Seele.
- Mit zunehmendem Alter verzehren Kinder und Jugendliche weniger Obst und Gemüse, ziehen dabei aber das Obst dem Gemüse vor. Gemüse wird bevorzugt als Salat und Rohkost gegessen. Gleichzeitig trinken sie zunehmend mehr gezuckerte Getränke wie Cola und Limonaden, essen zu viel Wurst, Schokolade und Süßigkeiten, aber zu selten Fisch und Vollkornbrot, um nur einige Trends zu nennen.

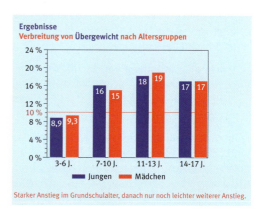

Starker Anstieg im Grundschulalter, danach nur noch leichter weiterer Anstieg.

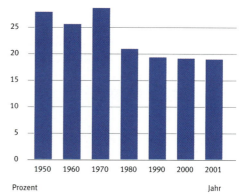

Anteil der 0- bis unter 18-Jährigen an der Gesamtbevölkerung seit 1950

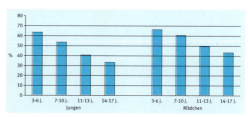

Prozentualer Verzehr von frischem Obst in verschiedenen Altersklassen

Die Problematik des Übergewichts tritt mit steigender Tendenz schon im Kindes- und Jugendalter auf, was das Risiko für die Entstehung von ernährungsmitbedingten Krankheiten erhöht. So kommt der Typ-2-Diabetes, früher als Alters-Diabetes bezeichnet, immer häufiger schon in jungen Jahren vor. Um den Fettanteil an der Gesamtkörpermasse und die Höhe des Körpergewichts zu beurteilen, ist die Ermittlung des Body Mass Index (BMI) auch bei Kindern durchaus geeignet. Allerdings lassen sich keine Grenzwerte wie bei Erwachsenen festlegen, ab denen bei Kindern und Jugendlichen von Übergewicht bzw. Fettsucht gesprochen werden kann, da alters-, geschlechts- und entwicklungsabhängig große Unterschiede in Größe und Gewicht auftreten. Auch die Frage, ab wann ein bestimmter BMI in den verschiedenen jungen Altersklassen zu Gesundheitsproblemen führen kann, lässt sich bisher nicht befriedigend beantworten. Stattdessen ist eine Definition von Übergewicht und Adipositas über statistische Erhebungen üblich. Man spricht von sogenannten Perzentilen. So sagt die 90. Perzentile aus, dass von 100 gleichaltrigen Jungen bzw. Mädchen die 10 Kinder mit dem höchsten BMI als übergewichtig und entsprechend bei der 97. Perzentile die 3 Kinder mit dem höchsten BMI als adipös eingestuft werden. Auf diese Weise erhält man für die einzelnen Altersklassen geschlechtsspezifische Referenzkurven, an denen das Gewicht eines Kindes beurteilt werden kann. Programme zur Gewichtsabnahme von Kindern spielen eine immer größere Rolle, denn Kinder sind unsere Zukunft und das Aufwachsen von Kindern in Gesundheit muss der Gesellschaft ein besonderes Anliegen sein.

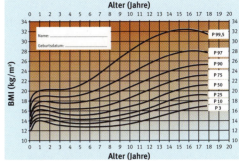

Perzentilkurven für den Body Mass Index Mädchen 0–18 Jahre

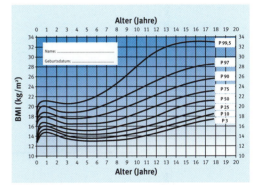

Perzentilkurven für den Body Mass Index Jungen 0–18 Jahre

Lernaufgaben:

Sie haben die Aufgabe, in Arbeitsgruppen im Internet zu verschiedenen Themen Informationen zu sammeln und diese so aufzuarbeiten, dass sie im Anschluss den jeweils anderen Gruppen vorgestellt werden können.

1. Geben Sie einen Überblick über die Ziele, Untersuchungsparameter, Untersuchungsmethoden und ausgewählte Ergebnisse zur Ernährungssituation von Kindern und Jugendlichen, die in der groß angelegten KiGGS-Studie gewonnen wurden.

2. Berichten Sie über Initiativen, die sich hinter Programmen wie FitKid, PowerKids und TigerKids verbergen. Suchen Sie nach weiteren derartigen Projekten. Wo liegen Gemeinsamkeiten, wo die Unterschiede?

3. Bewerten Sie ohne Internethilfe einen BMI von 22 kg/m² bei einem 10-jährigen Mädchen bzw. 13-jährigen Jungen sowie bei einer erwachsenen Person und überlegen Sie, wie die Unterschiede zu erklären sind.

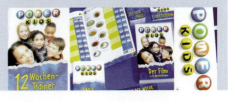

Kindergesundheit – eine Herausforderung für die Gesellschaft

- Bei vielen Kindern und Jugendlichen entspricht die Nährstoffaufnahme nicht den Empfehlungen: übermäßiger Verzehr von versteckten Fetten in Fleisch und Wurst, zu hoher Verbrauch von Süßigkeiten, gezuckerten Getränken, fettreichen Snacks; zu geringe Aufnahme von komplexen Kohlenhydraten über Brot und Getreide bzw. von Milchprodukten, Obst und Gemüse.
- Lebensmittelproduktwerbung, speziell auf Kinder und Jugendliche abgezielt, verlockt zum Kauf.
- Viele Kinder und Jugendliche bewegen sich zu wenig, mit zunehmendem Alter ist dies besonders bei Mädchen festzustellen.
- Weit verbreitet ist ein hoher Fernseh- und Computerkonsum.
- Ca. 17 % der Kinder im Grundschulalter haben einen schlechten Schlaf und leiden unter Konzentrationsstörungen.
- Ungefähr 16 % der Kinder nehmen kein Frühstück zu sich und etwa 25 % bekommen zu Hause kein warmes Essen.
- Tugenden und Wertvorstellungen rund um die Ernährung gehen immer häufiger verloren.

Die Problematiken sind bekannt, doch was ist zu tun? Die Forderung, mehr Geld gerade für die Ganztagsbetreuung von Klein- und Schulkindern auszugeben, besteht. Die politisch Verantwortlichen diskutieren über neue Konzepte, die dann aber auch in die Realität umgesetzt werden müssen. Der Gemeinschaftsverpflegung von Kindern und Jugendlichen kommt eine immer größere Bedeutung zu. Bei der Essensversorgung konkurrieren Produkte, die nach dem „Cook and Freeze"- bzw. dem „Cook and Chill"-Verfahren oder frisch in einer komplett ausgestatteten Mischküche hergestellt wurden, um die Gunst der Entscheidungsträger.

Sarah, Meike, Benjamin und Christian verlassen fröhlich albernd das Kino. „Der Film war echt super", meint Meike und greift erneut in die fast leere Chips-Tüte. „Was machen wir jetzt mit dem angebrochenen Abend?" fragt Christian. „Ich hab Kohldampf!" wirft Benjamin ein. „Geht's euch nicht auch so?" Alle stimmen zu und machen sich auf den Weg zum nächsten Schnellrestaurant um die Ecke. Es herrscht Hochbetrieb. Bei Hamburger, Pommes frites, Limo und Cola lassen es sich die vier gut gehen. Bald treffen noch weitere ihrer Kumpels ein. Der Abend wird echt cool...

„Top"lebensmittel

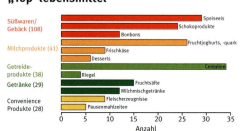

Empfohlene Energie- und Nährstoffzufuhr von Klein- und Schulkindern

Alter in Jahren	Energie in kJ	Flüssigkeit in ml	Kohlenhydrate in g	Fette in g	Eiweißstoffe in g	Mineralstoffe in mg			Vitamine in mg				
						Ca	Fe	Iod	A	B_1	B_2	B_6	C
1 – 4	4 700	1 300	175 – 190	36 – 48	13 – 14	600	8	0,10	0,6	0,6	0,7	0,4	60
4 – 7	6 400	1 600	265 – 310	49 – 57	17 – 18	700	8	0,12	0,7	0,8	0,9	0,5	70
7 – 10	7 900	1 800	295 – 320	61 – 71	24	900	10	0,14	0,8	1,0	1,1	0,7	80
10 – 13 Mädchen	8 500	2 150	305 – 330	65 – 76	35	1100	15	0,18	0,9	1,0	1,2	1,0	90
10 – 13 Jungen	9 400	2 150	320 – 350	72 – 84	34	1100	12	0,18	0,9	1,2	1,4	1,0	90
13 – 15 Mädchen	9 400	2 450	320 – 345	72 – 84	45	1 200	15	0,20	1,0	1,1	1,3	1,4	100
13 – 15 Jungen	11 200	2 450	350 – 380	86 – 101	46	1 200	12	0,20	1,1	1,4	1,6	1,4	100

Zur Frage, wie die Empfehlungen für die Energie- und Nährstoffzufuhr von Kindern und Jugendlichen praktisch und altersentsprechend umsetzbar sind, gibt das vom Forschungsinstitut für Kinderernährung (FKE) Dortmund Anfang der neunziger Jahre des letzten Jahrhunderts entwickelte optimiX-Konzept eine passende Antwort. optimiX steht für eine optimierte Mischkost, die eine vollwertige Ernährung von Kindern ermöglicht, ohne besondere Vorlieben beim Essen und die damit verbundene Freude an der Nahrungsaufnahme außer Acht zu lassen. Nach einer Art Baukastenprinzip zielt das Konzept darauf ab, Kinder und Jugendliche mit allen Nährstoffen zu versorgen, die sie für ein altersgemäßes Wachstum und eine gesunde körperliche und geistige Entwicklung benötigen. Auch soll das Risiko gesenkt werden, später an ernährungsmitbedingten Krankheiten zu leiden. Wichtiges Kriterium für die Ernährung von klein auf ist der Aspekt der Ernährungserziehung, denn schon in der Kindheit werden die Weichen für die Ernährungsgewohnheiten der Erwachsenen gestellt. optimiX empfiehlt folgende Lebensmittelauswahl:

- Pflanzliche Lebensmittel und Getränke, als Basis der Ernährung, sollen reichlich verzehrt werden.
- Tierische Nahrungsmittel sollten seltener auf dem Speiseplan stehen.
- Bei fettreichen Lebensmitteln und Süßwaren ist besondere Vorsicht geboten.

optimiX unterscheidet zwischen empfohlenen Lebensmitteln mit hoher Nährstoffdichte (Obst, Gemüse, Kartoffeln, Fleisch, Fisch, Getreide und Milch sowie die daraus hergestellten Produkte) und geduldeten Lebensmitteln (Kuchen, Marmelade, Süßigkeiten, Nussnougatcremes), die ca. 10 % der Gesamtenergiezufuhr ausmachen dürfen. So kann auch dem kindlichen Verlangen nach Süßem in Maßen Rechnung getragen werden. Muster-Speisepläne gehen von zwei kalten Mahlzeiten (zum Frühstück und meist zum Abendessen), einer warmen Mahlzeit und zwei Zwischenmahlzeiten aus.

Allgemeine Kriterien für die Energie- und Nährstoffzufuhr bei Kindern und Jugendlichen

- Mit zunehmendem Alter sinkt der Grundumsatz und damit der Energiebedarf pro kg Körpergewicht.
- Der Gesamtenergiebedarf steigt allerdings wegen des Wachstums etwa bis zum 15. bis 18. Lebensjahr an.
- Die Nährstoffrelation sollte bei etwa 55 % Kohlenhydrat-, 30 % Fett- und 15 % Eiweißenergie liegen.
- Der Eiweißbedarf sinkt pro kg Körpergewicht von 1,0 g (1 – unter 4 Jahre) auf 0,9 g ab (4 – unter 19 Jahre).
- Der Flüssigkeitsbedarf pro kg Körpergewicht nimmt ebenfalls mit dem Alter ab; als Getränke eignen sich Kräuter- und Früchtetees, Malzkaffee, Gemüsesäfte, Fruchtsaftschorlen, Mineralwasser und fettarme Milch.
- Wichtig ist die ausreichende Zufuhr von Calcium für den Knochenaufbau, Eisen für die Bildung des Blutfarbstoffs Hämoglobin, Fluor für die Zahnhärtung, Jod für die körperliche und geistige Entwicklung sowie den Vitaminen B_1, B_2, B_6, A und D.

Altersgemäße Lebensmittelverzehrmengen in der optimierten Mischkost

Alter (Jahre)		1	2-3	4-6	7-9	10-12	13-14	15-18
Energie	kcal/Tag	950	1100	1450	1800	2150	2200/2700	2500/3100
Empfohlene Lebensmittel ≥ 90 % der Gesamtenergie)							w/m	w/m
Reichlich								
Getränke	ml/Tag	600	700	800	900	1000	1200/1300	1400/1500
Brot, Getreide (-flocken)	g/Tag	80	120	170	200	250	250/300	280/350
Kartoffeln[1]	g/Tag	80	100	130	150	180	200/250	230/280
Gemüse	g/Tag	120	150	200	220	250	260/300	300/350
Obst	g/Tag	120	150	200	220	250	260/300	300/350
Mäßig								
Milch, -produkte[2]	ml(g)/Tag	300	330	350	400	420	425/450	450/500
Fleisch, Wurst	g/Tag	30	35	40	50	60	65/75	75/85
Eier	Stck./Woche	1-2	1-2	2	2	2-3	2-3/2-3	2-3/2-3
Fisch	g/Woche	50	70	100	150	180	200/200	200/200
Sparsam								
Öl, Margarine Butter	g/Tag	15	20	25	30	35	35/40	40/45
Geduldete Lebensmittel (≤ 10 % der Gesamtenergie) maximale Energiemenge	kcal/Tag	90	110	140	180	210	220/270	250/310

1) oder Nudeln, Reis u.a. Getreide
2) 100 ml Milch entsprechen im Kalziumgehalt ca. 15 g Schnittkäse oder 30 g Weichkäse

Quelle: Broschüre optimiX S.7 von aid und DGE Nr. 1447/2005

Lernaufgaben:

1. Stellen Sie einen Warenkorb aus typisch auf Kinder zugeschnittenen Lebensmitteln zusammen, die den verschiedenen Hauptgruppen der „Top" Lebensmittel entstammen.
2. Beurteilen Sie die beispielhaften Produkte im Hinblick auf die auf den Verpackungen angegebenen Zutaten und Nährstoffe.
3. Tragen Sie zusammen, durch welche Werbemaßnahmen sich besonders Kinder angesprochen fühlen.

Beispiel für einen Tagesspeiseplan

– für 4- bis 6-jährige Mädchen und Jungen (1. Spalte) und
– für 13- bis 14-jährige Mädchen (2. Spalte) und Jungen (2. Spalte in Klammern)

1. Frühstück
Cornflakesmüsli

	4-6 Jahre	13-14 Jahre w (m)
Cornflakes	50 g	70 (80) g
mit Apfelwürfeln	80 g	110 (100) g
und Trinkmilch	100 g	150 (150) g
mischen		
Kräutertee	200 g	300 (300) g

2. Frühstück
Käsebrot und Frischkost

	4-6 Jahre	13-14 Jahre w (m)
Vollkornbrot	40 g	70 (100) g
mit Margarine	5 g	10 (15) g
bestreichen mit		
Camembert belegen	15 g	20 (30) g
Karotte	50 g	70 (100) g
und Apfel	50 g	70 (100) g
raspeln und mischen		
Mineralwasser	200 g	300 (300) g

Mittagessen
Spaghetti mit Tomatensoße

	4-6 Jahre	13-14 Jahre w (m)
Zwiebeln	10 g	15 (15) g
in Rapsöl	3 g	3 (3) g
andünsten,		
Tomaten	150 g	170 (200) g
schälen, klein schneiden und mitdünsten,		
Trinkmilch	30 g	45 (45) g
mit Weizenmehl	2 g	3 (3) g
verrühren, zu dem Gemüse geben und aufkochen lassen, mit Kräutern, Paprika, Pfeffer und wenig Jodsalz würzen		
Vollkornspaghetti, gek.	120 g	180 (250) g
Früchtetee	200 g	300 (300) g

Quelle: Broschüre „optimiX Empfehlungen für die Ernährung von Kindern und Jugendlichen" S. 21 herausgegeben von aid und DGE Nr. 1447/2005

Nachmittagsmahlzeit

	4-6 Jahre	13-14 Jahre w (m)
Kiwi	80 g	100 (100) g
Doppelkeks	30 g	50 (75) g
Malzkaffee	100 g	140 (140) g
mit Trinkmilch	50 g	60 (60) g
mischen		

Abendessen
Fladenbrot mit Zaziki

	4-6 Jahre	13-14 Jahre w (m)
Fladenbrot mit	70 g	100 (110) g
Butter bestreichen	10 g	15 (15) g
Magerquark mit	40 g	50 (70) g
Naturjoghurt mischen	50 g	80 (80) g
Gurke raspeln und	30 g	40 (50) g
unterrühren, mit Pfeffer, Knoblauch und frischen Kräutern abschmecken		
Apfelsaft	100 g	150 (150) g
mit Mineralwasser mischen	100 g	150 (150) g

Lernaufgaben:

1. Berechnen Sie getrennt für die verschiedenen Personengruppen den Gehalt an Energie und ausgewählten Nährstoffen, den dieser Speiseplanvorschlag liefert.
2. Ermitteln Sie die entsprechenden Nährstoffrelationen.
3. Vergleichen Sie die Ergebnisse mit den entsprechenden Empfehlungen für die angegebenen Altersklassen.

Exkurs: Die Schattenseiten der Welternährungssituation

Wie wichtig eine bedarfsgerechte Ernährung gerade im Säuglings- und Kindesalter ist, zeigen die dramatischen Folgen, die im umgekehrten Fall eintreten. Während in den Industrienationen der tägliche Eiweiß- und Energiebedarf nicht nur ausreichend gedeckt, sondern die Aufnahme sogar häufig weit über den empfohlenen Werten liegt, sieht die Ernährungssituation in den Entwicklungsländern dagegen meist äußerst schlecht aus. Über 850 Millionen Menschen, vielfach Kinder, haben zu wenig zu essen. Täglich sterben ca. 25 000 von ihnen an Unterernährung und Hunger, das sind fast 10 Millionen im Jahr. Die Vereinten Nationen haben sich in der Millenniumserklärung dazu verpflichtet, den Anteil der hungernden Menschen an der Weltbevölkerung bis 2015 zu halbieren.

Man muss unterscheiden zwischen einer Protein-Energiemangelernährung (PEM), die zum Krankheitsbild des **Marasmus** führt, und einer besonders schweren Form der Unterversorgung an Eiweiß, speziell an unentbehrlichen Aminosäuren. Wird viel zu wenig Eiweiß verzehrt, weil gerade tierische Eiweißträger teuer sind und von der ärmeren Bevölkerung nicht gekauft werden können bzw. weil ein Baby zugunsten eines Neugeborenen vom Stillen auf einen wässrigen Getreide- oder Maisbrei umgestellt wird, kommt es vor allem bei Kleinkindern häufiger zu schweren Eiweißmangelsymptomen, die unter dem Krankheitsbild **Kwaschiorkor** zusammengefasst werden. Charakteristisch sind die Hungerbäuche, die auf eine Wasseransammlung im Gewebe und eine Lebervergrößerung aufgrund eines Mangels an bestimmten Bluteiweißen (Albuminen) zurückzuführen sind. Der Wasserrücktransport aus den Geweben über das venöse System ist dadurch gestört. Man braucht nur an die vielfältigen Aufgaben von Eiweiß zu denken, um festzustellen, welche zentrale Rolle Proteine gerade im wachsenden Organismus spielen. Deshalb ist bei einem schweren Eiweißmangel der Gesamtstoffwechsel gestört. Die geistige Aufnahmefähigkeit ist vermindert. Infektionskrankheiten, die der insgesamt geschwächte Körper nicht mehr abwehren kann, verlaufen meist tödlich. Die Folge ist eine hohe Kinder- und Säuglingssterblichkeit.

Ob man mithilfe gentechnisch veränderter Pflanzen bzw. biotechnologisch hergestellter Proteinnahrung den Hunger in der Welt senken kann, bleibt abzuwarten, da die Ursachen einer miserablen Ernährungslage meist vielschichtig sind.

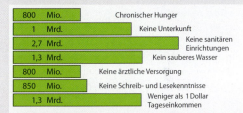

800 Mio.	Chronischer Hunger
1 Mrd.	Keine Unterkunft
2,7 Mrd.	Keine sanitären Einrichtungen
1,3 Mrd.	Kein sauberes Wasser
800 Mio.	Keine ärztliche Versorgung
850 Mio.	Keine Schreib- und Lesekenntnisse
1,3 Mrd.	Weniger als 1 Dollar Tageseinkommen

Weltarmut in Zahlen
Quelle: Berlin-Institut für Weltbevölkerung und globale Entwicklung

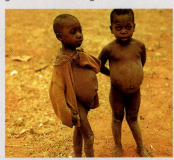

Kinder mit Kwaschiorkor

	Veränderung
Körpergröße	vermindertes Längenwachstum, geringer Muskelaufbau, zeitweilig durch Wasseransammlungen überdeckt, praktisch kein Fettgewebe
Enzyme/Hormone	in zu geringen Mengen gebildet oder Fehlbildungen
Blut	verringerte Anzahl von Antikörpern, daher erhöhte Infektionsanfälligkeit, Blutarmut
Haare	stark verändert, sowohl in der Struktur als auch in der Farbe
Haut	schuppig und faltig

Auswirkungen von Eiweißmangel

4 Ernährung im Berufsleben – schnell, preiswert und vollwertig

Frau Krüger, 27 Jahre, ist Sekretärin in einem metallverarbeitenden Betrieb. Ihr Chef erwartet von ihr Pünktlichkeit, eigenverantwortliches Handeln, korrektes Auftreten, schnelle Erledigung der ihr aufgetragenen Aufgaben, gute Teamfähigkeit, organisatorisches Geschick und fachgerechten Umgang mit den modernen Medien, um nur einiges zu nennen. Frau Krüger stellt an sich selbst auch hohe Ansprüche, denn sie möchte beruflich noch weiterkommen. Fast immer erledigt sie ihre Aufgaben unter Zeitdruck. Auch zum Essen in der vorhandenen Betriebskantine reicht meist die Zeit nicht. So bringt sie sich von Zuhause fast immer ein belegtes Wurst- oder Käsebrot, Obst und Kekse für zwischendurch mit. Sie trinkt regelmäßig Kaffee. Erst nach Arbeitsschluss kommt sie am Abend vor dem Fernseher etwas zur Ruhe, isst noch eine Pizza aus der Tiefkühltruhe und geht früh schlafen, um am nächsten Tag wieder fit zu sein. Das Aufstehen fällt ihr schwer. So reicht häufig die Zeit für ein Frühstück zu Hause nicht aus.

Herr Seidel, 45 Jahre, arbeitet seit fünf Jahren als Außendienstmitarbeiter eines Versicherungsunternehmens. Er vereinbart seine Besuchstermine bei potenziellen Neukunden bzw. bereits bestehenden Klienten selbst. Um die Mittagszeit kauft er sich im Allgemeinen bei einem auf dem Weg liegenden Schnellimbiss eine Currywurst mit Brötchen oder einen Hamburger mit Pommes. Die Entfernung seines zu betreuenden Gebiets zu seinem Wohnort lässt es zu, dass er abends recht regelmäßig nach Hause zu seiner Familie fahren kann. Dort erwartet ihn dann seine Frau mit einem schmackhaft zubereiteten frischen Salat oder einem Gemüseeintopf oder einem anderen leichten Gericht. Zum Nachtisch isst er gern noch frisches Obst. Danach geht er meist in Begleitung seiner Frau oder mit einem seiner drei Kinder eine Runde mit Mozart, einem fünfjährigen Collie, spazieren.

Frau Hagen, 38 Jahre, ist als Abteilungsleiterin für 20 Mitarbeiter in einem größeren Textilunternehmen verantwortlich. Sie legt großen Wert auf eine korrekte Einhaltung der Arbeits- und Pausenzeiten. Regelmäßig essen ihre Mitarbeiter und sie in dem vorhandenen Betriebsrestaurant, das zu industriell hergestellten und wieder erwärmten Tiefkühlmenükomponenten frisch zubereitete Salate und Nachspeisen anbietet. Die angenehme, entspannte Essatmosphäre und das abwechslungsreiche Mahlzeitenangebot geben Frau Hagen die nötige Stärkung, ihre Aufgaben zur Zufriedenheit der Unternehmensleitung zu erledigen. Frau Hagen verfügt über ein sehr gutes Zeitmanagement. Zum Ausgleich ihrer verantwortungsvollen Tätigkeit geht sie dreimal in der Woche zusammen mit ihrem Mann eine Stunde joggen.

Hohe Anforderungen an die Leistungsfähigkeit der Arbeitnehmer, meist verbunden mit einem starken Konkurrenz- und Zeitdruck, prägen das Bild des heutigen Berufslebens. Um die gestellten Aufgaben in sehr guter Qualität zu bewältigen, muss stets hoch konzentriert gearbeitet werden. Dies wiederum bedeutet körperliche und geistige Anstrengung, also Arbeit, bei der Energie verbraucht wird. Somit spielt eine gesunde, vollwertige Ernährung während aktiver Arbeitsphasen eine wichtige Rolle. Eine Mahlzeit darf nicht zu schwer im Magen liegen, denn schon ein lateinisches Sprichwort besagt übersetzt: „Ein voller Bauch studiert nicht gern", was allgemein gesprochen bedeutet, dass es sich nach einer üppigen, vor allem fettreichen Mahlzeit schlecht arbeiten lässt. Somit stellen sich wichtige Fragen: was, wann und wie viel sollte am Arbeitsplatz gegessen werden?

Lernaufgaben:

1. Analysieren Sie die Ernährungs- und Lebensgewohnheiten der Arbeitnehmer in den drei Fallbeispielen. Machen Sie gegebenenfalls Verbesserungsvorschläge.
2. Recherchieren Sie in Ihrem persönlichen Umfeld, welche Möglichkeiten der Mittagsverpflegung die im Berufsleben stehenden Personen nutzen bzw. nicht nutzen, weil bestimmte Kriterien dies nicht zulassen.
3. Bereiten Sie in der Gruppe vollwertige Snacks zu und laden Sie die Parallelklasse oder zu einer arbeitnehmerfreundlichen Zeit die Eltern zur Verkostung ein.

Vor dem Hintergrund, dass die Zahl der Übergewichtigen und das Auftreten weiterer ernährungsmitbedingter Erkrankungen, die die Arbeitsfähigkeit beeinträchtigen, steigt, spielt eine vollwertige Ernährung am Arbeitsplatz eine wichtige Rolle. Unter dem Slogan **„Jobfit – Mit Genuss zum Erfolg"** hat sich die DGE zusammen mit dem Bundesministerium für Ernährung, Landwirtschaft und Verbraucherschutz der Optimierung der Betriebsverpflegung seit 2007 speziell angenommen. Ziel ist es, Qualitätsstandards zu formulieren, um allgemein das Mahlzeitenangebot am Arbeitsplatz zu verbessern. Grundlage für die Ernährungsempfehlungen werden die D-A-CH- Referenzwerte für die Nährstoffzufuhr sein.

Die Ernährung von Berufstätigen im Schichtdienst, zu denen etwa 20% aller Arbeitnehmer in den Industriestaaten zählen, ist eine besondere Herausforderung für alle Beteiligten. Das Leben der Schichtarbeiter ist geprägt von wechselnden Arbeitszeiten – mit Ausnahme von Menschen, die regelmäßig nachts arbeiten – und der damit verbundenen Notwendigkeit, häufig oder stets entgegen dem biologischen Tag-Nacht-Rhythmus zu arbeiten. Dies kann die persönliche Leistungsfähigkeit der Arbeitnehmer und ihre Beziehungen zu ihrem sozialen Umfeld wie Familie und Freunde beeinträchtigen.

Allgemein lassen sich folgende Empfehlungen für die Ernährung am Arbeitsplatz formulieren:

– Jeder Arbeitnehmer sollte seinen eigenen Gesamtenergie- und Nährstoffbedarf je nach Arbeitsschwere und -dauer und persönlichen Kriterien, wie Alter, Geschlecht, BMI, beachten.
– Arbeitnehmer, die zu Hause nicht gleich frühstücken können, sollten am Arbeitsplatz möglichst bald etwas zu sich nehmen. Denn niedrige Blutzuckerwerte vermindern die Konzentrations- und Leistungsfähigkeit und erhöhen die Fehlerquote und Unfallgefahr.
– Zwischenmahlzeiten mit Obst, Milchprodukten, kleinen Salatportionen, Müsliriegeln oder sparsam belegten Broten, aufgewertet durch Salatblätter, Gurken- oder Tomatenscheiben verhindern, dass der Blutzuckerspiegel zu sehr absinkt.
– Vom Essen während der Arbeit ist abzuraten, da eine nicht bewusste Nahrungsaufnahme die Gefahr einer zu hohen Gesamtenergieaufnahme am Tag erhöht. Das Essen sollte als kurze Erholungspause dienen, um die Arbeitsleistung wieder zu steigern.

Mahlzeit	Uhrzeit	% der Gesamt-energiezufuhr
Mittagessen	12.00 – 13.00	25
Vesper	16.00 – 17.00	10
Abendessen	19.00 – 20.00	20
1. Nachtmahlzeit	0.00 – 1.00	25
2. Nachtmahlzeit	4.00 – 5.00	8
Frühstück nach Beendigung der Schicht	7.00	12

Mahlzeitenverteilung für Nachtschichtarbeiter

– Warme Hauptmahlzeiten sollten höchstens 4200 kJ liefern, fettarm zubereitet sein und magere Fleisch- und Fischkomponenten im Angebot haben.
– Sie sollten durch frische Salate, knackige Gemüse und eine kohlenhydrathaltige Beilage wie Kartoffeln, Reis oder Nudeln ergänzt werden.
– Milch- und Eiprodukte sowie frisches Obst runden das Angebot ab.
– Regelmäßig kleinere Pausen einlegen und die Hauptmahlzeit möglichst zu einer festen Zeit einnehmen.
– Der Verzehr sehr zuckerhaltiger Lebensmittel wie Kekse oder Schokolade zur kurzfristigen Sättigung ist ungünstig, da ausgeschüttetes Insulin schnell zum Blutzuckerabfall führt, was erneut Hungergefühle verursacht.
– Wichtig ist genügend zu trinken.

5 Sport und Ernährung – schneller, höher, weiter

Für die einen ist Sport „die schönste Nebensache der Welt", für die anderen der Mittelpunkt ihres Lebens. Auf jeden Fall ist aktive Sportausübung eine schweißtreibende Angelegenheit. Der Sportler verlangt vom Körper Fitness, Ausdauer, Kraft, also Leistung, eventuell sogar Höchstleistung, um bestehende Rekorde zu brechen. Manchen ist dafür jedes Mittel recht, wie gerade die Doping-Enthüllungen im Radsport 2007 gezeigt haben.

Je nach Art und Dauer bedeutet sportliche Betätigung mehr oder weniger intensive Muskelarbeit, immer gesteuert durch das Hormon- und Nervensystem. Dieses kontrollierte Zusammenspiel erfordert eine kontinuierliche Energiebereitstellung über die Nahrung, die die Energiespeicher des Körpers füllt. Schnell, aber als direkte Energiequelle des Muskels äußerst begrenzt verfügbar, sind vor allem seine Vorräte an ATP (**A**denosin-**T**ri-**P**hosphat) und die Mengen an **K**reatin-**P**hosphat (KP). Der Phosphatrest des KP sorgt dafür, ATP aus ADP (**A**denosin-**D**i-**P**hosphat) für nur sehr kurze Zeit zu regenerieren. Je länger und intensiver die sportliche Betätigung ist, umso notwendiger wird es, für die beanspruchten Muskeln andere Energiequellen zur Nachlieferung des benötigten ATP anzapfen. Hierfür eignet sich, ebenfalls zeitlich begrenzt, die anaerobe, also sauerstoffunabhängige Energiegewinnung aus den Glykogenvorräten der Muskeln. Auf diesem Wege entsteht zwar verhältnismäßig wenig, aber schnell ATP und noch energiereiche Milchsäure (Laktat). Die Art und Dauer des Trainings beeinflusst, wie schnell die sauerstoffabhängige, aerobe Energiegewinnung aus Kohlenhydrat- und Fettreserven genutzt wird.

Die Zellatmung in den Mitochondrien, den Kraftwerken der Zellen, liefert nicht nur ATP für die Kontraktion der Muskeln, sondern auch viel Wärmeenergie. Damit der Körper nicht überhitzt, muss diese Wärme durch vermehrtes Schwitzen abgeführt werden. Dadurch verlieren Sportler zum Teil große Mengen an Wasser (bis zu 1–2 l/Stunde) und Salzen, die über die Nahrung ersetzt werden müssen.

Der Körper reagiert auf Wassermangel (Dehydration) und hohe Elektrolytverluste mit zum Teil fatalen Folgen wie rapidem Leistungsabfall, Schwindelgefühlen, Erbrechen, Krämpfen, Kreislaufkollaps, sogar der Tod kann eintreten.

Das Aldag- und Zabel-Doping-Geständnis

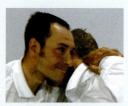

Aldag: „Ich habe aktiv nach Doping-Produkten nachgefragt. 1995 habe ich vor der Tour mit EPO angefangen. Man sagte sich damals, ich kann nicht erwischt werden. Es gibt keine Möglichkeit, dass man uns erwischt. […] Ich habe mich aktiv fürs Doping entschieden. […] Die Vorwürfe stimmen. Ich habe alle angelogen. Es tut mir leid."

Zabel: „Vor der Tour de France 1996 habe ich mich auch dazu entschieden, EPO zu benutzen. […] Eine Woche nach Tour-Start habe ich dieses einmalige Experiment aber abgebrochen, weil mir die Nebenwirkungen schwer zu schaffen gemacht haben. […] Ich hatte erhöhten Puls sowie erhöhte Körpertemperatur und Angst, morgens nicht mehr aufzuwachen. […] Seitdem habe ich in jedem Interview gelogen, es tut mir sehr leid. […] Ich habe immer gehofft, dass sich der Sport selbst reinigt. […] Ich habe damals EPO genommen, weil es keine Konsequenzen gab. Ich habe gedopt, weil es ging."

Quelle: Pressekonferenz 24.5.2007 www.rp-online.de/public/article/aktuelles/sport/mehr/radsport/doping/441829

Möglichkeiten der Energiegewinnung

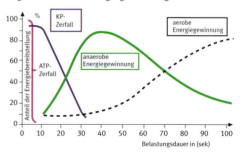

Die Sportlerernährung schlechthin gibt es nicht, da sie von verschiedenen Faktoren abhängig ist. So macht es schon einen Unterschied, ob eine Person Leistungssport mit regelmäßig harten Trainingseinheiten betreibt, oder ob jemand in seiner Freizeit sportlich aktiv ist, um Freude und Ausgleich zu haben, um Stress abzubauen oder die eigene Fitness zu erhöhen, um so auch das Risiko für die Entstehung verschiedener Krankheiten zu senken. Auch der körperliche Zustand des Sporttreibenden, z.B. sein BMI, spielt eine Rolle. Ebenso zu berücksichtigen ist, ob ein Kraftsport wie Gewichtheben oder ein Ausdauersport wie Laufen ausgeübt wird. Trotz gewisser Besonderheiten sollen sich Breiten- und Leistungssportler nach den Empfehlungen der DGE vollwertig, d. h. vielseitig und ausgewogen ernähren. Geht man davon aus, dass ein Breitensportler in der Woche durchschnittlich 3 bis 4 Stunden in seiner Sportart aktiv ist, erhöht sich sein **Energiebedarf** um insgesamt ca. 8400 kJ, die problemlos über eine vollwertige Mischkost aufgenommen werden können. Der Gesamtenergiebedarf sollte zu mehr als 50% über **Kohlenhydrate** gedeckt werden, da dieser Nährstoff der wichtigste Energielieferant eines Sportlers ist. Je nachdem, in welcher Aktivitätsphase er sich befindet, sollte er Kohlenhydrate mit einem hohen, mittleren bzw. niedrigen glykämischen Index verzehren. Zu empfehlen sind Getreideprodukte wie Brot, Nudeln und Reis, aber auch Kartoffeln, Obst und Gemüse. Sie liefern neben Kohlenhydraten, die die begrenzten Glykogenvorräte des Körpers von durchschnittlich 400 g regelmäßig auffüllen, auch Vitamine, Ballaststoffe, sekundäre Pflanzenstoffe und vor allem Mineralstoffe. Diese sind bei einer Sportlerernährung sehr wichtig, da sie beim Schwitzen verloren gehen. Die **Fettzufuhr** sollte **gering** gehalten werden, da eine fettreiche Kost die Leistungsfähigkeit mindert.

Eine **Proteinaufnahme** von 0,8 g/kg Körpergewicht ist im Allgemeinen auch für Sportler ausreichend. Selbst bei einem Aufbautraining mit dem Ziel, die Muskelmasse zu erhöhen, um bessere Leistungen zu erbringen, reicht die üblicherweise täglich aufgenommene Eiweißmenge von ca. 100 g aus. Um 1 kg Muskelmasse zu bilden, werden bei einem Wasser-

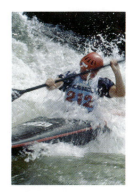 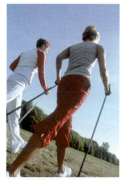

gehalt des Muskels von 80% etwa 200 g Eiweiß eingebaut. Gute Lebensmittelkombinationen sorgen für eine hohe biologische Wertigkeit der Nahrungseiweiße. Für Kraftsportler liegt die Eiweißempfehlung heute bei maximal 2 g/kg Körpergewicht, da übermäßig aufgenommenes Eiweiß zur Energiegewinnung herangezogen wird, wobei vermehrt Harnstoff anfällt, der über die Nieren entgiftet werden muss.

Um die **Flüssigkeitsverluste** während der Trainings- und Wettkampfphasen auszugleichen, eignen sich möglichst kohlensäurearme Mineralwässer, Kräuter- oder Früchtetees, Obstsaftschorlen, Gemüsesäfte und Trinkwasser. Getränke, die Koffein oder Alkohol enthalten, sind nicht zu empfehlen. Nicht ganz billige, spezielle Sportlergetränke, die isoton bzw. leicht hypoton sind, bieten im Breitensport keine Vorteile.

Lernaufgaben:

1. Ermitteln Sie, für welche Art sportlicher Betätigung die Vorräte an ATP und Kreatin-Phosphat gerade ausreichen könnten.
2. Prüfen Sie, bei welchen Sportarten die Energiegewinnung vor allem aerob erfolgen muss.
3. Klären Sie die Frage, wie viel Energie, beispielsweise ein Radfahrer benötigt, um bei der Tour de France eine Bergetappe zu bestreiten.
4. Empfehlen Sie einem Jogger kohlenhydrathaltige Lebensmittel mit einem unterschiedlichen glykämischen Index, je nachdem, ob er sich:
   – vor einem Trainingslauf
   – direkt danach oder
   – einige Stunden nach diesem befindet.
5. Ermitteln Sie, was man im Sport unter dem Superkompensationseffekt versteht und wie er erreicht werden kann.

6 Das Alter hat ein individuelles Gesicht!

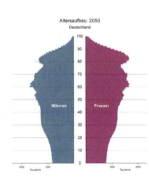

Die Alterspyramide im Jahr 2050

Sie hat die Pyramidenform schon längst verloren – die demographische Entwicklung der Bevölkerung zeigt eher die Form einer Urne. Schon 2030 werden mehr als 26 Millionen Menschen über 65 Jahre sein und davon mindestens 5 Millionen, die älter als 80 Jahre sind. Dabei steigt die Lebenserwartung kontinuierlich an: Aktuell liegt sie im Durchschnitt für Frauen bei 82, für Männer bei 76 Jahren. Die Wenigsten erreichen dieses Alter in körperlicher und geistiger Fitness – meist ist der letzte Lebensabschnitt mit gleich mehreren Krankheiten verbunden.

Im Alter laufen zahlreiche Veränderungen im Körper ab. Sie haben oft auch Auswirkungen auf die Ernährung. Allerdings wird es jenseits der 65 Jahre immer schwieriger, generelle Empfehlungen auszusprechen, denn es gibt weder den typischen Alten noch einen typischen Altersverlauf.

Unterscheidung älterer Menschen nach dem Alter:
- 56 bis 74 Jahre – junge Aktive
- 75 bis 90 Jahre – Hochbetagte
- 90 -100 Jahre – Höchstbetagte
- Über 100 Jahre – Langlebige

dem Hilfsbedarf:
- „Go goes" – aktive und fitte Senioren
- „Slow goes" – ältere Menschen mit Krankheiten, die auf Hilfe angewiesen sind
- „No goes" – bettlägerige ältere Menschen, die sich nicht mehr selbstständig in der Wohnung bewegen können.

So ist denn nicht nur das Lebensalter sondern vor allem auch der Funktionserhalt für die Ernährung von Bedeutung.

Die wesentlichen Veränderungen:
Wahrscheinlich schon ab 55 Jahren nimmt die fettfreie Körpermasse ab. Die Folge ist ein Sinken des Grundumsatzes und des Gesamtenergiebedarfs.

Auch die Knochen- und Muskelmasse wird geringer. Die Größenordnung ist hierbei allerdings davon abhängig, inwieweit der ältere Mensch noch körperlich aktiv ist. Mit dem Verlust der Muskelmasse geht auch die Kraft verloren: Ältere Menschen können nicht mehr so schwer tragen.

Frauen nach der Menopause sind von der Veränderung des Knochensystems besonders stark betroffen: Häufig kommt es zur Entstehung einer Osteoporose.

Der Stoffwechsel ist insgesamt verlangsamt. Verdauungsenzyme werden mit Verzögerung ausgeschüttet, die Entleerung des Magens dauert länger als in jüngeren Jahren. Die Darmmotilität ist gebremst, ältere Menschen leiden häufig an Verstopfung.

Auch der Wasser- und Elektrolythaushalt ist labil. Gleichzeitig kann sich der Blutdruck stark verändern. Die Niere scheidet nicht mehr so konzentriert harnpflichtige Stoffe aus. Gleichzeitig nimmt das Durstempfinden ab, obwohl der ältere Mensch ausreichend Flüssigkeit zu sich nehmen muss.

Schleimhäute und die Außenhaut verlieren an Wasser, die Außenhaut zeichnet sich zunehmend durch tiefe Falten aus.

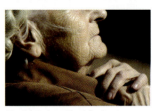

Gesicht einer Hochbetagten

Geschmacks- und Geruchssinn lassen nach. Ganz besonders stark ist der Geruchssinn betroffen. Viele ältere Menschen nehmen kaum noch Gerüche wahr. Der Kieferknochen verändert sich im Laufe der Zeit. Zähne werden locker und können ausfallen. In dieser Situation ist es wichtig, dass geeignete Zahnprothesen zur Verfügung stehen. Auch wenn diese gut angepasst sind, führt das Tragen von Voll- oder Teilprothesen doch dazu, dass die

Kraft zum Zubeißen abnimmt und die Geschmackswahrnehmung durch das Abdecken der Gaumenplatte verändert ist. Ältere Menschen haben Mühe, herzhaft in einen festen Apfel zu beißen oder zähes Fleisch zu verzehren.

Das Immunsystem ist besonders in hohem Alter geschwächt; dies kann häufigere Krankheiten zur Folge haben. Krankheiten, die Knochen- und Muskelsystem betreffen, führen häufig zu Immobilität und zum Verlust von Lebensfreude. Dies kann sich auch auf Hunger und Appetit auswirken.

Ähnliches gilt für die Aufnahme von Medikamenten. Sie verändern zum Teil das Milieu der Mundhöhle, zum Teil wirken sie auch direkt auf den Appetit.

Eine Reihe von Ereignissen, die eigentlich gar nichts mit der Ernährung zu tun haben, können sich in erheblichem Umfang auf den Nahrungsverzehr auswirken.

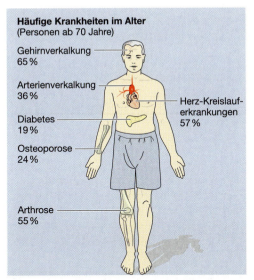

Häufige Krankheiten im Alter

So kann der plötzliche Verlust des Partners, die Einweisung in ein Altenheim, das Verlassen der gewohnten Umgebung, vielleicht um bei den Kindern betreut zu werden, zunächst zu einer Veränderung des Essverhaltens führen. Hierbei braucht es viel Geduld, um einen drohenden Gewichtsverlust beim Älteren zu vermeiden.

Nicht verwunderlich ist es, dass in fortgeschrittenem Alter Untergewicht und Mangelernährung viel häufiger anzutreffen sind als Übergewicht.

Untergewicht bei Hochbetagten bedeutet fast immer einen bedrohlichen Zustand, der möglichst vermieden werden sollte.

Das Tückische eines Mangels: Es ergibt sich ein gefährlicher Kreislauf, der unter Umständen zum Tode führt. Mit der richtigen Ernährung können ältere Menschen durchaus noch Fitness und vor allem die Lebensqualität beeinflussen. Deshalb sollten sie frühzeitig beginnen, sich auf die Veränderungen im Alter einzustellen.

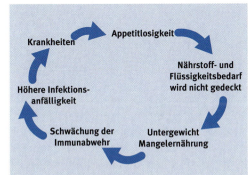

Der Kreislauf der Mangelernährung

Auch die Volkswirtschaft beschäftigt sich intensiv mit den älteren Menschen. Zum einen sind sie als potenzielle Käufer für viele Konsumgüter von hohem Interesse, zum anderen ergibt sich durch Krankheiten und notwendige Betreuungskosten im Alter eine erhebliche Belastung der Gesundheitsversorgungssysteme. Schon aus diesem Grunde kann das Ziel nur sein, die Eigenständigkeit und Fitness der älteren Menschen zu erhalten und zu fördern.

Viele Krankheiten, die im Alter auftreten, sind ernährungsbedingt und können zum Tode führen. Eine ausgewogene Ernährung schon ab jungen Jahren könnte entsprechenden Krankheiten vorbeugen.

Allerdings ist im Alter eine ungünstige Ernährungsgeschichte nicht mehr rückgängig zu machen, sie kann allenfalls aufgehalten werden.

Empfehlungen für eine ausgewogene Ernährung im Alter

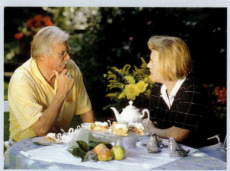

9500 kJ   7500 kJ
15 % Eiweiß   30 % Fett
55 % Kohlenhydrate
(30 g Ballaststoffe) Verteilt auf 5 Mahlzeiten

Richtwerte für die Energieaufnahme pro Tag

Die Ernährungsempfehlungen für aktive ältere Menschen unterscheiden sich nicht wesentlich von früheren Jahren. Wichtig ist aber, dass die Portionen kleiner werden, da der Energiebedarf abnimmt. Übergewicht sollte gerade im Alter vermieden werden, denn es begünstigt die Ausbildung zahlreicher Erkrankungen, wie zum Beispiel Diabetes mellitus Typ 2, Bluthochdruck, Arteriosklerose oder Herzinfarkt.

Ganz besonderes Augenmerk sollte auf einer ausreichenden Flüssigkeitszufuhr liegen. Ausreichende Flüssigkeit ist gerade im Alter notwendig, um den Wassergehalt der Zellen konstant zu halten, die geistige Leistungsfähigkeit zu unterstützen und Abbauprodukte des Stoffwechsels auszuscheiden. Empfohlen werden 1,5 l Getränke über den Tag verteilt. Kaffee und schwarzer Tee sind nicht tabu, sie sollten aber in Maßen getrunken werden. Auch gegen ein Glas Wein oder Bier zum Abendessen ist nichts einzuwenden.

Die Auswirkungen einer zu geringen Wasseraufnahme sind gravierend:
- Verdauungsbeschwerden, Obstipation,
- Störungen des Herz-Kreislaufsystems, Veränderungen des Blutdrucks,
- Störungen der Nierenfunktion,
- akute Verwirrtheitszustände,
- Gefahr des Austrocknens.

Meeresfisch ist nicht nur fettarm und leichtverdaulich, er enthält auch Omega-3-Fettsäuren, die gerade im Alter von Bedeutung sind. Meeresfisch sollte mindestens einmal pro Woche verzehrt werden. An Fleisch und Wurst reichen 3 Portionen pro Woche. Hierbei sollten magere Fleischsorten bevorzugt werden.

Auch für die Älteren gilt: fünf Mal am Tag Obst und Gemüse ist optimal. Hartes Gemüse fein raspeln und Obst möglichst schon in mundgerechte Stücke schneiden.

Milch und Milchprodukte enthalten hochwertiges Eiweiß, Calcium und natürlicherweise Vitamin D. Sie dürfen auf dem täglichen Speiseplan nicht fehlen. Sinnvoll ist die magere bzw. fettarme Variante.

Vollkornprodukte sind ballaststoffreich; sie können einer Verstopfung wirksam vorbeugen. Vollkornbrote sind deshalb Brot aus Auszugsmehl vorzuziehen.

Nahrungsergänzungsmittel sind im Alter nicht notwendig. Voraussetzung sind ein ausreichender Verzehr von Obst und Gemüse und ausreichend Bewegung an frischer Luft.

Lernaufgabe:

In einem Altenheim gehören die Mahlzeiten zu den wichtigsten Ereignissen im Tagesablauf. Oft sitzen die älteren Menschen schon etliche Zeit auf den Gängen, bevor sich für sie endlich die Türen in den Speisesaal öffnen. Für diese Gelegenheit haben sie sich sorgfältig angezogen, sie freuen sich darauf, mit anderen reden zu können.

Sie haben die Aufgabe, für ein Altenheim einen Wochenspeiseplan zu entwerfen. Planen Sie hierfür 5 Mahlzeiten ein und berücksichtigen Sie die Empfehlung, fünfmal am Tag Obst und Gemüse zu sich zu nehmen.

Überlegen Sie, wie Sie die älteren Menschen zum Trinken anregen können und geben Sie hierfür Empfehlungen. Recherchieren Sie im Internet unter www.mds-ev.org wie die Ergebnisse der Überprüfung der Verpflegung in Altenheimen aussehen.

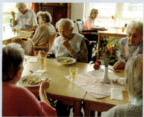

Essen in Gemeinschaft fördert den Appetit!

Exkurs: Die Ernährung von demenziell Erkrankten

In hohem Alter wird die Anzahl von Menschen mit Störungen der geistigen Leistungsfähigkeit immer größer. Schon jetzt dürften etwa 2 Millionen Ältere an Alzheimer und Demenz erkrankt sein. Dabei ist die Übergangszeit, bis sich auch für andere erhebliche Defizite zeigen, zum Teil sehr lang.

Die Menschen vergessen zunächst, die Herdplatte nach dem Kochen wieder auszustellen, wie häufig sie am Tag schon gegessen oder getrunken haben, wie eine Mahlzeit zubereitet wird und vieles andere mehr.

Spätestens, wenn sie nicht mehr wissen, wie Fleisch mit einem Messer in kleine Stücke geschnitten wird, oder in welcher Folge sie sich morgens anziehen müssen, sind sie auf eine Rundumbetreuung angewiesen.

Für viele Erkrankte beginnt dann eine auffällige Ruhelosigkeit. Sie laufen auch noch nachts herum und sitzen keine Minute still. Für diese Personen kehren sich die Ernährungsempfehlungen im Alter geradezu um.

Ihr Energiebedarf ist fast so hoch wie der eines Schwerarbeiters. Untergewicht und Mangelernährung sind häufige Folgen. Für die Altenheime hat sich inzwischen das Konzept **„Eat by walking"** bewährt. Die verwirrten Menschen können bei ihren nächtlichen Wanderungen immer etwas zu sich nehmen und laufen so nicht Gefahr, Unter- und Mangelernährung aufzuweisen. Demenziell Erkrankte zeigen häufig eine große Vorliebe für alles Süße. Nicht ungewöhnlich ist es, wenn sie über Gemüse oder Kartoffeln Honig gießen oder Zucker streuen. Auch wenn hier scheinbar die Ernährungswissenschaft auf den Kopf gestellt wird, lässt man die Menschen gewähren. Vorrangig ist das Halten des Körpergewichts und dies ist oft nur durch eine entsprechende Anreicherung mit Kohlenhydraten oder auch Sahne möglich.

Verwirrte Menschen haben auch große Schwierigkeiten, Teller und Essbesteck richtig zu erkennen. Deshalb ist es notwendig, möglichst farbiges Geschirr einzusetzen und auf Tischdekorationen wie Pflanzen ganz zu verzichten.

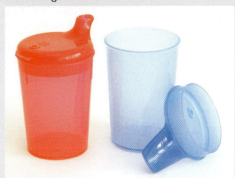

Geeignete Trinkgefäße bei demenziellen Erkrankungen

Essen auf Rädern – eine Versorgung für Pflegebedürftige zu Hause

Ältere Menschen sollen möglichst lange in ihren eigenen vier Wänden leben können. Hierzu ist es aber notwendig, dass sie noch eigenständig für ihre Mahlzeiten sorgen können. Liegt ein teilweiser Hilfebedarf vor, so kann die ambulante Pflege den älteren Menschen gut zu Hause versorgen. Oft ist es dann aber notwendig, dass zumindest für die Mittagsmahlzeiten gesorgt wird. Spezialisierte Mahlzeitendienste liefern in einem solchen Fall „Essen auf Rädern".

Das Problem hierbei ist, dass unklar bleibt, wie sich die älteren Menschen über die Mittagsmahlzeit hinaus versorgen. Insbesondere die tägliche Flüssigkeitsaufnahme kann hierdurch nicht wirksam kontrolliert werden. Ähnliches gilt für die Einhaltung von Diäten. Trotzdem ist das Angebot ein wichtiges Element in der ambulanten Versorgung älterer Menschen.

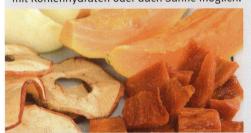

Fingerfood erleichtert das eigenständige Essen

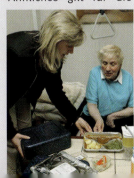

7 Gemeinschaftsverpflegung

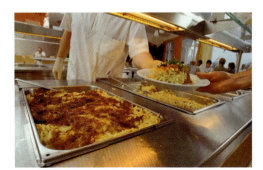

Ausgabe in einem Betriebsrestaurant

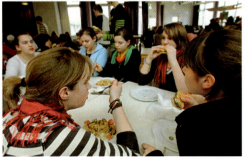

Essen in der Schule

Die Gemeinschaftsverpflegung ist ein wichtiger Teil der Außer-Haus-Verpflegung. Nach neueren Studien wird von einer Gesamtzahl von 2,24 Milliarden Gästen pro Jahr ausgegangen. Hierbei sind Krankenhäuser und Altenheime noch nicht mit einberechnet. Noch weitaus größer ist die Anzahl derer, die im Restaurant oder Schnellimbiss ihre Mittagsmahlzeit zu sich nehmen.

Menschen, die in der Gemeinschaftsverpflegung ihre Mahlzeiten einnehmen, haben einen Anspruch auf ein wohlschmeckendes, ernährungsphysiologisch ausgewogenes Essen.

Wahlmöglichkeiten bei Hauptkomponenten und Beilagen ermöglichen individuelle Zusammenstellungen. Den Genuss beim Essen fördern eine ansprechende Raumgestaltung, freundliches, hilfsbereites Personal und eine entspannte Atmosphäre.

Untersuchungen in Betriebsrestaurants zeigen, dass die Verpflegungsqualität noch deutlich verbessert werden kann:
- Der Energiegehalt der Speisen ist häufig zu hoch.
- Fett und Eiweiß werden zu viel angeboten, die Fettqualität entspricht nicht der wünschenswerten Zusammensetzung der Fettsäuren.
- Ballaststoffe sind zu wenig enthalten.
- Im Bereich der Zwischenverpflegung werden vielfach Süßwaren angeboten und zu selten Obst oder Gemüse.

Die Deutsche Gesellschaft für Ernährung empfiehlt für die Zusammensetzung der Mittagsmahlzeit die folgende Nährstoffrelation: 20 % Eiweiß, 30 % Fett und 50 % Kohlenhydrate. Mit dieser Relation wird den üblichen Essgewohnheiten Rechnung getragen. Werden Rezepturen berechnet und entsprechen sie bei der Mittagsmahlzeit im Durchschnitt von 4 Wochen den D-A-CH-Referenzwerten, so kann der Betrieb nach einer Begehung das DGE-Gütesiegel erwerben.

Lernaufgabe:

Bereiten Sie eine Diskussionsrunde vor. Themenstellung ist: gesunde Ernährung am Arbeitsplatz als Teil der betrieblichen Gesundheitsförderung.

Teilen Sie dafür die Klasse in mehrere Gruppen ein: Eine Gruppe sammelt Argumente für ein ernährungsphysiologisch ausgewogenes Essen am Arbeitsplatz und die Wirkungen auf die Leistungsfähigkeit. Eine Gruppe recherchiert Ziele der betrieblichen Gesundheitsförderung.

Lassen Sie jeweils einen Sprecher für jede Gruppe wählen und diesen die wichtigsten Argumente vortragen. Bestimmen Sie einen Schüler bzw. eine Schülerin als Moderatorin und übertragen Sie ihm oder ihr die Diskussionsleitung.

Im Anschluss an die Diskussion lassen Sie einen Kriterienkatalog aufstellen, mit dessen Hilfe eine Bewertung der Speisenangebote von Gemeinschaftsverpflegungseinrichtungen möglich ist. Informieren Sie sich auch im Internet unter www.dge.de über die Anforderungen der Deutschen Gesellschaft für Ernährung zur Verleihung des Gütesiegels. Informieren Sich über das Internet, ob weitere Prüfsiegel in der GV vergeben werden.

DGE-Prüfsiegel

8 Verpflegungssysteme

In der Gemeinschaftsverpflegung werden vier Verpflegungssysteme unterschieden. Hierzu zählen die Frisch- und Mischküche, das Cook-and-Chill-System, die Verpflegung mit Tiefkühlmenüs und die Warmverpflegung. In der Bundesrepublik ist die Frisch- und Mischküche am häufigsten vertreten.
Die Verpflegungssysteme unterscheiden sich hinsichtlich der Anzahl der Prozessstufen und des Ausstattungs- und Arbeitsaufwandes.

Verpflegungssystem	Qualität
Misch- und Frischküche	Sehr gut bei qualifiziertem Personal und sorgfältig ausgesuchten Rezepturen
Tiefkühlsystem	Gut bei Ergänzung mit Salaten und Desserts
Cook and chill	Gut bei Ergänzung mit Salaten und Desserts
Warmverpflegung	Akzeptabel, aber abhängig von der Qualität des Anbieters und den Warmhaltezeiten

Bewertung von Verpflegungssystemen

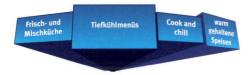

Die 4 Verpflegungssysteme

Bei der Misch- und Frischküche sind die Verarbeitung aller Produkte und alle Verfahren möglich. Infolgedessen muss eine komplette Großküche vorhanden sein, die Anforderungen an Ausstattung und Personal sind hoch. Bei der Anlieferung von gekühlten Speisen (cook and chill) oder tiefgekühlten Speisen wird nur eine Rumpfküche benötigt. Sie dient dazu, die Speisen zu regenerieren und ggf. Salate und Desserts zuzubereiten. Die Anforderungen an Ausstattung und Personal liegen im mittleren Bereich.
Bei der Anlieferung von warm gehaltenen Speisen ist oft gar keine Küche mehr notwendig. Es braucht lediglich eine Arbeitsfläche, auf der portioniert werden kann. Die Anforderungen an Ausstattung und Personal sind gering.
Prinzipiell können mit allen Verpflegungssystemen ausgewogene Mahlzeiten hergestellt werden, wenn vor allem die Qualität der Rezepturen und die Standzeiten beachtet werden.

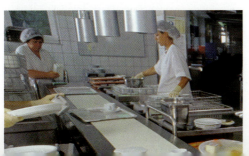

Exkurs: Das Cook-and-Chill-System

Im Vergleich zu anderen europäischen Ländern ist das Cook-and-Chill-System in der Bundesrepublik Deutschland noch wenig verbreitet. Aktuell stellen aber immer mehr Betriebe auf dieses System um. Hierzu gehören vor allem Altenheime und Krankenhäuser sowie Unternehmen, deren Werkshallen weit verstreut über ein großes Gelände liegen. Das Verfahren weist deutlich mehr Prozessstufen auf, als die Frisch- und Mischküche und verlangt, wenn die gekühlten Speisen selbst hergestellt werden, eine adäquate Ausstattung und qualifiziertes Personal.
Die Portionierung soll so erfolgen, dass die Füllhöhe der Behälter niedrig bleibt und so anschließend eine schnellere Abkühlung gewährleistet ist.

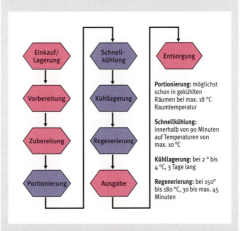

Prozessstufen beim Cook-and-Chill-System

Lernaufgabe:

Ein Krankenhaus mit 80 verschiedenen Stationen überlegt, das Cook-and-Chill-System anstelle der alten Frisch- und Mischküche einzuführen.

Eine Unternehmensberatung wird beauftragt, eine Machbarkeitsanalyse durchzuführen. Die Berater stellen fest, dass sich eine Umstellung in jedem Fall lohnt, wenn das Krankenhaus die Qualität der Mahlzeiten deutlich verbessern möchte. Die Berater empfehlen, die Speisen zentral in der neuen Großküche herzustellen und erst auf dem Wege zu den unterschiedlichen Stationen zu erwärmen. Hierzu müssen spezielle Transportwagen angeschafft werden.

Die Berater zeigen dem Krankenhaus, dass trotz des aufwendigen Verfahrens Personal eingespart werden könnte.

Tragen Sie Vor- und Nachteile des Cook-and-Chill-Systems zusammen. Informieren Sie sich hierüber auch im Internet.

Versuchen Sie herauszufinden, wie bei diesem System Personal eingespart werden könnte.

Vielfach ist die Akzeptanz für gekühlte Speisen bei den Gästen nicht vorhanden.

Stellen Sie Argumente zusammen, die eine Akzeptanz erleichtern könnte.

Ein wesentlicher Aspekt im Verfahren von Cook and Chill ist die Notwendigkeit, sehr sauber zu arbeiten und bei allen Prozessstufen die Temperaturen zu kontrollieren. Überlegen Sie, warum dies so ist. Informieren Sie sich auf Seite 315, welche Mikroorganismen auch bei niedrigen Temperaturen noch wachsen.

Beurteilen Sie die Grafik zur Veränderung des Vitamin-C-Gehaltes. Ist Ihrer Meinung nach hiervon die ernährungsphysiologische Qualität der Speisen abhängig? Begründen Sie Ihre Meinung.

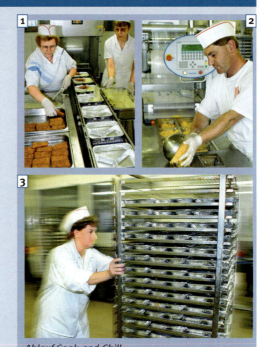

Ablauf Cook-and-Chill

Dies sind die Argumente der Berater:
- Cook and Chill ermöglicht eine gleichförmige Auslastung der Geräte über den ganzen Tag.
- Cook and Chill erleichtert die Arbeitsplanung.
- Durch den Wegfall einer punktgenauen Ausgabezeit ist die Arbeit für die Mitarbeiter stressarm.
- Am Wochenende können die vorproduzierten Speisen verwendet werden, deshalb ist nur noch Personal zum Regenerieren notwendig.

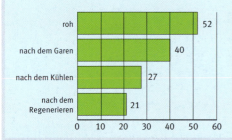

Veränderung des Vitamin C-Gehaltes in Blumenkohl – Angaben in mg/100g

- roh: 52
- nach dem Garen: 40
- nach dem Kühlen: 27
- nach dem Regenerieren: 21

Vitamin-C-Veränderungen beim Cook-and-Chill-Verfahren

Das sind die Befürchtungen der Mitarbeiter:
- Cook-and-Chill-Speisen schmecken nicht, weil sie sehr viele Prozessstufen durchlaufen.
- Bei diesem Verpflegungssystem können bestimmte Speisen nicht mehr produziert werden: zum Beispiel Kurzgebratenes.
- Der Arbeitsaufwand ist viel höher, da die Kühlkette ständig überwacht werden muss.

9 Ein Speiseplan wird erstellt

Der Speiseplan ist die Visitenkarte einer Gemeinschaftsverpflegung. Er dokumentiert das Speisenangebot, verlockt zum Essen und informiert beispielsweise über Zusatzstoffe. Bei der Erstellung des Speiseplans sind folgende Voraussetzungen zu beachten:

1. Die Zielgruppe bestimmt den Nährstoffbedarf der Speisen. Wenn eine ernährungsphysiologisch ausgewogene Kost angeboten werden soll, ist Voraussetzung, dass die Rezepturen berechnet und auf die D-A-CH-Referenzwerte abgestimmt werden.

2. Vorlieben und Trends sowie traditionelle Ernährungsmuster sollten bei der Speisplangestaltung berücksichtigt werden.

3. Die Ausstattung und Einrichtung der Küche ist wesentlich für die Auswahl der Speisen. Da heute eher wenige Geräte in den Küchen zu finden sind, muss eine exakte Auslastung erfolgen.

4. Die personelle Besetzung spielt ebenfalls eine wichtige Rolle. Dabei ist nicht nur die Anzahl von Bedeutung, sondern auch die jeweilige Qualifikation. In vielen Küchen gibt es heute nur wenig gut ausgebildete Köche und Köchinnen, dafür aber eine Reihe von Hilfskräften, die entsprechend angeleitet werden müssen.

5. Der Wareneinsatzwert ist in nahezu allen Fällen begrenzt. Dabei sind Systeme der Mischkalkulation gerade in der GV durchaus üblich. Meist muss sehr genau auf die Kosten der Lebensmittel geachtet werden, damit die Mahlzeiten für die Gäste noch bezahlbar bleiben.

6. Der Speiseplan sollte abwechslungsreich sein. Erstrebenswert ist, dass innerhalb eines Zeitraumes von 8 Wochen keine Wiederholungen auftreten. Positiv ist, wenn der Speiseplan die unterschiedlichen Jahreszeiten widerspiegelt und damit das saisonale Angebot einbezieht.

7. Aktionswochen beleben den Verkauf. Sie bieten die Möglichkeit, die Gäste gezielt zu informieren und locken durch spezielle Rezepturen zum Probieren des Angebots.

8. Wird der Speiseplan veröffentlicht, sind die einschlägigen gesetzlichen Verordnungen zu berücksichtigen. Dies gilt für das Lebensmittel- und Futtermittelgesetzbuch (LFGB), die Lebensmittelkennzeichnungsverordnung und die Zusatzstoffzulassungsverordnung. Hinsichtlich der Kennzeichnung der Zusatzstoffe reichen auf Speiseplänen die Klassennamen.

Speisekarte

Hauptgerichte
Hähnchenbrustfilet
Fischstäbchen

***

Stärkebeilage
Klöße
Kartoffelpürree

***

Gemüsebeilagen
Brokkoli in Sahnesoße
Bohnensalat

***

Dessert
Schokoladenpudding
Griesflammerie mit Himbeersaft

Speisekarte für einen Tag

Lernaufgabe:

Bewerten Sie den Speiseplan. Informieren Sie sich, ob er in dieser Form den einschlägigen gesetzlichen Vorgaben entspricht.
Entwerfen Sie einen Wochenspeiseplan für eine Schule mit 200 Mittagessen täglich. Informieren Sie sich über Großküchengeräte und überlegen Sie, welche Geräte notwendig sind, um den Speiseplan zu realisieren.

10 Arbeitsplatz Großküche

Die Arbeit in der Großküche ist vielfältig und stellt erhebliche Anforderungen an Kenntnisse und Fertigkeiten des Personals. Bei einer Misch- und Frischküche fallen dabei die folgenden Prozessstufen an:

1. Einkauf und Lagerung
Der Speiseplan bestimmt, welche Rohwaren und Convenience-Produkte eingekauft werden müssen. Bei der Anlieferung werden sie auf die Qualität und Menge hin überprüft. Bei einigen Waren wie Hackfleisch oder Frischfleisch ist auch die Überprüfung der Anlieferungstemperatur notwendig.

2. Vorbereitung
Aus hygienischen Gründen muss eine Trennung der Produktgruppen erfolgen. So dürfen erdbehaftete Waren nicht mit tierischen Produkten in Berührung kommen. Bei kleinen Küchen ist darauf zu achten, dass die Vorbereitung von Gemüse und Salaten zu einer anderen Zeit erfolgt als die von Fleisch oder Fisch. Bei großen Küchen sind getrennte Räume Vorschrift.

3. Zubereitung
Vorbereitete Lebensmittel werden im Zubereitungsbereich gegart. Geeignete Geräte sind Voraussetzung dafür, dass die Speisen eine hohe sensorische Qualität und nur geringe Nährstoffverluste aufweisen. Die Gargeräte sollten möglichst mehrere Garverfahren erlauben und so ausgelegt sein, dass im Betrieb chargenweise gegart werden muss.
Besonders vielseitig einsetzbar und inzwischen ein Standardgerät in Großküchen ist der Heißluftdämpfer. In ihm kann gedämpft, gebacken und gebraten werden. Auch eine Kombination von trockenen und feuchten Garverfahren ist möglich und wird als Kombinationsgaren bezeichnet.
Druckgarpfannen sind ebenfalls moderne Geräte, die mehrere Garverfahren zulassen. In ihnen kann unter moderatem Überdruck von 1,3 bar gegart werden. Gleichzeitig eignen sich diese Geräte auch zum drucklosen Braten.

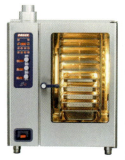

Heißluftdämpferstandgerät

Der Vorteil des Garens unter Druck ist die verkürzte Garzeit. Bei der Höhe des Überdrucks werden nur Temperaturen von 108 °C beim Dämpfen erreicht; hierdurch bleiben hitzelabile Vitamine noch gut erhalten.
Neben diesen beiden Multifunktionsgeräten finden wir in Großküchen meistens noch Kessel zum Herstellen von Suppen und Soßen oder Desserts, häufig Kippbratpfannen zum Kurzbraten und Herde. Da Betriebskosten einen hohen Stellenwert haben, sollte beim Kauf auf Anschlusswerte und Energie- und Wasserverbräuche geachtet werden.

4. Ausgabe
Unmittelbar nach der Zubereitung sollten die Speisen ausgegeben werden. In der Betriebsgastronomie ist die Selbstbedienung üblich, Ähnliches gilt auch für Mensen in Schulen oder Hochschulen. In Kindertagesstätten oder Altenheimen wird oft noch in Schüsseln und auf Platten serviert, sodass sich jeder am Tisch seine Portion wählen kann. Selbstbedienungssysteme haben den großen Vorteil, dass mehrere Essen angeboten werden können. Darüber hinaus sind heute Salatbuffets und Dessertbars Standard.

5. Reinigung und Entsorgung
Hygiene spielt eine zentrale Rolle in der Großküche. Deshalb muss das schmutzige Geschirr gereinigt, der Abfall entsorgt werden. Darüber hinaus ist es wichtig, alle Arbeitsgeräte und Ausstattungsgegenstände täglich sorgfältig zu reinigen, ebenso wie Fußböden oder Wandflächen.

Exkurs: Qualitätsstandard in der Schulverpflegung – ein Weg zur Ernährungserziehung

Aktuell hat die Deutsche Gesellschaft für Ernährung Qualitätsstandards für die Schulverpflegung herausgegeben.

Vor dem Hintergrund, dass ausgewogen ernährte Kinder besser lernen, gleichzeitig frühzeitig Handlungskompetenzen erwerben und Ernährungsverhalten geprägt werden kann, kommt der Schulverpflegung in Ganztagsschulen eine besondere Bedeutung zu.

Nicht nur Schülerinnen und Schüler können direkt profitieren. Auch die Schule als Organisation hat einen echten Gewinn. So können das soziale Leben beeinflusst, das Schulprofil geschärft und somit Schulkultur und Schulklima verbessert werden.

Ein Problem stellt jedoch im Moment die Akzeptanz der Schulverpflegung dar. So sind im Grundschulalter die Kinder noch bereit, am Mittagstisch teilzunehmen. Später, ganz besonders bei den Jugendlichen, sinkt diese Bereitschaft deutlich.

Es ist schwer zu sagen, ob dies an der Qualität des Angebots liegt. Manchmal sind es auch die wenig einladenden Räumlichkeiten, der Lärm in der Mensa oder die unfreundliche Bedienung, die dazu führen, dass die Schulverpflegung gemieden wird.

Manchmal sind es aber auch die Mahlzeiten, die als wenig ansprechend oder verlockend empfunden werden.

Qualitätsstandards für die Schulverpflegung legen zum einen die Auswahl von Lebensmitteln fest. So soll Milch vorzugsweise mit einem Fettgehalt von 1,5% verwendet werden, zu 50 % Vollkorngetreideprodukte, Naturreis und überwiegend Rapsöl als Fett.

Die Mittagsmahlzeit soll 25% der empfohlenen Tagesenergie decken. Getränke sind kostenlos zur Verfügung zu stellen. Limonaden sollen nicht angeboten werden. Grundsätzlich sollte die Mittagsmahlzeit frisches Obst oder Gemüse enthalten.

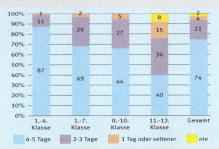

Akzeptanz der Mittagsmahlzeit, Studie der CMA/ZMP 2005

Mittagessen
Vorspeise mit Grapefruit
Gegrilltes Hähnchen, grüne Bohnen
Käse, Brot
Dessert: Pudding

Aus dem Speiseplan einer französischen Grundschule

Lernaufgaben:

Sie haben die Aufgabe, die Teilnahme an der Schulverpflegung deutlich zu steigern.

1. Tragen Sie zunächst einmal Gründe dafür zusammen, die Kinder und Jugendliche davon abhalten könnten, am Mittagessen teilzunehmen.
2. Überlegen Sie, wann Sie gerne in eine Schulmensa gehen würden.
3. Machen Sie in der Klasse ein Brainstorming. Tragen Sie hierzu unterschiedliche Ideen zusammen, wie die Teilnahme verbessert werden kann. Denken Sie dabei nicht nur an das Verpflegungsangebot, sondern auch das Umfeld.
4. Diskutieren Sie die Ideen und prüfen Sie sie im Hinblick auf eine mögliche Realisierung.
5. Überlegen Sie sich auch, welche Speisen Sie besonders gern in einer Mensa essen würden.
6. Überlegen Sie, ob die aktive Teilnahme von Lehrkräften an der Mittagsmahlzeit Vorbildcharakter haben könnte.
7. Entwickeln Sie anschließend eine Checkliste: Was ist zu tun, um die Akzeptanz entsprechend zu befördern?
8. Bewerten Sie, ob die Anforderungen an eine ausgewogene Mittagsmahlzeit in Ihrer Schule erfüllt sind.

11 Hygiene – ein zentrales Element

Ziel der Gemeinschaftsverpflegung ist es, in jedem Falle sichere Speisen und Getränke zu bieten. Deshalb müssen alle Einflussfaktoren, die ein potenzielles Risiko bieten, sorgfältig berücksichtigt werden. Unreine und reine Arbeitsvorgänge müssen in der Großküche strikt voneinander getrennt werden.

Zu den **unreinen Arbeitsvorgängen** zählen:
- Warenanlieferung,
- Vorbereitung von Gemüse und Salaten,
- Auftauen und Vorbereiten tierischer Lebensmittel,
- Geschirrreinigung und Abfallbeseitigung.

Zu den **reinen Arbeitsvorgängen** zählen:
- Speisenzubereitung,
- Portionieren und Speisenausgabe,
- die kalte Küche,
- Lagerung von fertigen portionierten Speisen,

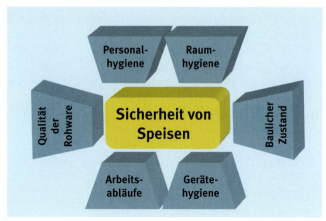

Einflussfaktoren auf die Sicherheit von Speisen

- Bereitstellung von sauberem Geschirr und Transportmitteln.

Die Gemeinschaftsverpflegung hat eine Fülle von Rechtsvorschriften zu beachten, die darauf abzielen, dass von Speisen und Getränken keinerlei gesundheitliche Gefährdungen ausgehen. Die Verordnung (EG) 852/2004 über Lebensmittelhygiene nimmt hier eine zentrale Stellung ein.

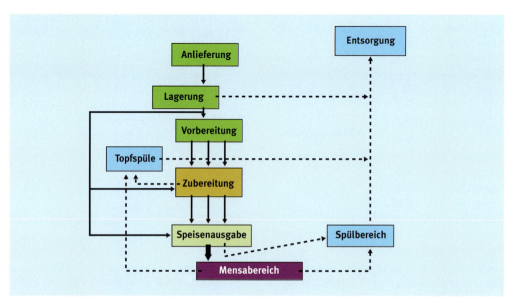

Materialfluss in einer Großküche

Sie fordert die Durchführung eines HACCP-Konzeptes und regelmäßige Schulungen. Darüber hinaus werden bauliche Anforderungen detailliert beschrieben.

Das HACCP-Konzept müssen die Verantwortlichen kennen und in ihrem Betrieb umgesetzt haben. Eine Verwaltungsvorschrift regelt, dass ab 2007 Betriebe in sogenannte Risikoklassen eingestuft werden. Wer ein gutes HACCP-Konzept hat, darüber hinaus auf Arbeitsanweisungen zu einer guten Hygienepraxis zurückgreifen kann, hat die Chance in eine geringere Risikoklasse eingestuft zu werden. Auch hier spielen Schulungskonzepte eine zentrale Rolle.

Lernaufgabe:

Informieren Sie sich auf Seite 286 über das HACCP-Konzept. Stellen Sie mit Ihrer Klasse ein solches Konzept für Ihre Schulküche auf. Überlegen Sie zunächst, welche Risiken hier auftreten können.

Nehmen Sie sich dann gezielt einige Rezepturen vor, wie die Herstellung von Frikadellen und das Braten von Hähnchenschenkeln, und entwickeln Sie hierfür ein Flussdiagramm, das die kritischen Kontrollpunkte aufzeigt.

Überlegen Sie, wie viel Sie dokumentieren müssen und wie das HACCP-Handbuch für Ihre Schulküche aussehen müsste. Stellen Sie mit Ihrer Klasse alle notwendigen Unterlagen zusammen und diskutieren Sie die Ergebnisse mit einem zuständigen Lebensmittelkontrolleur.

Krank durch Ernährung?

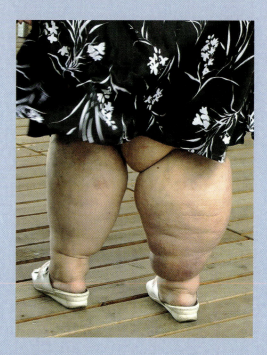

Nach der Gesundheitsberichterstattung des Bundes, vom Sommer 2006 hat sich die Gesundheit der Deutschen in der Vergangenheit verbessert, wenn man die gesteigerte Lebenserwartung der Bevölkerung zugrunde legt. Das statistische Bundesamt gab sie für die Jahre 2004/2006 für Mädchen bei der Geburt mit rund 82 Jahren und für Jungen mit gut 76 Jahren an. Auch haben sich die statistischen Daten zwischen den alten und neuen Bundesländern einander angenähert. Hervorzuheben ist allerdings, dass bedauerlicherweise die soziale Lage einen wesentlichen Einfluss auf die Gesundheit und damit auf die Lebenserwartung eines Menschen hat. Daneben sind das Bildungsniveau, der individuelle Lebensstil, Umweltbelastungen wie Lärm und Luftverschmutzung, Arbeitslosigkeit, armutsgefährdete Lebenslagen, ein gering ausgeprägtes Gesundheitsbewusstsein, der hohe Konsum von Tabak und Alkohol, Bewegungsmangel und schlechte Ernährungsgewohnheiten wichtige gesundheitsbeeinflussende Faktoren. Mit ungefähr 400.000 Fällen pro Jahr liegen die Herz-Kreislauferkrankungen weiterhin an der Spitze aller Todesursachen, wobei ihr prozentualer Anteil an der Gesamtsterblichkeit abgenommen hat. Ein besonderes Risiko stellt hier das sogenannte metabolische Syndrom dar, worunter man das gemeinsame Auftreten von Übergewicht, Bluthochdruck, Fettstoffwechselstörungen und Insulinresistenz versteht. Diese Gesundheitsrisiken beeinflussen sich gegenseitig. Die Zahl der Neuerkrankungen an Krebs ist mit mehr als 400.000/Jahr gestiegen, was zum Teil der erhöhten Lebenserwartung und den verbesserten Diagnosemöglichkeiten zuzuschreiben ist. Die Krebssterblichkeit ist gesunken. Psychische Erkrankungen sind auf dem Vormarsch. Der demographische Wandel verbunden mit einer Überalterung der Gesellschaft bedeutet für das Gesundheitssystem der Bundesrepublik eine zunehmend große Herausforderung. Fest steht, dass die ansteigende Verbreitung von Übergewicht in der Bevölkerung, der Bewegungsmangel vieler Bundesbürger, das Vorkommen von Bluthochdruck (Hypertonie) und Fettstoffwechselstörungen sowie der Tabakkonsum sehr ernst zu nehmende Risikofaktoren für die Gesundheit der Menschen darstellen. Die Bedeutung einer gesunden, vollwertigen Ernährung in allen Altersklassen rückt immer stärker in das Bewusstsein der Verantwortlichen des Gesundheitswesens und hoffentlich auch in das der Betroffenen selbst. Frei nach dem Motto „Vorbeugen ist besser als heilen" gibt es zunehmend mehr Initiativen und Aktionen von Präventionsmaßnahmen. Dazu zählen insbesondere Aufklärungs- und Informationskampagnen. Es muss darum gehen, Risikogruppen im Hinblick auf die Entwicklung ernährungsmitbedingter Krankheiten zu einer Veränderung ihres Lebensstils zu bewegen.

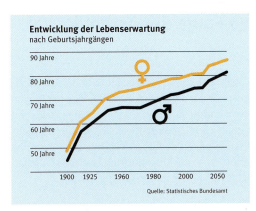

Die Veröffentlichung von Informationen zur Ernährung und zu Gesundheitsfragen allgemein ist die eine Seite der Medaille. Auf der anderen Seite ist von Interesse, inwieweit solche Aufklärungsquellen auch von der Bevölkerung genutzt werden, ganz zu schweigen davon, ob sie auch zu einer Verhaltensänderung führen. Beim Vergleich der Geschlechter sind zum Teil deutliche Unterschiede bei der Nutzung von Gesundheitsinformationen festzustellen. Bedauerlicherweise ist mit der Flut von Informationsmaterial auch häufiger eine Verunsicherung des Verbrauchers verbunden, denn zum Teil werden recht konträre Aussagen zu Ernährungsfragen veröffentlicht. Wie aber soll ein Verbraucher entscheiden, welche davon richtig sind? Wichtig ist auf jeden Fall, die Seriosität der Informationsquelle zu prüfen.

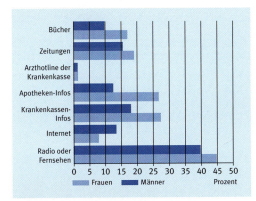

Häufige Nutzung von Gesundheitsinformationen nach verschiedenen Quellen (Mehrfachnennungen möglich).

Die Ausgaben für die Behandlung von Krankheiten sind seit Jahren ansteigend. 2002 betrugen sie insgesamt 223,6 Milliarden Euro. Etwa 30 % davon, also gut 70 Milliarden Euro, werden durch ernährungsmitbedingte Krankheiten verursacht, wobei Herz-Kreislauferkrankungen allein schon mit 35,4 Milliarden Euro zu Buche schlagen. Aber auch die Behandlungskosten infolge von Diabetes mellitus belasten das deutsche Gesundheitssystem erheblich. Er ist mittlerweile die teuerste chronische Krankheit. Neben einem vorrangig persönlichen Wunsch nach einem Leben in Gesundheit und guter Leistungsfähigkeit besteht also auch aus volkswirtschaftlicher Sicht ein hohes Interesse an einer gesunden Lebens- und Ernährungsweise der Bundesbürger.

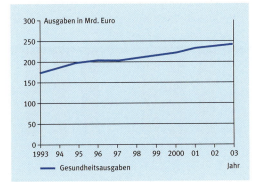

Entwicklung der Gesundheitsausgaben in Deutschland (nominal)

Lernaufgaben:

1. Diskutieren Sie in der Gruppe, auf welche motivierende und informative Weise aus Ihrer Sicht eine Veränderung des Ernährungsverhaltens vieler Bundesbürger, evtl. auch das von Ihnen selbst, erreicht werden könnte.
2. Woher beziehen Sie im Allgemeinen die fachspezifischen Informationen? Welchen Quellen vertrauen Sie dabei am meisten?

1 Übergewicht – nicht nur eine Frage der Ästhetik

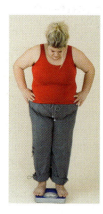

Über Geschmack und modische Trends lässt sich bekanntlich streiten, nicht aber über wissenschaftliche Belege, dafür, dass mit einer kontinuierlichen Zunahme des Körpergewichts und Körperfettanteils das Risiko für die Entwicklung ernährungsmitbedingter Krankheiten wie insbesondere der Herz-Kreislauferkrankungen ansteigt. Auch Komplikationen bei Unfällen, Operationen oder Schwangerschaften sowie eine unphysiologische Belastung des Atmungs- und Bewegungssystems sind bei Übergewichtigen häufiger.

Die Angaben zur Verbreitung von Übergewicht in Deutschland und anderen Ländern mit westlichem Lebensstil sind alarmierend. Nach der Nationalen Verkehrsstudie II sind 20% der Deutschen viel zu dick. Zwei Drittel der Männer und gut die Hälfte der Frauen bringt zu viel Gewicht auf die Waage. Die prozentuale Häufigkeit des Übergewichts variiert mit dem Lebensalter und mit dem Bildungsstand. Auch bei Kindern und Jugendlichen nimmt die Anzahl der Übergewichtigen stetig zu. Eine Leitlinie zur Prävention und Therapie der Adipositas nimmt sich des Problems in Deutschland an. Auch die Bundesregierung will mit ihrem Aktionsprogramm „Fit statt fett" die Trendwende bis 2020 schaffen.

Wie aber ist Übergewicht/Fettleibigkeit definiert? Als Kriterium für die Einstufung in verschiedene Gewichtsgruppen wird der **Body Mass Index** (BMI) herangezogen. Er ist definiert als Körpergewicht in kg pro (Körpergröße in m)^2.

> Beispiel: Wiegt eine Frau von 1,68 m Körperlänge 70 kg, so beträgt ihr Body Mass Index:
>
> $$BMI = \frac{70 \text{ kg}}{(1{,}68 \text{ m})^2} = 24{,}8 \text{ kg/m}^2$$

Nach der Gewichtsklassifikation der Weltgesundheitsorganisation (WHO) läge die Person noch knapp im Bereich des Normalgewichts mit einem durchschnittlichen Risiko für Begleiterkrankungen des Übergewichts. Nomogramme erleichtern die Überprüfung des persönlichen Istgewichts. Sie gelten für Erwachsene.

Gewichtsklassifikation bei Erwachsenen anhand des BMI (WHO 2000)

Kategorie	BMI	Risiko für Begleiterkrankungen des Übergewichts
Untergewicht	<18,5	niedrig
Normalgewicht	18,5 – 24,9	durchschnittlich
Übergewicht	≥ 25,0	
Präadipositas	25 – 29,9	gering erhöht
Adipositas Grad I	30 – 34,9	erhöht
Adipositas Grad II	35 – 39,9	hoch
Adipositas Grad III	≥ 40	sehr hoch

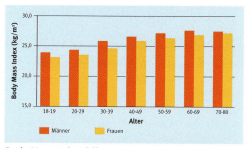

Body Mass Index differenziert nach Geschlecht, Erwachsene 18-80 Jahre (Männer n=6117, Frauen n=7090)

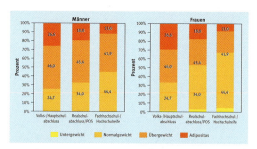

Prävalenz von Unter-, Normal-, Übergewicht und Adipositas differenziert nach Schulabschluss, Erwachsene 18-80 Jahre

Ursache von Übergewicht ist grundsätzlich eine positive Energiebilanz. Dies bedeutet, dass der Mensch mehr Nahrungsenergie aufnimmt, als sein Körper durch alle Stoffwechselfunktionen und durch körperliche und geistige Arbeit verbraucht. Dieses unausgeglichene Verhältnis kann verschiedene Ursachen haben: Falsche Essgewohnheiten oder ein gestörter Hunger-Sättigungs-Mechanismus führen zum Beispiel zur vermehrten Energieaufnahme. Eine durch familiäre Veranlagung gesteigerte Fettspeicherung des Körpers oder eine verminderte Wärmeabgabe des Organismus bedeuten einen gesenkten Energieverbrauch. Zudem haben viele ihre Essgewohnheiten den veränderten, körperlich weniger anstrengenden Arbeits- und Lebensbedingungen nicht angepasst. Außerdem wird der Energieverbrauch von körperlichen und geistigen Aktivitäten oft überschätzt. Über die Gewichtung verschiedener Einsflussfaktoren auf die Entstehung von Übergewicht wird weiterhin viel geforscht. Welche Rolle spielen die Gene? Studien lassen vermuten, dass das Körpergewicht und die Fettmasse zu gut 50% durch viele Gene mitbestimmt wird, wobei auch bekannt ist, dass nur ein verändertes Gen zu Übergewicht führen kann. Mit der Entdeckung vieler neuer Botenstoffe, z. B. aus dem Magen und Darm (das appetitanregende Hormon Ghrelin) oder aus dem Fettgewebe selbst (das appetithemmende Hormon Leptin) konnte das Wissen über die komplexen Abläufe der Hunger-Sättigungs-Regulation wesentlich verbessert werden. Diese Tatsache nutzt die Pharmaindustrie, um neue Medikamente zur Beeinflussung von Energiebilanzen zu entwickeln.

Zur Beurteilung des Gesundheitsrisikos bei Übergewicht bzw. Adipositas kommt es neben dem Istgewicht und dem damit verbundenen Körperfettanteil auch auf dessen Verteilungsart an. So müssen Menschen des „Apfel-Typs", deren Fettdepots vorwiegend im Bereich des Bauches und der Eingeweide liegen, also eher zentral, besonders dringend an Gewicht verlieren. Sie haben ansonsten ein höheres Risiko an Typ 2-Diabetes, Bluthochdruck und Fettstoffwechselstörungen zu erkranken als Personen des „Birnen-Typs", bei denen sich das Fett besonders im Bereich des Unterhautfettgewebes, der Hüfte und der Oberschenkel ansammelt, also eher peripher. Zur Beurteilung des Risikos eignen sich die Bestimmung des Taillenumfangs und des Quotienten aus Hüft- und Taillenumfang. Ein Vergleich mit festgelegten Grenzwerten erleichtert die Einschätzung des Risikos für Herz-Kreislauferkrankungen und anderen Stoffwechselstörungen.

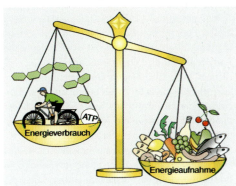

Positive Energiebilanz

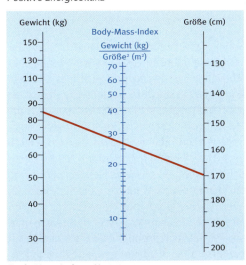

Body Mass Index – Nomogramm

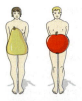

Hüfte-/Taillenumfang
(waist-hip-ration)
≤1,0 für Männer
≥0,85 für Frauen

Risiko für metabolische und kardiovaskuläre Komplikationen	Taillenumfang (in cm)	
	Männer	Frauen
erhöht	≥ 94	≥ 80
deutlich erhöht	≥ 102	≥ 88

Abnehmen, aber wie?

Anja, 22 Jahre, übergewichtig, erzählt:
Ich bin wegen meiner Figur sehr unglücklich. Mit niemandem kann ich mein Problem besprechen. Auch meine ebenfalls übergewichtigen Eltern sind keine Hilfe. Schon mehrfach habe ich Abspeck-Diäten gemacht, aber immer nur mit kurzfristigem Erfolg. Nun will ich es ein letztes Mal versuchen. Meine Hoffnung setze ich auf eine Gruppe, deren Teilnehmer ähnliche Probleme haben wie ich. Beim ersten Kurstreffen wurden von jeder Person wichtige Daten erhoben wie Ist- und Zielgewicht, Body-Mass-Index, Energiebedarf pro Tag berechnet nach Grund- und Leistungsumsatz, anzustrebende tägliche Gewichtsabnahme und erlaubte Energiezufuhr pro Tag. In den nächsten Kursstunden erhalten die Teilnehmer wichtige Ernährungsinformationen, stellen Mahlzeiten zusammen, berechnen diese auf ihren Nährstoff- und Energiegehalt hin und tauschen persönliche Erfahrungen aus. Ich bin zuversichtlich, dass ich dieses Mal langfristig erfolgreich abnehmen werde.

Größe: 1,68 m   Gewicht: 85 kg
Täglicher Energiebedarf: 10 000 kJ
Reduzierte Energiezufuhr: 6 300 kJ
Tägliche Gewichtsabnahme: 120–150 g

Helmut, 31 Jahre, 102 kg, Drucker, berichtet:
Bei meiner Heirat vor 5 Jahren wog ich 80 kg bei 1,85 m. Meine Frau kocht aber so gut! Bald wog ich 90 kg. Vor meiner Ehe spielte ich aktiv Fußball, verbunden mit intensivem Training. Dafür hatte ich dann keine Zeit mehr, denn wir fingen zu bauen an. Nach dem Einzug ins neue Heim wollte ich wieder spielen, aber meine Frau sah es leider ungern, dass ich erneut so viel Zeit mit den Kumpels verbringe. Zunächst fehlten sie mir. Inzwischen bin ich auch sehr gern zuhause und mache es mir mit meiner Frau gemütlich. Ich rauche nicht mehr, aber auf mein Feierabendbier mag ich nicht verzichten. Nun wiege ich 102 kg und meine Frau meint, ich müsste dringend abnehmen. Aber wie, frage ich mich.

Sollen Gewichtsabnahmen langfristig erfolgreich sein, müssen sie vor allem aus eigener Motivation heraus und nicht zu schnell erfolgen. Anzustreben sind Gewichtsabnahmen zwischen 0,5–1 kg/Woche, schließlich hat man sich die Pfunde auch nicht von heute auf morgen „angefuttert". Natürlich wäre jeder Übergewichtige begeistert, wenn die Kilos förmlich über Nacht dahin schmölzen, so wie es viele Abspeckdiäten mit immer neuen Werbeslogans versprechen, aber langfristig schadet man sich mit solchen angeblichen „Wunderdiäten" nur. Nicht nur, dass sie vielfach unseriös und teuer sind, auch das Risiko für mögliche gesundheitliche Probleme darf nicht außer Acht gelassen werden. Durch den bekannten Jo-Jo-Effekt kommt es nach Beendigung einer Diät häufig zu einer erneuten schnellen Gewichtszunahme, wobei das Ausgangsgewicht vor der Diät nicht selten noch überschritten wird. Ursache ist, dass der Körper dafür sorgt, bei einer negativen Energiebilanz Energie einzusparen, indem er den Grundumsatz senkt und damit den Gesamtenergiebedarf der Person. Dieses Phänomen hat schon so manchen Abnahmewilligen frustriert und nach mehrmaligen erneuten Diätversuchen zur endgültign Resignation gebracht.

Langfristig Erfolg versprechend sind nur die Reduktionsdiäten, die zu einer Veränderung der Ernährungs- und Lebensgewohnheiten anleiten. Regelmäßige körperliche Bewegung hilft dabei, das Normalgewicht zu halten. Der ausgeprägte Bewegungsmangel in unserem Fernseh- und Computeralltag mit Verzehr fettreicher Knabbereien ist ein bedeutender Wegbereiter für Übergewicht und Fettleibigkeit.

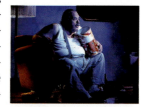
So nicht...

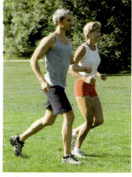
...aber so!

Um langfristig das eigene Ernährungsverhalten zu verbessern, ist es notwendig, zunächst die bestehenden Ernährungsgewohnheiten auf maßgebliche Fehler hin zu analysieren bzw. durch geschultes Fachpersonal überprüfen zu lassen. Häufig bestehen nämlich große Unterschiede zwischen der subjektiven Wahrnehmung und der objektiven Wirklichkeit. Übergewichtige, die abnehmen wollen, sollten nicht das Gefühl haben, ständig auf etwas verzichten zu müssen, sondern der Eindruck, dass sie mit der Gewichtsabnahme durch Veränderung ihres Lebensstils mehr Lebensqualität gewinnen, sollte sie überzeugen.

Erforderlich ist, bei der Behandlung von Übergewichtigen unbedingt auch psychische Aspekte zu berücksichtigen. Untersuchungen zum Essverhalten Übergewichtiger haben nämlich gezeigt, dass Außenreize wie appetitliches Aussehen von Speisen zur Nahrungsaufnahme mehr anregen als dies bei Normalgewichtigen der Fall ist. Übergewichtige wissen meist nicht, wann sie satt sind, sondern hören erst auf zu essen, wenn von außen Grenzen gesetzt werden, z.B. der Teller leer ist, oder andere Tischgäste fertig sind. Häufig spielen psychische Faktoren wie Kummer, Stress, Langeweile, Minderwertigkeitsgefühle oder Liebesentzug eine große Rolle für eine erhöhte Nahrungsaufnahme. Eine falsche Ernährungserziehung in der Kindheit ist vielfach Wegbereiter für ein zu hohes Körpergewicht in den folgenden Lebensjahren.

Wenn man sich also dem Problem Übergewicht im komplexen Spannungsfeld, das in Zukunft sicherlich noch viele Möglichkeiten der Ursachenforschung bietet, nähert, dann sind Maßnahmen zur Gewichtsreduktion hoffentlich auch langfristig von Erfolg gekrönt. Vor diesem Hintergrund muss die unüberschaubare Anzahl von propagierten Diäten kritisch beleuchtet werden.

Gewisse Regeln und Fragestellungen sollten beim Abnehmen beachtet werden:

- Das angestrebte Zielgewicht sollte realistisch sein und kein Luftschloss.

Gewichtsabnahmen von 5–10 % des Ausgangsgewichtes in Abnahmeschritten von bis zu 1 kg pro Woche sind wirklichkeitsnah und sinnvoll. 1 kg Fettgewebe speichert die Energie von ca. 25.200 kJ bis 31.500 kJ. Also muss dieser Betrag bei der Energiebilanz eingespart werden, um diese Fettgewebsmenge abzubauen. Bei einer wöchentlichen Abnahme von 1 kg muss der tägliche Energiebedarf um 3.600 kJ bis 4.500 kJ unterschritten werden. Rein rechnerisch ergibt sich die ungefähre Höhe der täglichen Gewichtsabnahme aus der Differenz von Energiebedarf und Energiezufuhr dividiert durch 25,2 kJ bzw. 31,5 kJ. Die tatsächliche Gewichtsabnahme liegt meist unter dem errechneten Wert, was auf eine verminderte, nahrungsbedingte **Thermogenese** zurückzuführen ist. Darunter versteht man die Wärmebildung im Körper und die Wärmeabgabe über die Haut. Bei verminderter Nahrungsaufnahme verringert der Körper diese Energie verbrauchenden Vorgänge. Zu berücksichtigen ist auch, aus welchen Energiespeichern der Körper die benötigte Energie bezieht, da Fett, Eiweiß und Glykogen unterschiedliche Mengen an Wasser binden.

- Eignet sich der eingeschlagene Weg zum Abnehmen langfristig dazu, das reduzierte Gewicht zu halten?

- Dem Körper müssen trotz energetischer Unterversorgung lebensnotwendige Stoffe ausreichend zugeführt werden.

- Nachhaltiges Abnehmen sollte immer die Bereiche Ernährung, Bewegung und Verhalten einbeziehen.

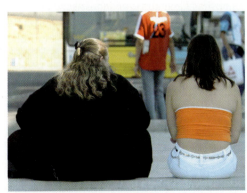

Die Frage lautet: Wo liegt die Wahrheit des richtigen Körpergewichtes?

2 Diätdschungel – wer die Wahl hat, hat die Qual

Im Allgemeinen ist es für den uninformierten Verbraucher schwer, zwischen seriösen und unseriösen Vorschlägen zur Gewichtsreduktion zu unterscheiden. Das führt zur Verunsicherung, zumal zu den bereits zahlreich vorhandenen Diätkonzepten ständig neue hinzukommen, die nicht selten genau das Gegenteil von dem propagieren, was lange Zeit Gültigkeit hatte. Häufig schlägt auch die Falle eines vielversprechenden Werbeslogans übel zu. Mit den Nöten anderer lässt sich bekanntlich gut Geld verdienen. Wie sinnvoll abgenommen werden soll, ist auch unter Experten weiterhin umstritten. Argumente für oder gegen ein Ernährungskonzept lassen sich immer finden. Individuell unterschiedliche Reaktionen auf die eine oder andere Diätvorschrift sind ebenfalls möglich, so dass die zahlreich nachzulesenden Studien zu diesem Thema auch kein unbedingt einheitliches Bild ergeben. Bei allen ernst zu nehmenden Diäten geht es auf unterschiedliche Weise darum, letztlich eine Energieeinsparung über die Nahrung zu erreichen, die zu einer negativen Energiebilanz und damit zum Verlust von Körpergewicht führt. Unterschiedlich intensiv wird bei den Diätempfehlungen berücksichtigt, dass eine ernährungsbedingte negative Energiebilanz durch regelmäßig durchzuführende Bewegungsprogramme im Sinne eines Ausgleichssports in der Freizeit sinnvoll unterstützt werden sollte.

In besonders schwerwiegenden Fällen von Adipositas kann auch zumindest kurzfristig der Einsatz von Medikamenten als unterstützende Maßnahme unter strenger ärztlicher Kontrolle empfehlenswert sein. Diese können dem Gewichtsproblem z. B. auf folgende Weisen zu Leibe rücken:
- durch Steigerung des Stoffwechsels (z. B. Gabe von Schilddrüsenhormonen),
- durch Verschlechterung der Verdauung und der Nährstoffaufnahme (z. B. Einnahme von Abführmitteln),
- durch Senkung des Hungergefühls (z. B. Einnahme von Appetitzüglern).

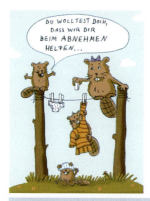

Wenn die Sache mit dem Abnehmen doch so leicht wäre wie hier!

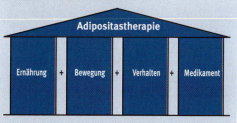

Wie wird Übergewicht behandelt?

Lernaufgaben:

Sie planen in Kürze mit geschultem Fachpersonal eine Ernährungsberatungspraxis zu eröffnen, die sich vornehmlich dem Problem „Übergewicht und Adipositas" annehmen will. Dazu ist es wichtig, dass Sie sich auf diesem Fachgebiet sehr gut auskennen, denn Fragen von Ratsuchenden zur Entstehung, Gefahr und vor allem zu Therapiemöglichkeiten werden auf Sie zukommen. Deshalb ist eine intensive Schulung der Beratungskräfte erforderlich.

1. Bereiten Sie sich in Gruppen fachlich auf die hypothetisch gestellte Herausforderung vor.
2. Durchforsten Sie mit Ihren „Kolleginnen und Kollegen" den Diätdschungel im Hinblick auf propagierte Reduktionsvorschriften und ordnen Sie nach entsprechenden Gemeinsamkeiten. Nulldiät, modifiziertes Fasten, Formuladiäten und vieles mehr sind dazu nur wenige Stichworte.
3. Halten Sie Ihre Ergebnisse in einer schriftlichen Form fest, die dazu geeignet ist, Ihre Arbeit in der Beratungspraxis zu unterstützen.
4. Führen Sie anschließend in Rollenspielen Beratungsgespräche mit „Übergewichtigen" durch, die unterschiedlich einsichtig sind.

Bei der Frage, wie Nahrungsenergie eingespart werden kann, geht es darum, mit welchen Mengeneinschränkungen bei den energieliefernden Nährstoffen Kohlenhydrate, Fett und Eiweiß dieses Ziel am besten erreicht werden kann. Die Reduktion eines Nährstoffs bei der Energieversorgung führt zwangsläufig zu einem relativen Anstieg der beiden anderen und zu einer veränderten Stoffwechsellage. So konkurrieren in den letzten Jahren verstärkt „low-fat"- und „low-carb"-Diäten um die Gunst der Experten und vor allem um die der betroffenen Übergewichtigen selbst. Die Lebensmittelindustrie, Buch- und Zeitschriftenverlage und andere Medien greifen aktuelle Bewegungen gern auf, um zu informieren, aber auch um ihre eigenen Umsätze zu optimieren.

Welche Überlegungen stecken z. B. hinter den „low-carb"-Diätempfehlungen? Die Aufnahme von Kohlenhydraten beeinflusst den Blutzuckerverlauf, der wiederum eine dementsprechende Insulinantwort hervorruft. Insulin aber fördert den Fettaufbau und „Abspeckdiäten" sollen natürlich genau das Gegenteil erreichen. So sollen Kohlenhydrate verzehrt werden, die den Blutzucker und damit den Insulinspiegel nur mäßig ansteigen lassen. Lebensmittel werden nach ihrem glykämischen Index (GI) oder besser nach ihrer glykämischen Last (GL) beurteilt und in Gruppen von günstigen, mäßig günstigen und nicht günstigen Nahrungsmitteln eingeteilt.

Wenn auch festzustellen ist, dass die Anwendung von Reduktionsdiäten mit verschiedenen, zum Teil extremen Nährstoffrelationen und einem unterschiedlichen Sättigungsvermögen zu einer mehr oder weniger schnellen Gewichtsabnahme führt, so ist letztlich von besonderem Interesse, ob das reduzierte Körpergewicht auch langfristig durch Eignung der Diätvorschrift als Dauerernährung gehalten werden kann. Dies ist bei der weiterhin von der Deutschen Gesellschaft für Ernährung (DGE) progagierten ausgewogenen energiereduzierten Mischkost zur Verringerung des Körpergewichts gegeben.

Es ist davon auszugehen, dass intensive Forschungsarbeit das Wissen um die Entstehung und Behandlung von Übergewicht erweitern wird, damit neue Lösungsansätze zum Wohle der Betroffenen genutzt werden können.

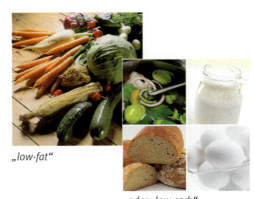

„low-fat"

oder „low-carb",
das ist hier die Frage

Lebensmittel	GI (%)	Kategorie
Glucose	100	hoch
Kartoffeln	60–80	
Cola, Limonade	70	
Weißbrot, Knäckebrot	60–70	
Obstsäfte	60–70	
Kochzucker	60	
Kürbis, Melone	70–75	
Reis	50–60	mittel
Nudeln, Kuchen	50–60	
Banane	40–50	
Gebäck	40–50	
Vollkornbrot	40	niedrig
Apfel, Obst	30–40	
Milch	30	
Linsen, Hülsenfrüchte	30	
Vollmilchschokolade	25–30	
Gemüse, Salat, Erdnüsse	10–20	

Einteilung ausgewählter Lebensmittel nach ihrem GI

- Verteilung der Gesamtenergiemenge von etwa 5.000 bis 6.300 kJ (1.200 bis 1.500 kcal) auf mehrere kleine Mahlzeiten.
- Ersatz der energiereichen Lebensmittel durch energiearme (z.B. Mineralwasser oder Tee statt Saft oder Limonade).
- Bevorzugung ballaststoffreicher Lebensmittel wie Vollkornprodukte, Obst und Gemüse.
- Anwendung fettarmer und nährstoffschonender Zubereitungsarten (z. B. Dünsten).
- Verzicht auf alkoholische Getränke.
- Einschränkung der Aufnahme von versteckten Fetten und sichtbaren Fetten.

Regeln für eine energiereduzierte Mischkost

Beurteilung von Lebensmitteln nach glykämischem Index und glykämischer Last

Lebensmittel	GI (Glucose = 100)	Portionsgröße	GL	niedrig ≤ 10 mittel 11-19 hoch ≥ 20
Brot und Backwaren				
Blaubeermuffin	59	57 g	17	mittel
Kekse (Mürbeteig)	59	25 g	10	niedrig
Keks mit Schokocremefüllung	52	45 g	16	mittel
Reiscracker	78	25 g	17	mittel
Baguette	95	30 g	15	mittel
Croissant	67	57 g	17	mittel
Roggenvollkornbrot	58	30 g	8	niedrig
Pumpernickel	50	30 g	6	niedrig
Roggenknäckebrot	64	25 g	11	mittel
Beilagen				
Nudeln/Spaghetti (gekocht)	42	180 g	20	hoch
Langkornreis, weiß, 15 min gekocht	58	150 g	23	hoch
Parboiled Reis	47	150 g	17	mittel
Brauner Reis	55	150 g	18	mittel
Gekochte Kartoffeln	50	150 g	14	mittel
Kartoffelpüree	74	150 g	15	mittel
Frühstückscerealien				
Frühstücksflocken mit Weizenkleie (Kellogg's)	42	30 g	9	niedrig
Choco-Pops (Puffreis mit Kakaogeschmack)	77	30 g	20	hoch
Cornflakes	81	30 g	21	hoch
Kellogg's Frosties	55	30 g	15	mittel
Haferflockenporridge	58	250 g	13	mittel
Müsli, natur	49	30 g	10	niedrig
Obst				
Bananen	52	120 g	12	mittel
Äpfel	38	120 g	6	niedrig
Kirschen	22	120 g	3	niedrig
Erdbeeren	40	120 g	1	niedrig
Orangen	42	120 g	5	niedrig
Gemüse/Hülsenfrüchte				
Karotten roh	16	80 g	1	niedrig
Karotten gekocht	47	80 g	3	niedrig
Grüne Bohnen	38	150 g	12	mittel
Linsen	29	150 g	5	niedrig
Kidneybohnen	28	150 g	7	niedrig
Kidneybohnen (Konserve)	52	150 g	9	niedrig
Milchprodukte				
Vollmilch	27	250 ml	3	niedrig
Joghurt	36	200 g	3	niedrig
Joghurt fettarm mit Zucker	33	200 g	10	niedrig
Fruchtjoghurt fettarm mit Süßstoff	14	200 g	2	niedrig
Sojamilch 3% Fett	44	250 ml	8	niedrig
Süßwaren				
Eiscreme (Vanille/Schokolade)	61	50 g	8	niedrig
Vanillepudding	40	100 g	6	niedrig
Milchschokolade	43	50 g	12	mittel
Schokoriegel (Mars)	65	60 g	26	hoch
Getränke				
Apfelsaft, klar, ohne Zuckerzusatz	40	250 ml	12	mittel
Apfelsaft, naturtrüb, ohne Zuckerzusatz	37	250 ml	10	niedrig
Orangensaft, ohne Zuckerzusatz, aus Konzentrat	50	250 ml	13	mittel
Tomatensaft, ohne Zuckerzusatz	38	250 ml	4	niedrig
Coca Cola	58	250 ml	15	mittel
Fanta	68	250 ml	23	hoch
Isostar Sportdrink	70	250 ml	13	mittel

GI = Glykämischer Index; GL = Glykämische Last

Quelle: tp://www.waswiressen.de/download/glykaemischer_index.pdf

Überblick: Vergleich ausgewählter Reduktionsdiäten

Diätkonzept	tägliche Gewichtsabnahme	Vorteile	Nachteile	Beurteilung
Nulldiät: totales Fasten bei reichlicher Flüssigkeitsaufnahme (mind. 3 Liter tägl., z.B. Mineralwasser, ungesüßter Tee) Gabe von Vitaminen und Mineralstoffen	bei Frauen ca. 390 g bei Männern ca. 450 g	sehr schnelle Gewichtsabnahme	unter ärztlicher Aufsicht durchzuführen, da eine große Belastung des Stoffwechsels eintritt, die regelmäßige Blutkontrollen erfordert	nur geeignet für ausgewählte Fettsüchtige, zum Teil schlechte Langzeiterfolge
Modifiziertes Fasten: tägliche Aufnahme von 30 g eines biologisch hochwertigen AS-Gemisches und evtl. 50 g KH	ca. 250 – 300 g	schnelle Gewichtsabnahme ausgeglichene Eiweißbilanz	kein Lerneffekt zur Umstellung falscher Ernährungsgewohnheiten	unbefriedigende Langzeiterfolge
Formuladiäten: industriell hergestellte Nährstoffgemische mit konstantem Nährstoffgehalt unter Beachtung des § 14a der Diätverordnung	je nach der Höhe der täglichen Energieeinsparung	leichte, zeitsparende Zubereitung ohne Berechnung des Nährwertes	wenig abwechslungsreich in Geschmack und Konsistenz, relativ teuer	kurzfristig einsetzbar bei starkem Übergewicht und unter ärztlicher Kontrolle, ohne Lernerfolg
Diäten mit extremen Nährstoffrelationen: extrem vermehrte bzw. verminderte Aufnahme eines oder zweier Nährstoffe im Verhältnis zu den übrigen, z.B. kohlenhydratarm, eiweiß- und fettreich	unterschiedlich je nach Ditätform, vergleichsweise höhere Gewichtsabnahme	meist hoher Sättigungseffekt	teilweise erhebliche Eingriffe in das Stoffwechselgeschehen mit Belastung des Kreislaufs	im Allgemeinen nicht zu empfehlen, da u.a. geringe Langzeiterfolge, zum Teil Form einer Mangelernährung
Energiereduzierte Mischkost: stark verminderte Energieaufnahme bei üblicher Nährstoffrelation weit verbreitet: 5000 kJ (1200 kcal), Reduktionskost	ca. 140–210 g abhängig von der Höhe der Energieeinsparung	abwechslungsreiche, alltagstaugliche Ernährungsform, auch langfristig einsetzbar, gute Nährstoffversorgung	Wiegen der Lebensmittelmengen und Berechnen der Nährwerte kann zu Beginn als lästig empfunden werden	gut bewährte Diätform zur Gewichtsabnahme mit Langzeiterfolgen aufgrund eines verbesserten Ernährungsverhaltens

Regeln zur Gewichtsreduktion:
- Vor einer Diät ist eine Rücksprache mit dem Hausarzt erforderlich!
- Körpergewicht regelmäßig kontrollieren!
- Bewusst essen, langsam kauen!
- Geplant einkaufen, ohne Heißhungergefühle zu haben!
- Geringe Lebensmittelmengen bevorraten!
- Kleine Portionen auf kleine Teller!

3 Essstörungen – wenn das Essen nicht Lust, sondern Frust bedeutet

Unter dem Begriff Essstörungen fasst man krankhafte Verhaltensweisen zusammen, die als **Magersucht** (Anorexia nervosa), **Ess-Brech-Sucht** (Bulimia nervosa) und als **Esssucht** (Binge-Eating-Disorder = BED) in Erscheinung treten. Die Übergänge zwischen den einzelnen Krankheitsformen können in beiden Richtungen fließend sein, was die Diagnose häufig nicht ganz einfach und eindeutig macht. Gefährdet für die Entwicklung einer Mager- bzw. Ess-Brecht-Sucht sind vorwiegend weibliche Personen zwischen 12–25 Jahren, wobei zunehmend auch Männer erkranken, die mit Muskeltraining und Nahrungsentzug einem fatalen Schönheitsideal entgegen hungern. Vor allem Mädchen in der Pubertät haben panische Angst, dick zu werden. Sie hungern zunächst freiwillig, leiden schließlich unter Appetitlosigkeit und verweigern jegliche Nahrungsaufnahme, um eine meist im Bereich des extremen Untergewichts (BMI ≤ 17,5 kg/m^2) liegende „Idealfigur" zu erreichen. Unterstützend werden häufig noch Abführmittel und Appetitzügler eingenommen. Es besteht nicht selten akute Lebensgefahr. In diesem Zusammenhang steht die Fragwürdigkeit von Schlankheitsidealen im Raum, ein Problem, das die Bundesregierung auch im Rahmen des Aktionsprogramms „Fit statt fett" offensiv angehen möchte.

Ein weiteres abnormes Essverhalten kann ebenfalls zur Magersucht führen. Häufig liegt das Körpergewicht aber im Normbereich, so dass die Essstörung lange „erfolgreich" verheimlicht werden kann. Es wechseln sogenannte **Essattacken**, in denen enorme Nahrungsmengen in kurzer Zeit „verdrückt" werden, mit anschließendem selbst erzeugtem oder spontanem **Erbrechen** einander ab. Auch andere Maßnahmen zur Regulation des Körpergewichts sind üblich, z. B. maßlos übertriebene sportliche Aktivität. Schätzungen gehen davon aus, dass ca. 3–5 % aller Frauen zwischen 12 und 25 Jahren unter „gewichtsregulierendem Erbrechen" **(Bulimia nervosa)** (Bulimia = Ochsenhunger) leiden.

Bei der **Esssucht** handelt es sich um eine recht neue Form einer Art Bulimie mit Essanfällen. Allerdings fehlen die verschiedenen Verhaltensmaßnahmen, um die in kurzer Zeit aufgenommenen hohen Energiemengen wieder loszuwerden. Es besteht die Gefahr zur Entwicklung von Übergewicht. Das Essverhalten bedeutet eine große psychische Belastung für die Betroffenen selbst, da sie vielfach Ekel- und Schuldgefühle entwickeln und depressiv werden.

„Modewelt weist Verantwortung für magersüchtige Models zurück"

„Betreten, aber nicht bekehrt hat die Modewelt auf den Tod der 21 Jahre alten Ana Carolina Reston Macan reagiert. Das Fotomodell war am Dienstag in São Paulo an den Folgen seiner Magersucht gestorben. «Die Mode ist nicht für die Magersucht verantwortlich», hieß es als Kommentar am Donnerstagabend aus dem Hause Chanel in Paris. Tatsache bleibt aber, dass die Mädchen auf den Laufstegen und in den Gazetten seit vierzig Jahren immer dünner werden. Doch Schuld am Magerkult der jungen Frauen sei die Mode deshalb noch lange nicht, betont der Chef des französischen Modeverbandes, Didier Grumbach: «Die Mode ist Folge der gesellschaftlichen Veränderungen, nicht ihre Ursache.» (…) Ana Carolina hatte die Arbeit an einem Katalog kurz vor ihrer Erkrankung aufgeben müssen, weil sie mit 40 Kilogramm Körpergewicht bei einer Größe von 1,74 Metern zu dünn und zu schwach war. Die junge Frau hatte sich zuletzt nur noch von Äpfeln und Tomaten ernährt. Eine Blaseninfektion führte dann innerhalb kurzer Zeit zu Nierenversagen und allgemeinem Organversagen."

Neuerdings macht eine weitere Form der Essstörung von sich reden, die **Orthorexie**. Menschen mit diesem Problem haben panische Angst, in ihrer Ernährung etwas falsch zu machen. Sie möchten sich übertrieben gesund ernähren und investieren viel Zeit für die Berechnung und Planung von Mahlzeiten. Im fortgeschrittenen Stadium versuchen sie, Personen in ihrem Lebensumfeld „missionarisch" zu beeinflussen.

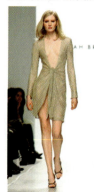

Ursachen für das gestörte Essverhalten sind vorwiegend im psychischen Bereich zu suchen. Die Betroffenen befinden sich vielfach in einer Selbstfindungskrise, haben Schwierigkeiten mit dem Erwachsenwerden, lehnen jede Hilfestellung von Eltern und anderen ab, verneinen ihre beginnende Sexualität oder leiden unter Depressionen, verbunden mit einem sehr geringen Selbstwertgefühl. Gerade Magersüchtige mit einer sogenannten „Körperschemastörung" hoffen durch ihr schlankes Aussehen auf Anerkennung, Liebe, Verständnis und selbst empfundenes Glück. Sie streben in ihren Handlungsweisen nach Perfektion und empfinden ein Gefühl der Stärke und Überlegenheit, nicht den Verlockungen des Essens nachzugeben. Wissenschaftliche Studien belegen auch eine genetische Disposition für manche Formen einer Essstörung. Bei bulimisch Erkrankten kann ihr Verhalten eine Möglichkeit sein, mit den Schwierigkeiten des täglichen Lebens fertig zu werden. Sie gestehen sich heimlich etwas zu, was sich andere nicht gönnen! Nach der Nationalen Verzehrstudie II sind 10% der 17-jährigen Mädchen in Deutschland magersüchtig!

Die **Folgen des gestörten Essverhaltens** sind vielfältig. Die starke Abnahme des Fettgewebes und der fettfreien Körpermasse wirkt sich auf den gesamten Organismus des Magersüchtigen aus. Dünne Hautfalten und ein nahezu vollständig eingeschmolzenes Unterhautfettgewebe sind sichtbare Zeichen eines extremen Gewichtsverlustes. Die Knochen treten betont hervor, die Haut fühlt sich kalt an. Erhöhte Cortisolspiegel vermindern die Immunabwehr und begünstigen die Entwicklung einer Osteoporose. Wichtige Blutbestandteile wie das Hämoglobin, die Serumproteine, der Blutzucker, Fettsäuren und Triglyceride weichen von der Norm ab. Der Grundumsatz ist immer stark gesenkt. Ein geringeres Herzgewicht und gestörte Herzaktionen aufgrund eines Kaliummangels treten

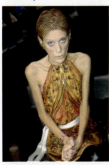
Magersucht bei einer Frau

auf. Weiterhin muss mit Veränderungen im Verdauungstrakt und einer Funktionsstörung der Geschlechtsorgane gerechnet werden. Die Bildung reifer Ei- und Samenzellen sowie von Sexualhormonen unterbleibt. Bei bulimischen Menschen steigt mit der Häufigkeit von Brechanfällen die Gefahr, dass die Magensalzsäure die Speiseröhre und Zähne angreift.

Wichtig bei der **Behandlung** von Essstörungen ist vor allem eine psychotherapeutische Betreuung, um die Krankheitsursachen aufzuarbeiten. Bei Magersüchtigen in kritischem Zustand ist eine gezielte Ernährung unter klinischen Bedingungen notwendig, um den lebensbedrohlichen Zustand zu beseitigen.

Ernährungsempfehlungen für Magersüchtige
- Energiereiche Mischkost mit ausgewogener Nährstoffrelation und allen notwendigen Nahrungsbestandteilen.
- Über dem Bedarf liegende Energiezufuhr, um eine positive Energiebilanz zur Gewichtszunahme zu erreichen.
- Schrittweise Erhöhung der Energieversorgung von ca. 105 kJ auf 147 bis 167 kJ je kg, bezogen auf das Normalgewicht.
- Täglich 5 bis 6 kleine Mahlzeiten.
- Auswahl und Zubereitung der Lebensmittel nach den Gesichtspunkten einer leichten Vollkost, um das angegriffene Verdauungssystem nicht zu überlasten.
- Fette mit langkettigen Fettsäuren durch Triglyceride mit überwiegend mittelkettigen Fettsäuren (MCT-Fett) ersetzen, um eine bessere Verdaulichkeit bei Störungen der Bauchspeicheldrüse zu erreichen.
- Im Falle einer Unverträglichkeit von Milchzucker (Lactasemangel) auf Milch und Milchprodukte mit Ausnahme von lactosearmem Quark und Käse verzichten.
- Eine gestörte Insulinproduktion und -abgabe erfordert eine kontrollierte Aufnahme von Kohlenhydraten.

Informationen zum Thema finden sich z.B. unter: http://www.magersucht.de/

> **Lernaufgabe:**
>
> Beschäftigen Sie sich mit Erfahrungsberichten von Menschen mit Essstörungen. Eventuell kennen Sie oder ein anderer Ihrer Gruppe einen Betroffenen, der zu einem Gespräch bereit ist. Überlegen Sie dann zunächst, was Sie denjenigen gern fragen möchten.

4 Diabetes mellitus – droht eine weltweite Epidemie?

Immer mehr Menschen leiden an Diabetes mellitus („honigsüßer Durchfluss"). Die Angaben zur Krankheitshäufigkeit in der Bundesrepublik schwanken je nach Quelle zwischen 4 bis 8 Millionen. Nach der Gesundheitsberichterstattung des Bundes „Gesundheit in Deutschland" vom Juli 2006 sind mit steigender Tendenz vermutlich derzeit etwa 4 Millionen Personen in Deutschland von dieser Stoffwechselstörung betroffen, was einem Bevölkerungsanteil von ungefähr 5 % entspricht. Gleichzeitig muss zusätzlich von einer hohen Dunkelziffer ausgegangen werden, denn oft dauert es Jahre, bis eine Diabeteserkrankung, meist rein zufällig, erkannt wird. Bis 2010 rechnet man sogar mit 10 Millionen Betroffenen, wobei sehr verschiedene Gründe eine Rolle spielen. Dieser Entwicklung muss unbedingt entgegengewirkt werden.

Weltweit wird die Zahl der Diabetiker auf fast 250 Millionen geschätzt. Damit ist die Diabeteshäufigkeit in den letzten 20 Jahren um das etwa Siebenfache gestiegen. Gleichzeitig befürchten Experten, dass das weltweite Diabetesvorkommen in den nächsten 20 Jahren sogar auf gut 350 Millionen steigen könnte. Von dieser besorgniserregenden Entwicklung muss man ausgehen, sollten nicht bereits eingeleitete und weiter zu intensivierende nationale und internationale Interventionsmaßnahmen dagegen steuern können. Selbst die UN hat sich auf Drängen der Internationalen Diabetes Föderation (IDF) der Initiative „Unite for Diabetes" in einer Resolution vom Dezember 2006 angenommen, in der erstmalig einer nicht infektiösen Krankheit ein hohes weltweites Bedrohungspotenzial zuerkannt wird.

Einer Diabetes„epidemie" soll weltweit durch geeignete Maßnahmen entgegengewirkt werden. Dazu wurde z. B. ab 2007 der Welt-Diabetes-Tag am 14. November als wahrzunehmender UN-Tag deklariert.

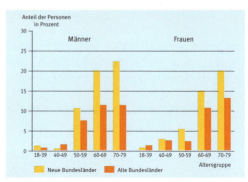

Diabetes mellitus-Vorkommen in verschiedenen Altersgruppen

Nationales Aktionsforum Diabetes Mellitus (NAFDM)
- <u>Gründung:</u> Ende 2004 auf Initiative des Bundesgesundheitsministeriums und der Deutschen Diabetes-Union (DDU)
- <u>beteiligte Partner:</u> über 500 Institutionen und Organisationen aus Medizin, Wissenschaft, Patientenverbänden, Industrie und Politik
- <u>Hauptarbeitsziele der Projektgruppen bis 2010:</u>
  1. Prävention:
     ➤ Zahl der Neuerkrankungen stoppen bzw. senken
     ➤ Risikopersonen frühzeitig ermitteln
  2. Versorgung:
     ➤ bestmögliche Betreuung der Betroffenen im Hinblick auf Ernährung, Sport, Medizin und Psyche
  3. Forschung:
     ➤ intensivieren, bündeln und vernetzen

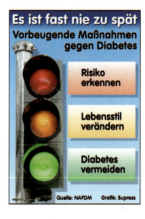

Beispiel einer Aufklärungs- und Informationskampagne

Fallbeispiel:
Die Schulglocke läutet. Caroline hat in der nächsten Stunde Sport, ein Fach, das sie hasst. Am liebsten würde sie gar nicht hingehen! Ihre Mitschülerinnen laufen schon voraus. Sie bleibt noch im Klassenzimmer zurück und zieht ihr Blutzuckermessgerät aus der Schultasche. „Immer diese lästige Piekserei!" denkt sie. Caroline müsste dringend abnehmen!
Sie leidet am Typ 2-Diabetes.

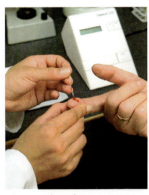

Blutentnahme für Blutzuckertest

80–90 % der erkrankten Diabetiker weisen den Typ 2-Diabetes auf, der neben einer genetischen Veranlagung vor allem auf ein zu hohes Körpergewicht zurückzuführen ist. Die restlichen Prozente verteilen sich auf weitere Diabetesformen, wobei der Typ 1-Diabetes mit ca. 5 % zu Buche schlägt. Besonders alarmierend ist, dass immer mehr Kinder und Jugendliche mit genetisch bedingtem Risiko aufgrund von Übergewicht am Typ 2-Diabetes leiden, der früher auch als Altersdiabetes bezeichnet wurde.

Hauptkennzeichen des Diabetes ist ein erhöhter Blutzuckerspiegel (Hyperglykämie) aufgrund einer gestörten Glucosetoleranz, die sich bei den Betroffenen durch häufiges Wasserlassen, Durstgefühle, Müdigkeit, Abgeschlagenheit, schlechte Wundheilungstendenz und bei Überschreitung der Nierenschwelle bei einem Blutzuckerspiegel über 180 mg/dl durch die Ausscheidung von Zucker im Urin (Glukosurie) bemerkbar macht.

Leider werden Symptome in den Anfängen eines latent bestehenden Diabetes gar nicht bemerkt bzw. häufig nicht ernst genug genommen, was dazu führt, dass spät mit der Behandlung begonnen wird. Da der Beginn eines Typ 2-Diabetes meist schleichend und damit fast unbemerkt erfolgt, handelt es sich bei der Diabetesdiagnose häufig um einen Zufallsbefund. Problematisch ist aber, dass eine schlechte Blutzuckereinstellung mit schwerwiegenden Spätschäden vor allem an den kleinen Gefäßen (Mikroangiopathie) verbunden ist, die zu Schädigungen der Netzhaut (Retinopathie), der Nerven (Neuropathie) und der Nieren (Nephropathie) führt.

Auch krankhafte Veränderungen an den großen Gefäßen (Makroangiopathie) sind häufig zu beobachten. Damit steigt das Risiko für Diabetiker im Vergleich zu Nichtdiabetikern, einen Herzinfarkt bzw. Schlaganfall zu erleiden, erheblich.

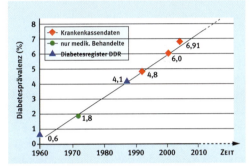

Entwicklung der Diabetesprävalenz seit 1960 in Deutschland auf der Grundlage bevölkerungsbasierter Erhebungen.
Aus: Deutscher Gesundheitsbericht Diabetes 2007

Lernaufgaben:

1. Beschäftigen Sie sich in Arbeitsgruppen mithilfe einer Internetrecherche mit nationalen und internationalen Aktionen, die der weiteren Verbreitung von Diabetes mellitus entgegenwirken sollen. So stellen auch viele Prominente mit Diabetes ihre Popularität in den Dienst der Diabetesaufklärung.
2. Stellen Sie Ihre Arbeitsergebnisse in geeigneter Weise z.B. durch Posterausstellung, Kurzvorträge etc. der Schulgemeinschaft vor.
3. Beginnen Sie mit dem Studium der von der UN 2006 beschlossenen Resolution nach dem Motto:

unite for diabetes
www.unitefordiabetes.org

4.1 Blutzuckerregulation

Besonderes Augenmerk muss bei einem diagnostizierten Diabetes auf die gute Blutzuckereinstellung gelegt werden, unabhängig davon, ob es sich um den Typ 1- oder Typ 2-Diabetes handelt. Während für die Entgleisung der Blutzuckerregulation beim **Typ 1**-Diabetes ein vollkommener (**absoluter Insulinmangel**) aufgrund einer Autoimmunerkrankung mit nachweisbaren Antikörpern im Blut verantwortlich ist, liegt beim **Typ 2**-Diabetes nach anfänglich erhöhten Insulinblutwerten infolge einer abnehmenden Empfindlichkeit der Zielzellen auf Insulin, auch als Insulinresistenz bezeichnet, letztlich eine unzureichende Insulinversorgung des Körpers vor (**relativer Insulinmangel**).

Die **Regulierung des Blutzuckerspiegels** durch ein fein aufeinander abgestimmtes hormonelles Regelsystem ist Voraussetzung für Wohlbefinden und Leistungsfähigkeit. Im Wesentlichen sind an der Regulation die Hormone **Insulin** und **Glukagon** beteiligt, die beide in speziellen Zellen der Bauchspeicheldrüse gebildet werden.

Aber auch Hormone des Darmes, sogenannte Inkretine, sind wichtig. Sie fördern kurzfristig die Ausschüttung von Insulin und hemmen gleichzeitig die Abgabe von Glukagon. Somit sind die ähnlich, aber länger wirkenden Verbindungen wie das aus dem Speichel einer amerikanischen Echsenart gewonnene Produkt, Grundlage für Antidiabetika.

Der Blutzuckerspiegel sinkt, indem Leber- und Muskelzellen aufnahmefähig für Glucose gemacht werden. In diesen Zellen wird Glucose als Glykogen gespeichert. Außerdem fördert Insulin den Aufbau von Fetten und körpereigenen Proteinen.

Glukagon und das Stresshormon Adrenalin aus dem Nebennierenmark verhindern einen unerwünschten Abfall des Blutzuckerspiegels. Steigt bei erhöhter Muskeltätigkeit der Verbrauch des Blutzuckers, veranlassen sie den Abbau des Glykogens in den Leberzellen und die Abgabe der entstehenden Glucose an das Blut. So pendelt sich der Blutglucosegehalt wieder auf den Normalwert von 70 bis 120 mg Glukose in 100 ml Blut ein.

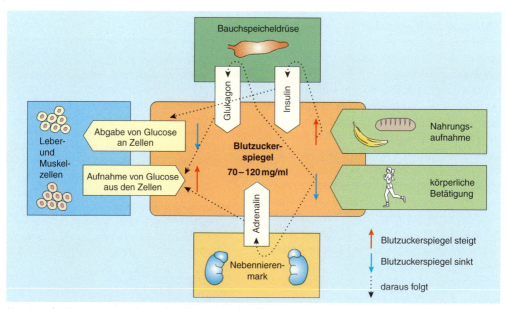

Hauptmechanismen zur Regulation des Blutzuckerspiegels

Unterschiedliche Gründe führen bei Diabetesbetroffenen zu einer Fehlregulation des Blutzuckerspiegels, wobei ein zu hoher Blutzuckerwert (Hyperglykämie) mit den gefürchteten Spätschäden im Mittelpunkt der Krankheitssymptomatik steht. So gehen viele Fälle von Erblindungen, Nierenversagen mit notwendiger Dialyse, Amputationen von Gliedmaßen, Herzinfarkten und Schlaganfällen auf das Konto einer Diabeteserkrankung. Als lebensbedrohliche Komplikationen gelten, sowohl das diabetische Koma als auch der hypoglykämische Schock, beides kann durch eine gute Blutzuckereinstellung vermieden werden. Als Maß hierfür wird die Bestimmung des sogenannten **HbA1$_c$-Wertes** herangezogen, der angibt, wie viel % des roten Blutfarbstoffs Hämoglobin mit Glucose besetzt ist. Da die roten Blutkörperchen im Durchschnitt eine Lebens- dauer von 120 Tagen haben, kann der HbA1$_c$-Wert Auskunft über die Stoffwechselsituation („Blutzuckerlangzeitgedächtnis") eines Diabetikers in den vergangenen drei

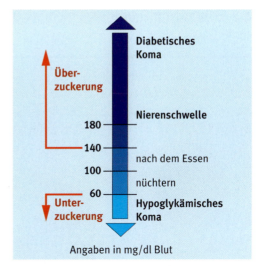

Blutzuckerspiegel, Angaben in mg/dl Blut

Monaten geben. Nach dem Motto einer Diabetesaktion „Gesünder unter 7" sollte dieser Wert also möglichst unter 7 % liegen.

Vergleichskriterien	Typ 1-Diabetes	Typ 2-Diabetes
Insulinmangel	absolut	relativ
Insulinbildung in der Bauchspeicheldrüse	gering bis fehlend	oft normal bis erschöpft
Insulinempfindlichkeit der Zielzellen	normal	häufig unempfindlich (insulinresistent)
Alter, in dem die Krankheit vermehrt auftritt	vor dem 40. Lebensjahr, besonders häufig zwischen 10 – 15 Jahren	meist nach dem 40. Lebensjahr, aber immer häufiger auch schon viel früher
Häufigkeitsverteilung bei Diabeteserkrankten	ca. 5 %[1]	80-90 %[1]
Ursachen/ Krankheitsrisiken	bei genetischer Disposition autoimmunbedingter Untergang insulinproduzierender ß-Zellen der Bauchspeicheldrüse z. B. nach Viruserkrankungen	genetische Veranlagung, fetale Einflüsse und äußere Faktoren wie erhöhtes relatives Körpergewicht (BMI $\geq$ 25 kg/m^2), Dauer des bestehenden Übergewichts
Schnelligkeit der Krankheitsausprägung	plötzlich auftretend, wenn ca. 80 % der insulinproduzierenden ß-Zellen zerstört sind	meist schleichend
Neigung zur Übersäuerung des Blutes	ausgeprägt	gering
Therapiemaßnahmen	Insulingaben (meist intramuskulär über Pen oder Pumpen, neuerdings auch inhalativ möglich)	vorrangig Gewichtsreduktion, körperliche Bewegung, Gabe von Antidiabetika und anderen Medikamenten

Vergleich von Typ 1- und Typ 2-Diabetes

[1] Anmerkung: restliche Prozente betreffen weitere Diabetes-Formen, wie z.B. Schwangerschaftsdiabetes

4.2 Folgen von Diabetes – nicht zu unterschätzen

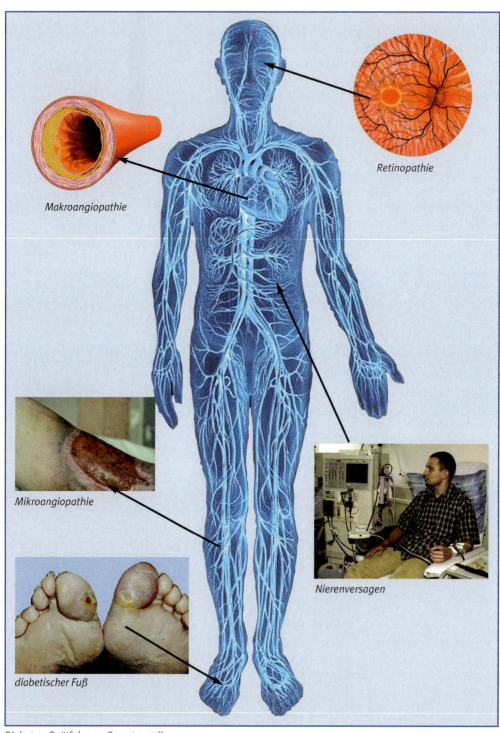

Diabetes, Spätfolgen – Symptomatik

4.3 Therapiemaßnahmen

Im Vordergrund aller Therapiemaßnahmen steht das Ziel einer guten Blutzuckereinstellung eines Zuckerkranken. Diese ist nur zu erreichen, wenn die Behandlung auf verschiedene, starke Säulen gestellt wird. Dann kann auch ein Diabetiker heute weiterhin ein möglichst unbeschwertes Leben führen. Information und Motivation durch intensive Schulungsprogramme sind wichtige Schritte, um Diabetikern ihre spezielle Stoffwechsellage verständlich zu machen. Nur auf diesem Wege kann ein Diabetiker lernen, auf bestimmte Lebensumstände im richtigen Moment angemessen zu reagieren. Dazu gehören zum Beispiel Maßnahmen, die der drohenden Gefahr einer Unterzuckerung (hypoglykämischer Schock) entgegenwirken oder der Entstehung des diabetischen Komas bei einer Überzuckerung des Blutes bis zu 1000 mg/100 ml vorbeugen.

Im Vordergrund jeder Diabetesbehandlung stehen also das informative Gespräch zwischen dem Fachpersonal, das nach aktuellen wissenschaftlichen Erkenntnissen geschult sein muss und dem Patienten, sowie die praktische Anleitung zum richtigen Handeln bei der Nahrungsmittelauswahl und -zubereitung und im Umgang mit Geräten zur Blutzuckerselbstkontrolle. Die Ernährungsempfehlungen zur Behandlung einer diabetischen Stoffwechsellage werden immer wieder wissenschaftlich diskutiert und korrigiert. Insgesamt unterliegen sie schon länger nicht mehr strengen Vorschriften, sondern werden je nach diabetischer und allgemeiner Stoffwechsellage individuell angepasst. Gerade bei Typ 2-Diabetikern, die meist übergewichtig sind, steht die Reduktion des Körpergewichts im Vordergrund der Therapie. Auch das vielfach vorhandene metabolische Syndrom darf dabei nicht außer Acht gelassen werden.

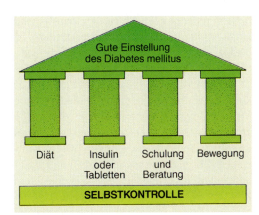

Säulen der Diabetestherapie

Vergleich von hypoglykämischem Schock und diabetischem Koma

Vergleichskriterien	Hypoglykämischer Schock	Diabetisches Koma
Blutzuckersituation	Unterzuckerung ≥ 50 mg/dl (≥ 2,78 mmol/l)	Überzuckerung bis zu 1000 mg/dl
Auslöser	Insulinüberdosierung, bestimmte Medikamente, Stress, Überanstrengung, z. B. beim Sport, Alkoholmissbrauch	schlechte Insulinversorgung, hohe Kohlenhydratzufuhr ohne Insulinabsicherung, Infektionskrankheiten
Schnelligkeit des Auftretens	plötzlich	langsam
Symptomatische Vorboten	Unruhe, Nervosität, Schwindel, Kopfschmerzen, Sprach- und Sehstörungen, Zittern, Herzklopfen, Kribbelgefühle, Blässe, kalter Schweiß, Panik, Agressivität	Acetongeruch in der Ausatmungsluft, Übelkeit, Erbrechen, Bauchschmerzen, Müdigkeit, Durst, verstärkter Harndrang, angestrengte Atmung
Symptome während des Komas	sehr schneller Puls, feuchte Haut, eventuell Krampfanfälle	starker Acetongeruch, rasender Puls, trockene Haut, Anzeichen von Austrocknung
Behandlungsmaßnahmen	Gabe von Glucose, in schweren Fällen Notruf→ Spritzen von Glucoselösungen i.v., Glukagon i.m., stabile Seitenlage von Bewusstlosen	Stabile Seitenlage, Notruf→Verabreichung von zuckerfreien Flüssigkeiten, nach Blutzuckerkontrolle Insulingabe

Insgesamt entspricht die Ernährung eines Diabetikers keiner kohlenhydratarmen Kostform, sondern ist für jeden Stoffwechselgesunden ebenso geeignet. Die Zeiten, in denen für Diabetiker getrennt gekocht werden musste, sind lange vorbei. Ist die Kohlenhydratzufuhr zu niedrig, besteht die Gefahr, dass zu viel Fett verzehrt wird, was sich auf die meist notwendige Gewichtsabnahme negativ auswirkt. Neben der Kohlenhydratmenge spielt bei Diabetikern die Art der aufgenommenen Kohlenhydrate eine große Rolle. Beide Aspekte spiegeln sich in den Begriffen Kohlenhydrateinheit (KHE), Broteinheit (BE), glykämischer Index (GI) und glykämische Last (GL) wider. In der Praxis erleichtern **KHE** und **BE** den Austausch von Lebensmittelmengen, die 10–12 g Kohlenhydrate enthalten. Austauschtabellen helfen dem Diabetiker bei der abwechslungsreichen Zusammenstellung seiner Mahlzeiten. Um ein Gefühl für die Mengen zu bekommen, ist es zu Krankheitsbeginn sinnvoll, kohlenhydrathaltige Lebensmittel abzuwiegen.

Für den Verlauf der Blutzuckerkurve nach der Nahrungsaufnahme spielen Art und Verarbeitung der kohlenhydrathaltigen Lebensmittel sowie deren weitere Inhaltsstoffe eine wichtige Rolle. Der **glykämische Index** (GI) wird ermittelt, indem der Verlauf der Blutglucosekurve nach dem Verzehr von 50 g verwertbaren Kohlenhydraten in einem bestimmten Nahrungsmittel mit dem nach der Aufnahme der gleichen Kohlenhydratmenge über Traubenzucker oder Weißbrot (=100 %) verglichen wird. Die Abweichung in Prozent wird als GI angegeben. Er zeigt, dass gleiche Kohlenhydratmengen mit unterschiedlichen Lebensmitteln zugeführt die Blutzuckerwerte und auch den Insulinspiegel verschieden stark beeinflussen. Unrealistisch ist, dass jedes Lebensmittel einzeln bewertet wird, während im Alltag meist ein Gemisch von kohlenhydrathaltigen Lebensmitteln verzehrt wird, die sich gegenseitig beeinflussen. Bei der **glykämischen Last** (GL) wird der GI eines Lebensmittels auf dessen Kohlenhydratgehalt in g in einer üblichen Verzehrsportion bezogen. So wird berücksichtigt, dass Lebensmittel mit einem hohen GI, aber einem niedrigen Kohlenhydratgehalt den Blutzuckerspiegel bei

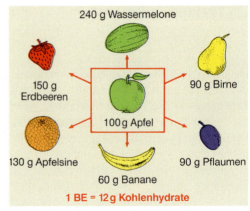

Austausch von je 1 BE verzehrfertigem Obst

üblichen Verbrauchsmengen weniger ansteigen lassen als solche mit niedrigem GI aber hohem Kohlenhydratgehalt. Das hat Einfluss auf die entsprechende Insulinantwort.

Im Einzelnen sollte ein Diabetiker, egal ob vom Typ 1 oder 2, folgende Ernährungsempfehlungen beachten:

- Die Gesamtenergiezufuhr soll dem Bedarf entsprechen oder unter diesem liegen, um einen Body-Mass-Index (BMI) zwischen 18,5–25 kg/m^2 zu erreichen.
- 5–6 kleinere Mahlzeiten sind günstiger als wenige große.
- Die Nährstoffrelation sollte sein: 10–20 % Proteine, 45–60 % Kohlenhydrate, 30 % Fett.
- Maximal 10 % der Energie aus Fetten sollte auf solche mit gesättigten Fettsäuren (meist versteckte Fette in Wurst und Käse) entfallen, 10 % auf Lipide mit mehrfach ungesättigten Fettsäuren (Lachs, Makrele oder Hering) und der Rest auf Fette mit einfach ungesättigten Fettsäuren (Raps- und Olivenöl, Nüsse).
- Bevorzugt sollten Lebensmittel mit schwer resorbierbaren Kohlenhydraten und einem hohen Anteil an Ballaststoffen verzehrt werden. Es eignen sich Gemüse, Obst, Vollkornbrot, Hülsenfrüchte, Kartoffeln.
- Der Einkauf von Nahrungsergänzungsmitteln (z. B. Vitamine), funktioneller Lebensmittel und spezieller meist teurer Diabetikerprodukte ist nicht erforderlich, da kein striktes Zuckerverbot mehr besteht.

5 Herz-Kreislauferkrankungen – wenn der Blutstrom „stottert"

Bo Diddley nach Herzinfarkt im Krankenhaus

Los Angeles (dpa) - Der legendäre Rock'n'Roll-Pionier Bo Diddley (78) hat einen Herzinfarkt erlitten. Der an Diabetes leidende Sänger und Gitarrist befindet sich nach Angaben seiner Sprecherin in einem Krankenhaus in Florida. «Er wurde inzwischen von der Intensivstation auf die Kardiologische Station verlegt, ein gutes Zeichen», zitierte die Lokalzeitung «Gainsville Sun» Diddleys Sprecherin Susan Clary. Erst im Mai war der Künstler bei einem Konzert in Council Bluffs (US-Bundesstaat Iowa) nach einem Schlaganfall zusammengebrochen. (…)

Aus einem Zeitungsartikel

Herz-Kreislauferkrankungen führen bei Männern mit gut 40 % und bei Frauen mit gut 50 % die Statistik der Todesursachen weiterhin an, obwohl insgesamt die Sterblichkeitsrate etwas rückläufig ist. Die Hälfte aller Kosten für ernährungsmitbedingte Krankheiten geht auf ihr Konto. Unter dem Begriff **koronare Herzkrankheit** (KHK) werden Herzbeschwerden zsammengefasst, die auf eine unzureichende Sauerstoffversorgung des Herzmuskels zurückzuführen sind. Ursachen sind Einengungen bzw. Verschlüsse bestimmter Gefäßbereiche in verschiedenen Schweregraden, die den Blutstrom stark behindern bzw. ganz zum Erliegen bringen. Es ist eindeutig belegt, dass verschiedene Faktoren das Risiko für die Entstehung einer Arteriosklerose (Arterienverkalkung) erhöhen. Diese kann nachfolgend zum **Angina-pectoris**-Leiden (Brustenge) und/oder einem **akuten Herzinfarkt** (Absterben von Herzgewebe) oder dem **Sekundenherztod** führen. Herz-Kreislaufuntersuchungen belegen, dass neben einer erblichen Veranlagung folgende durch den Lebensstil zu beeinflussende Risikofaktoren eine erhebliche Rolle spielen:

- inhalierendes Rauchen,
- Bewegungsmangel,
- Body-Mass-Index über 30 kg/m^2,
- Bluthochdruck (Hypertonie),
- Fettstoffwechselstörungen,
- Diabetes.

Das gemeinsame Auftreten von Bluthochdruck, Insulinresistenz, Fettstoffwechselstörungen und Übergewicht/Adipositas bei einer Person wird auch als metabolisches Syndrom oder „tödliches Quartett" bezeichnet. Es zeigt, dass, je mehr Risikofaktoren vorhanden sind, die Wahrscheinlichkeit für eine Herz-Kreislauferkrankung größer ist. Männer sind stärker gefährdet als Frauen. Mit zunehmendem Alter steigt das Risiko an.

Zeitliche Trends der Sterblichkeit an koronarer Herzkrankheit je 100.000 Einwohner nach Geschlecht in Deutschland 1990 und 2003

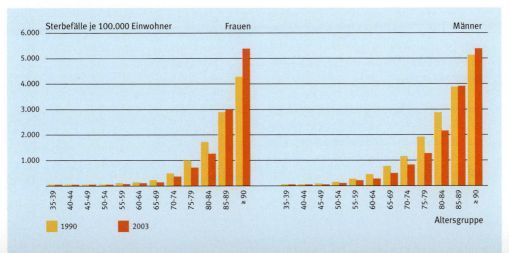

Bluthochdruck, auch als arterielle Hypertonie bezeichnet, haben schätzungsweise rund ein Drittel aller Männer und Frauen in Deutschland, bezogen auf Blutdruckwerte von systolisch ›149 mm Hg und/oder diastolisch von ›94 mm Hg. Gemessene Werte in Ruhe von systolisch 140 mm Hg und diastolisch von 90 mm Hg werden nach WHO-Angaben als Obergrenze der Normalität angesehen. Die Höhe des Blutdrucks ist abhängig von Alter und Geschlecht, sodass die Angaben als Orientierungsgrößen für die Einteilung von Blutdruckkategorien zu verstehen sind. Anzuraten ist, das Risiko für die Entstehung von Bluthochdruck durch folgendes Verhalten zu mindern:

- Nicht Rauchen, Vermeiden von Übergewicht, regelmäßige Bewegung, Abbau von Stress, Mäßigung im Alkoholkonsum und eine Beschränkung der Kochsalzzufuhr auf möglichst 6 g pro Tag (entspricht etwa 2,4 g Natrium). Obwohl man den Stellenwert einer salzarmen Ernährung für die Senkung des Blutdrucks in der Vergangenheit überschätzt hat, erscheint es trotzdem sinnvoll, mit dem Salzstreuer sparsam umzugehen, zumal man nicht voraussehen kann, wer zu den „salzsensitiven" Menschen gehört und wer nicht.

- Die DGE empfiehlt auch den Fettverzehr auf 30% der Gesamtenergiezufuhr einzuschränken, wobei gesättigte Fettsäuren mit 7–10%, einfach ungesättigte mit 10–15% und mehrfach ungesättigte Fettsäuren wieder mit 7–10% zu Buche schlagen sollten.

- Mit über zwei Seefischmahlzeiten – es eignen sich besonders Hering, Lachs und Makrele – kann man dem Körper die sich günstig auf den Blutstrom auswirkenden ω-3-Fettsäuren zuführen.

- Großer Wert sollte auch auf den hohen Verbrauch von Obst und Gemüse gelegt werden. Das führt zu einer ausreichenden Versorgung u. a. mit Kalium, Vitaminen und Ballaststoffen.

- Fettarme Milch und Milchprodukte, Vollkornerzeugnisse, Nüsse und Samen sorgen für die Aufnahme von Calcium und anderen wertvollen Mineralstoffen.

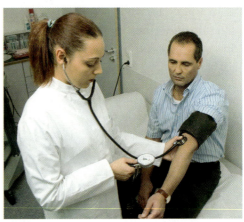

Blutdruckmessung

Klassifikation	systolisch	diastolisch
optimal	<120	<80
normal	<130	<85
hoch normal	130–139	85–89
leichte Hypertonie (Schweregrad 1)	140–159	90–99
mittelschwere Hypertonie (Schweregrad 2)	160–179	100–109
schwere Hypertonie (Schweregrad 3)	≥180	≥110
isolierte systolische Hypertonie	≥140	<90

Klassifikation der Hypertonie nach WHO 1999

Lernaufgaben:

1. Überprüfen Sie Ihre persönlichen Risikofaktoren für die Entwicklung einer Herz-Kreislauferkrankung.
2. Organisieren Sie mit anderen eine kleine „epidemiologische" Untersuchung zum Thema „Herzinfarktrisiko".
3. Führen Sie dazu in der Gruppe (z. B. Klassen- und/oder Schulgemeinschaft) Blutdruckmessungen durch und stellen Sie die Ergebnisse je nach Menge an erhobenen Daten in geeigneter Form grafisch dar.
4. Ermitteln Sie auch weitere mögliche Risikofaktoren, z. B. Raucher/Nichtraucher bei den „Probanden".

Fettstoffwechselstörungen, sogenannte Dyslipoproteinämien, fassen Abweichungen im Gehalt und/oder in der Zusammensetzung von einem oder mehreren Lipoproteinen im Blutplasma zusammen. Das sind Moleküle, die dazu dienen, die wasserunlöslichen Fette (Lipide) wie Triglyzeride und Cholesterin über eine Bindung an verschiedene Proteine im Blutplasma transportieren zu können. Je nach ihrer Dichte, Lipidzusammensetzung und ihrem Molekulargewicht unterteilt man **Lipoproteine** in die Gruppen:

- **Chylomikronen,**
- Lipoproteine sehr geringer Dichte = **VLDL** (**v**ery **l**ow **d**ensity **l**ipoproteins),
- Lipoproteine geringer Dichte = **LDL,**
- Lipoproteine hoher Dichte = **HDL.**

Von großem gesundheitlichem Interesse ist der **Cholesterin**anteil in den Lipoproteinen. Er ist besonders hoch in der LDL-Fraktion. Steigt also dieses Lipoprotein ernährungsmitbedingt und aus anderen Gründen, z. B. genetisch verursacht, im Serum an, erhöht sich automatisch auch der Cholesteringehalt. Auch Alter und Geschlecht spielen eine Rolle.

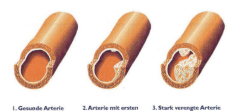

Wie die „Evidenz[(1)]basierte Leitlinie: Fettkonsum und Prävention ausgewählter ernährungsmitbedingter Krankheiten" der DGE vom November 2006 feststellt, nimmt die Anzahl der erwachsenen Männer mit über der Norm liegenden Cholesteringehalten von > 250 mg/ dl Plasma von 40 % im Alter zwischen 40 und 49 Jahren auf 45 % bei über 70-Jährigen zu. Bei den erwachsenen Frauen lauten die entsprechenden Werte für die Häufigkeit einer Hypercholesterinämie 26 % bzw. 56 %. Bei etwa 15 % der Erwachsenen in Deutschland sind die Triglyzeride erhöht (Hypertriglyzeridämie). Als Normwert sollte ein Gehalt von 150–200 mg/dl (1,7–2,3 mmol/l) Blut nicht überschritten werden. Erhöhte Cholesterin- und LDL-Gehalte und erniedrigte HDL-Werte, aber auch eine Hypertriglyzeridämie müssen als Wegbereiter für Herz-Kreislauferkrankungen, insbesondere des koronaren Typs, sehr ernst genommen werden. LDL-Partikel transportieren das Cholesterin mit dem Blut zu den Zellen, die es über LDL-Rezeptoren binden und ins Zellinnere schleusen. Hier dient es unter anderem als Baustoff für Biomembranen. Sind die Zellen ausreichend mit Cholesterin versorgt, das der Körper nicht nur aus der Nahrung bezieht, sondern in der Leber auch selbst bildet, wird das überschüssige Cholesterin von den LDL-Partikeln an den Blutgefäßwänden abgelegt. Zusammen mit anderen Bestandteilen des Blutes behindern diese Ablagerungen den Blutdurchfluss. Es entwickelt sich eine **Arteriosklerose** verbunden mit Elastizitätsverlust und verringertem Durchmesser der Gefäße. Daher werden die LDL-Partikel auch vereinfacht als „negatives" Blutfett bezeichnet, während die HDL-Fraktion als „positives" Blutfett gilt. Sie transportiert nämlich das Cholesterin zurück aus den Zellen zur Leber und beugt der Arteriosklerose und dem Herzinfarkt vor, indem es Cholesterin aus den Ablagerungen an den Gefäßwänden wieder herauslösen kann.

Vergleich der Lipoproteine

(1) „Evidenz = Darstellung der wissenschaftlichen Beweislage"

Wichtig zu wissen ist, durch welche Ernährungsempfehlungen, insbesondere den Nährstoff Fett betreffend, eine bestmögliche Risikominderung zur Entwicklung von Herz-Kreislauferkrankungen erreicht bzw. bereits bestehende Störungen wieder gebessert werden können. Aus der Fettleitlinie der DGE lassen sich folgende **Empfehlungen zur Senkung des Risikos, an Herz-Kreislaufbeschwerden zu erkranken,** ableiten:

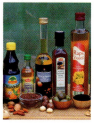

- auf eine günstige Zusammensetzung des Nahrungsfettes im Hinblick auf die prozentualen Anteile von gesättigten Fettsäuren (SFA = **s**aturated **f**atty **a**cids), einfach ungesättigten Fettsäuren (MUFA = **m**ono **u**nsaturated **f**atty **a**cids) und mehrfach ungesättigten Fettsäuren (PUFA = **p**oly**u**nsaturated **f**atty **a**cids) achten;
- die Zufuhr von SFA begrenzen, weil diese, zwar mit unterschiedlicher Wirksamkeit, die Bindung der LDL-Moleküle an den entsprechenden Rezeptoren der Zellen verschlechtern, wodurch weniger Cholesterin in die Zellen gelangt und deshalb der LDL-Spiegel im Serum mehr oder weniger ansteigt;
- die Aufnahme von MUFA wie Ölsäure anstelle von SFA erhöhen, da so deren Cholesterin anhebende Wirkung ausbleibt. Außerdem üben die ungesättigten Fettsäuren eine aktivierende Wirkung auf die LDL-Rezeptoren aus, die LDL-Konzentration im Plasma sinkt;
- langkettige ω-3-PUFA wie die Docosahexaen- bzw. Eicosapentaensäure in Fischölen vermehrt aufnehmen, da sie über Zellkernrezeptoren den intrazellulären Fettsäureabbau fördern und die Fettsäuresynthese senken. Damit sinkt der Gehalt an Triglyzeriden im Plasma;
- eine höhere Aufnahme von ω-6-PUFA wie die Arachidonsäure senkt die LDL-Konzentration;
- ein reduzierter Fettanteil in der Nahrung erhöht prozentual die Kohlenhydratzufuhr. Dies steigert die Fettsynthese in der Leber, wodurch die Triglyzeride im Plasma ansteigen. Gleichzeitig kommt es zu einer Senkung der LDL- und HDL-Serumkonzentration;
- die Aufnahme von Trans-Fettsäuren einschränken. Das senkt den Anteil der LDL und erhöht den der HDL im Blut;
- die Cholesterinzufuhr mit der Nahrung auf ≤ 300 mg/Tag begrenzen, obwohl nur bei sog. Respondern genetisch bedingt ein hoher Cholesterinverzehr die LDL-Fraktion deutlich ansteigen lässt, indem die Leberzellen aufgrund des erhöhten Cholesterinangebots die Synthese von LDL-Rezeptoren einschränken, was zur verminderten LDL-Aufnahme in die Zellen führt und so die LDL-Konzentration im Plasma ansteigen lässt;
- eine Gewichtsreduktion bei vorhandenem Übergewicht lässt die HDL-Fraktion im Serum ansteigen und normalisiert andere Kenngrößen von Fettstoffwechselstörungen.

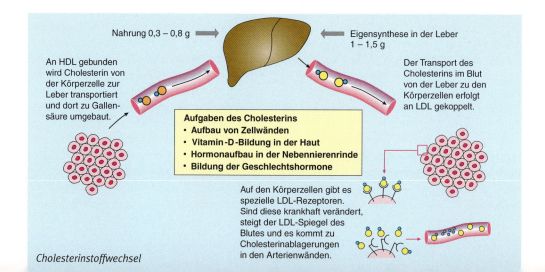

Cholesterinstoffwechsel

6 Hyperurikämie und Gicht – das „Zipperlein" droht

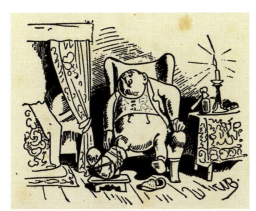
Gichtkarikatur von W. Busch

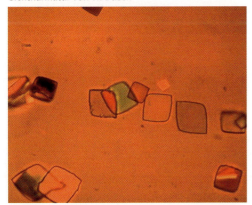
Harnsäurekristalle

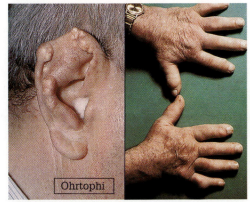
Gichtknoten (Tophi)

Gicht ist eine bereits seit dem Altertum bekannte Stoffwechselerkrankung. Die genauen Zusammenhänge der Krankheitsentstehung konnten jedoch erst im letzten Jahrhundert geklärt werden. Man unterscheidet die **primäre** und **sekundäre Gicht,** wobei der ersten Form eine erbliche Veranlagung (Disposition) zugrunde liegt. Im anderen Fall lösen bestimmte Krankheiten, wie Nierenstörungen, eine Erhöhung des Harnsäurespiegels, speziell eine Anhebung der Blutharnsäurekonzentration **(Hyperurikämie)** aus. Zum Auftreten der primären Gicht und zu ihrer Ausprägung kommt es durch äußere Einflüsse. Früher gehörte die Gicht zu den typischen Krankheiten des Wohlstandes. Überernährung, hoher Alkoholkonsum und Bewegungsmangel begünstigen das Auftreten der Gicht. Mit Anhebung des allgemeinen Lebensstandards in den Industrienationen muss man die Gicht und den Vorläufer der Erkrankung, die Hyperurikämie, als Risiko für die Gesundheit der Bevölkerung sehr ernst nehmen. Während Frauen bis zur Menopause durch die Östrogene relativ gut geschützt sind, sind Männer besonders gefährdet. Von diesen bekommen ca. 3 %–5 % bis zum Pensionsalter Gicht, verbunden mit ansteigenden Harnsäurewerten im Blut (Hyperurikämie). Diese entsteht durch eine positive Harnsäurebilanz, die zu 99 % auf eine verminderte Ausscheidung der Harnsäure über die Nieren und zu etwa 1 % auf eine vermehrte Harnsäurebildung im Körper zurückzuführen ist.

Die **Harnsäure** ist beim Menschen das Endprodukt des **Purinstoffwechsels**, während der Harnstoff ein Endprodukt des Eiweißstoffwechsels ist. Als Baustein der Nukleinsäuren sowie der wichtigen Coenzyme ATP und NAD spielen die Purinbasen Adenin und Guanin eine entscheidende Rolle im Zellkern-, Protein- und Energiestoffwechsel. Die Löslichkeit der Harnsäure und ihrer Salze, der Ureate (Urate), ist pH-Wert-, temperatur- und konzentrationsabhängig. So führen höhere Harnsäurekonzentrationen oder ein Absinken des pH-Wertes im Urin und im Blut zu einer Ausfällung von Harnsäure. **Harnsäurekristalle** lagern sich in Geweben, in Gelenken und in der Niere ab und verursachen Entzündungen und große Schmerzen.

Die **Behandlung von Hyperurikämie und Gicht** setzt vorrangig auf die Senkung des erhöhten Harnsäurespiegels, um akute Gichtanfälle und die Ausbildung von Gichtknoten und weiteren Krankheitssymptomen zu verhindern. Dies kann auf diätetischem und/oder medikamentösem Wege erfolgen. Die Gewichtung der beiden Therapiemöglichkeiten ist abhängig vom individuellen Krankheitsbild. Besonders bedeutend ist die Ernährungsumstellung nach dem Auftreten einer Hyperurikämie im Sinne einer krankheitsvorbeugenden Maßnahme. Während eines akuten Gichtanfalles wird man auf eine medikamentöse Behandlung wahrscheinlich nicht verzichten können.

Häufig kommt Hyperurikämie und Gicht vergesellschaftet mit den Erkrankungen Diabetes, Bluthochdruck, Übergewicht und Fettstoffwechselstörungen vor, dem sogenannten metabolischen Syndrom. Gemeinsam gehen sie vor allem auf das Konto unseres heutigen ungesunden Lebensstils.

Ernährungsempfehlungen

- Ist die gichtgefährdete bzw. an Gicht erkrankte Person übergewichtig, muss eine energiereduzierte Mischkost eingehalten werden. Empfehlenswert ist ein BMI ≤ 25.
- Totale Fastenkuren sind ungeeignet, da sie zu einer Übersäuerung des Blutes führen, was die Harnsäureausscheidung hemmt und somit einen weiteren Anstieg der Harnsäureplasmakonzentration begünstigt.
- Der Gesamtenergiebedarf sollte nach den Empfehlungen der DGE für eine vollwertige Ernährung gedeckt werden.
- Als Quelle der Harnsäurebildung ist die Aufnahme von Purinen mit der Nahrung zu beachten.

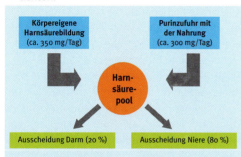

Beeinflussung der Harnsäurebilanz

1. Stadium:

- Auftreten von Hyperurikämie
  - 2–7 mg/100 ml: Normalbereich
  - ab 6,5 mg/100 ml: Hyperurikämie bei Frauen vor der Menopause
  - ab 7 mg/100 ml: Hyperurikämie bei Frauen nach der Menopause sowie bei Männern

2. Stadium:

- erster akuter Gichtanfall mit
  - starken Schmerzen
  - Rötung und Schwellung des betroffenen Gelenkes
- symptomfreie Intervalle

3. Stadium = chronische Gicht:

- Ausbildung von Gichtknoten (Tophi)
- schwere Gelenkverformungen
- Beweglichkeitseinbußen von Gelenken (Arthritis urica)
- evtl. Bildung von Harnsäuresteinen in der Niere

Krankheitsverlauf der Gicht

- Als tierische Eiweißquellen sind insbesondere Milch und Milcherzeugnisse sowie Eier zu empfehlen, da sie als Ausscheidungsprodukte keine Purine enthalten.
- Aufgrund des hohen Puringehaltes ist der Verzehr z. B. von Innereien, Krusten- und Schalentieren und Haut von Geflügel zu meiden. Erlaubt sind Fleisch, Wurstwaren oder Fisch in einer Menge von 100 g bis 150 g pro Tag.
- Mit einer purinarmen Ernährung sollte dem Körper umgerechnet nicht mehr als 500 mg Harnsäure pro Tag bzw. 3.000 mg/Woche zugeführt werden.
- Bei einer streng purinarmen Kost beträgt die täglich erlaubte Harnsäuremenge 300 mg bzw. 2.000 mg/Woche.
- Der Alkoholkonsum muss völlig unterbleiben bzw. stark eingeschränkt werden, da er die Harnsäurebildung in der Leber fördert und die Harnsäureausscheidung über die Nieren verringert. Bier selbst liefert Purine.
- Die tägliche Flüssigkeitsaufnahme sollte mindestens 2 l betragen, um eine gute Filtrationsleistung der Nieren zu gewährleisten.

Lebensmittel mit sehr geringem Harnsäuregehalt
(<40 mg Harnsäure in 100 g)

Lebensmittel (essbarer Anteil)	Harnsäure (mg) in 100g	Harnsäure (mg) pro Portion	Portion (g)
Getreideerzeugnisse			
Haferflocken, gegart	26	10	40
Eierteigwaren, gegart	21	26	125
Vollkornnudeln, gegart	34	43	125
Reis, parboiled, gegart	32	58	180
Brot und Backwaren			
Mischbrot	49	22	45
Kartoffeln und Kartoffelerzeugnisse			
Kartoffeln, geschält, gegart	15	30	200
Kroketten, gegart	16	40	250
Gemüse und Gemüseerzeugnisse			
Blumenkohl, gegart	45	68	150
Bohnen, grün, gegart	46	69	150
Karotten, gegart	16	24	150
Kopfsalat	10	5	50
Salatgurke	8	12	150
Tomaten	10	15	150
Zwiebeln	15	5	30
Nass-/Vollkonserven			
Blaukraut	42	63	150
Gewürzgurken	8	8	100
Hülsenfrüchte und Sojaerzeugnisse			
Sojasoße, Fertigprodukt	41	8	20
Sojawürstchen, Konserve	17	17	100
Obst und Obsterzeugnisse			
Äpfel	15	19	125
Bananen	25	31	125
Birnen	15	19	125
Pfirsiche	18	23	125
Trockenobst			
Datteln	15	4	25
Nüsse und Samen			
Mandeln, süß	40	24	60
Walnüsse	25	15	60
Gewürze, Kräuter und Zutaten			
Gelatine	15	0	1
Meerrettich	30	5	15
Milch und Milcherzeugnisse			
Trinkmilch 1,5 u. 3,5 % Fett	0	0	150

Lebensmittel (essbarer Anteil)	Harnsäure (mg) in 100g	Harnsäure (mg) pro Portion	Portion (g)
Sauermilcherzeugnisse			
Joghurt 1,5 % Fett	0	0	150
Käse			
Camembert 45 % F.i.Tr.	10	3	30
Gouda 45 % F.i.Tr.	10	3	30
Quark 20 % F.i.Tr.	0	0	30
Eier und Eierspeisen			
Vollei	5	3	60
Fette			
Butter	0	0	20
Margarine	0	0	20
Zucker und Süßwaren			
Nuss-Nougat-Creme	12	2	20
Alkoholfreie Getränke			
Apfelsaft	16	32	200
Colagetränk light, Tee, Kaffee	0	0	200
Alkoholhaltige Getränke			
Bier, hell	15	50	330
Sekt	0	0	100

Krank durch Ernährung?

Lebensmittel mit mittlerem Purin-/Harnsäuregehalt (<50–150 mg Harnsäure in 100 g)

Lebensmittel (essbarer Anteil)	Harnsäure (mg) in 100g	Harnsäure (mg) in 100g	Portion (g)
Getreideerzeugnisse			
Cornflakes	80	24	30
BROT UND BACKWAREN			
Knäckebrot	64	6	10
Weizenvollkornbrot	64	32	50
Kartoffelprodukte			
Kartoffelchips	70	18	25
Gemüse und Gemüseerzeugnisse			
Brokkoli, gegart	53	80	150
Rosenkohl, gegart	56	84	150
Spinat, gegart	71	107	150
NASS-/VOLLKONSERVEN,			
Bohnen, grün	62	62	100
Hülsenfrüchte und Sojaerzeugnisse			
Linsen, reif, gegart	75	113	150
NÜSSE UND SAMEN			
Erdnüsse, geröstet und gesalzen	70	70	100
Fleisch und Fleischerzeugnisse			
RINDFLEISCH (gegart)			
Braten	148	185	125
Frankfurter Würstchen	100	100	100
Jagdwurst	119	36	30
Leberwurst	131	39	30
Schinken, gekocht	131	39	30
Fisch, Fischerzeugnisse, Schalen- und Krustentiere			
FISCH (gegart)			
Fischstäbchen	109	164	150
Kabeljau	128	192	150
Fischkonserven			
Thunfisch in Öl	148	89	60
Süßwaren			
Vollmilchschokolade	60	12	20

Lebensmittel mit hohem Harnsäuregehalt (>150 mg Harnsäure in 100 g)

Lebensmittel (essbarer Anteil)	Harnsäure (mg) in 100g	Harnsäure (mg) in 100g	Portion (g)
Hülsenfrüchte (gegart)			
Erbsen, grün	171	257	150
Fleisch und Fleischerzeugnisse			
Schnitzel	211	264	125
Schulter	198	248	125
Putenfleisch, mit Haut	219	329	150
Kalbsleber	287	359	125
Rinderleber	292	365	125
Schweinezunge	158	198	125
Fleischerzeugnisse			
Kalbsleberwurst	155	47	30
Salami	191	57	30
Fisch und Fischerzeugnisse			
FISCH (gegart)			
Rotbarsch	150	225	150
Seelachs	190	285	150
Fischkonserven			
Bismarckhering, abgetropft	199	129	65
Matjesfilet	228	140	65
Räucherfisch			
Lachs	180	135	75

Quelle: Bundeslebensmittelschlüssel (BLS) II.3, Berlin 1999

Lernaufgabe:

Stellen Sie einen purinarmen Tageskostplan mit einer Gesamtenergiezufuhr von 9.000 kJ für eine Person mit Hyperurikämie zusammen.

Exkurs: Säure-Basen-Haushalt des Körpers

Der pH-Wert ist wichtig für alle Stoffwechselabläufe. Er beeinflusst die Chemie der Proteine, insbesondere die der Enzyme. So verändert er die Arbeitsleistung von Zellen und die Durchlässigkeit von Membranen. In den Körperflüssigkeiten herrscht entweder ein saures (Werte zwischen 0 und 6,99) oder ein alkalisches Milieu (Werte von 7,01 bis 14) vor, worüber die pH-Wert-Skala Auskunft gibt. Der pH-Wert 7 kennzeichnet ein neutrales Milieu. Das Blut liegt mit einem pH-Wert von 7,3 bis 7,5 im leicht alkalischen Bereich. Bei schwerer körperlicher Arbeit oder entsprechender sportlicher Betätigung werden große Mengen an Kohlensäure und Milchsäure produziert, die eigentlich den pH-Wert des Blutes verschieben müssten. Der Körper verfügt aber über zahlreiche Puffersysteme (Bicarbonat-, Hämoglobin-, Proteinat- und Phosphatpuffer), mit deren Hilfe der pH-Wert relativ stabil gehalten wird. Auch die Lungen und Nieren sowie die Leber beteiligen sich an der Aufrechterhaltung eines gleichmäßigen pH-Wertes. So kann über die Atmungsluft kurzfristig viel oder weniger Kohlenstoffdioxid (CO_2) abgegeben werden. Die Nieren regulieren den pH-Wert mittelfristig der Stoffwechsellage entsprechend über die Abgabe von freien oder gebundenen Protonen (H^+). Die Leber schließlich beteiligt sich an der Aufrechterhaltung eines Säure-Basen-Gleichgewichtes durch die Verstoffwechselung anfallender Säuren. Abweichungen des pH-Wertes in den sauren Bereich bezeichnet man als Azidose, die in den alkalischen als Alkalose. Beide pH-Wert-Verschiebungen sind bei Stoffwechselentgleisungen möglich. Zum Beispiel kann bei einem schlecht eingestellten Diabetes die Produktion von Ketonkörpern wie Aceton so ansteigen, dass die Puffersysteme überfordert sind. Gleiches gilt für Stoffwechsellagen während des totalen Fastens. Durch verstärktes Ausatmen von CO_2 und Aceton versucht der Körper, den Säuregehalt des Blutes zu regulieren. Erst, wenn diese und andere Möglichkeiten erschöpft sind, bricht das System zusammen.

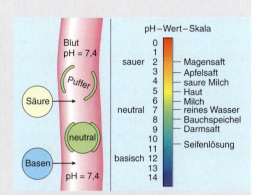

Puffereigenschaften des Blutes

Die Zusammensetzung der Nahrung beeinflusst den Säure-Basen-Haushalt des Körpers. So kann man alkalisierende Lebensmittel wie Gemüse, Obst, Fruchtsäfte von säuernden wie Fleisch, Wurst, Käse, Bier oder phosphathaltigen Getränken unterscheiden. Versuche zeigten, dass eine hohe Proteinaufnahme die Säureproduktion im Körper ansteigen lässt. Dies kann ausgleichend zur erhöhten Freisetzung von Calcium aus den Knochen und zur vermehrten Calciumausscheidung über die Nieren führen.

Deshalb wirkt sich eine abwechslungsreiche Kost, wie sie die DGE empfiehlt, positiv auf die Säurebelastung der Nieren aus, da sie eine zu hohe Proteinzufuhr vermeidet und Obst und Gemüse mit einer Verzehrsmenge von täglich ca. 650 g vorsieht. Dies ist umso wichtiger, je mehr die Nierenfunktion im Alter nachlässt.

Einflussfaktoren auf den Säure-Basen-Haushalt

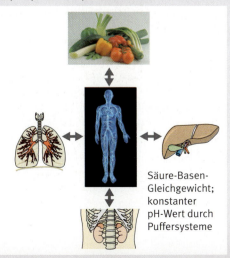

Säure-Basen-Gleichgewicht; konstanter pH-Wert durch Puffersysteme

7 Krebs – wenn die Kontrolle versagt

Krebs ist eine Erkrankung, die sich nicht von heute auf morgen entwickelt, aber urplötzlich ins Leben eines Menschen tritt und dieses förmlich „auf den Kopf stellt". Krebserkrankungen stehen nach den Herz-Kreislauferkrankungen weiterhin mit einem Anteil von ungefähr 25 % an zweiter Stelle aller Todesursachen in Deutschland, obwohl bei einer ansteigenden Neuerkrankungsrate von derzeit knapp 1 % jährlich die Chance, das Leiden mehr als fünf Jahre zu überleben, in den letzten zwanzig Jahren zugenommen hat. Dies ist einmal den besseren Therapiemöglichkeiten zu verdanken, andererseits werden Krebserkrankungen aufgrund genauerer Diagnosetechniken immer früher erkannt. Die Zunahme der Neuerkrankungen auf ein Niveau von rund 424 000 im Jahr 2002 (vgl: „Gesundheit in Deutschland" vom Robert-Koch-Institut und Statistischen Bundesamt, Juli 2006) hat vor allem auch mit der höheren Lebenserwartung der Bevölkerung zu tun, eine Entwicklung, die sich fortsetzen wird.

Die Krebsentstehung unterliegt einem hochkomplexen Prozess, bei dem sich viele, sowohl innere als auch äußere Faktoren gegenseitig beeinflussen und letztendlich die Mechanismen, die eine kontrollierte Teilung von Zellen gewährleisten, außer Kraft setzen. Es ist eine Krebszelle entstanden, die fortan durch ständige Teilungen neue Krebszellen, einen Tumor mit möglicherweise nachfolgenden Tochtergeschwülsten (Metastasen), hervorbringt. Man schätzt, dass etwa 30–40 % aller Krebserkrankungen auf eine falsche Ernährung, auf Übergewicht und Bewegungsmangel, also auf einen ungünstigen Lebensstil zurückzuführen sind. Mit der weiteren Erforschung der genauen Zusammenhänge beschäftigt sich eine groß angelegte europäische Krebsforschungsstudie (EPIC-Studie = European Prospective Investigation into Cancer and Nutrition), die seit 1992 in 10 europäischen Ländern mit mehr als 500 000 Personen durchgeführt wird. Neben dem Einfluss der Ernährung, wobei wahrscheinlich nur in 2 % aller Krebserkrankungen krebserregende (kanzerogene) Stoffe in Lebensmitteln ursächlich beteiligt sind, gehen ungefähr weitere 30 % auf das Konto des Rauchens. Jedem muss klar sein, dass damit etwa zwei Drittel aller Risiken für die Entstehung eines Krebsleidens auf selbst verschuldetes Verhalten zurückzuführen sind.

Für die Entwicklung einer Krebszelle, bei der es zu einem folgenschweren „genetischen Unfall" gekommen ist, müssen viele schädliche Signale von der Außenwelt bzw. aus dem Körper selbst zusammenkommen. Der Faktor Zeit spielt ebenfalls eine wichtige Rolle.

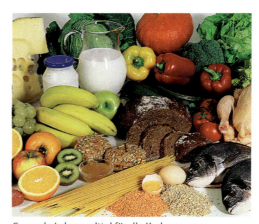

Gesunde Lebensmittel für die Krebsvorsorge

Internethinweis:
http://www.krebsinformationsdienst.de
http://www.bfr.bund.de
www.bvl.bund.de
www.waswiressen.de
www.who.int/dietphysicalactivity/publications/facts/cancer/en/
www.iarc.fr/epic
www.dkfz.de
www.dife.de

Je nach Zusammensetzung der Nahrung kann diese vermehrt Substanzen enthalten, die das Risiko für ein Krebsgeschehen senken oder erhöhen. Zu den sich günstig auswirkenden Stoffen zählen z. B. die Vitamine A, C, E und Folsäure, die Mineralstoffe Selen und Calcium sowie eine Vielzahl sekundärer Pflanzenstoffe. Die einen beeinflussen Enzymwirkungen, andere erweisen sich als sogenannte Radikalfänger. Radikale, als Atome oder Moleküle auftretend, besitzen freie, ungepaarte Elektronen. Das macht sie sehr reaktionsfreudig. So können sie die Erbsubstanz DNA leicht verändern, also mutagen wirken, es sei denn, sie werden zuvor von Radikalfängern entfernt. Als schädliche Substanzen mit unterschiedlich hohem Krebsrisikopotenzial gelten insbesondere die polycyklischen aromatischen Kohlenwasserstoffe (PAK), z. B. das Benzpyren, die Gifte von bestimmten Schimmelpilzen (Mykotoxine) und die Nitrosamine. Unklar ist noch, ob Acrylamid, das durch sehr starkes Erhitzen von stärkehaltigen Lebensmitteln mit einem hohen Gehalt des Eiweißbausteins Asparagin entsteht, auch beim Menschen eine kanzerogene Wirkung hat. Zu den kritischen, möglicherweise acrylamidbelasteten Lebensmitteln zählen Pommes frites, Bratkartoffeln, Kartoffelchips, aber auch Toastbrot, gerösteter Kaffee und manche Kekse. Auch beim Rauchen entsteht bei der Tabakverbrennung Acrylamid.

Das Risiko, an bestimmten Krebsarten zu erkranken, kann durch die Beachtung folgender **Ernährungs- und Verhaltensempfehlungen** gesenkt werden:

- Übergewicht vermeiden bzw. abbauen,
- regelmäßig viel frisches Obst und Gemüse bis zu einer Menge von 650–700 g/Tag verzehren,
- ballaststoffreiche Lebensmittel bevorzugen,
- Fettverzehr auf weniger als 30% der Energiezufuhr beschränken, pflanzliche Fette mit einem hohen Anteil einfach ungesättigter Fettsäuren, z. B. Olivenöl und Omega-3 Fettsäuren, z. B. in Rapsöl, bevorzugen,
- nicht mehr als ca. 30 g Fleischwaren/Tag essen und helles Fleisch von Geflügel und Fisch dem roten von Schwein, Rind und Schaf vorziehen
- Alkoholkonsum auf 20 g/Tag bei Männern (entspricht 0,5 l Bier oder 0,25 l Wein) und auf 10 g/Tag bei Frauen begrenzen,
- höchstens 5–6 g Kochsalz/Tag aufnehmen
- gepökelte, geräucherte Lebensmittel meiden,
- auf sachgerechte Bevorratung von Lebensmitteln achten und verschimmelte Nahrung nicht essen,
- Gartechniken bevorzugen, die die Regel „Vergolden statt Verkohlen" erfüllen
- regelmäßige Bewegung in den Tagesablauf einplanen.

Mit diesen Empfehlungen kann das Krebsrisiko nach heutigen Erkenntnissen gesenkt werden. Allerdings bedeutet das nicht, dass eine Befolgung derselben eine Garantie für ein Nichterkranken ist, genauso wie es Menschen gibt, die gar nicht gesund leben, aber nie an Krebs erkranken.

	Benzpyren	Aflatoxine	Nitrosamine
Ent-stehungs-weise	durch unvollständige Verbrennung von Erdölprodukten in Öfen und Automotoren, beim Grillen und Räuchern fetthaltiger Fleischwaren	unter günstigen Lebensbedingungen u. a. vom Schimmelpilz Aspergillus flavus gebildet	Durch starkes Erhitzen gepökelter Fleischprodukte und endogene Bildung im Magen-Darm-Trakt aus bestimmten Aminen und Nitrit
Kritische Lebens-mittel	Pflanzliche Lebensmittel durch Luftverunreinigung in der Nähe der Schadstoffquelle, z.B. Industrieanlagen, geräucherte und gegrillte Produkte, Zigarettenrauch	Getreide (außer Roggen), Mais, Reis, Nüsse (besonders Erdnüsse), Futtermittel -> Milch, Leber, Eier	Gepökelte Fleischwaren, Schinken, nitratreiche Lebensmittel wie Blattgemüse, z.B. Kopfsalat, Rucola, bestimmte Kohl- und Wurzelgemüse
Vorsichts-maß-nahmen	Fettes Fleisch nicht offen grillen bzw. Aluschalen zum Auffangen der Grillgutflüssigkeit verwenden	Richtige Lebensmittelbevorratung, verschimmelte Lebensmittel entsorgen	Gepökelte Fleischwaren nicht stark erhitzen, gute Vitamin-C-Versorgung sichern
Betroffenes Krebs-risiko	Lungenkrebs	Leber-, Magen- und Nierenkrebs	Bösartige Tumore in vermutlich allen menschlichen Organen

8 Allergien – wenn Lebensmittel krank machen

Sophies böse Überraschung

Die Sonne lacht, die Natur erwacht, eigentlich eine Riesenfreude für die meisten Menschen. Nicht so für Sophie, die schon seit ihrer Kindheit alljährlich von unterschiedlich schwerem Heuschnupfen geplagt wird. Ihr machen die Birkenpollen am meisten zu schaffen. Wenn die Luft durch sie bei herrlichem Wetter stark belastet ist, verkriecht sich Sophie in ihr Zimmer, verschließt die Fenster und lässt ihre Freundinnen allein ausgehen. Das ist bitter! Doch dieses Jahr kam im Sommer eine neue böse Überraschung hinzu. Sie biss herzhaft in einen Apfel und es dauerte nicht lange, bis die gleichen Symptome wie zur Blütezeit der Birken auftraten: starker Schnupfen, angeschwollene Lippen und tränende Augen. Was war passiert?

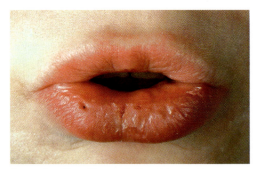

Angeschwollene Lippen als Symptom einer Lebensmittelallergie

Exkurs: Wie funktionieren Allergietests?

Zum Nachweis, ob ein Stoff bei einer Person als Allergen wirkt, eigenen sich **Haut-** und **Bluttests**. Im ersten Fall, z. B. bei dem sogenannten **Prick-Test,** werden verschiedene Prüfsubstanzen an markierten Stellen auf die Haut aufgetragen und diese darunter vorsichtig angeritzt. Nach kurzer Zeit erscheint eine Pustel verbunden mit Juckreiz an der Stelle, wo die Substanz aufgetragen wurde, die bei der betreffenden Person ein Allergiepotenzial besitzt.

Bei dem sogenannten **RAST-Test** werden in einer Blutprobe des Patienten spezifische Antikörper des Typs E bestimmt.

Unter Allergien unterschiedlichen Ursprungs leiden immer mehr Menschen. Schätzungen gehen davon aus, dass 2–3 % der Erwachsenen und 4–6 % der Kinder in Deutschland von einer Lebensmittelallergie betroffen sind. Für die zunehmende Zahl von Allergikern werden veränderte Wohn-, Lebens- und Umweltbe-dingungen verantwortlich gemacht. Eine genetische Veranlagung erhöht das Risiko auf eine Allergie. Diese muss aber nicht zwingend auftreten. Auf dem Lebensmittelmarkt wächst die Produktvielfalt ständig, so dass sich die Gefahr erhöht, mit irgendeiner möglicherweise Allergie auslösenden Substanz **(Allergen)** in Kontakt zu kommen. Zu den Hauptallergenen, deren Kennzeichnung seit Ende 2005 auf verpackten Lebensmitteln gesetzlich vorgeschrieben ist, gehören u. a. glutenhaltiges Getreide, Eier, Milch, Fisch, Erdnüsse, Soja, Nüsse, Sellerie, Senf und die aus diesen jeweils hergestellten Erzeugnisse. Immer häufiger gibt es Pollenallergiker, die auch auf bestimmte Nahrungsmittel allergisch reagieren, da die Allergene chemisch eine gewisse Ähnlichkeit aufweisen. Man spricht von Kreuzallergien.

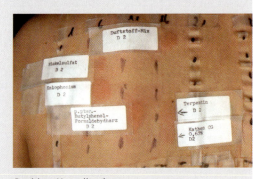

Positiver Hautallergietest

In den meisten Fällen zeigen sich Allergiesymptome urplötzlich und dann regelmäßig nach dem Genuss eines zum Allergen gewordenen Lebensmittels. Allergiker können verschieden auf Allergene reagieren. Besonders häufig treten an der Haut Juckreiz, Schwellungen, Rötungen und Ausschlag auf. Weit verbreitet sind auch allergische Reaktionen der oberen und unteren Atemwege, wie Asthma, Schnupfen oder Husten. Erbrechen, Durchfälle und Krämpfe sind typische Symptome des Verdauungstraktes. In schweren Fällen muss sogar als Ausdruck der allergischen Wirkung im Bereich des Herz-Kreislaufsystems mit Schockzuständen gerechnet werden.

Allergien muss man abgrenzen von **pseudoallergischen Reaktionen,** die ebenfalls nach dem Verzehr bestimmter Lebensmittel auftreten können. Ohne dass Antikörper im Spiel sind, zeigen sich allergieähnliche Symptome. Diese werden dosisabhängig von der Lebensmittelsubstanz selbst ausgelöst bzw. diese setzt andere Botenstoffe im Körper frei, die die Symptome verursachen. Als Pseudoallergene kommen infrage: Farb- und Aromastoffe, Konservierungsstoffe wie Benzoesäure, Sulfit, Glutamat in vielen Ge-würzmischungen sowie biogene Amine, z. B. Histamin in Sauerkraut und Wein, Tyramin in manchen Käsen und in Schokolade und Serotonin in Bananen. Auch können Acetylsalicylsäure und ihre Salze, die besonders in Beerenfrüchten, Ananas, Oliven, Weintrauben und Wein vorkommen, eine pseudoallergische Reaktion auslösen.

Lebensmittelunverträglichkeiten beruhen meist auf Enzymdefekten. So ist bei manchen Personen die schlechte Verträglichkeit von Milch aufgrund eines Laktasemangels bekannt.

Allergien muss man als Entgleisung des Immunsystems ansehen, indem es sich mit der Bildung von Antikörpern gegen Stoffe zur Wehr setzt, die eigentlich keine Gefahr für den betreffenden Organismus darstellen. Einer ersten allergischen Reaktion geht immer eine Sensibilisierungsphase voraus, in der das Immunsystem auf das eingedrungene Allergen Antikörper vom Typ E bildet, die wie ein Schlüssel zum Schloss, zum Allergen passen. Mastzellen, spezielle Zellen der körpereigenen Abwehr, werden mit diesen Antikörpern gespickt. Eine Sensibilisierung hat stattgefunden. Jeder erneute Kontakt mit dem Allergen führt zur Ausschüttung von Histamin aus den präparierten Mastzellen. Dieser Botenstoff löst in den verschiedenen Organsystemen die charakteristischen Symptome einer Allergie aus.

Ernährungsempfehlungen beim Auftreten von Lebensmittelallergien:

- ist das nach teils zeitaufwendiger „Fahndung" schuldige Allergen gefunden, sollte sein Verzehr möglichst ganz vermieden werden;
- auf Lebensmittelfertigprodukte besser verzichten, denn bei selbst zubereiteten Mahlzeiten kennt man die Zutaten;
- beim Einkauf von verpackter Ware die Zutatenliste genau prüfen, bei Unsicherheiten Informationen beim Hersteller einholen;
- manche Allergene verlieren unter Hitzeeinwirkung ihr allergisches Potenzial, deshalb kritische Lebensmittel, z. B. Obst und Gemüse, wenn möglich, garen;
- den Alkoholkonsum einschränken bzw. ganz vermeiden, da Alkohol aufgrund der geförderten Durchblutung die Allergenaufnahme im Verdauungstrakt verbessern kann;
- getrocknete Kräuter sind weniger allergen als frische;
- Kern- und Steinobst führt häufiger zu allergischen Reaktionen als Beerenobst;
- Pflanzenöle mit einem hohen Gehalt an ungesättigten Fettsäuren bevorzugen.

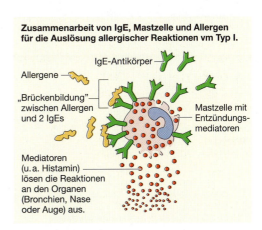

Zusammenarbeit von IgE, Mastzelle und Allergen für die Auslösung allergischer Reaktionen vm Typ I.

9 Quecksilber, Cadmium und Blei – die Umweltgifte

Gesundheitsgefahr durch Schwermetalle. In den 1950er-Jahren wurde die Weltöffentlichkeit erstmals mit der Gefahr konfrontiert, die zuvor von vielen unterschätzt worden war: mit der Gefahr, die in Schwermetallen lauert. Im Jahr 1953 kam es in den Fischerorten an der Bucht von Minimata (Japan) zu einem zunächst unerklärlichen Massensterben von Seevögeln und Katzen. Im Jahr darauf erkrankten auch die Menschen. Sie litten an schmerzhaften Muskelkrämpfen, hatten Sinnesstörungen und zitterten. Mütter brachten blinde und gelähmte Kinder zur Welt. Nach Schätzungen sollen 15.000 Menschen betroffen gewesen sein. Die Ursache war bald gefunden. An der Bucht von Minimata gab es eine chemische Fabrik, die bereits seit 1932 mit ihren Abwässern das hochgiftige Methylquecksilber ins Meer einleitete. In den Meerestieren reicherte sich die Quecksilberverbindung an. Über die Nahrungskette kam es in großen Fischen zu ganz erheblichen Werten. Mit dem Fisch nahmen die Menschen über Jahre hohe Mengen der Quecksilberverbindung auf.

Quecksilber ist ein flüssiges Metall, es dient zur Herstellung von Batterien und Thermometern. Über Abgase von Müllverbrennungsanlagen und Kraftwerken und über Abwässer kommt es in die Umwelt und so auch in die Lebensmittel. Fetthaltige und langlebige Fischarten wie Heilbutt, Hecht, Thunfisch und Hai (Schillerlocken) können bis zu 3 mg je kg aufweisen. Kaum belastet sind Hering, Seelachs und Kabeljau ebenso pflanzliche Lebensmittel. Für Fische und andere Wassertiere ist bei uns als Höchstmenge 1,0 mg Quecksilber pro kg vorgeschrieben. Nach einer Empfehlung der Weltgesundheitsorganisation (WHO) darf ein Erwachsener pro Woche nicht mehr als 0,5 mg Quecksilber aufnehmen. Die Aufnahme kleiner Mengen Quecksilber über längere Zeit kann zu einer schleichenden Vergiftung mit Schädigungen von Gehirn und Nerven führen.

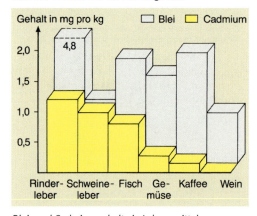

Blei und Cadmium in der Nahrungskette

Blei- und Cadmiumgehalte in Lebensmitteln

Lernaufgabe:

Eine Mind-Map erstellen
Stellen Sie das Thema „Schwermetallbelastung von Lebensmitteln" als Mind-Map übersichtlich dar! Eine Mind-Map ist so etwas wie eine Gedankenlandkarte zu einem Thema. Das Thema selbst schreiben Sie auf einem quer genommenen Blatt in die Mitte. Davon ausgehend zeichnen Sie rundherum einzelne Äste, an die Sie jeweils einen zum Thema gehörenden untergeordneten Begriff oder Gedanken schreiben. Auch die Hauptäste können Sie in Äste untergliedern, die Sie jeweils mit untergeordneten Begriffen oder Gedanken bezeichnen.

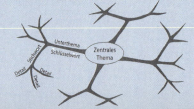

Blei gelangt als Umweltgift durch Auto- und Industrieabgase in die Luft und lagert sich auf Pflanzen ab. Deshalb sind in erster Linie pflanzliche Lebensmittel verunreinigt. Besonders belastet sind Gemüse, Salat, Obst und Getreide, die an Fahrbahnrändern angebaut wurden. Durch Putzen, Waschen und Schälen lassen sich von glatten Oberflächen bis zu 90 % des Bleis entfernen. Beerenobst, Grünkohl und Petersilie mit ihren behaarten bzw. gekräuselten Oberflächen sollten sehr gründlich gewaschen, Karotten, Gurken, Äpfel und Birnen geschabt bzw. geschält werden. Durch die Umstellung auf bleifreies Benzin konnte inzwischen ein starker Rückgang des Bleiausstoßes erzielt werden.

Tiere nehmen Blei über pflanzliche Nahrung auf und reichern es in den Entgiftungsorganen Leber und Niere an. Deshalb sind vor allem Leber und Nieren, außer vom Kalb, belastet. Kondensmilch und Fisch aus Konservendosen können bis zu viermal mehr Blei aufweisen als das frische Produkt, weil die Lötnähte mancher Dosen Blei abgeben.

Die WHO gibt 3 mg Blei als duldbare Wochendosis an. Wird über längere Zeit zu viel aufgenommen, kann es zu Mattigkeit, Appetitlosigkeit und langfristig zu **Nierenschäden** kommen.

Cadmium wird als giftiges Metall bei der Eisen- und Stahlerzeugung und der Kohleverbrennung frei. Über Abwässer oder Staubemissionen von Industrie, Müllverbrennung und Heizanlagen gelangt es in die Umwelt, auf Felder kommt es durch Klärschlamm und Dünger. Pflanzen, die in der Nähe von Industrieanlagen wachsen, nehmen es über die Wurzeln auf und sammeln es an. Deshalb lässt es sich durch Putzen, Schälen oder Waschen nicht entfernen. Sellerie, Spinat, Roggen, Weizen und vor allem Wildpilze können zum Teil sehr hohe Cadmiumwerte aufweisen. An tierischen Lebensmitteln sind Nieren und Leber, Muscheln, Krabben besonders belastet. Tintenfisch kann sogar bis zu 2 mg/kg enthalten.

Wie Quecksilber und Blei reichert sich Cadmium in der Nahrungskette und im menschlichen Körper an. Dieser scheidet die Gifte kaum aus, sodass selbst bei Zufuhr kleiner Mengen mit der Zeit chronische Vergiftungen auftreten. Cadmium schädigt die Nieren, steigert den Blutdruck, führt zu Knochenerkrankungen und kann Krebs verursachen.

Ein Erwachsener nimmt in der Woche durchschnittlich 0,2 mg Cadmium auf. Als duldbare Wochendosis nennt die WHO 0,5 mg. Für Tintenfisch wurde der Richtwert 0,5 mg/kg festgelegt.

Exkurs: *Wie die zulässige Höchstmenge für einen Schadstoff festgelegt wird*

1. Zunächst führt man Tierversuche durch. Mit jedem kg Futter gibt man eine bestimmte Menge des Schadstoffs in mg. Die Dosis, bei der das Tier langfristig keine Schäden zeigt, gilt als Grenzwert. Angenommen, das Tier wog 100 g, es nahm pro Tag 20 g Futter zu sich, und der Tierversuch ergab den Grenzwert 3 mg.
Dieser Grenzwert wird für die Schadstoffmenge umgerechnet, die dem Tier je 1 kg seines Körpergewichts mit jedem kg Futter pro Tag zugeführt wurde:

$$\frac{3 \text{ mg Schadstoff} \times 20 \text{ g Futter}}{100 \text{ <g> Tiergewicht}} = 0{,}6 \text{ mg} = \text{GRENZWERT/kg}$$

2. Weil der Mensch möglicherweise empfindlicher reagiert, wird der ermittelte Grenzwert durch den Sicherheitsfaktor 100 geteilt. So erhält man den ADI-Wert (Acceptable Daily Intake), deutsch: DTA-Wert (Duldbare Tägliche Aufnahmemenge). Das gilt als die Menge, die ein Mensch je 1 kg seines Körpergewichts ein Leben lang ohne Gesundheitsschäden aufnehmen kann:

$$\frac{0{,}6 \text{ mg}}{100} = 0{,}006 \text{ mg (ADI-WERT)}$$

3. Um zu ermitteln, wie viel Schadstoff 1 kg eines Lebensmittels enthalten darf, legt man den ADI-Wert zugrunde. Angenommen wird, dass der Mensch 60 kg Durchschnittsgewicht hat und von jedem kg Lebensmittel nur 0,4 kg verzehrt werden:

$$\frac{0{,}006 \text{ mg} \times 60 \text{ kg}}{0{,}4 \text{ kg}} = 0{,}9 \text{ mg/kg Lebensmittel}$$

4. Die errechnete duldbare Schadstoffmenge in 1 kg eines Lebensmittels wird als Grundlage genommen, um die gesetzliche Höchstmenge eines Schadstoffes in 1 kg eines Lebensmittels festzulegen.

10 Pestizide – Gefahr noch nach Jahren

Chemische Landesuntersuchungsanstalt   Karlsruhe, 27.10.

Frau
Susanne L.– F.
Fr.-Ebert-Str. 7
12345 Musterstadt

Untersuchung von Humanmilch auf Rückstände von Pflanzenschutzmitteln

Sehr geehrte Frau L. – F.,

die Untersuchung der eingesandten Probe Humanmilch auf Pflanzenschutzmittel ergab folgende Gehalte:
Fettgehalt: 3,95 %
Pflanzenschutzmittel
(in mg/kg, bezogen auf den Fettgehalt):
Hexachlorbenzol: 0,61
Lindan: 0,31
b-Hexachlorcyclohexan: 0,14
DDE 1,45
PCB (60 %) 5,95
Die gefundenen Werte liegen im mittleren Bereich der in Deutschland festgestellten Befunde. Sie sind als normal zu betrachten und geben nach dem heutigen Stand der wissenschaftlichen Erkenntnis keinen Anlass zur Besorgnis.

Ein Untersuchungsergebnis

Im Gartenbau, in der Land- und in der Forstwirtschaft werden chemische Giftstoffe verwendet, um unerwünschte Insekten zu vernichten. Sie wirken aber auch auf Nutzinsekten, z.B. auf Bienen. Die bekanntesten Insektizide sind **DDT** und **Lindan**. Während DDT bei uns schon seit 1974 verboten ist, kann Lindan noch verwendet werden.

Chlorierte Kohlenwasserstoffe sind extrem gut fettlöslich und chemisch sehr beständig. Erst nach 3 bis 10 Jahren ist Lindan zu 95 % wieder abgebaut.

Lindanrückstände, die Tiere mit dem Futter aufnehmen, werden im Fettgewebe gespeichert. Dadurch reichern sich diese Rückstände in Nahrungsketten immer mehr an. In der Natur entstehen solche Nahrungsketten, weil sich größere Tiere von kleineren ernähren. Haben Tiere am Anfang einer Nahrungskette chlorierte Kohlenwasserstoffe aufgenommen und gespeichert, nimmt die Konzentration dieser Stoffe mit jeder Stufe in dieser Kette immer weiter zu. So kommt es, dass größere Fische weit höher mit Pestiziden belastet sind als Plankton, die Nahrung von Jungfischen und Krebsen. Am Ende einiger dieser Nahrungsketten steht der Mensch. Deshalb kann sich auch im menschlichen Körper Lindan anreichern. So erklärt es sich, dass selbst in Muttermilch Lindan und noch immer auch DDE, ein Abbauprodukt von DDT, nachgewiesen werden.

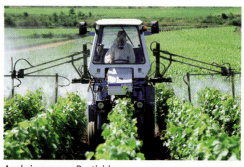

Ausbringen von Pestiziden

Lernaufgabe: DIE KOPFSTANDMETHODE

Frage: Wie lässt sich Pestizidbelastung vermeiden?
Die Kopfstandmethode ist eine Kreativitätstechnik, die zur Lösung eines schwierigen Problems angewandt wird. So wie der Kopfstand die Körperhaltung umkehrt, wird bei dieser Methode die Frage, mit der ein Problem gelöst werden soll, in ihr Gegenteil verkehrt. So kann z. B. bei der Suche nach einem guten Werbekonzept die Frage heißen „Wie bekommen wir es hin, dass unsere Kunden zur Konkurrenz gehen?"

Wie geht es praktisch?
- In der Klasse gemeinsam die Frage suchen, die auf das Gegenteil hinausläuft, was man will.
- In Partnerarbeit die Antworten suchen und aufschreiben. Dann die Frage wieder vom Kopf auf die Füße stellen. Das Gleiche gilt für die Antworten.
- Zeitbedarf: Frage finden: 10 Min.; Partnerarbeit: 20 Min.; Vorstellung in der Klasse: 20 Min.

Im Mai 2001 wurde im Rahmen des Umweltprogramms der Vereinten Nationen ein internationales Übereinkommen, die sogenannte POP-Konvention, geschlossen. Darin haben sich die Staaten darauf verständigt, einen Prozess in Gang zu setzen, der das weltweite Verbot besonders gefährlicher Chemikalien („dreckiges Dutzend – dirty dozen") zum Ziel hat.

Dabei handelt es sich um acht Pflanzenschutzmittel wie DDT sowie Dioxine, Furane, polychlorierte Biphenyle (PCB) und Hexachlorbenzol. POP ist die Abkürzung von Persistent Organic Pollutants (Beständige organische Schadstoffe). Die POP-Konvention, die das weltweite Verbot dieser Stoffe vorsieht, ist im Mai 2004 in Kraft getreten.

Pestizide können über die Kanalisation in die Kläranlagen und so in die Gewässer gelangen. Im Trinkwasser sollen im Allgemeinen keine Pestizide enthalten sein. In der Trinkwasserverordnung hat der Gesetzgeber als Grenzwert 0,1 Ig/l (1/10.000 g/l) für das einzelne Pestizid festgelegt. Tierische Lebensmittel, vor allem Fettfische, können mit Pestiziden belastet sein.

Schadwirkungen von Lindan. Beim Menschen führt Lindan zu nervösen Störungen. Es beeinträchtigt die Leberfunktion und das Immunsystem. Pestizide können Krebs auslösen und Kinderlosigkeit verursachen. Nervenschädigungen treten vor allem bei Kindern auf. Verschiedene Pestizide verstärken sich in ihrer Schadwirkung gegenseitig.

Mehr als 900 Pestizidpräparate mit über 800 verschiedenen Wirkstoffen sind auf dem Markt. In Lebensmitteln konnten seither 80 verschiedene Pestizide nachgewiesen werden. Zu ihnen gehören außer den Insektiziden auch die Fungizide zur Pilzbekämpfung und die Herbizide zur Unkrautbekämpfung.

Phosphorsäureester. Wenn zwischen der letzten Ausbringung und der Ernte keine Wartezeit lag, können sie in pflanzlichen Lebensmitteln vorkommen. Diese Gruppe von Pestiziden kann sich im Körper nicht anreichern.

Durchschnittlich wurden in 57 % der Obst- und in 35 % der Gemüseproben Rückstände gefunden. Die Höchstmenge wurde bei Obst in 2,7 % und bei Gemüse in 2,4 % der Proben überschritten.

Exkurs: Pestizide – mehr Schaden als Nutzen?

Wissenschaftler nehmen an, dass Pestizide zum Rückgang bestimmter Raubvögel geführt haben. Chlorierte Kohlenwasserstoffe, die im Tierkörper gespeichert werden, reichern sich in der Nahrungskette von Stufe zu Stufe immer mehr an. Eine solche Kette bilden z. B. Kleininsekt, Raubinsekt, Kleinvogel, Raubvogel. Die Belastung erhöht sich bis zum Raubvogel immer mehr, wenn das kleinste Beutetier pestizidbelastet war.

Werden Beuteinsekten mit Pestiziden massenhaft vernichtet, gehen nach kurzer Zeit auch die Raubinsekten wegen Nahrungsmangel und durch Pestizide zugrunde. Sind die Raubinsekten vernichtet, vermehren sich Schadinsekten, die deren Beutetiere sind, umso stärker. Die ursprünglich mit dem Insektizid bekämpfte Art vermehrt sich erneut, sobald sie sich erholt hat.

Der Pestizideinsatz kann auch dazu führen, dass bekämpfte Tierarten gegenüber dem Pestizid resistent, d. h. unempfindlich werden. Das kommt dadurch, dass einzelne zufällig weniger empfindliche Tiere überleben, sich vermehren und so im Laufe der Generationen einen immer weniger empfindlichen Stamm hervorbringen.

Nach der Bekämpfung von „Un"kräutern mit Herbiziden kann man beobachten, dass auf behandelten Äckern Insekten und Mäuse stark zurückgehen. Das liegt daran, dass mit der Vernichtung der bekämpften Wildpflanzen auch die Insekten zurückgehen, die sich von diesen Pflanzen ernähren, und schließlich auch die Mäuse, deren Beutetiere diese Insekten sind.

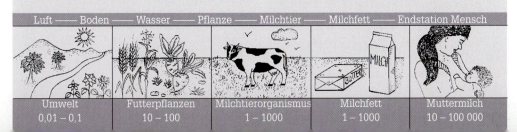

Luft	Boden	Wasser	Pflanze	Milchtier	Milchfett	Endstation Mensch
	Umwelt 0,01 – 0,1		Futterpflanzen 10 – 100	Milchtierorganismus 1 – 1000	Milchfett 1 – 1000	Muttermilch 10 – 100 000

11 Tierdoping – muss das sein?

Ihrem Bericht über den jüngsten Hormonskandal will ich noch einen Gesichtspunkt hinzufügen, den Sie unerwähnt gelassen haben. Wenn jetzt viele Verbraucher auf Kalbfleisch verzichten, dann trifft das leider auch alle anständigen Landwirte, die mit diesen unverantwortlichen Machenschaften nichts zu tun haben. Meiner Meinung nach hat der Verbraucher selbst zu der Entwicklung beigetragen, seit er nur noch möglichst helles Kalbfleisch und überhaupt ganz mageres Fleisch will. So darf es nicht wundern, dass einige allzu geschäftstüchtige Mastbetriebe mit verbotenen sogenannten Masthilfsmitteln glaubten nachhelfen zu müssen. Und jetzt haben wir das Ergebnis.

Leserbrief eines Landwirts

Antibiotika
- Auslösung von Allergien
- Bildung widerstandsfähigerer Mikrobenstämme im Körper; dadurch nachlassende Wirkung von Antibiotika bei Krankheiten

Anabolika
- Verdacht: Krebserregung, Erbschädigung
- Wachstumsstörungen und Missbildungen bei Kleinkindern

Thyreostatika
- Auslösung von Allergien
- Schilddrüsenstörungen und Kropf

Beta-Blocker
- Gefahr für Herzkranke und kreislaufschwache Menschen

Was können Rückstände bewirken?

Nutztierhaltung ist bei uns in vielen Fällen Intensiv- und Massentierhaltung. Rinder stehen in den Ställen oft dicht zusammengepfercht, Legehennen sind noch immer in Käfige hineingezwängt. Manchmal werden Schweine angegurtet, damit sie sich weniger bewegen. Nutztiere müssen heutzutage ihr Dasein oft wenig artgerecht fristen, weil größerer Nutzen aus ihnen herausgeholt werden soll. Ab 2007 soll die Käfighaltung von Legehennen endlich verboten werden.

Verbrauchererwartung. Seit den 60er-Jahren des vergangenen Jahrhunderts verlangt der Verbraucher vorrangig mageres („schieres") Fleisch. Fettdurchwachsene („marmorierte") Stücke weist er meist zurück, obwohl sie sich zarter garen. Das gilt für Schweine-, aber auch für Rindfleisch. Kalbfleisch soll möglichst hell sein.
Der veränderten Nachfrage kamen Tierzüchter nach. Sie züchteten Nutztierrassen, die weniger Fett und einen höheren Fleischansatz haben. Aus solchen Rassen stammt heute ein großer Teil des angebotenen Schweinefleisches. Eine Folge ist unter anderem das PSE-Fleisch (**P**ale=hell, **S**oft=weich, **E**xudative=wässrig), das beim Braten schrumpft und Wasser abgibt. Dadurch wird der Braten trocken und zäh.
Schlachttiere neu gezüchteter Rassen wurden vor allem auch krankheitsanfälliger. Die moderne Stallhaltung tut ein Übriges.

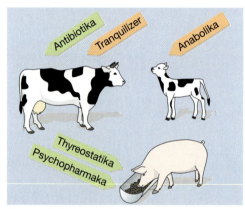

Tierarzneimittel: gespritzt und mit dem Futter verabreicht

Lernaufgabe:

In Gruppen diskutieren
Diskutieren Sie die Frage: „Sollten Tierarzneimittel bei Schlachttieren verboten werden?"
In einer Diskussion werden Meinungen vorgetragen, begründet und bewertet. Eine Meinung zu haben, reicht nicht aus. Man muss sie auch mit Argumenten begründen können, mit denen man die eigene Aussage bekräftigen oder beweist.
Sieben Regeln für eine gute Diskussion:
- Lassen Sie andere immer ausreden!
- Hören Sie ihnen aufmerksam zu!
- Melden Sie sich, bevor Sie etwas sagen!
- Begründen Sie Ihre Meinung!
- Streiten Sie fair und greifen Sie nicht persönlich an!
- Bleiben Sie beim Thema!
- Seien Sie nicht besserwisserisch!

Antibiotika werden in der Tiermedizin wie in der Humanmedizin zur Behandlung bakteriell verursachter Krankheiten eingesetzt. Obwohl mit Schutzimpfungen auch bei Nutztieren vorgebeugt wird, sind Krankheiten nie auszuschließen. In großen Tierbeständen übernimmt der Tierhalter nach Einweisung durch den Tierarzt die Behandlung, für die es gesetzliche Vorgaben gibt. Bei Antibiotika handelt es sich um Stoffwechselprodukte von Mikroorganismen, die andere Keime hemmen und abtöten. Rückstände dieser Stoffe können sowohl in Fleisch als auch in Innereien vorkommen. In Milch konnten sie bei Untersuchungen in bis zu 16 % der Proben nachgewiesen werden. Milch enthält Antibiotika, wenn diese Mittel einer Kuh kurze Zeit vor dem Melken verabreicht werden. Deshalb ist eine Wartezeit von fünf Tagen nach der Behandlung des Tieres vorgeschrieben. Antibiotika werden auch als Futterzusatzstoffe zur Masthilfe verwendet.

Psychopharmaka erhalten Tiere, um sie gegen den Stress in den Massentierställen und beim Transport zu beruhigen. Zu diesen Stoffen gehören die Beta-Blocker, die dem stressbedingten Herztod vor allem der Schweine vorbeugen sollen, und die Tranquilizer (Beruhigungsmittel).

Verbotene „Masthilfen". Skrupellose Tierhalter versuchen, ohne Rücksicht auf die Gesundheit der Verbraucher ihren Gewinn zu steigern. Sie verabreichen Schlachtvieh Medikamente in Überdosis, damit die Tiere mehr und schneller Fleisch ansetzen. Das Sexualhormon Östrogen wird Tieren zur Masthilfe gespritzt und fördert wie die Anabolika den Eiweißaufbau. In Kalb- und in Rindfleisch wurden verbotene „Masthilfen" gefunden.

Thyreostatika werden ebenfalls zur Beschleunigung der Mast gegeben. Während Anabolika die Fleischentwicklung direkt beeinflussen, wirken Thyreostatika indirekt. Sie hemmen die Funktion der Schilddrüse, das Tier wird ruhiger und nimmt schneller an Gewicht zu. Rückstände von Thyreostatika wurden seither meist in Bullenfleisch gefunden.

Fleischhygienegesetz. Der Gesetzgeber hat mit dem Fleischhygienegesetz auf das Rückstandsproblem reagiert. Danach müssen bei der Fleischbeschau nach der Schlachtung bei 2 % aller geschlachteten Kälber und bei 0,5 % aller sonstigen Schlachttiere in Stichproben auf Rückstände untersucht werden. Werden Einstichstellen von Injektionen entdeckt oder besteht ein sonstiger Verdacht, ist immer eine Untersuchung erforderlich. Bei Rückständen gilt das Fleisch als genussuntauglich.

Exkurs: Wie werden Antibiotika nachgewiesen?

Antibiotikarückstände können bis auf sehr wenige Ausnahmen rasch und sicher mithilfe des Hemmstofftests nachgewiesen werden.

Dazu wird zunächst die ganze Agrarfläche eines Nährbodens gleichmäßig mit einer bestimmten Bakterienart beimpft, meistens mit Bacillus subtilis. Auf den so vorbereiteten Nährboden werden in Abständen von ca. 4 cm **erbsengroße Proben** der zu prüfenden Lebensmittel gelegt. Zur Untersuchung von Milch oder anderer flüssiger Proben sind aus dem beimpften Nährboden kleine Löcher ausgestanzt, in die die Probe vorsichtig hineingefüllt wird. Der Nährboden wird im Brutschrank bei 37° C 24 Stunden bebrütet und dann ausgewertet. Während des Bebrütens wachsen auf der ganzen Agrarplatte dicht an dicht zahlreiche Bakterienkolonien. Enthält eine Probe Antibiotikarückstände, bildet sich rund um die Probe ein mindestens 2 mm breiter **Hemmhof**, in dem sich keine Kolonien bilden. Entsteht kein Hemmhof, gilt das Testergebnis als negativ.

Antibiotika und Sulfonamide sind Stoffe, die Mikroben in ihrem Wachstum hemmen und sie abtöten. Deshalb können rund um die Proben die Testbakterien nicht wachsen, es entsteht der Hemmhof.

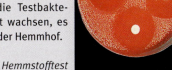

Hemmstofftest

12 Nitrat, Nitrit und Nitrosamine – immer eine Gefahr

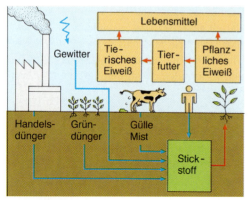

Stickstoffkreislauf

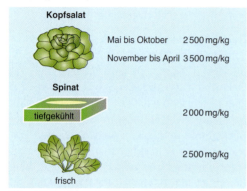

Nitrathöchstmengen in mg pro kg Lebensmittel

Die landwirtschaftliche Massentierhaltung hat zur Folge, dass Stallmist und Gülle in großen Mengen anfallen – meist viel mehr, als zur Düngung gebraucht wird. Oft wird zusätzlich noch Kunstdünger ausgebracht. In dem so überdüngten Boden wird durch bakteriellen Abbau in großen Mengen Nitrat gebildet. Sehr nitratreiche Gemüse und Feldfrüchte sowie deutlich nitratbelastetes Trinkwasser sind oft die Folge. Organischer Dünger wird langsamer zersetzt und führt zu geringeren Nitratgehalten als Mineraldünger. Ökologisch angebaute Produkte sind oft um ein Drittel nitratärmer als herkömmlich angebaute. Doch auch sehr reichliche Naturdüngung kann zu höheren Nitratgehalten führen.

Belastete Lebensmittel. Pflanzen nehmen je nach Sorte, Lichtmenge, Klima und Bodenart sehr unterschiedliche Mengen an Nitrat auf. Manche speichern in ihren Zellen Nitrat und sind deshalb stark nitratbelastet. Zu ihnen gehören vor allem Salat, Spinat, Rettich, Radieschen und Rote Bete. Gemüse aus Unterglaskulturen, das in den lichtarmen Wintermonaten geerntet wird, weist besonders hohe Nitratwerte auf. Durch Putzen, Schälen und Entfernen der Hüllblätter lässt sich der Nitratgehalt vermindern.

Der Nitratgehalt von Gemüse ist nicht nur von der Düngung abhängig. Einige Gemüsesorten speichern Nitrat in größeren Mengen, bei anderen ist die Nitratanreicherung gering.

Exkurs: Wie entstehen Nitrosamine?

Nitrosamine bilden sich aus Nitrit und Stoffen, die beim Eiweißabbau entstehen und Amine genannt werden.
Nitrat, das wir mit Lebensmitteln oder mit Trinkwasser aufnehmen, gelangt in den Blutkreislauf, von dort in den Speichel. Mit dem Speichel wird es erneut in die Mundhöhle ausgeschieden und dort von Bakterien zu Nitrit abgebaut. Dieses Nitrit gelangt dann in den Magen, wo es sich im sauren Milieu mit dort befindlichen Aminen zu Nitrosamin verbindet.
Auch bei der Herstellung und Zubereitung von Lebensmitteln können sich Nitrosamine bilden.

Im Fleisch entstehen die Amine aus Eiweißstoffen während der Reifung. In Schinken und Wurst bleiben stets Spuren von Nitrit zurück. Diese können sich unter bestimmten Voraussetzungen mit den Aminen verbinden. Temperaturen zwischen 80 °C und 150 °C begünstigen die Nitrosaminbildung.
Nitrosamine können also gerade beim (An-)Braten von durchwachsenem Speck, beim Überbacken von Schinken mit Käse oder beim Heißräuchern von Kochpökelerzeugnissen, z. B. Kasseler Rippenspeer, entstehen.

| Bakterien | bauen | Nitrate | ab | → | Nitrit | + | Amin | = | Nitrosamin |

Feldsalat, Kopfsalat, Spinat, Mangold sowie Rettich können sehr hohe Nitratkonzentrationen mit 1.000 mg/kg aufweisen, ebenso wie Radieschen und Rote Beete. In Tomaten, Gurken, Bohnen und Erbsen werden Nitratgehalte von weniger als 500 mg pro kg nachgewiesen.

Rucola gehört zu den Gemüsesorten, in denen sich Nitrat nach Informationen des Bundesinstituts für Risikobewertung in besonderem Maße anreichert. Die Nitratmengen in Rucola sind häufig noch höher als in anderen Salatsorten und Blattgemüse, wie das Bundesinstitut warnt. Großen Einfluss auf den Nitratgehalt von Gemüse hat die Belichtung.

Im Winter, wenn die Sonne wenig scheint, ist mit deutlich höheren Nitratgehalten in Salat zu rechnen als im Sommer. Bei Tagesanbruch geernteter Salat kann deutlich mehr Nitrat enthalten als am Spätnachmittag nach reichlicher Sonneneinstrahlung geernteter.

Nitrat, Gefahr für Säuglinge. Bei Säuglingen kann es nach dem Genuss nitrathaltiger Nahrung, vor allem von Spinat, zu Sauerstoffmangel kommen, der zu einer Methämoglobinvergiftung und innerem Ersticken führt.
Im Säuglingsmagen wird in den ersten Monaten noch wenig Magensäure gebildet. Dort finden Bakterien günstige Wachstumsbedingungen. Sie bauen das an sich wenig gefährliche Nitrat in das überaus giftige Nitrit ab. Nach Aufnahme in das Blut verbindet sich das Nitrit mit Hämoglobin zu Methämoglobin. Dadurch können die roten Blutkörperchen nicht mehr Sauerstoff aufnehmen und transportieren, es kommt zu „innerem Ersticken". Die Lippen laufen blau an, daher der Name Blausucht.

Nitritreste in Fleischprodukten. Die meisten Schinken und Wurstwaren werden mit Nitritpökelsalz hergestellt. Dabei handelt es sich um Kochsalz, dem je kg 5 g Nitrit zugesetzt sind. Nitrit bewirkt, dass die Produkte bei der Herstellung die rote Farbe behalten, haltbarer werden und das typische Pökelaroma annehmen. In der Ware ist immer ein kleiner Nitritrest enthalten. Lebensmitteluntersuchungen ergaben, dass dieser Wert in Würsten im Allgemeinen eingehalten wird. Bei Rohschinken wurde aber in fast 60 % der Proben die zulässige Höchstmenge überschritten.

Praktikum:

Nitrat in Gemüse nachweisen
Der Nitratgehalt in Gemüse lässt sich mit Nitrat-Teststäbchen nachweisen.
Bestimmen und vergleichen Sie den Nitratgehalt von je 20 g Kopfsalat, Spinat, Rettich, Kartoffel, Tomate, jeweils in rohem Zustand.
Prüfen Sie den Nitratgehalt von Freiland- und Treibhaussalat.

Materialien:
Nitratteststäbchen, Knoblauchpresse

Zur Durchführung:
Zerkleinern Sie die einzelnen Proben, pressen Sie den Zellsaft aus, halten Sie je ein Teststäbchen in den Saft, bestimmen Sie den Nitratgehalt durch Farbvergleich an der Farbskala.
Beachten Sie: Bei einigen Proben dürfte der Nitratgehalt so hoch sein, dass eine Verdünnung notwendig wird. Fügen Sie immer, wenn der dunkelste Farbwert erscheint, die 10-fache Probenmenge an Wasser zu.

Beispielrechnung für verdünnte Proben:
Angenommen, die Probe hat laut Farbskala einen Nitratgehalt von 200 mg/l. Das untersuchte Gemüse enthält laut Nährwerttabelle 95 % Wasser, das sind in 1 kg 950 ml Wasser. 1.000 ml des unverdünnten Zellsaftes enthalten 2.000 mg Nitrat. Die 950 ml Zellsaft in 1 kg Gemüse enthalten dann 1 900 mg (1,9 mg) Nitrat.

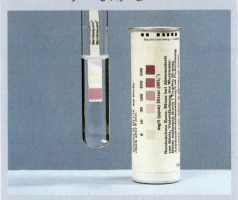

Teststäbchen zum Nitratnachweis

13 Strahlende Lebensmittel

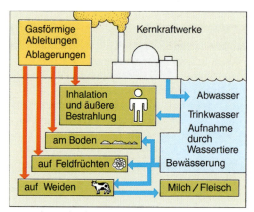

Wege der Radioaktivität

Alpha-Strahlung besteht aus zwei positiv und zwei nicht geladenen Teilchen, die beim radioaktiven Zerfall aus dem Atomkern frei werden und sich nur wenige Zentimeter verbreiten.
Beta-Strahlung hat weniger Energie als Alpha-Strahlung, aber eine größere Reichweite.
Gamma-Strahlung ist den Röntgenstrahlen ähnlich, kann unterschiedliche Energien und Reichweiten haben und den Körper und Beton ungehindert durchdringen.
Die **Halbwertszeit** gibt an, wie lange ein radioaktiver Stoff braucht, bis er zur Hälfte zerfallen ist. Beispiele: Caesium-137 30 Jahre, Strontium-70 28 Jahre, Jod-131 8 Tage.
Becquerel (Bq) gibt an, wie viele Atome eines radioaktiven Stoffes in einer Sekunde zerfallen und dabei Strahlen aussenden. Beispiel: In Milch mit 500 Bq Caesium pro Liter zerfallen pro Sekunde 500 Atomkerne.

Glossar zur Radioaktivität

Mehr als 20 Jahre sind nun schon seit der Reaktorkatastrophe von Tschernobyl Ende April 1986 vergangen. Auch wenn viele Menschen heute darüber nicht mehr viel wissen, hat uns diese Katastrophe drastisch vor Augen geführt, welche Gefahr in der Atomkraft liegt. Vier Tage nach dem Unfall erreichte die „radioaktive Wolke" die Bundesrepublik. Mehr als 2.000 km von dem Unfallort in der Ukraine entfernt wurden vor allem in Süddeutschland deutlich erhöhte Strahlenwerte gemessen. Die Menschen waren auf das Höchste verunsichert.

Radioaktivität in Lebensmitteln. Regen brachte die radioaktiven Stoffe auf die Erde. Pflanzen nahmen sie über die Blätter und Wurzeln auf. Weil einige dieser Stoffe sehr langlebig sind, wurde der Boden für viele Jahre kontaminiert, d. h. mit radioaktiven Stoffen verunreinigt. *Pflanzen* und *pflanzliche Lebensmittel* können noch über Jahre hin erhöhte Werte aufweisen, und weil sich Wild und Nutztiere von Pflanzen ernähren.

Ernährungsverhalten nach Tschernobyl. Zwei Jahre nach der Katastrophe war die Belastung der Lebensmittel durch natürlich vorkommende radioaktive Stoffe zwar immer noch doppelt so hoch wie die durch Tschernobyl. Aber eine Belastung kam zu der anderen hinzu. Die öffentliche Diskussion und eine Empfehlung der Strahlenschutzkommission führten dazu, dass sich das Ernährungsverhalten veränderte. Der Verzehr von Milch und Freilandgemüse ging so deutlich zurück, dass auf mögliche gesundheitliche Schäden durch langfristig veränderte Verzehrsgewohnheiten hingewiesen wurde.

Wirkung der Radioaktivität im Körper. Gelangen langlebige radioaktive Stoffe über kontaminierte Nahrung in unseren Körper, ist der Körper über Jahre belastet. In dieser Zeit werden Beta- und Gamma-Strahlen ausgesendet. Die biologische *Halbwertszeit* ist die Zeit, nach der der Körper den radioaktiven Stoff zur Hälfte ausgeschieden hat.

Lernaufgabe:

Argumente suchen
Suchen Sie Argumente zum Thema „Bestrahlung von Lebensmitteln".
Wie sollten Sie praktisch vorgehen?
- Legen Sie sich eine Tabelle mit zwei Spalten an.
- In die linke Spalte schreiben Sie die wichtigsten Aussagen zu dem Thema.
- In der rechten Spalte ist Platz für Ihre eigenen Gegenargumente.
- Systematisieren Sie diese Gegenargumente. Durch sie können Ihre Argumente anschließend auf ihre Stichhaltigkeit geprüft werden.
- Die gefundenen Argumente werden in Gruppenarbeit diskutiert und ergänzt.

Bei radioaktivem Caesium-137 sind es 100 Tage, bei Jod-131 120 Tage und bei Strontium-89 11 Jahre. Radioaktives Strontium kann innerhalb eines Menschenlebens also nur zum Teil wieder ausgeschieden werden.

Langzeitwirkung der Radioaktivität. Wie sich schwache radioaktive Strahlung über einen längeren Zeitraum auf den menschlichen Organismus auswirkt, konnte noch nicht untersucht werden. Radioaktives Jod steht im Verdacht, an der Schilddrüse Krebs auszulösen, weil es dort gespeichert wird. Strontium, das in den Knochen abgelagert wird, soll Leukämie verursachen. Von radioaktiven Strahlen hervorgerufene Zellschädigungen und Funktionsstörungen können von einer Tochterzelle zur anderen weitergegeben werden. Durch Strahlen verursachte Krankheiten treten deshalb erst nach vielen Jahren auf. Die Latenzzeit, das ist die Zeit bis zum Ausbruch der Erkrankung, kann 20 Jahre und mehr dauern. Radioaktives Caesium kann Keimzellen, d.h. Ei- und Samenzellen, verändern und dadurch genetische Schäden verursachen, die erst Generationen später auftreten. Strahlenbelastung während der Schwangerschaft kann beim Kind zu Missbildungen, Organfunktionsstörungen und geistiger Behinderung führen.

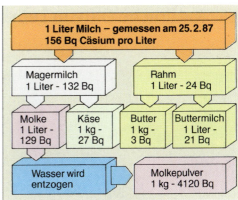

Von der Milch zum Molkepulver: Anreicherung der Radioaktivität

Nach einer EG-Verordnung dürfen Säuglingsnahrung, Milch und Milchprodukte höchstens 370 Bq/l bzw. kg aufweisen, die übrigen Lebensmittel 600 Bq/kg. Über die radioaktive Belastung einzelner Lebensmittel gibt die Verbraucherberatung Auskunft.

Exkurs: Lebensmittel – frisch bestrahlt

Seit einigen Jahren wird diskutiert, ob Lebensmittel zur Konservierung radioaktiv bestrahlt werden sollten. In anderen Ländern, auch in Europa, ist die Bestrahlung zulässig. Bestrahlt werden z. B. Zwiebeln, Kartoffeln, Paprika, Erdbeeren, Gewürze.
Das Lebensmittel- und Futtermittelgesetzbuch verbietet in § 8 die Bestrahlung grundsätzlich. Das gilt auch für den Verkauf im Ausland bestrahlter Lebensmittel.
Die Bestrahlung soll unerwünschte Mikroben abtöten und so die Haltbarkeit verlängern.
Bei der Bestrahlung werden die Lebensmittel bis zu einigen Stunden den Strahlen aus radioaktivem Kobalt oder Caesium ausgesetzt.
Das hat **unerwünschte Folgen**:
- Die Vitamine B1, B12, C, E werden zerstört.
- Ungesättigte Fettsäuren werden in gesättigte Fettsäuren umgewandelt.
- Durch größere Bestrahlungsdosen können Eiweißstoffe zersetzt werden.

Bei der Spaltung wasserhaltiger Lebensmittel wird Wasserstoffperoxid gebildet, ein Stoff, der wegen seiner Gesundheitsschädlichkeit seit langem als Konservierungsstoff verboten ist.
Die Lebensmittelbestrahlungsverordnung erlaubt in Deutschland die Bestrahlung von getrockneten Kräutern und Gewürzen. Die Lebensmittel müssen gekennzeichnet sein.
Die Befürworter verweisen auf salmonellenverseuchtes Geflügel und verkeimte Gewürze und rechtfertigen damit die Bestrahlung.
Auf europäischer Ebene sind Regelungen in Vorbereitung, nach denen auch bei uns radioaktive Lebensmittelbestrahlung erlaubt sein soll. Es ist zu befürchten, dass sich das europäische gegenüber dem nationalen Recht durchsetzen wird.

Sollen Lebensmittel bestrahlt werden?

14 Natürliche Gifte in Lebensmitteln

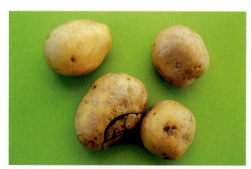

Solaninhaltige Kartoffeln

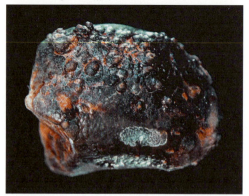

Oxalatstein

Lernaufgabe:

10 Wörter zu einem Thema finden und begründen

Nach Ihrer Beschäftigung mit den Giftstoffen natürlichen Ursprungs ist es Ihre Aufgabe, in einer Arbeitsgruppe aus vier Mitgliedern 10 Wörter aufzuschreiben, die Sie bei diesem Thema für am wichtigsten halten, und dies zu begründen.

Vorschlag zum Vorgehen:
- Einer leitet das Gespräch, ein anderer schreibt die gefundenen Wörter auf ein Blatt.
- Bevor ein Wort aufgeschrieben wird, muss nach einer Diskussion begründet werden, warum es eines der 10 Wörter ist.
- Wenn die Liste steht, suchen Sie daraus das Wort, das nach Ihrer Auffassung für das Thema „Hygiene" am treffendsten ist.
- Vergleichen Sie Ihre Liste mit denen der anderen Gruppen und diskutieren Sie die Ergebnisse.

Kleine Mengen an Giftstoffen natürlichen Ursprungs kommen in vielen Lebensmitteln vor.
Solanin kommt in grünen, unreifen Teilen von Kartoffeln, vor allem in der Schale vor. Länger gelagerte und unreife Kartoffeln weisen die höchsten Solaninwerte auf. Den größten Solaningehalt hat die Schale. Beschädigte und ergrünte Kartoffeln sollten aussortiert werden, denn ihr Solaningehalt ist höher.
Solanin ist hitzestabil, übersteht also Kochen und Backen. Beim Kochen löst es sich zum Teil im Wasser, besonders nach Essigzusatz. Kochwasser sollte daher weggeschüttet werden.
In leichten Fällen verursacht Solanin Durchfall, Erbrechen, Mattigkeit, Kopfschmerz; Symptome, die häufig auf andere Ursachen zurückgeführt werden. Schwere Symptome sind Benommenheit, Krämpfe und Atemnot.

Oxalsäure und Oxalate. Einige Gemüsearten enthalten Oxalsäure und ihre Salze, die Oxalate. Besonders hohe Werte weisen Rhabarber, Spinat, Mangold, Rote Beete und Sauerampfer auf. Oxalsäure bildet im Körper mit Calcium das nicht resorbierbare Calciumoxalat. Dadurch wird Nahrungscalcium entzogen. Blanchieren verringert das Oxalat. Oxalat kann sich in der Niere und in den Harnkanälen ablagern, Harnsteine bilden und Nierenschäden verursachen. Nierenkranke sollten oxalsäurehaltige Lebensmittel möglichst meiden.

Blausäurehaltige Glucoside. In bitteren Mandeln und in Kernen von Kirschen, Aprikosen, Pfirsichen, Pflaumen, in Bohnen, Bambussprossen und Leinsamen kommen blausäurehaltige Glucoside vor. Das sind ungiftige Verbindungen von Blausäure mit Kohlenhydraten. Erst im Darmtrakt wird die Blausäure durch Bakterienenzyme freigesetzt und kann wirksam werden. Blausäure hemmt die Zellatmung, verursacht Schwindel, Erbrechen, Atemkrämpfe und Angstzustände. Bei kleinen Kindern können fünf bis zehn bittere Mandeln zu einer tödlichen Vergiftung führen. Durch Zerkleinern, mehrstündiges Einweichen, durch Kochen und Weggießen des Kochwassers lässt sich die Blausäure zum Teil entfernen.

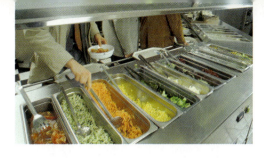

Biogene Amine sind organische Basen, die beim Stoffwechsel von Tieren, Pflanzen und Mikroorganismen aus Aminosäuren entstehen. Auch beim Lebensmittelverderb und bei Reifungsverfahren werden biogene Amine gebildet. Sie kommen in fast allen Lebensmitteln in kleinen Mengen vor. In den Körper aufgenommen, werden sie resorbiert und in der Leber entgiftet. Die Aufnahme größerer Mengen biogener Amine hat unerwünschte Auswirkungen auf den Kreislauf. Bei manchen Menschen lösen sie allergieähnliche Reaktionen aus.

Zu den biogenen Aminen gehören Histamin, Tyramin und Serotonin. Sie kommen in größeren Mengen in langsam reifenden Käsesorten wie Roquefort und Gruyere vor. Auch in Wurst, in luftgetrockneter Salami und in rohem Schinken können sie vorkommen.

Bei Verarbeitung, Reifung und Lagerung von Lebensmitteln treten biochemische und mikrobiologische Veränderungen im Eiweiß auf. Dabei können biogene Amine gebildet werden.

Auch in Avocados, Bananen, Ananas, Erdbeeren, Himbeeren, Tomaten sowie in Walnüssen und Steinpilzen werden sie gefunden.

Mykotoxine. Einige auf Lebensmitteln wachsende Schimmelpilze bilden Gifte. Etwa 300 dieser Mykotoxine, d. h. Pilzgifte, sind bisher bekannt. Sie sind weit verbreitet und kommen vor allem in pflanzlichen Lebensmitteln, aber auch in Milch vor.

Eine Verunreinigung der Lebensmittel lässt sich nicht völlig vermeiden. Deshalb sollten die Mykotoxingehalte in den Lebensmitteln so niedrig wie möglich gehalten werden. Bereits beim Hantieren mit angeschimmelten Produkten werden große Mengen von Schimmelpilzsporen aufgewirbelt, die ebenfalls Mykotoxine enthalten. Mykotoxine rufen Leberkrebs und Störungen des Immunsystems hervor.

Der Verbraucher kann Mykotoxine in den Konzentrationen, die normalerweise in Lebensmitteln vorkommen, nicht wahrnehmen. Bei sichtbarem Schimmelbefall, abweichendem Geruch und bei Überlagerung ist daher stets Vorsicht geboten. Durch Kochen, Rösten oder Backen ist das Mykotoxin kaum zu entfernen.

Am bekanntesten ist das Aflatoxin. Es konnte in Nüssen, Mischbrot, Hülsenfrüchten, Getreide und Käse nachgewiesen werden.

Exkurs: **Was ist ein Gift?**

Am Beispiel der Blausäure lässt sich zeigen, wovon es abhängt, ob ein Stoff als Gift wirkt. Die meisten Stoffe sind *bis zu einer bestimmten Menge unschädlich*.

Zum einen kommt es also darauf an, wie viel von dem Stoff einwirkt. Der Arzt Paracelsus hat schon vor fast 500 Jahren die These aufgestellt: „Allein die Dosis macht, dass ein Ding kein Gift ist."

Zum anderen spielt es eine Rolle, *wie lange* und *über welches Organ* der Stoff einwirkt. So wird Blausäure z. B. über Magen und Darm aufgenommen.

Unser Organismus ist in der Lage, viele Stoffe abzuwehren. Oft nehmen wir z. B. mit Pfirsichen Spuren von Blausäure auf. Diese Dosis schadet uns nicht, weil sie so klein ist, dass unser Stoffwechsel sie unschädlich machen kann.

Als Gift wirkt Blausäure erst, wenn die Menge ausreicht, um die *Abwehr des Körpers* zu überwinden. Der Grenzwert, bei dem erste Vergiftungserscheinungen ausgelöst werden, ist von Alter, Geschlecht, Gesundheitszustand und Körpergewicht abhängig. Es gibt Stoffe, die bereits in der kleinsten Menge im Organismus irreversible, d. h. bleibende Schäden verursachen, z. B. das Gift des Clostridium botulinum, das stärkste Gift überhaupt, von dem 0,1 bis 1,0 µg (1/10 000 000 bis 1/1 000 000 g) einen Menschen tötet.

Neben diesen *akut giftigen* Stoffen gibt es *langfristig wirksame* Gifte. Oft sind es Stoffe, die in die Umwelt abgegeben wurden und die über die Nahrungskette in den Körper des Menschen gelangen. Der Organismus kann sie nicht oder nur schwer abbauen.

15 Zusatzstoffe – brauchen wir die?

Fleischsalat

Zutaten: Pflanzliches Öl, Gurken, Wasser, Schweinefleisch, Speck, modifizierte Stärke, Branntweinessig, Weinessig, Eigelb, Rindfleisch, Senf mit künstlichem Süßstoff Saccharin, Nitrit-Pökelsalz, Salz, Worcestersauce, Säureregulator, Stabilisator, Gewürze, Konservierungsstoffe Sorbinsäure und Benzoesäure.

Bei + 2 °C bis + 8 °C mindestens haltbar bis: siehe Becherboden

Inhalt: 250 g
Fleischbräteinwaage: 62,5 g

Etikett von Fleischsalat mit Zutatenliste

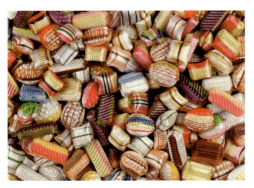

Süßigkeiten mit künstlichen Farbstoffen

Zutatenlisten müssen ausweisen, was bei der Herstellung eines Lebensmittels zugesetzt wurde. Laut Zutatenliste enthält ein Cola-Getränk: *Wasser, Zucker, Kohlensäure, Farbstoff E 150, Säuerungsmittel E 338, Coffein und natürliche Aromastoffe.* Das streng gehütete Geheimrezept ist das natürlich nicht, aber u. a. der Hinweis auf zwei Zusatzstoffe, die mit den Sammelbezeichnungen „Farbstoff" bzw. „Säuerungsmittel" angegeben sind. Bei dem Farbstoff handelt es sich um Zuckercouleur, bei dem Säuerungsmittel um Orthophosphorsäure. Für einen Teil der Zusatzstoffe ist zusätzlich auch die Angabe der Verkehrsbezeichnung des Stoffes oder die E-Nummer vorgeschrieben. Die E-Nummern sind für alle EU-Staaten einheitlich festgelegt.

Strenge Vorschriften. Während die übrigen Zutaten im Rahmen der lebensmittelrechtlichen Vorschriften verwendet werden dürfen, müssen Zusatzstoffe ausdrücklich zugelassen sein, um sie Lebensmitteln zusetzen zu können. Das Lebensmittelgesetz definiert Zusatzstoffe als „Stoffe, die dazu bestimmt sind, Lebensmitteln zur Beeinflussung ihrer Beschaffenheit oder zur Erzielung bestimmter Eigenschaften oder Wirkungen zugesetzt zu werden". Zusatzstoffe werden also zugesetzt, um im Lebensmittel eine bestimmte Wirkung zu erzielen und/oder um dessen Eigenschaften zu verändern oder zu beeinflussen, z. B.

- technologische Eigenschaften wie Streichfähigkeit, Backfähigkeit,
- Verhalten einzelner Zutaten zueinander in Emulsionen,
- Farbe, Konsistenz, Aussehen,
- ernährungsphysiologische Eigenschaften.

Verwendung von Zusatzstoffen bei der Lebensmittelherstellung

Verwendungsgrund	Zusatzstoffe	Aufgaben im Lebensmittel	Betroffene Lebensmittel
Aussehen und Geschmack verändern/verbessern	Farbstoffe, Geschmacks-/Aromastoffe, Süßstoffe, Geschmacksverstärker	Lebensmittel färben; Geschmack und Aroma geben;(ohne Zucker) süßen; Geschmack intensivieren	Eis, Süßwaren, Margarine; Backwaren, Füllungen, Pudding, Geleespeisen; Diabetiker- und Süßwaren;Fertiggerichte, Fertigsuppen, Backwaren
Zusatz ist aus herstellungstechnischen Gründen erforderlich	Emulgatoren, Schaumstabilisatoren, Verdickungs-/Geliermittel, Schmelzsalz, Backtriebmittel	Wasser und Fett stabil miteinander vermischen; schaumartige Produkte stabiler mache; Wasser binden, dadurch gelieren und verdicken; Fett, Eiweiß, Wasser gleichmäßig vermischen;Teige und Massen lockern	Margarine, Mayonnaise, Backwaren, Speiseeis; Süßwaren, Backwaren; Cremes, Pudding, Joghurt, Marmelade, Backwaren; Schmelzkäse;Gebäck
Haltbarkeit verlängern	Oberflächenbehandlungsstoffe, Konservierungsstoffe, Antioxidanzien	Oberflächenverderb verhindern; Lebensmittel haltbar machen; Sauerstoffeinwirkung verhindern – haltbar machen	Zitrusfrüchte, Bananen; Käse, Margarine, Wurst, Schinken, Marmelade; Öle, Margarine, Suppen, Schmelzkäse

Synthetisch hergestellte Substanzen. Viele Zusatzstoffe werden synthetisch erzeugt. Zu ihnen gehören die zwölf zugelassenen Azofarbstoffe. Sie sind die am häufigsten verwendeten Zusatzstoffe. Sie sollen dem Lebensmittel ein appetitanregendes und verkaufsförderliches Aussehen geben, können aber auch nicht vorhandene Inhaltsstoffe vortäuschen.

Farbstoffe aus natürlichen Stoffen. Manche Farbstoffe werden aus natürlichen Stoffen gewonnen, z.B. Zuckercouleur durch Karamellisieren von Zucker (E 200) und der Geschmacksverstärker Glutaminsäure.

Erdbeer- und Kirschjoghurts können Betanin (E 162) enthalten, ein aus Roter Beete gewonnener Farbstoff, der hohen Fruchtanteil vorgibt.

Gesundheitliche Bedenken. Einige der künstlichen Farbstoffe können pseudoallergische Reaktionen auslösen:

Die synthetischen roten Azofarbstoffe Amaranth (E 123), Erythrosin (E 127) und das gelbe Tartrazin (E 102) rufen Nesselsucht und Asthmaanfälle hervor. Als Allergieauslöser gelten auch die Konservierungsstoffe Benzoesäure (E 210) und Sorbinsäure.

Gesundheitliche Bedenken bestehen auch gegen das Natriumnitrit (E 250), das in Wurst und Schinken die Pökelröte hervorruft. Nitritreste können zur Bildung des krebsauslösenden Nitrosamins führen. Kritik gibt es auch an dem Zusatz von Phosphorverbindungen.

Im Durchschnitt nehmen wir dadurch doppelt so viel Phosphat zu uns, als von Ernährungswissenschaftlern empfohlen wird. Bei Erwachsenen beeinflusst dies den Mineralumsatz im Skelett. Ob Symptome der Hyperaktivität bei Kindern auf zu hohe Phosphatzufuhr zurückgehen, ist wissenschaftlich nicht bewiesen.

Fast alle Zusatzstoffe gelten als gesundheitlich unbedenklich. Einige sind völlig harmlos, z.B. E 300 L-Ascorbinsäure (Vitamin C) und E 307 Alpha-Tocopherol (Vitamin E). Zusatzstoffe unterliegen strengen Kontrollen. Bestimmte Konzentrationsgrenzwerte dürfen nicht überschritten werden. Es gibt ADI-Werte. Langfristige Wirkungen sind oft noch unerforscht.

Klassename in	Zusatzstoff kann	enthalten sein
Farbstoff	E 101 Riboflavin*	Teigwaren, Mayonnaise
	E 102 Tartrazin	Süßwaren, Puddingpulver
	E 123 Amaranth	Pudding, Eis, Likör
	E 150 Zuckercouleur*	Essig, Pudding, Gebäck
	E 160a Beta-Carotin*	Butter, Margarine, Käse
Konservierungsstoff	E 200 Sorbinsäure	Margarine, Mayonnaise
	E 210 Benzoesäure	Mayonnaise Salate
	E 214 PHB-Ester	Fischmarinaden, Süßwaren
	E 220 Schwefeldioxid	Wein, Trockenfrüchte
	E 230 Biphenyl	Oberfläche von Früchten
	E 231 Orthophenylphenol	Schale von Zitrusfrüchten und Bananen
	E 250 Natriumnitrit	Wurst, Schinken, Käse
Emulgator	E 322 Lecithin	Margarine, Schokolade
	E 471 Mono- und Diglyceride	Margarine, Wurst, Eiscreme, Backwaren
Stabilisator	E 450 Diphosphate	Brühwurst, Kochkäse
	E 451 Triphosphat	Schmelzkäse
Gelier-/ Verdickungsmittel	E 400 Alginsäure	Gelees, Puddings, Joghurt
	E 406 Agar-Agar	Joghurt, Speiseeis
	E 414 Gummiarabicum	Gummibonbons
Geschmacksverstärker	E 620 Glutaminsäure	Wurst, Schinken, Fleisch
	E 621 Na-Glutamat	Wurst, Schinken, Fleisch

* sind allgemein zugelassen und gelten nur nach EG-Recht, nicht nach LMBG als Zusatzstoffe

Lernaufgabe:

Inhaltslisten checken
Sehen Sie sich die Inhaltslisten auf Lebensmitteletiketten genau an und stellen Sie fest, welche Zusatzstoffe das jeweilige Lebensmittel enthält.
Schauen Sie in der Tabelle oben nach, welchen Zusatzstoffen die angegebenen E-Nummern entsprechen.

Überblick: Toxikologie

	Welche Lebensmittel können belastet sein?	Womit können sie belastet sein?	Wie wahrscheinlich ist die Belastung?	Was kann man als Verbraucher tun?
Milch und Milchprodukte	Alle Käsesorten Schmelzkäse, Kochkäse	Chlorierte Kohlenwasserstoffe, Phosphat	In Spuren recht oft nachgewiesen. Immer vorhanden.	Verbraucher kann mögliche Belastung nicht erkennen. Verzehr einschränken!
Eier und Eiprodukte	Eier Mayonnaise	Chlorierte Kohlenwasserstoffe, Benzoesäure	In Spuren manchmal nachgewiesen. Fast immer vorhanden.	Verbraucher kann mögliche Belastung nicht erkennen. Asthmatiker, bes. Vorsicht!
Gemüse und ähnliche pflanzliche Lebensmittel	Salat, Spinat, Rettich, Rote Beete Sellerie, Spinat Wildpilze Salat, Gemüse aus Fahrbahnnähe Rhabarber, Spinat, Mangold, Rote Beete Bohnen, Bambussprossen Kartoffeln	Nitrat Cadmium Blei Oxalsäure, Oxalat blausäurehaltige Glucoside Solanin	Fast immer vorhanden, insbes. im Winter. In Wildpilzen ziemlich oft nachgewiesen. Spuren sind recht wahrscheinlich. Immer vorhanden, nur die Menge schwankt. In Spuren immer vorhanden. Immer vorhanden, wenn unreif und wenn lange gelagert.	Stets Vorsicht! Vor allem Treibhausgemüse meiden! Wildpilzverzehr stark einschränken! Wenn bekannt, kein Gemüse von Anbau in Fahrbahnnähe. Nierenkranke müssen Verzehr dieser Gemüse einschränken Mehrstündig einweichen, kochen, Wasser wegschütten! Grüne Stellen wegschneiden, mit viel Wasser kochen, Kochwasser wegschütten!
Getreide und Getreideprodukte	Roggen, Weizen Alle Getreidearten aus Fahrbahnnähe	Cadmium Blei	In Spuren manchmal nachgewiesen. In Spuren immer nachgewiesen.	Verbraucher kann mögliche Belastung nicht erkennen. Wenn bekannt, Getreide von Anbau in Fahrbahnnähe meiden.
Obst Nüsse	Alle Obstsorten aus Fahrbahnnähe Bittere Mandeln Nüsse mit Schimmel	Blei blausäurehaltige Glucoside Aflatoxin	In Spuren recht oft nachgewiesen. Immer vorhanden. Oft vorhanden.	Wenn bekannt, Obst von Anbau in Fahrbahnnähe meiden! Kinder dürfen keine bitteren Mandeln essen. Stets wegwerfen!
Fleisch, Innereien, Fleischwaren, Wurst	Schweinefleisch Kalbfleisch, Bullenfleisch Fleisch aller Schlachttiere Leber, Nieren älterer Tiere Pökelrote Wurst, Schinken Brühwurst	Psychopharmaka Anabolika, Hormone Antibiotika Cadmium Natriumnitrit Diphosphate	In seltenen Fällen vorhanden. In seltenen Fällen nachgewiesen. Können vorkommen, aber ziemlich selten. Ziemlich oft nachgewiesen. Nitritreste können vorhanden sein. Fast immer vorhanden, wird deklariert.	Fleisch aus artgerechter Tierhaltung bevorzugen! Fleisch langsam gemästeter Tiere bevorzugen! Verbraucher kann mögliche Belastung nicht erkennen. Verzehr von Innereien älterer Tiere meiden! Auf nicht gerötete Wurst zurückgreifen! Verzehr von Wurst mit Phosphat einschränken!
Fisch, Meerestiere und -produkte	Hecht, Thunfisch, Hai, Heilbutt Tintenfisch, Muscheln, Krabben	Quecksilber und chlorierte Kohlenwasserstoffe Cadmium	Nachgewiesene Werte manchmal oberhalb der WHO-Empfehlung. Manchmal erhöhte Werte nachgewiesen.	Vor allem Verzehr von Fettfischen einschränken! Verzehr, insbesondere von Tintenfisch, einschränken!
Süßwaren	Kräftig gefärbte Konditoreiwaren, Bonbons, Gummibärchen	Azofarben wie Amaranth und Tartrazin	Häufig vorhanden.	Auf Waren mit natürlichen Farbstoffen zurückgreifen! Asthmatiker, bes. Vorsicht!

Lernaufgabe:

Gemeinsam einen Fall analysieren und lösen.
Milch für Joghurt unbrauchbar – ein Fall für die Lebensmittelüberwachung?

Prüfen Sie anhand der Angaben des folgenden Berichtes, ob die Beschwerde berechtigt war. Wenn ja, nennen Sie den Untersuchungsbefund. Begründen Sie Ihr Ergebnis.

„Jetzt müssen mir die Herren von der Lebensmittelüberwachung weiterhelfen und die Milch untersuchen", ruft Frau Böttcher ihrer Nachbarin zu, als sie das Haus verlässt. Wenig später erscheint sie bei der Lebensmittelüberwachung, dem Ordnungsamt der Stadt Solingen, um ihre Beschwerde vorzutragen.

Dem netten, anfangs etwas erstaunten Herrn im Ordnungsamt, bei dem sie vorspricht, überreicht sie zwei angebrochene Packungen Vollmilch. „Stellen Sie sich vor: Seit sieben Jahren bereite ich nun schon unseren Joghurt selbst. All die Jahre hat es geklappt, bis auf heute. Wie immer habe ich der pasteurisierten Vollmilch aus der Tüte den Becher gekauften Joghurt untergemischt, sie in die Gläser gefüllt und die Gläser in den Joghurtbereiter gestellt. Wie immer wurde die Milch 45° C warm gehalten. Nach drei Stunden hätte der Joghurt fertig sein müssen. *Doch er wollte und wollte nicht sauer und dick werden.* Weil ich es wissen wollte, habe ich dann noch eine *zweite Tüte Milch von derselben Molkerei gekauft.* Und wieder das gleiche Spiel! Wieder wurde der Joghurt nichts. Nun ist es genug. Mit der Milch muss irgendetwas nicht in Ordnung sein!"

Der Bedienstete der Ordnungsbehörde hat dem Bericht von Frau Böttcher aufmerksam zugehört. Jetzt holt er ein Formular hervor und nimmt die Beschwerde zu Protokoll.

In 14 Tagen könne er ihr den Untersuchungsbefund mitteilen, meint er zum Schluss zu Frau Böttcher. Die Milch werde an das Untersuchungsinstitut zur Prüfung weitergeleitet.
Das Untersuchungsinstitut untersucht die Milch auf ihre Zusammensetzung und auf mögliche Rückstände. Unter anderem wird auch ein Hemmstofftest durchgeführt.

Tipps für die Bearbeitung des Falles in der Gruppe

- Lesen Sie den Text links zunächst jeder für sich und streichen Sie sich an, was Ihnen wichtig erscheint.

- Tauschen Sie dann untereinander aus, was Ihnen beim Lesen des Textes wichtig erschienen ist.

- Wenn Ihnen dabei eine Idee gekommen ist, weshalb der Joghurt nicht sauer und dick geworden ist, suchen Sie im Stichwortverzeichnis unter „Joghurt" und lesen Sie dort nach, wie es kommt, dass Joghurt dick wird.

- Prüfen Sie, was mit der Milch nicht in Ordnung war. Ein Tipp dazu: Suchen Sie im Stichwortverzeichnis unter „Rückstände" und lesen Sie dort nach.

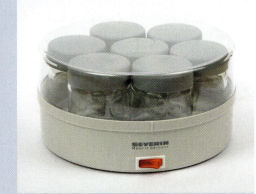

Joghurtbereiter

Mikroorganismen in der Ernährung – zwei Seiten einer Medaille

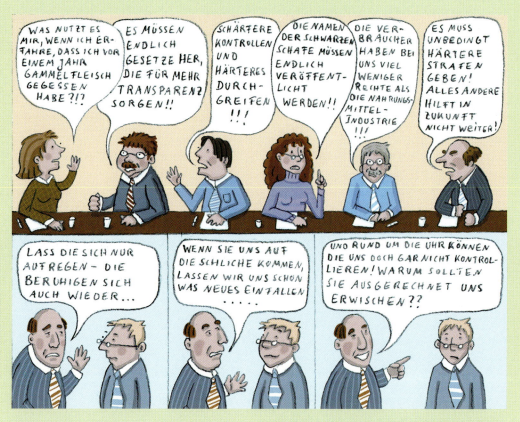

Zur Situation
In letzter Zeit meldeten die Medien immer wieder über nicht genusstaugliches Fleisch, das bei Lebensmittelkontrollen entdeckt wurde. In den meisten Fällen kam es bei einer der routinemäßigen Zufallskontrollen ans Licht, manchmal führten aber auch anonyme Anrufe zu den Kontrollen. Es dauerte nicht lange, da sprach die Presse von „Gammelfleischskandal", und inzwischen ist der Begriff in aller Munde.

Sofort sind Verbraucherschützer auf den Plan gerufen. Politiker geben Statements ab. Manche von ihnen versuchen zu beruhigen, indem sie auf die im Großen und Ganzen funktionierende Lebensmittelüberwachung verweisen. Andere kritisieren, der Verbraucherschutz sei offenbar nicht ausreichend, sonst kämen solche Skandale nicht vor.

Lernaufgaben:

1. Welche Meinung haben Sie zu dem Comic?
2. Informieren Sie sich darüber, wie die staatliche Lebensmittelüberwachung in der Bundesrepublik organisiert ist. Schauen Sie dazu in das 1. Kapitel dieses Buches.
3. Begründen Sie die Notwendigkeit von Lebensmittelhygiene und Lebensmittelkontrollen.
4. Informieren Sie sich z. B. im Internet, welche Behörde in Ihrem Bundesland für die Lebensmittelüberwachung zuständig ist und wo das für Ihren Wohnort zuständige Amt seinen Sitz hat.
5. Versuchen Sie, sich eine Meinung zu bilden, ob der Verbraucherschutz bei uns ausreichend ist.

Schon wieder Gammelfleisch gefunden

Frankfurt/Saarbrücken. Schon wieder wurde in Deutschland Gammelfleisch gefunden, die Serie der Gammelfleischfunde geht also weiter. Es war bei einer Routinekontrolle in Frankfurt, bei der 25 Tonnen erheblich verdorbenes Rind- und Schweinefleisch gefunden wurden. Bereits Ende letzter Woche war im Saarland Wildfleisch beschlagnahmt worden.

Wie der Sprecher des Frankfurter Gesundheitsdezernats mitteilte, ist das verdorbene Fleisch zum Teil schon seit über einem Jahr abgelaufen und hat gestunken. Bei einem Teil sei außerdem das Schild mit dem Haltbarkeitsdatum entfernt worden.

Es sei anzunehmen, dass die 23 Tonnen Schweine- und die 1,9 Tonnen Rindfleisch nicht – wie zunächst vermutet – aus Bayern, sondern aus Litauen stammen. Unklar sei noch, wie lange die verdorbene Ware bereits in dem Kühlhaus lagerte.

Nach den bisherigen Erkenntnissen der Lebensmittelüberwachung sei kein verdorbenes Fleisch in den Handel gekommen, deshalb bestehe keine Gefahr für die Verbraucher.

Wie der Sprecher weiter mitteilte, wird nun der gesamte Inhalt des Kühlhauses aufgetaut und untersucht. Es werde Tage dauern, bis das Fleisch aus der Kühlhalle geholt sei. Erst vor wenigen Tagen sei die Kühlhalle kontrolliert worden, doch sei zu diesem Zeitpunkt das jetzt gefundene Fleisch noch nicht dort gewesen.

Ein Sprecher des Veterinäramtes hob hervor, amtliche Tierärzte hätten das Kühlhaus in regelmäßigen Zeitabständen untersucht. Bedeutsame Verstöße gegen die Bestimmungen zur Lebensmittelsicherheit habe es dort seither nicht gegeben. Doch könnten die Kontrolleure nicht jedes Mal Proben von dem gesamten Warenbestand nehmen. Nach den Gammelfleischfunden in München waren die Kontrollen von Kühlhäusern nach Angaben der Behörde verstärkt worden.

Wie die Behörde angab, seien nach den vorangegangenen Gammelfleischfunden in München die Kontrollen von Kühlhäusern auch in Frankfurt verstärkt worden.

Inzwischen hat sich herausgestellt, dass auch das in der letzten Woche im saarländischen Dillingen beschlagnahmte Wildfleisch verdorben war. Wie das saarländische Verbraucherschutzministerium mitteilte, hätten erste Proben ergeben, dass rund. 800 Kilogramm Wildfleisch, darunter Rehrücken und Wildschweinkeule, nicht mehr für den menschlichen Verzehr geeignet und zum Teil sogar gesundheitsgefährdend war.

Presseartikel über den Gammelfleischskandel – einer von vielen

Schlachtfleisch: Der Zustand von Fleisch lässt sich anhand von Geruch und Farbe überprüfen. Einwandfreies Fleisch riecht angenehm säuerlich. Die Oberfläche ist leicht klebrig, fühlt sich aber eher trocken an. Die Farbe hängt von der Tierart ab. Rindfleisch ist dunkelrot und leicht bräunlich, Kalbfleisch blassrot bis rosa und Schweinefleisch hellrot.

Gammelfleisch: Fleisch wird dann als verdorben bezeichnet, wenn es durch Mikroorganismen verunreinigt ist. Dadurch verändern sich sein Geschmack und sein Geruch. Wenn die Veränderungen weiter fortschreiten, wird sein Geruch ekelerregend süßlich. Auf seiner Oberfläche bildet sich eine klebrige Schmierschicht und seine Farbe wird grünlich.

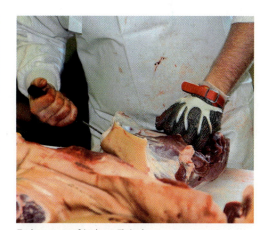

Zerlegen von frischem Fleisch

1 Durch Hygiene kein Verderb

Hygiene contra Lebensmittelverderb. Alle Lebensmittel mit einem Mindestwasseranteil sind für Verderb anfällig. Das gilt insbesondere für Fleisch, Fische, Milch und daraus hergestellte Produkte, aber auch für Obst und Gemüse.

Verursacht wird der Verderb von Kleinlebewesen, d.h. Mikroorganismen, auch als Keime bezeichnet. Die meisten von ihnen sind mit bloßem Auge nicht zu erkennen.

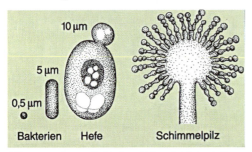

Mikroorganismen: Bakterien, Hefen, Schimmelpilze
(1 μm ist 1/1000 mm)

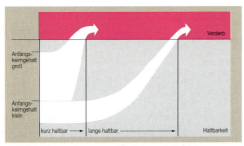

Anfangskeimgehalt und Verderb

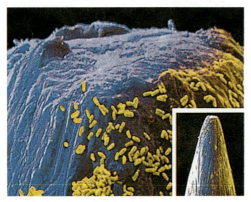

Stecknadelspitze mit Bakterien

Lebensmittel verderben, weil die Mikroorganismen sich von deren Inhaltsstoffen ernähren. Bei ihrem Stoffwechsel scheiden Mikroorganismen unangenehm riechende und schmeckende Stoffe aus. Manche von ihnen produzieren Gifte und rufen Krankheiten hervor.

Anfangskeimgehalt. Fleisch, Fisch und die daraus hergestellten Produkte sind gegenüber Verderb sehr anfällig. Sie verderben umso schneller, je mehr Keime bereits zu Anfang auf die meist klebrige Oberfläche gelangt und in den obersten Schichten eingedrungen sind. Denn für die Keimvermehrung ist der Anfangskeimgehalt entscheidend.

Übertragung von Mikroorganismen einschränken. Mikroorganismen kommen fast überall vor. Schon die Luft enthält Keime. Die Übertragung von Keimen auf Lebensmittel ist also kaum ganz zu verhindern, denn keimfrei ist es bei der Lebensmittelherstellung nirgends.

Keimübertragung. Keime werden mit den Händen leicht übertragen. Wer mit Lebensmitteln arbeitet, überträgt mit seinen Händen ständig Keime. Richtig kritisch kann es aber erst werden, wenn zwischendrin etwas Anderes angefasst wird. Dann müssen die Hände besonders sorgfältig gewaschen werden.

Werkzeug und Maschinen sind ebenfalls typische Keimüberträger. Griffe von Messern, Paletten und Töpfen, die häufig mit den Händen berührt werden, sind besonders keimhaltig.

Exkurs: Mikroorganismen – meistens fast unsichtbar, aber äußerst wirksam

Bakterien sind weit in der Natur verbreitet. Dort haben sie im Stoffkreislauf die wichtige Aufgabe, abgestorbene Stoffe abzubauen. Die meisten heute bekannten ca. 6.000 Bakterienarten sind harmlos. Nur einige verursachen Lebensmittelverderb oder können uns gefährlich werden.

Bakterien unterscheiden sich u.a. nach ihrer äußeren Form. So sind Kokken kugel- bis fast eiförmig. Mikrokokken liegen einzeln, Streptokokken kettenartig, Staphylokokken unregelmäßig traubenartig angeordnet. Unter den stäbchenförmigen Bakterien gibt es lange, kurze, gerade, kommaförmige und spiralig gedrehte Arten. Einige Arten wie die Coli-, Proteus- und Pseudomonas-Bakterien sowie die Salmonellen haben Geißeln als Fortbewegungsorgane.

Bakterien sind einzellige Lebewesen, die einen eigenen Stoffwechsel haben und sich durch Teilung vermehren. Da ihr Erbmaterial nicht wie bei tierischen und pflanzlichen Zellen in einem Zellkern, sondern ohne Abgrenzung kettenförmig in der Zelle vorliegt, werden Bakterien weder zum Tier- noch zum Pflanzenreich gezählt. Bei günstigen Temperaturbedingungen können sich Bakterien alle 20 Minuten einmal teilen.

Vermehrung – rasend schnell. Wie schnell sich Mikroorganismen vermehren, hängt von ihren Wachstumsbedingungen ab. Wichtig für das Wachstum ist die Temperatur. Jede Art hat ihr Wachstumsoptimum. Bei vielen Bakterien, Hefen und Schimmelpilzen liegt der Bereich, in dem sie am besten wachsen, bei 36 °C bis 37 °C. Je näher die Temperatur bei dem Wachstumsoptimum liegt, desto schneller ist die Vermehrung. Je weiter sie sich davon entfernt, desto langsamer wird sie.

Wachstumsfaktor Temperatur. Mikroorganismen vermehren sich umso langsamer, je niedriger die Temperatur sinkt. Ab einer bestimmten Temperatur hört das Wachstum auf. Auch bei zu hoher Temperatur stellen sie ihr Wachstum ein. Von einer bestimmten Temperatur an werden sie abgetötet. Nur innerhalb dieser Temperaturgrenzen können sie wachsen und sich vermehren.

Bakterien, Hefen und Schimmelpilze werden nach ihrer Wachstumstemperatur in drei Gruppen eingeteilt: Kälteliebende Arten, mittlere Temperaturen bevorzugende und Wärme bevorzugende Arten.

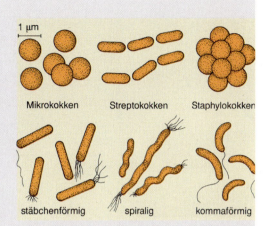

Bakterienarten

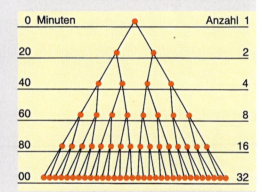

Bakterienvermehrung: Beispiel alle 20 Minuten

2 Reinigungsmittel – porentief wirksam?

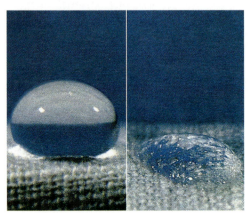

Wasser perlt ab, Reinigungslösung dringt ein

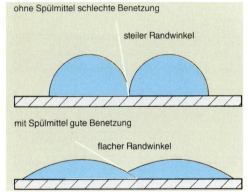

Je flacher der Randwinkel, desto besser die Reinigungswirkung

Die Waschmittelwerbung redet uns ein, oberflächliche Sauberkeit genüge nicht, „porentief rein" müsse gewaschen werden. Ist dies bei Wäsche durchaus zweifelhaft, so gilt es aber überall da, wo Lebensmittel im Spiel sind. Denn mit dem Schmutz werden auch die Keime und ihr Nährboden entfernt. Niedriger Anfangskeimgehalt schränkt Verderb ein und verhindert Lebensmittelvergiftungen.

In Küche und Großküche fallen Geschirr, Besteck, Gerät und Werkzeug als Reinigungsgüter an. Sie müssen sorgfältig und vor allem hygienisch einwandfrei gereinigt werden.

Wasser, das wichtigste Reinigungsmittel, reinigt, indem es wasserlösliche Schmutzrückstände löst und mit sich hinweg trägt. Manche Rückstände haften sehr fest an der Oberfläche des Reinigungsgutes. Sie enthalten Eiweiß und/oder Stärke. 30 °C bis 40 °C warmes Wasser dringt in sie ein, bringt sie zum Quellen, lockert sie und löst sie schließlich ab. Je höher die Temperatur, desto stärker sind die Wassermoleküle in Bewegung und desto besser können sie eindringen. Enthalten die Rückstände hitzegerinnendes Eiweiß, darf das Wasser nicht wärmer als 50 °C sein. Sonst gerinnt das Eiweiß, und die Rückstände kleben dann umso fester an der Oberfläche.

Fett lässt sich von Kunststoffgefäßen schwerer entfernen als von Glas und Porzellan. Deshalb ist es kaum zu vermeiden, dass dort Fettspuren zurückbleiben.

Vorgänge beim Reinigen – schematisch

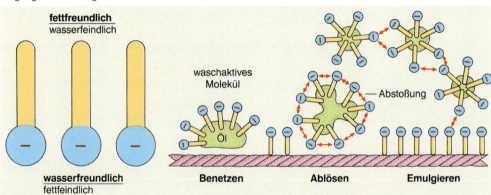

Chemische Reinigungsmittel erhöhen die Reinigungskraft des Wassers gegenüber fetthaltigem Schmutz. Tropft Wasser auf eine fettige Glasoberfläche, so bilden sich ausgeprägte Tropfen, weil Wasser **Oberflächenspannung** hat. Sie führt dazu, dass Wasser die jeweils kleinste Oberfläche einzunehmen trachtet. Tropft auf dieselbe Oberfläche Wasser, das Reinigungsmittel enthält, werden die Tropfen breiter und zerfließen. Das Reinigungsmittel hat die Oberflächenspannung des Wassers herabgesetzt, sodass es besser benetzen kann. Reinigungsmittel sind ähnlich aufgebaut wie Emulgatoren. Ihre Moleküle haben einen hydrophilen, d.h. wasserfreundlichen, und einen lipophilen, d.h. fettfreundlichen, Teil. Der wasserfreundliche Teil ist immer zugleich auch fettfeindlich, der fettfreundliche ist wasserfeindlich. Treffen die Moleküle eines Reinigungsmittels auf fetthaltigen Schmutz, tauchen sie mit ihrer fettfreundlichen Seite in die fetthaltigen Schmutzteilchen. Die wasserfreundlichen Enden ragen in das Reinigungswasser und bilden so um die Schmutzteilchen eine negativ geladene Hülle. Auch zwischen die Oberfläche des Reinigungsgutes und den Schmutz dringen die Moleküle des Reinigungsmittels, lösen ihn nach und nach ab und „igeln" ihn ein. Wegen der gleichen Ladung der Molekülenden bleiben Schmutzteilchen in Reinigungslösung in der Schwebe.

Lernaufgabe:

Einen Reinigungs- und Hygieneplan für die Lehrküche aufstellen

In Lebensmittelbetrieben ist es notwendig, einen Reinigungs- und Hygieneplan aufzustellen. Darin ist verzeichnet, was in welchen Abständen (täglich, wöchentlich oder länger) zu reinigen und ggf. auch zu desinfizieren ist. Um keine Reinigungsarbeit zu vergessen, gibt es einen Prüfbogen, auf dem wie in einer Checkliste das bereits Gereinigte angekreuzt wird.
Stellen Sie für eine Lehrküche Ihrer Schule einen Reinigungs- und Hygieneplan mit Checkliste auf.
Tipps zum Vorgehen:
- Machen Sie sich zuerst in der Lehrküche ein Bild von den erforderlichen Reinigungsarbeiten.
- Diskutieren Sie diese Arbeiten in Gruppen und stellen Sie den Reinigungsplan mit Checkliste auf
- Stellen Sie Ihre Ergebnisse in der Klasse vor.

Exkurs: Desinfektionsmittel – immer erforderlich?

Durch Desinfektion sollen Krankheitserreger möglichst vollständig abgetötet werden. Ältestes und umweltfreundlichstes Verfahren ist die Desinfektion durch Hitze. Chemische Desinfektionsmittel wirken auf Mikroorganismen wie Gift und können auch andere Lebewesen schädigen. So reicht bereits eine einprozentige, 70 °C heiße Lösung eines Desinfektionsmittels, um selbst Bazillensporen in wenigen Minuten abzutöten. Dabei lässt das Desinfektionsmittel das Zelleiweiß der Mikroorganismen teilweise gerinnen. Dadurch werden auch die aus Eiweiß bestehenden Enzyme, die die Lebensvorgänge steuern, unwirksam. Zellwand und Zellmembran werden zerstört. Die Zelle löst sich auf.

Die Notwendigkeit in Altenheimen und Kindergärten Desinfektionsmittel anzuwenden, ist unbestritten. Fraglich ist es aber, ob dies auch in öffentlichen Bädern, sanitären Anlagen, in Großküchen und im Haushalt erforderlich ist. Denn einige Wirkstoffe der Desinfektionsmittel können die Umwelt erheblich belasten.

So kann Formaldehyd Allergien auslösen und steht im Verdacht, Krebs zu verursachen. Phenole und Halogene beeinträchtigen die Tätigkeit der Mikroorganismen in biologischen Kläranlagen, sodass deren Reinigungswirkung verringert wird und größere Schadstoffmengen in die Gewässer gelangen. Phenole und Halogene schädigen zudem die Wasserlebewesen, führen zu Problemen bei der Trinkwasseraufbereitung und können Allergien verursachen.

Wirkstoffe wie **Alkohole** und Peressigsäure sind ökologisch unbedenklich. Deshalb sollte, wenn überhaupt, auf Mittel mit diesen Wirkstoffen zurückgegriffen werden. Weitgehend keimfreie Wohnungen sind sogar eher schädlich, weil sich unser Körper ständig mit Mikroorganismen auseinander setzen muss, um sein Immunsystem zu stabilisieren.

3 Hygiene muss bei jedem selbst beginnen

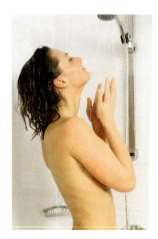

Tägliches Duschen oder Baden sollte selbstverständlich sein

Auf Körperpflege achten

- Täglich baden oder duschen
- Kopf- und Barthaare pflegen
- Fingernägel kurz und sauber halten

Zu Beginn der Arbeit beachten

- Saubere Arbeitskleidung, auch Kopfbedeckung und Arbeitsschuhe tragen und regelmäßig wechseln
- Schmuck an Händen und Armen sowie die Armbanduhr ablegen
- Hände und Unterarme gründlich waschen und desinfizieren
- Offene Wunden immer vollständig und wasserdicht abdecken

Was zur Personalhygiene gehört

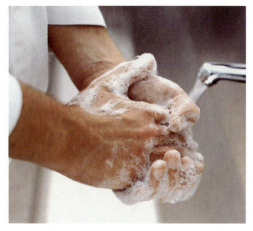

Die Hände müssen regelmäßig mit Wasser und Seife gewaschen werden

Wenn es nach dem Verbrauch an Seife, Reinigungsmitteln und Waschpulver ginge, dann wären die Bundesbürger Europameister in Sachen Reinlichkeit. Denn rd. 2 Mio. Tonnen dieser Mittel verbrauchen wir pro Jahr. Noch etwa 500.000 Tonnen Reste davon gelangen jährlich in die Abwässer; Stoffe, die zum Teil für die Umwelt sehr bedenklich sind. In dieser Hinsicht tun wir also eher zu viel für die Sauberkeit.

Aber andererseits: Wo Lebensmittel verarbeitet werden, ist es unverantwortlich, die Hygiene zu vernachlässigen. Denn die Gesundheit von Menschen steht auf dem Spiel.

Persönliche Sauberkeit. Wer mit Lebensmitteln zu tun hat, muss es mit der persönlichen Sauberkeit und Hygiene besonders genau nehmen. Regelmäßiges und gründliches Duschen oder Baden ist unbedingt erforderlich, denn auf unserer Haut kommen zahlreiche Mikroorganismen vor, die sich dank der Körperwärme rasch vermehren können. Wenn wir schwitzen, wachsen sie in der feuchten Umgebung besonders gut. Dicht mit Mikroorganismen besiedelt ist vor allem unsere Kopfhaut. An den Haaren haften stets besonders viele Keime. Die meisten sind harmlos. Es kann aber auch der Eitererreger Staphylococcus aureus darunter sein. Die Haare müssen mindestens alle zwei Tage gewaschen werden.

Keimüberträger schlechthin sind unsere Hände. Sie sind vor Beginn der Arbeit und nach jeder Toilettenbenutzung sorgfältig unter fließendem Wasser mit Seife zu waschen. Aus hygienischen Gründen ist das Händewaschen im Abwaschbecken unzulässig. In Lebensmittelbetrieben sind deshalb gesonderte Handwaschbecken zwingend vorgeschrieben. Seifenspender mit Flüssigseife erleichtern das Händewaschen. Genauso wichtig wie das Waschen ist das hygienisch einwandfreie Abtrocknen der Hände. Doch darum ist es oft schlecht bestellt. Die üblichen Stoffhandtücher sind wenig geeignet. Sie können nämlich zu gefährlichen Keimsammlern und -überträgern werden und müssen deshalb täglich gewechselt werden. Besser geeignet sind Einmalhandtücher aus Papier.

Arbeitskleidung. Im Laufe eines Arbeitstages können sich Millionen Keime in der Kleidung ansammeln. Oft tragen wir selbst unbewusst dazu bei, indem wir uns z. B. die Hände an der Schürze abwischen. Diese Keime werden leicht auf Lebensmittel übertragen. Kittel, Schürze und Kopfbedeckung sollen hell und kochfest sein und sind möglichst jeden Tag zu wechseln. Auch Jacke, Hose bzw. Rock und Schuhe gehören zur Arbeitskleidung. Eine Kopfbedeckung ist sehr wichtig, denn die Haare sind sehr keimhaltig.

Gesundheit. Wer mit der Zubereitung von Speisen beschäftigt ist, muss wissen, dass er eigene Krankheiten über Lebensmittel auf andere Menschen übertragen kann. Das Infektionsschutzgesetz schreibt vor, dass Personen, die an Typhus, Salmonellose, Tuberkulose oder ansteckenden Hautkrankheiten leiden, beruflich nichts mit Lebensmitteln zu tun haben dürfen. Alle in Lebensmittelbetrieben Beschäftigten müssen sich amtsärztlich untersuchen lassen. Durchfall kann ein Anzeichen für Salmonellose sein. Eine Stuhluntersuchung kann Zweifel ausräumen.

Aus eiternden Wunden und über Nasenschleim können Staphylokokken auf Lebensmittel übertragen werden und eine Lebensmittelvergiftung hervorrufen. Wer an Entzündungen der Haut oder des Nasen-Rachenraumes leidet, darf deshalb nicht bei der Herstellung von Lebensmitteln mitarbeiten.

Checkliste Personalhygiene

Personalhygiene ist eine Grundvoraussetzung für Lebensmittelsicherheit. Deshalb
- den ganzen Körper regelmäßig gründlich reinigen: täglich duschen oder baden,
- die Kopf- und Barthaare pflegen und regelmäßig waschen,
- das Barthaar möglichst kurz tragen,
- Fingernägel stets kurz und sauber halten,
- auf Nagellack ganz verzichten,
- auf gute Mundhygiene achten,
- Hände und Unterarme regelmäßig mehrmals am Tag mit Flüssigseife und warmen Wasser waschen,
- die Hände in jedem Fall vor Arbeitsbeginn, nach den Pausen, nach jedem Toilettenbesuch gründlich reinigen,
- saubere Wäsche tragen,
- die Straßenkleidung und Schuhe durch saubere Arbeitskleidung austauschen,
- bei der Arbeit stets eine Kopfbedeckung aufsetzen,
- Finger- und Armschmuck sowie Armbanduhr vor Arbeitsbeginn ablegen,
- offene Wunden und erkrankte Stellen auf der Haut vollständig und vor allem wasserdicht abdecken, evtl. Einmalhandschuhe tragen,
- Krankheiten wie Durchfall, Übelkeit und Erbrechen, Hauterkrankungen, stärkere Erkältungen sowie Verdacht auf Gelbsucht beim Arbeitgeber melden,
- bei Durchfallerkrankung Arzt aufsuchen, um Ausscheiden krankmachender Keime auszuschließen.

Lernaufgabe:

10 Wörter zum Thema „Personalhygiene" finden und begründen

Ihre Aufgabe ist es, in einer Arbeitsgruppe aus drei bis vier Mitgliedern die 10 Wörter aufzuschreiben, die Sie nach Ihrer Beschäftigung mit dem Thema „Personalhygiene" für am wichtigsten halten.
Vorschlag zum Vorgehen:
- Einer leitet das Gespräch, ein anderer schreibt die gefundenen Wörter auf ein Blatt.
- Bevor ein Wort aufgeschrieben wird, muss bei einer Diskussion begründet werden, warum es eines der 10 Wörter ist.
- Wenn die Liste steht, suchen Sie daraus das Wort, das nach Ihrer Auffassung für das Thema „Hygiene" am treffendsten ist.
- Vergleichen Sie Ihre Liste mit denen der anderen Gruppen und diskutieren Sie die Ergebnisse.

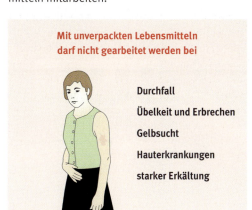

Mit unverpackten Lebensmitteln darf nicht gearbeitet werden bei
- Durchfall
- Übelkeit und Erbrechen
- Gelbsucht
- Hauterkrankungen
- starker Erkältung

Arbeitsverbot

4 HACCP – mit Sicherheit ans Ziel

HACCP
Hazard
= Gefährdung, Gesundheitsgefahr
Analysis
= Analyse, Untersuchung der Gefahr
Critical
= kritisch, entscheidend für die Lösung
Control
= Steuerung, Lenkung
Point
= Abschnitt im Verfahren

HACCP-Glossar

Kritische Kontrollpunkte
sind Stellen im Prozessablauf, an denen Maßnahmen ergriffen werden müssen um gesundheitliche Gefahren auszuschließen bzw. zu verringern.

Kritische Grenzwerte
sind die Werte, die nicht über- bzw. unterschritten werden dürfen, um das Risiko einer Gesundheitsgefährdung auszuschließen.

Zwei wichtige Begriffe des Konzepts

Entstehung des HACCP-Konzepts. Das Konzept wurde in den USA ursprünglich für die Weltraumfahrt entwickelt. Im Jahr 1959 beauftragte die Raumfahrtbehörde NASA einen Lebensmittelhersteller, für die Verpflegung im Weltraum geeignete Lebensmittel zu erzeugen, die höchstmögliche Sicherheit bieten. Zusammen mit der NASA wurde das vorbeugende Konzept dann weiter entwickelt und im Jahre 1971 in den USA veröffentlicht. Seit den 70er-Jahren arbeitete auch eine Kommission der Welternährungsorganisation Empfehlungen zur Lebensmittelhygiene aus

EG-Verordnung über Lebensmittelhygiene. Die Verordnung Nr. 852 wurde 2004 vom Europäischen Parlament und der EU-Kommission verabschiedet. Sie trat am 01.01.2006 EU-einheitlich in Kraft und ist seitdem in der Bundesrepublik geltendes Recht. Nach ihr sind alle Lebensmittelbetriebe verpflichtet, regelmäßig betriebshygienische Kontrollen entsprechend dem HACCP-System durchzuführen und die erforderlichen Maßnahmen zu ergreifen. Die Unternehmen sind verpflichtet, ihre Mitarbeiter zu schulen und alle betrieblichen Abläufe, die die Hygiene betreffen, schriftlich festzuhalten. Es ist sicherzustellen, dass die Lebensmittelproduktion auf allen Stufen zurückverfolgt werden kann.

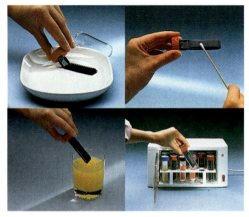

Abklatsch-, Abstrich-, Eintauchmethode Brutschrank

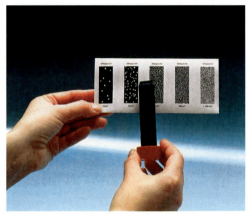

Bebrüteter Nährboden vor Vergleichstabelle

Betriebseigene Kontrollen. Nach der Lebensmittelhygieneverordnung ist jeder, der Lebensmittel herstellt, behandelt oder in Verkehr bringt, verpflichtet festzustellen, wo es im Prozessablauf für die Lebensmittelsicherheit kritische Punkte gibt. Diese kritischen Kontrollpunkte müssen erfasst, ständig überwacht, und die Kontrolle muss dokumentiert werden.

Phasen des HACCP-Konzepts. Zunächst werden die Gefahren für den Produktions- und Arbeitsablauf analysiert (1. Schritt). Dann sind alle Punkte, an denen Gefahren auftreten können, als kritische Kontrollpunkte (Abkürzung CCP) zu identifizieren (2. Schritt). An diesen Punkten kann das Lebensmittel so beeinträchtigt werden, dass es zur Gefahr für Menschen wird. Ein typisches Beispiel für einen kritischen Kontrollpunkt in der Küche ist die Kerntemperatur beim Garen von Fleisch, Geflügel und Fisch. Um Keime sicher abzutöten, muss im Kern des Gargutes für eine bestimmte Zeit eine bestimmte Temperatur herrschen. Werden bei der Herstellung oder Behandlung eines Lebensmittels nicht auf jeder Stufe bestimmte hygienische Standards eingehalten, besteht ein Hygienerisiko. Deshalb kommt es darauf an, dafür die hygienischen Anforderungen als kritische Grenzwerte festzulegen (3. Schritt).

Noch einmal das Beispiel aus der Küche: Zur Abtötung von Keimen muss im Kern 5 Minuten lang eine Temperatur von 70 °C herrschen. Wird die Temperatur oder die Zeit nicht eingehalten, können Keime überleben, z. B. die gefährlichen Salmonellen.

Im 4. Schritt wird festgelegt, was an den kritischen Punkten getan werden muss, um diese Gefahr wirksam zu vermeiden, und wie diese Sicherung zu überwachen ist. Der 5. Schritt besteht darin, Korrekturmaßnahmen festzulegen, die zum Zuge kommen, wenn sich bei der Überwachung herausstellt, dass ein bestimmter CCP nicht mehr beherrscht wird.

Im 6. Schritt werden Verfahren zur Überprüfung der Wirksamkeit des Kontrollsystems festgelegt.

Der 7. Schritt besteht in der Dokumentation aller zuvor festgelegten Anweisungen und Aufzeichnungen.

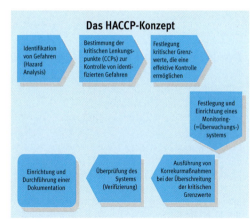

Die Phasen des HACCP-Konzepts im Überblick

Beispiele für kritische Kontrollpunkte:

- Kühltemperatur für Hackfleisch zur Vermeidung u.a. von Salmonellenwachstum
- Zeit-/Temperaturbedingungen bei Erhitzungsprozessen
- Verweilzeiten bzw. Standzeiten von empfindlichen Zwischenprodukten
- Gefrier- und Kühlgeschwindigkeit nach Erhitzungsprozessen

Messungen/Kontrollen an CCP in der Küche

Lernaufgabe:

Eine Fragerunde zum Thema HACCP-Konzept in Gruppen

Vertiefen Sie, nachdem Sie sich mit dem Thema HACCP-Konzept beschäftigt haben, das Gelernte in einer Fragerunde. Regeln:
- Bücher und Hefte sind geschlossen.
- Jeder überlegt sich Fragen und schreibt jede jeweils auf eine Moderationskarte.
- Die Karten werden gemischt.
- Ziehen Sie reihum die Karten und lesen Sie die Fragen vor. Wer vorliest bestimmt, wer die Frage beantworten soll.
- Besprechen Sie nach jeder Antwort, ob sie richtig und vollständig war.
- Wenn Sie sich nicht einigen können, darf nachgeschlagen werden.

Praktikum:

Die Wirkung von Reinigungsmitteln erproben

Versuchsreihe 1:
Mikroorganismen in Wasser

Materialien: 1 Nährboden, Leitungswasser, Regenwasser, Flusswasser

Durchführung: Unterteilen Sie die Petrischale auf der Unterseite mit einem Filzstift in 3 Sektoren, kennzeichnen Sie die Sektoren. Geben Sie in Sektor (1) einige Tropfen Leitungswasser, in Sektor (2) Regenwasser und in Sektor (3) Flusswasser. Lassen Sie den Nährboden 3 Tage bei 28 °C bebrüten, danach noch einmal 5 Tage.

Zur Beobachtung: Betrachten Sie nach 3 Tagen und dann nach 5 Tagen die drei Sektoren auf dem Nährboden genau. Beschreiben Sie sie, protokollieren und zeichnen Sie, was Sie sehen. Versuchen Sie durch Vergleich mit den unten abgebildeten Kolonien festzustellen, welche Gruppen der Mikroorganismen auf Ihren Nährböden gewachsen sind.

Ergebnis: Überlegen Sie, wie das, was Sie beobachten, zu erklären ist. Welche Folgerungen ziehen Sie für die Betriebshygiene und Ihr eigenes Verhalten?

Versuchsreihe 2:
Reinigungs- und Desinfektionsmittel und Wachstum der Mikroorganismen

Materialien: 1 Nährboden, Gartenerde, Desinfektionslösung, Spülmittel, Essig

Durchführung: Unterteilen Sie die Petrischale auf der Unterseite mit einem Filzstift in 5 Sektoren und bezeichnen Sie sie mit (1), (2), (3), (4), (5). Lösen Sie die Gartenerde in Wasser, filtrieren Sie sie. Befeuchten Sie ein Stück Fließpapier mit dem Filtrat, bestreichen Sie damit den ganzen Nährboden gleichmäßig.

Geben Sie dann je zwei Tropfen
- auf Sektor (1): 1%ige Desinfektionslösung,
- auf Sektor (2): Reinigungsmittellösung,
- auf Sektor (3): Essig,
- auf Sektor (4): Seifenlösung.
- Sektor (5): bleibt unbehandelt

Markieren und bezeichnen Sie die behandelten Stellen in den einzelnen Sektoren. Lassen Sie den Nährboden 3 Tage bei 28 °C bebrüten.

Beobachtung: Betrachten Sie dann die fünf Sektoren auf den Nährboden genau. Protokollieren und zeichnen Sie, was Sie sehen.

Ergebnis: Überlegen Sie, wie Ihre Beobachtungen zu erklären sind. Ziehen Sie Folgerungen für die Betriebshygiene und Ihr eigenes Verhalten.

Versuchsreihe 3:
Abklatschversuche zur Untersuchung der Übertragung von Keimen

Materialien: 5 Nährböden in Petrischalen, gebrauchter Spüllappen, Geldschein, 10 Cent-Münze, Messer-, Topf- und Schubladengriff, Türklinke

Durchführung: Unterteilen Sie die Petrischalen mit einem Filzstift auf der Glasunterseite jeweils in zwei Hälften. Beimpfen Sie die Hälften A und B der Nährböden durch Abklatsch, d.h. durch vorsichtiges Auftupfen:

Nährboden (jeweils mit den Hälften A und B)
(1) A: mit einem Finger, ungewaschen,
    B: mit einem Finger, mit Seife gewaschen;
(2) A: mit einem Spüllappen nach Gebrauch,
    B: mit einem Spüllappen, 20-mal unter fließendem Wasser ausgewaschen;
(3) A: mit Münze,
    B: mit Geldschein;
(4) A: mit Messergriff,
    B: mit Topfgriff;
(5) A: mit Türklinke,
    B: mit Schubladengriff.

Beschriften Sie die Hälften der Nährböden jeweils, und bebrüten Sie sie 3 Tage bei 28 °C.

Beobachtung: Betrachten Sie dann die Abklatschstellen auf den fünf Nährböden genau. Beschreiben Sie sie, protokollieren und zeichnen Sie, was Sie sehen.

Ergebnis: Überlegen Sie, wie sich Ihre Beobachtungen erklären lassen. Welche Folgerungen ziehen Sie für die Betriebshygiene und Ihr eigenes Verhalten?

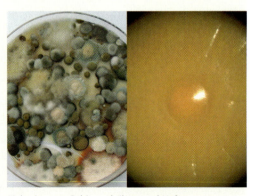

Kolonien von Schimmelpilzen und Hefen

Versuchsreihe 4:
Oberflächenspannung des Wassers
Materialien: Kaffeesieb, Leitungswasser, pulverförmiges Reinigungsmittel
Durchführung: Setzen Sie auf das Kaffeesieb einige Tropfen Wasser. Streuen Sie dann einige Körnchen Reinigungsmittel darüber.
Beobachtung: Beobachten Sie, wie sich das Wasser auf dem Kaffeesieb zunächst verhält und was geschieht, sobald das Reinigungsmittel darüber gestäubt wird. Protokollieren Sie, was Sie sehen.
Ergebnis: Überlegen Sie, wie Ihre Beobachtungen zu erklären sind. Versuchen Sie, sich klar zu machen, wie sich das Reinigungsmittel auf das Wasser auswirkt.

Versuchsreihe 5:
Benetzen der Oberflächen von Reinigungsgut
Materialien: Oberflächen von Glasplatte, Porzellanteller, Edelstahlplatte, Kunststoffplatte, Leitungswasser, Spülmittellösung
Durchführung: Achten Sie darauf, dass die 4 Oberflächen fettfrei sind. Setzen Sie je einen Tropfen Wasser und einen Tropfen Spülmittellösung auf
(1) die Glasplatte,
(2) den Porzellanteller,
(3) die Edelstahlplatte,
(4) die Kunststoffplatte.
Beobachtung: Betrachten Sie die vier Oberflächen. Beschreiben Sie, welche Tropfen die beiden Flüssigkeiten auf den einzelnen Oberflächen bilden und wie sie darauf fließen. Protokollieren Sie Ihre Beobachtungen.
Ergebnis: Überlegen Sie, wie Ihre Beobachtungen zu erklären sind und was das für die Reinigung der jeweiligen Oberfläche bedeutet.

Versuchsreihe 6:
Dispergieren von Schmutz
Materialien: 2 Untertassen, Stearinkerze, Leitungswasser, Reinigungsmittellösung
Durchführung: Berußen Sie die Untertassen, indem Sie sie über eine Kerzenflamme halten. Geben Sie auf jeweils eine Untertasse
(1) Wasser bzw.
(2) Reinigungsmittellösung.
Beobachtung: Beobachten Sie, was auf den beiden Untertassen geschieht. Protokollieren Sie, was Sie sehen.
Ergebnis: Überlegen Sie, wie Ihre Beobachtungen zu erklären sind. Versuchen Sie, sich klarzumachen, wie Reinigungsmittellösung auf fetthaltigen Schmutz wie Ruß einwirkt.

Versuchsreihe 7:
Emulgieren von fetthaltigem Schmutz
Materialien: 2 schmale Reagenzgläser, 2-mal 2 cm^3 Speiseöl, Rosenpaprikapulver, Leitungswasser, Reinigungsmittellösung
Durchführung: Färben Sie das Speiseöl mit Rosenpaprikapulver, filtrieren Sie es. Füllen Sie beide Reagenzgläser halbvoll
(1) mit Wasser bzw.
(2) mit Reinigungsmittellösung
Geben Sie je 2 cm^3 von dem angefärbten Öl in die Reagenzgläser, und schütteln Sie jedes 20 Mal kräftig um.
Beobachtung. Beobachten Sie, was in den beiden Reagenzgläsern geschieht. Protokollieren Sie, was Sie sehen.
Ergebnis: Überlegen Sie und versuchen Sie sich anhand Ihrer Beobachtungen zu erklären, was beim Reinigen fetthaltigen Schmutzes geschieht.

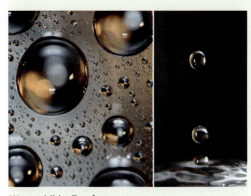

Wasser bildet Tropfen

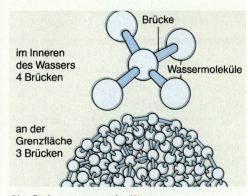

Oberflächenspannung des Wassers

5 Schimmel – manchmal wichtig, sonst unerwünscht

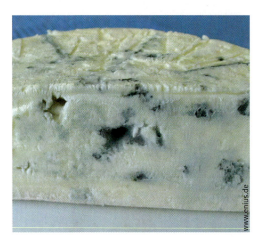

Blauschimmelkäse (Quelle: enius Ag, Nürnberg)

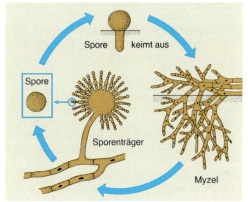

Vermehrung von Schimmelpilzen

Weißschimmelkäse ist ein Edelpilzkäse mit weißem Schimmelbelag. Die bekanntesten Sorten sind Camembert und Brie. Sie haben einen weißen bis rahmgelben Teig und geschmeidige Konsistenz, schmecken mild aromatisch und leicht champignonartig. Der Belag an der Oberfläche ist ein Luftmyzel des Pilzes. Camembert hat seinen Namen nach einem Dorf in der Normandie, wo Marie Fontaine ihn 1791 zum ersten Mal hergestellt haben soll. Die bekanntesten Sorten kommen aus Frankreich. Sie sind von der Doppelrahmstufe an (mind. 60 % Fett i. Tr.) bis zur Dreiviertelrahmstufe (mind. 30 % Fett i. Tr.) im Handel.

Bei der **Herstellung** wird der Käse von außen mit Sporen des Pinselschimmels Penicillium camemberti beimpft. Zum Wachstum braucht der Edelschimmel hohe Luftfeuchtigkeit und Sauerstoff und überzieht als weißer Pilzrasen die ganze Oberfläche. Nach sieben Tagen bilden sich die ersten weißen bis leicht gelblichen Sporen. Das typische Camembertaroma entsteht, weil der Schimmelpilz Enzyme Eiweiß in Bruchstücke zu spalten beginnt.

Blauschimmelkäse ist ein Edelpilzkäse mit Innenschimmel. Er hat pastenartige oder leicht krümelige Konsistenz und wird von blauen, blaugrünen oder graugrünen Schimmelpilzadern durchwuchert. Bekannte Sorten sind der französische Roquefort aus Schafsmilch, der italienische Gorgonzola, und der deutsche Bavariablu.

Zur **Herstellung** des Käses werden Sporen des blauen Edelschimmelpilzes Penicilium roqueforti verwendet, die auf feuchtem Weizenmischbrot als Reinkulturen gezüchtet und dann dem Käsebruch untergemischt werden. Zum Wachstum braucht der Schimmel hohe Luftfeuchtigkeit und Sauerstoff. Deshalb bohrt man Löcher in den Rohkäse und lässt ihn in feuchten Räumen oder Felshöhlen reifen. Damit sich keine unerwünschten Mikroorganismen vermehren können, muss die Temperatur unter 9 °C liegen. Dabei scheidet er fettspaltende Enzyme aus, die das Fett zum Teil in Glycerin und Fettsäuren spalten.

Lernaufgabe:

Recherchieren Sie zum Thema „Schimmel"

Welche Hilfsmittel habe ich?

Für die Suche im Internet stehen Ihnen einige Suchmaschinen zur Verfügung. Die leistungsstärksten deutschsprachigen sind die Stichwortsuchmaschinen mit den Adressen:
www.google.de und www.alta-vista.de sowie www.fireball.de. Sie werden durch Eingabe der Adresse in das Adressfeld aufgerufen.

Wie gehe ich vor?

Das Thema eingrenzen, Suchfrage formulieren.
Die Informationsquelle direkt eingeben oder unter Stichwort mit Suchmaschine suchen.
Das Gefundene bearbeiten.
Das bearbeitete Material drucken.

Wachstumsbedingungen der Schimmelpilze.
Fast alle bevorzugten Temperaturen zwischen 20 °C und 25 °C, können aber noch bei 0 °C wachsen. Gegen höhere Temperaturen sind sie empfindlich. Bei mehr als über 40 °C sterben sie zusammen mit ihren Sporen ab.

Auch können sie niedrige pH-Werte nicht ertragen. Einige Säuren wirken sogar als Gift, so z. B. die **Sorbinsäure**, die in Schnittbrot bei Kennzeichnung als Konservierungsstoff zugesetzt werden darf. Im Haushalt wird **Essigsäure** zum Schutz vor Schimmelwachstum genutzt. Schimmelpilze haben eine besondere Fähigkeit: Einige spezielle Arten tolerieren sehr **geringen Wassergehalt,** können noch in Lebensmitteln mit sehr wenig verfügbarem Wasser wachsen und selbst trockene Lebensmittel verderben.

Lebensmittelverderb durch Schimmelpilze. Der Verderb ist abhängig von den Eigenschaften des jeweiligen Lebensmittels: von der Konsistenz, dem Wassergehalt und seinem Nährstoffgehalt. Sind sie für den Schimmelpilz geeignet, dann besiedelt er das Lebensmittel und beginnt zu wachsen.

Im Wesentlichen sind es drei Schimmelarten, die Lebensmittelverderb verursachen können: Aspergillus, Penicillium und Mucor. In der Regel sind meist nur 1 bis 3 Arten für den Verderb charakteristisch. Soweit heute bekannt, sind etwa 120 der rund 100.000 bekannten Schimmelarten in der Lage, Mykotoxine, d.h. Schimmelgifte, zu bilden. Am bekanntesten ist das krebsfördernde **Aflatoxin.**

> **Exkurs:** *Vermehrung von Schimmelpilzen*
>
> Fallen Schimmelsporen auf einen geeigneten Nährboden, keimen sie aus und wachsen zu einem Fadengeflecht, dem Myzel, heran. Dieses reicht unsichtbar oft weit in das Lebensmittel hinein. Aus ihm wachsen dann sehr viele, meist 1 bis 2 mm lange weißliche **Sporenträger**. An ihren Enden bilden sich bald sehr viele je nach Schimmelart gelbe, grünliche oder schwarze Sporen, die dem Schimmel die Farbe geben. Bei günstigen Bedingungen kann eine Spore so in vier Tagen bis zu 50 Millionen neue Sporen hervorbringen.
>
> Der Schimmel entzieht dem Nährboden über das Myzel Nährstoffe und ernährt sich so. Dabei entstehen Stoffwechselprodukte, die dem Lebensmittel einen unangenehmen muffigen, modrigen, stickigen Geruch geben und es ungenießbar machen. Einige Stoffwechselprodukte sind sogar giftig. Die Schimmelpilze werden nach der Form des Sporenträgers benannt. Gießkannenschimmel (Aspergillus) und Pinselschimmel (Penicillium) kommen in verschiedenen Arten auf Backwaren, Konfitüren, Gelees, gekochtem Obst, Fleisch und Wurst vor. Köpfchenschimmel (Mucor) siedelt sich vor allem auf frischem Obst an.
>
> **Schimmelsporen.** Schimmel wird durch Sporen übertragen, die überall vorkommen, Sie haben einen Durchmesser von 1/100 mm und werden schon durch den leisesten Lufthauch verbreitet. Über Hände, Arbeitskleidung und Werkzeug gelangen sie auf Lebensmittel. Schnittbrot kann in der Brotschneidemaschine infiziert werden.

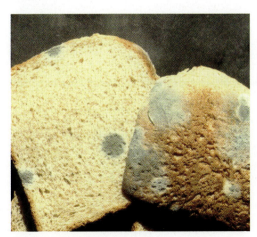

Schimmel auf Weißbrot

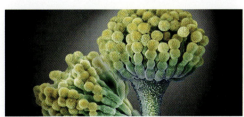
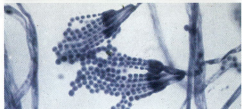

Aspergillus und Penicillium

6 Locker und luftig durch Hefegärung

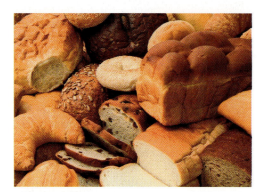

Weizenteig, Weißbrot und Weizenkleingebäck

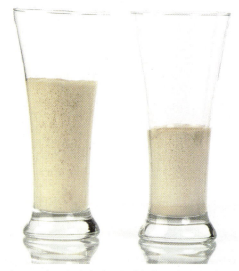

Gärversuche mit einfacher Backhefe und mit Starktriebhefe

Was bei der Hefegärung geschieht

Weizenbrote und Weizenkleingebäcke enthalten mindestens 90 % Weizenmehl. Das Gebäck soll gut gelockert sein, die Kruste rösch, d.h. knusprig, und das Innere, die Krume, je nach Gebäckart zart und feinporig oder großporig. Damit das Gebäck diese Eigenschaften erhält, muss dem Teig **Hefe** zugesetzt werden.
Backhefen, mit Bierhefen nah verwandte Mikroorganismen, haben die Fähigkeit, zu gären und dabei Kohlendioxidgas zu entwickeln. Ziel ist es, so viel Gas entstehen zu lassen, dass der Teig in der erforderlichen Weise gelockert wird. Auch die Luft, die mit dem Mehl und beim Kneten in den Teig gelangt, trägt ebenfalls ein wenig zur Teiglockerung bei.
Im Teig wird das Gas zwischen den Strängen des Klebereiweißes festgehalten. Beim Backen gerinnt das Klebereiweiß und wo die Gasbläschen waren, bilden sich die Gebäckporen.

Wachstumsbedingungen der Hefe. Bei der Teigbereitung und bei der Teiggare, d.h. beim Gären des Teiges, kommt es darauf an, der Hefe günstige Lebensbedingungen zu geben. Im Teig findet die Hefe als Nährstoffe **Maltose** und Glukose vor, die beim enzymatischen Abbau der Mehlstärke entstehen. Hefefeinteigen wird darüber hinaus **Saccharose** zugesetzt, von der sich die Hefe ebenfalls ernähren kann. Der Hefe steht im Teig außerdem ausreichend frei verfügbares Wasser zur Verfügung. Weil die Hefe erst bei Temperaturen zwischen 30 °C und 35 °C optimal gärt, muss der Teig während der Gare entsprechend warm gehalten werden. Das geschieht im Gärschrank.

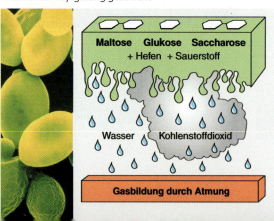
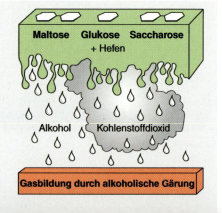

Teiggare. Während der Teiggare ist es möglich, mithilfe der Temperatur entweder die Vermehrung oder die Gärung stärker zu fördern. Bei Temperaturen um 26 °C vermehren sich die Hefen am besten. Zwischen 30 °C und 35 °C können sie am intensivsten gären.

Bei Temperaturen um 10 °C wachsen und gären Hefen nur noch äußerst langsam. Dies wird beim **Gärverzögern** genutzt, wo die sogenannte Stückgare bei Temperaturen zwischen + 8 °C und - 5 °C so verlangsamt wird, dass sie fast ruht. Unter 7 °C kommen alle Lebenstätigkeiten der Hefe zum Erliegen. Beim Gärunterbrechen werden Teigstücke deshalb bei Temperaturen zwischen - 7 °C und - 18 °C gelagert. **Gärunterbrechen** und Gärverzögern sind Verfahren, die es dem Bäcker dank der Kühltechnik ermöglichen, geformte Teigstücke vorzufertigen, um dem Verbraucher jederzeit backfrische Gebäcke anbieten zu können.

Backhefe. Irgendwann müssen unsere Vorfahren entdeckt haben, dass sich in einer Mischung von Mehl und Wasser, die eine Zeitlang warm stand, Gasbläschen bildeten. Als sie feststellten, dass das Gebäck besser genießbar wurde, machten sie sich dies bei der Gebäckherstellung zunutze. Forscher haben die Hintergründe aufgedeckt. Und so wissen wir, dass das Gären, ein biologischer Prozess in der Hefezelle, uns hilft, Teige auf biologische Weise zu lockern. Heute wird Hefe in Hefefabriken gezüchtet und als Presshefe in zwei Züchtungsformen angeboten: als einfache Backhefe und als Starktriebhefe.

Einfache Backhefe wurde bei der Züchtung auf die Ernährung mit Saccharose eingestellt. Findet sie diesen Zucker nicht vor, muss sie ihre Ernährung zuerst umstellen, so vor allem in Teigen für Weizenbrot und -kleingebäck, die keine Saccharose enthalten. Hier vergärt sie Maltose, aber erst nach einiger Verzögerung.

Starktriebhefe ist so gezüchtet, dass sie sich gleichzeitig und sofort sowohl von Saccharose als auch von Maltose ernähren kann und ist deshalb vielseitig verwendbar.

Trockenhefe findet in erster Linie beim Backen im Haushalt Verwendung. Zu ihrer Gewinnung wird Presshefe bei Temperaturen zwischen 30 °C und 40 °C unter Vakuum so lange getrocknet, bis ihr Wassergehalt auf 7 % gesunken ist.

Exkurs:

Aus Wildhefen wurden Kulturhefen

Kulturhefen sind irgendwann vor Jahrtausenden aus wilden Hefen entstanden. Als ihre Gärfähigkeit entdeckt wurde, dürfte, wie heute noch beim Sauerteig, immer ein Stück des Teiges aufgehoben worden sein, um so die Hefen weiterzuzüchten.

Unsere Backhefe wird in Hefefabriken großtechnisch aus Reinkulturen des Hefepilzes Saccharomyces cerevisiae gezüchtet. Zunächst kommt es darauf an, durch Auswahl und Züchtung den sogenannten Betriebsstamm heranzuzüchten und als Reinzuchthefe zu vermehren. Aus dieser Reinzuchthefe wird dann in Nährflüssigkeit aus Melasse, einem Abfallprodukt der Zuckerindustrien, in riesigen Gärbottichen die Backhefe gewonnen. Die Hefe wird bei 20 °C bis 26 °C durch Einblasen von Luft zum Atmen und zu starker Vermehrung angeregt. Auf diese Weise wird verhindert, dass sie den Zucker aus der Melasse zum Gären nutzt und sich dabei nicht vermehrt.

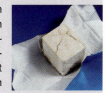
Presshefe

Nach 8 bis 14 Stunden werden die Hefezellen von Resten der Nährflüssigkeit getrennt, gepresst, geformt und in 500 g-Blöcke verpackt.

Lernaufgabe:

Beschaffen Sie sich Informationen über die Vorgänge bei der Hefegärung im Teig sowie bei der Weinherstellung und vergleichen Sie sie.

Tipps zum Vorgehen:

Klären Sie in Gruppen, wo Sie nach den Informationen suchen möchten, und teilen Sie diese (Haus-)Aufgaben untereinander auf.

Stellen Sie am nächsten Schultag Ihre Informationen in der Gruppe vor und beantworten Sie ggf. Rückfragen der Mitschüler. Vergleichen Sie die Informationen mit denen zur unerwünschten Gärung auf diesen Seiten. Stellen Sie die Vorgänge bei der erwünschten und der unerwünschten Gärung gegenüber.

7 Sauer und gesund durch Milchsäuregärung

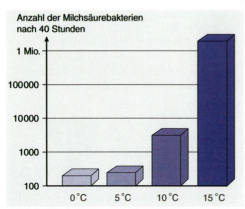

Wachstum von Milchsäurebakterien bei unterschiedlichen Temperaturen

Mit Milchsäuregärung hergestellte Gemüse

Bei der Joghurtherstellung nutzt man die Fähigkeit der Milchsäurebakterien, Milch zu säuern. Zunächst wird die Milch pasteurisiert, um unerwünschte Keime abzutöten, dann auf 50 °C abgekühlt und mit Reinkulturen aus Milchsäurestäbchen (Lactobacillus bulgaricus) und Milchsäurestreptokokken (Streptococcus thermophilus) geimpft. Diese Bakterienstämme wurden speziell für Joghurt gezüchtet. Sie vermehren sich bei 40 °C bis 50 °C am besten, gehören also zu den **thermophilen,** d. h. wärmeliebenden Mikroorganismen. Sie spalten den Milchzucker in Milchsäure und in kleine Mengen anderer erwünschter Genusssäuren. In der beimpften Milch ist bei 40 °C bis 45 °C nach drei Stunden so viel Säure entstanden, dass das Kasein gerinnt und die Milch dick wird.

Die Herstellung von Dickmilch, Kefir, Crème fraîche und Quark beruht zum Teil ebenfalls auf der bakteriellen Säuerung. Joghurt soll frisch und angenehm säuerlich schmecken und ein feines Aroma haben. Anders als die unerwünscht säuernden Milchsäurebakterien produzieren gezüchtete Arten ausschließlich Säuren, die den erwünschten Geschmack ergeben. Bei der Säuerung sinkt der pH-Wert von 6,8 auf 4,5. Gekühlter Joghurt ist begrenzt haltbar.

Auf manchen Joghurtbechern steht: „Hoher Anteil an rechtsdrehender Milchsäure". Im Joghurt können tatsächlich zwei Formen von Milchsäure entstehen, Rechtsdrehende L(+)-Milchsäure, die in unseren Muskeln vorkommt und die der Körper schnell abbauen kann. Linksdrehende D(-)-Milchsäure wird nur sehr langsam abgebaut.

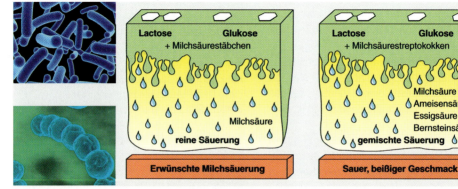

Milchsäurestreptokokken

Was bei der Milchsäuregärung geschieht

Arten der Milchsäuregärung. Milchsäurebakterien gewinnen die lebensnotwendige Energie bevorzugt aus löslichen Kohlenhydraten, die sie über mehrere Stufen in Milchsäure abbauen. Je nach Bakterienart können auch noch Ameisen-, Essig- und Bernsteinsäure entstehen. So erzeugen Milchsäurestreptokokken neben der Milchsäure auch kleine Mengen an Zitronen-, Essig- und Ameisensäure. Diese gemischte Milchsäuregärung kann dazu führen, dass ein beißender Beigeschmack entsteht. Die meisten Milchsäurestäbchen rufen eine reine Milchsäuregärung hervor, denn sie produzieren fast ausschließlich Milchsäure. Milchsäurebakterien vermehren sich besonders schnell, wenn Milch oder Sahne bei Raumtemperatur aufbewahrt werden. Je mehr Bakterien entstehen, desto mehr Säure wird produziert.

Lebensbedingungen der Milchsäurebakterien. Säureerreger sind hitzeempfindlich. Durch Erhitzen der Milch auf 80 °C werden sie nach fünf Minuten abgetötet. Je höher die Temperatur, desto kürzer kann erhitzt werden.

Außer der Vorzugsmilch wird jede Milch, die an die Verbraucher abgegeben oder weiterverarbeitet wird, pasteurisiert. H-Milch ist ultrahoch erhitzt und besonders lange haltbar.

Früher, als Milch noch nicht pasteurisiert wurde, gelangte Rohmilch zum Verbraucher. Um das Sauerwerden zu verhindern, wurde sie im Haushalt aufgekocht und dadurch zwei Tage lang haltbar.

Exkurs: Unerwünschte Säuerung

Rohmilch ist nie keimfrei. Selbst bei noch so großer Sorgfalt gelangen bereits beim Melken zahlreiche Mikroorganismen in die Milch. So enthält ein Liter maschinell gemolkener Frischmilch bis zu 10 Millionen Keime. Dabei handelt es sich überwiegend um Streptokokken. Das sind kugelförmige Milchsäurebakterien von ca. 1 μm (= 1/1000 mm) Durchmesser. Sie kommen in großer Zahl in den Verdauungsorganen der Rinder vor. Die Milch kann über die Behälter und Transportgefäße mit Milchsäurestäbchen verunreinigt werden. Diese Art von Milchsäurebakterien ist stäbchenförmig, daher der Name. Alle Bakterien, die Milchsäure produzieren, werden Milchsäurebakterien genannt.

Milchsäurebakterien finden in der Milch sehr gute Wachstumsbedingungen. Milchzucker (Lactose), ihr bevorzugter Nährstoff, den sie zu Milchsäure abbauen, ist reichlich vorhanden. Wie alle Mikroorganismen sind sie auf bestimmte Nährstoffe spezialisiert und befallen Lebensmittel, die diese Nährstoffe enthalten, und verderben sie. Milchsäurebakterien vermehren sich besonders schnell bei Zimmertemperatur. Je mehr Bakterien dabei entstehen, desto mehr Milchsäure wird produziert und desto intensiver ist der Geschmack. Ein Liter sauer gewordene Milch kann bis zu 10 Billionen Keime enthalten. Säuerungserreger werden bewusst genutzt bei der Herstellung von Joghurt und Käse, aber auch von Sauerkraut und anderem Sauergemüse.

Lernaufgabe:

Sie haben die Aufgabe, Informationen über Gemüse, die mit Milchsäuregärung hergestellt werden, zu recherchieren.

Tipps zum Vorgehen

Informieren Sie sich über folgende Punkte:
- mit Milchsäuregärung hergestellte Gemüsearten.
- Herstellungsverfahren für diese Gemüse.
- Rolle und Aufgabe des Salzes bei der Gärung.
- Gründe für die Haltbarkeit der so hergestellten Gemüse.

Stellen Sie die Informationen in einem Text zusammen, in dem Sie die drei Punkte behandeln. Ergänzen Sie Ihre Informationen durch Bilder der jeweiligen Produkte. Messen Sie den pH-Wert der Sauergemüse und begründen Sie die Haltbarkeit der Produkts.

Gemäß
Lebensmittelrecht:
Ohne Zusatz
von Konservierungsstoffen
Ohne Bindemittel

Joghurt mild. 3,5% Fett.

● milder Joghurt, enthält überwiegend rechtsdrehende Milchsäure L(+)

Hinweis auf einem Joghurtbecher.

8 Verderb durch Fäulniserreger

- Kaufen Sie immer nur so viel Frischwurst, wie Sie innerhalb von zwei Tagen verbrauchen. Das gilt besonders für Aufschnittware, wie Bierschinken und Mortadella.
- Bewahren Sie die Wurst eingepackt im Kühlschrank nahe dem Kühlaggregat auf, mindestens bei 4 °C.
- Lagern Sie Frischwurst höchstens 1 bis 2 Tage da, wo es im Haushaltskühlschrank am kältesten ist.
- Achten Sie streng darauf, dass Sie Hackfleisch stets nur zum sofortigen Verzehr kaufen. Unter keinen Umständen sollten Sie es länger als einen Tag aufbewahren, auch wenn es sehr gut gekühlt werden kann.

Verbrauchertipps aus der Fleischerei

Eiweißreiche Lebensmittel, vor allem Eier, Fleisch, Wurst und Fisch, können von Bakterien befallen werden, die Fäulnis hervorrufen. Wie alle Mikroorganismen kommen Fäulniserreger fast überall vor. Ihr natürlicher Standort ist der Erdboden, aber auch der Darmtrakt von Tier und Mensch. Selbst bei sehr sorgfältiger Hygiene kann nicht vermieden werden, dass sie auf Lebensmittel gelangen. Meist geschieht das über die Luft oder über die Hände. Typische Fäulniserreger sind Bakterien mit den Namen Bakterien der Arten Pseudomonas, Proteus und Coli.

Lebensbedingungen der Fäulniserreger. Fleisch und Wurst bieten fäulniserregenden Keimen sehr günstige Wachstumsbedingungen: Eiweiß, von dem sie sich bevorzugt ernähren, ist ausreichend vorhanden, außerdem reichlich frei verfügbares Wasser und nur ganz schwach saures pH-Milieu. Selbst bei den niedrigen Temperaturen, bei denen Fleischwaren gelagert werden, können sie noch wachsen, wenn auch nur sehr langsam, denn sie zählen zu den psychrophilen, d.h. kälteliebenden Mikroorganismen. Bei 10 °C teilen sie sich zwar nur alle fünf Stunden; wenn sich aber bereits von Anfang an Tausende Keime auf einem Lebensmittel befinden, können auch bei Kühllagerung nach wenigen Tagen so viele Keime entstehen, dass Fäulnis eintritt.

Anzeichen von Fäulnis. Wurst wird unappetitlich und kann sich grau-grünlich verfärben. Sie riecht muffig-stickig.

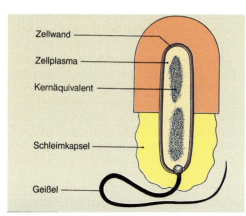

Aufbau einer Bakterienzelle – schematisch

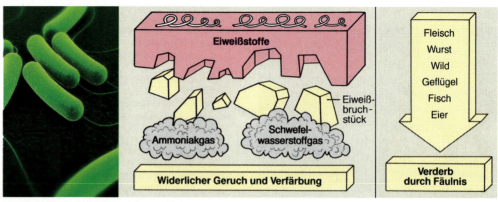

Was beim Verderb durch Fäulnis geschieht

Bei ihrem Stoffwechsel produzieren Fäulniserreger die übel riechenden Stoffe Ammoniak und Schwefelwasserstoff. Sind an der Fäulnis von Fleisch Coli-Bakterien beteiligt, können biogene Amine entstehen. Das sind giftige Produkte des Eiweißabbaus, die Übelkeit und Magenkrämpfe hervorrufen.

Fäulnisbakterien verbreiten sich mithilfe ihrer Geißeln auf der gesamten Oberfläche des Nährbodens. Auf Fleisch und Wurst entsteht eine Schmierschicht aus Bakterienzellen und dem von ihnen abgesonderten Schleim. Fleisch zum Kurzbraten soll abgehangen sein, damit es zart wird. Es wird bis zu sechs Wochen lang vakuumverpackt gelagert. Dann reift es, wird mürbe und Fäulniserreger vermehren sich nur sehr schwach.

Verderb von Hackfleisch. Besonders anfällig für Verderb durch Fäulniserreger und vor allem durch die gefährlichen Salmonellen sind Hackfleisch und Schabefleisch. Denn beim Zerkleinern mit dem Wolf werden die Fleischfasern zerschnitten. Dadurch vergrößert sich die Angriffsfläche für Verderbniserreger erheblich. Der freiwerdende eiweißhaltige Fleischsaft bietet zudem einen guten Nährboden für die in das Hackfleisch gelangten Mikroorganismen. Deshalb beinhaltet die Hackfleischverordnung äußerst strenge Vorschriften. So schreibt sie vor, dass Hackfleisch vor dem Verkauf nur kurze Zeit bei maximal 7 °C gelagert und nur am Herstellungstag verkauft werden darf.

Fäulnis von Obst, Gemüse und Kartoffeln. Wenn pflanzliche Lebensmittel faul werden, handelt es sich um eine ganz andere Art von Fäulnis. Sie wird von Hefen und Schimmelpilzen hervorgerufen, die sich von Pektin und Gewebssäften ernähren. Pektin ist neben der Zellulose die Gerüstsubstanz der pflanzlichen Zelle und zählt zu den Ballaststoffen. Die Sporen dieser Fäulniserreger kommen in der Natur auf Obst und Gemüse vor. Wenn die Schale eine kleine Verletzung hat, können sie Fäulnis hervorrufen. Die Erreger nehmen das Gewebepektin auf, zersetzen es und scheiden übel riechende Produkte aus.

12 Regeln zum hygienischen Umgang mit Lebensmitteln

- Erhitzte (meist keimarme) und rohe (oft keimhaltige) Lebensmittel stets getrennt aufbewahren.
- Abfälle und verdorbene Lebensmittel so beseitigen, dass sie nicht mit frischen Lebensmitteln und fertigen Speisen in Berührung kommen können.
- Arbeitsvorgänge nicht überkreuzen: Werden z.B. schmutzige Kartoffeln und Gemüse oder rohes Fleisch bearbeitet, nie gleichzeitig mit fertigen Speisen hantieren.
- Schmutzige und saubere Gerätschaften/ Werkzeuge immer voneinander getrennt halten.
- Vor und während der Speisenzubereitung die Hände waschen, insbesondere nach jedem Toilettengang.
- Nie auf Lebensmittel husten oder niesen.
- Handverletzungen, auch kleine, bei der Küchenarbeit sorgfältig mit wasserdichtem Verband abdecken.
- Saubere Lebensmittel nur dann mit bloßen Händen berühren, wenn es unbedingt nötig ist. Möglichst Zangen, Gabeln etc. benutzen oder saubere Schutzhandschuhe tragen.
- Immer darauf achten, dass die notwendige Kühltemperatur eingehalten wird.
- Fertige Speisen, die aufbewahrt werden sollen, so rasch wie möglich ab- und durchkühlen lassen.
- Auftauflüssigkeit von Geflügel und Fleisch nie mit anderen Lebensmitteln in Berührung bringen.
- Temperatur in Speisen, die heiß gehalten werden müssen, nicht unter 70 °C fallen lassen.

Lernaufgabe:

Die 12 Regeln zum hygienischen Umgang mit Lebensmitteln begründen

Tipps zum Vorgehen

- Tauschen Sie sich in Gruppen über die einzelnen 12 Regeln der Reihe nach aus und begründen Sie sie jeweils.
- Sollten Sie einmal nicht weiter wissen, so schlagen Sie im Kapitel „Hygiene kontra Lebensmittelverderb" nach.

9 Ranzig durch Mikroorganismen

Ranzigkeit ist grobsinnlich am Geruch und Geschmack zu erkennen. Wir nehmen sie intensiv wahr, empfinden sie als sehr unangenehm. Schon geringe Anteile an ranzigem Fett können ein Lebensmittel genussuntauglich machen. Oft tritt ein seifenartiger Geschmack auf. Manchmal entstehen an ranzigen Lebensmitteln fleckige Farbveränderungen.

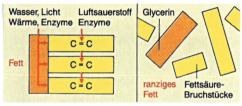

Fettspaltung beim Ranzigwerden

Ursachen des Fettverderbs. Ranzigkeit kann verursacht werden durch die Tätigkeit von Mikroorganismen, aber auch durch die Aktivität lebensmitteleigener Enzyme und infolge chemischer Reaktionen.

Fetthaltige Lebensmittel werden unabhängig vom Fettanteil ranzig. Enthalten sie zudem Wasser, sind sie für den Verderb durch Ranzigwerden besonders anfällig. Das gilt für Butter, Margarine, Speck, Mayonnaise, Cremes, Kokosgebäck und Waffelfüllungen.

Mikrobielle Ranzigkeit kann von Bakterien, Hefen und Schimmelpilzen verursacht werden. Sehr häufig sind Schimmel der Gattungen Aspergillus und Penicillium beteiligt. Die meisten Schimmelpilze wachsen noch bei Temperaturen um 0 °C, einige sogar bei unter 0 °C, wenn auch nur langsam. Sie kommen mit wenig frei verfügbarem Wasser aus (niedriger aw-Wert). Deshalb können sie sich von fettreichen Lebensmitteln mit niedrigem Wassergehalt noch gut ernähren. Hat ein Schimmelpilz ein fetthaltiges Lebensmittel erst einmal befallen, kann das Ranzigwerden durch Kühlen nur noch hinausgezögert werden.

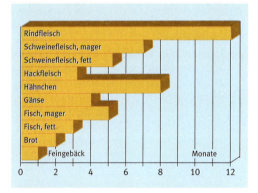

Maximale Lagerfähigkeit gefrorener fetthaltiger Lebensmittel

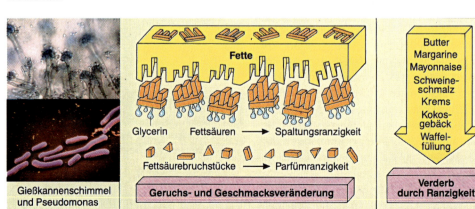

Was beim Ranzigwerden geschieht

Die Enzyme der Mikroorganismen sind es, genau genommen, die die Ranzigkeit auslösen. Die mikrobiellen Enzyme werden in den Zellen der Mikroorganismen gebildet. Beim Keimwachstum werden sie in das Lebensmittel ausgeschieden und verrichten dort ihre Arbeit, indem sie die Fettsäuren zerlegen.

Fetthaltige Lebensmittel enthalten selbst auch eigene fettspaltende Enzyme, sodass sie auch auf diese Weise ranzig werden können.

Arten der Ranzigkeit. Bei der Ranzigkeit werden zwei Arten unterschieden:

Bei der **Spaltungsranzigkeit** wird das Fett durch die fettspaltenden Enzyme in seine Bestandteile Glyzerin und Fettsäuren gespalten. Dabei entstehen übel riechende Fettsäuren, wie z. B. Buttersäure, Capronsäure und Caprinsäure. Sie sind maßgeblich für den ranzigen Geschmack.

Bei der sogenannten **Parfümranzigkeit** werden die Fettsäuren durch Enzyme der Mikroorganismen in Bruchstücke zerlegt. Auch hier werden z. T. besonders übel riechende und unangenehm schmeckende Stoffe frei. Einer dieser Stoffe entsteht in Spuren auch in Camembert und Roquefort. Dort trägt er zum erwünschten Geschmack dieser Käsesorten bei. Er wird durch die Enzyme der Edelschimmelpilze gebildet.

Oft treten beide Arten der Ranzigkeit beim Fettverderb nacheinander auf. Zunächst kommt es zur Spaltungsranzigkeit, dann erst zur Parfümranzigkeit.

Fettverderb durch Oxidation. Gleichzeitig mit den anderen Vorgängen beim Ranzigwerden kommt es bei ungesättigten Fettsäuren oft noch zur **Oxidation,** d. h. zur Verbindung mit Sauerstoff. Dies kann durch sogenannte Antioxidanzien verzögert werden. Einige dürfen als Zusatzstoffe verwendet werden, z. B. Vitamin E.

Der Fettverderb wird durch Licht, Sauerstoff, Feuchtigkeit und durch bestimmte Metalle, wie z. B. Kupfer, beschleunigt. Ranzigkeit kann nicht einmal durch Gefrieren verhütet werden, weil die Enzymaktivität durch niedrige Temperaturen nur verlangsamt wird.

Vermeidung des Ranzigwerdens. Ranzigkeit durch Mikroorganismen lässt sich nur verhüten, wenn das Lebensmittel erhitzt wird. Schimmelpilze sowie Hefen sterben nämlich über 60 °C ab und die meisten Bakterien über 80 °C. Vorsorglich lässt sich Ranzigwerden durch Hygiene bei der Herstellung und bei der Lagerung von Lebensmitteln verhüten. Weil viele Mikroorganismen, insbesondere Schimmelpilzsporen, mit der Luft verbreitet werden, kann man bei der Herstellung von Lebensmitteln Infektionen mit ranzig machenden Keimen nicht vollkommen ausschließen. Deshalb empfiehlt es sich, gefährdete Lebensmittel nach Möglichkeit so zu erhitzen, dass ranzig machende Keime abgetötet werden. Einem Keimbefall während der Lagerung kann durch sorgfältige Verpackung vorgebeugt werden.

Bei Wurstwaren kann Ranzigkeit dadurch vermieden werden, dass der Restsauerstoffgehalt möglichst gering gehalten wird. Durch Begasen mit Stickstoff als Schutzgas werden Veränderungen des Produktes durch den Sauerstoff verhindert und freies Fett wird nicht ranzig. Bei aufgeschnittenen Wurstwaren verhindert das Schutzgas zudem das Zusammenkleben einzelner Scheiben.

Wird frisches Fett auch nur mit kleinsten Mengen ranzigen Fettes vermischt, so führt dies zu einer typischen Kettenreaktion, die in kürzester Zeit die Ranzigkeit einer großen Fettmenge verursachen kann. Deshalb altes nicht mit frischem Fett in Kontakt bringen.

Lernaufgabe:

10 Wörter zum Thema „Ranzigwerden" finden und begründen

Ihre Aufgabe ist es, in einer Arbeitsgruppe aus drei bis vier Mitgliedern die 10 Wörter aufzuschreiben, die Sie nach Ihrer Beschäftigung mit dem Thema „Ranzigwerden" für am wichtigsten halten.

Vorschlag zum Vorgehen:
- Einer leitet das Gespräch, ein anderer schreibt die gefundenen Wörter auf ein Blatt.
- Bevor ein Wort aufgeschrieben wird, muss bei einer Diskussion begründet werden, warum es eines der 10 Wörter ist.
- Wenn die Liste steht, suchen Sie daraus das Wort, das nach Ihrer Auffassung für das Thema „Ranzigwerden" am treffendsten ist.
- Vergleichen Sie Ihre Liste mit denen der anderen Gruppen und diskutieren Sie die Ergebnisse.

10 Leicht verderbliche Lebensmittel schützen

Fleisch- und Wurstwaren gehören zu den verderblichsten Lebensmitteln. Kühlen kann den Verderb von Lebensmitteln verhindern, denn je niedriger die Temperatur ist, desto langsamer wachsen und vermehren sich die Mikroorganismen.

Ausreichende Kühlung aller rohen Fleischprodukte ist die Voraussetzung für hygienische Lagerung. Doch auch gekühlte Fleischprodukte verändern sich mit der Zeit. Dafür gibt es zwei Ursachen:
1. Mikroorganismen, die überall vorkommen und schon beim Schlachten oder während der Verarbeitung unbemerkt auf das Fleisch gelangen und Veränderungen hervorrufen.
2. fleischeigene Enzyme, die Inhaltsstoffe, in erster Linie das Fleischeiweiß, abbauen.

Erst wenn die Veränderungen bereits in Gang gekommen sind, können sie wahrgenommen werden: Abweichungen in Farbe und Geruch, Säuerung, Gärung und Fäulnis.

Verderb durch **unzureichende Kühlung** steht an der Spitze der Ursachen lebensmittelbedingter Erkrankungen. Besonders tückisch ist, dass sich die Vermehrung der Erreger von Lebensmittelinfektionen weder durch Farbveränderungen noch durch Geruch oder Geschmack erkennen lassen. Die einzige Chance, dies zu verhindern ist strenge Hygiene und ausreichende Kühlung. Für die gewerbliche Lagerung von Fleisch- und Fleischwaren gibt es empfohlene Höchsttemperaturen.

Lernaufgabe:

Stellen Sie sich vor, Sie gehören zu einem Team, das prüfen soll, wie der Verderb von Hackfleisch verhindert werden kann.
Informationen in einem Steckbrief sammeln
Informieren Sie sich in diesem Buch und im Internet über die Keime, die den Verderb von Hackfleisch hervorrufen können.
Eine Checkliste anlegen
Checklisten dienen dazu, Sachverhalt möglichst vollständig zu erfassen, um Vollständigkeit überprüfen zu können. Gehen Sie den Weg des Hackfleischs vom Kauf bzw. der Lieferung über die Lagerung bis zur Verarbeitung durch und legen Sie eine Checkliste der Einzelschritte an. Bewerten Sie in Ihrer Arbeitsgruppe die jeweilige Infektionsgefahr durch die Keime.

Checkliste Hackfleisch Schritte	Infektionsgefahr			
	+2	+1	-2	-2

In einen Grundrissplan eintragen
Legen Sie den Grundrissplan Ihrer Schulküche zugrunde und markieren Sie gemeinsam die möglichen Infektionsstellen mit der jeweiligen Farbe, je nachdem wie Sie die Infektionsgefahr in der Checkliste bewertet haben.
Ideen entwickeln und planen
Gehen Sie die möglichen Infektionsstellen durch und überlegen Sie, wo etwas auf welche Weise zu ändern ist.

Regeln für sachgemäßen Umgang mit leicht verderblichen Lebensmitteln

- Rohes Fleisch und Fleischerzeugnisse, immer gekühlt transportieren. Bei Tiefkühlkost Kühlkette strikt einhalten.
- Nur einwandfreie Ware verarbeiten.
- Bei rohem Fleisch, Fleischprodukten und anderen leichtverderblichen Lebensmitteln immer auf besondere Sorgfalt achten.
- Zum Waschen, Kochen und Spülen immer Trinkwasser verwenden.
- Schneidebretter, Messer und andere Küchenutensilien, die mit rohem Fleisch, Geflügel und rohen Eiern Kontakt hatten, mit heißem Wasser und Reinigungsmittel spülen.
- Für die Zubereitung von Fleisch Schneidebretter oder Unterlagen mit glatter Oberfläche verwenden und möglichst in der Spülmaschine reinigen.
- Küchentücher regelmäßig wechseln und gründlich waschen (auskochen) oder Einmalpapiertücher verwenden.

Praktikum:

Den Verderb von Lebensmitteln untersuchen

Hinweis: Alle Proben nach den Versuchen durch 5-minütiges Erhitzen bei 80 °C entsorgen!

Versuchsreihe 1:
Verderb von Hackfleisch

Materialien: 20 g Schabefleisch, 2 breite Reagenzgläser, Wasser, 2 Gummistopfen
Durchführung: Formen Sie aus Schabefleisch erbsengroße Kügelchen, geben Sie je 2 in 2 Reagenzgläser, und füllen Sie mit Wasser auf. Verschließen Sie die Proben mit Stopfen. Bewahren Sie die Proben 2 Tage auf, und zwar
– die Probe 1 bei Zimmertemperatur,
– die Probe 2 im Kühlschrank.
Beobachtung: Betrachten Sie die beiden Proben nach dieser Zeit genau. Öffnen Sie die Reagenzgläser ein wenig und riechen Sie sehr vorsichtig daran. Vergleichen Sie Ihre Wahrnehmungen bei den beiden Proben miteinander. Beschreiben und protokollieren Sie sie.
Ergebnis: Überlegen Sie, wie Ihre unterschiedlichen Wahrnehmungen zu erklären sind. Wie erklären Sie sich den Geruch? Welchen Einfluss hatte die Temperatur auf die eingetretenen Veränderungen? Welchen Einfluss hatte das zugesetzte Wasser?

Versuchsreihe 2:
Gärendes Apfelkompott

Materialien: zweimal 40 g Apfelkompott, zwei 100 ml-Bechergläser, zwei kleine Teller
Durchführung: Füllen Sie je einen Teil des Apfelkompotts in die Bechergläser. Lassen Sie die Proben 5 Stunden offen stehen. Bewahren Sie sie 3 Tage zugedeckt auf, und zwar
– die Probe 1 bei Zimmertemperatur,
– die Probe 2 im Kühlschrank.
Beobachtung: Betrachten Sie die beiden Proben nach dieser Zeit genau, riechen Sie auch daran und vergleichen Sie Ihre Wahrnehmungen miteinander. Beschreiben und protokollieren Sie die Versuchsergebnisse.
Ergebnis: Überlegen Sie, wie das, was Sie wahrgenommen haben, zu erklären ist. Wie erklären Sie sich die Unterschiede zwischen den beiden Proben? Welchen Einfluss hatte die Temperatur auf die eingetretenen Veränderungen?

Versuchsreihe 3:
Verschimmeln von Brot

Materialien: 2 Scheiben Mischbrot, Petrischalendeckel (breit), 100 ml-Bechergläser, flacher Teller, Wasser
Durchführung: Füllen Sie ein Becherglas 1 cm hoch mit Wasser. Legen Sie eine Scheibe Brot auf den Petrischalendeckel, stellen Sie das Ganze in das Becherglas und decken es mit dem Teller fest ab. Legen Sie die andere Scheibe in ein Becherglas ohne Wasser. Bewahren Sie beide Proben 5 Tage bei Zimmertemperatur auf.
Beobachtung: Betrachten Sie die beiden Brotscheiben nach dieser Zeit genau und vergleichen Sie sie miteinander. Beschreiben, protokollieren und zeichnen Sie, was Sie sehen.
Ergebnis: Überlegen Sie, wie das, was Sie beobachtet haben, zu erklären ist. Wie erklären Sie sich die Unterschiede zwischen den beiden Brotscheiben? Wie wirkt sich hohe Luftfeuchtigkeit, also viel Wasserdampf in der Luft, auf das Schimmelwachstum aus?

Versuchsreihe 4:
Sauerwerden von Milch

Materialien: zweimal 40 ml Rohmilch, zwei 100 ml-Bechergläser, pH-Papier (Bereich 4,0 – 8,0)
Durchführung: Messen Sie den pH-Wert der Milch. Füllen Sie je einen Teil der Milch in die Bechergläser. Lassen Sie sie 4 Tage stehen
– die Probe 1 bei Zimmertemperatur,
– die Probe 2 im Kühlschrank.
Beobachtung: Messen Sie den pH-Wert der beiden Proben nach dieser Zeit. Riechen Sie an den Proben und beurteilen Sie ihre Konsistenz. Vergleichen Sie Ihre Wahrnehmungen miteinander. Beschreiben und protokollieren Sie sie.
Ergebnis: Überlegen Sie, wie Ihre Wahrnehmungen zu erklären sind. Wie erklären Sie sich die Unterschiede im pH-Wert zwischen der frischen und der aufbewahrten Milch und die Unterschiede zwischen den beiden Proben nach den 4 Tagen? Welchen Einfluss hatte dabei die Temperatur?

Überblick: Lebensmittelverderb

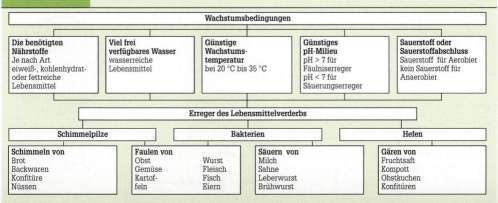

11 Salmonellosen – noch immer ein großes Problem

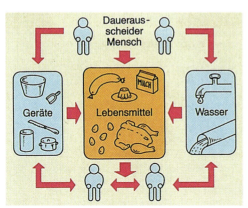

Übertragungswege der Salmonellen

Erreger: Salmonellen
Wachstum: gut bei 20 bis 37 °C, bei < 7 °C nicht
Gift: in der Zellhaut; bei Verdauung frei
Krankheitssymptome: Fieber, Kopf- und Gliederschmerzen, Erbrechen, Durchfall
Inkubationszeit: meist 12 bis 36 Stunden, in Ausnahmen bereits nach 8 Stunden
Krankheitsdauer: ca. 1 Woche
Übertragung: direkt durch infizierte Rohstoffe und „Dauerausscheider", indirekt über Werkzeug, Gerät, Handtücher
Gefährdete Lebensmittel: rohe und nicht durchgegarte Lebensmittel: Fleisch, Hackfleisch (!); Wurst, Geflügel; Eier, Milch und daraus hergestellte Speisen
Besondere Gefahr: Aufbewahren bei 10 bis 20 °C über 4 bis 6 Stunden; Warmhalten v. Speisen
Verhütung: sorgsame persönliche und betriebliche Hygiene; Erhitzen auf 70 °C über 10 Min

Steckbrief: Salmonellose

Salmonellosen sind in der Bundesrepublik die häufigsten Lebensmittelvergiftungen. Sie nehmen zudem von Jahr zu Jahr zu. 1990 wurden 90.000 Fälle gemeldet, inzwischen sind es 100.000. Bis zu 60 Erkrankungen enden jährlich mit dem Tod.

Die Erkrankung wird von **Salmonellen** hervorgerufen, einer Bakterienart, die den Erregern von Typhus und Paratyphus nah verwandt ist. Als typische Darmbewohner kommen Salmonellen oft bei Schlachtvieh und Geflügel vor, werden in großen Mengen ausgeschieden und mit Kot weiter verbreitet. Die Verseuchung ist bei Fleisch eher rückläufig. Doch sind über 50 % der Tiefkühlhähnchen salmonelleninfiziert. Die Erreger werden von den Tieren mit dem Futter aufgenommen. Dadurch können auch Eier im Inneren infiziert sein.

Vorkommen und Verbreitung. Salmonellen können, meist unbemerkt, auch im Darm des Menschen vorkommen und werden dann ständig ausgeschieden. Haben diese Dauerausscheider beruflich mit Lebensmitteln zu tun, sind Übertragungen kaum zu vermeiden.

Oft werden die Erreger durch Berührung eines verseuchten Lebensmittels mit den bloßen Händen übertragen. Dadurch werden Gegenstände, andere Personen und Lebensmittel infiziert. Diese sekundären, d.h. nachträglichen Infektionen sind am häufigsten. Bei den selteneren primären Infektionen wird bereits der Körper des lebenden Tiers oder ein Ei direkt infiziert. Diese Infektion kann auftreten, wenn Tiere salmonellenverseuchtes Futter aufnehmen.

Wie Salmonellose entstehen kann

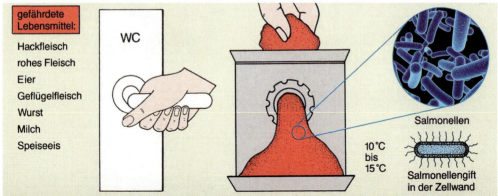

Gefährdete Lebensmittel. Fleisch, vor allem Hackfleisch, Wurst, Geflügelfleisch, Eier und Milch sind stark gefährdet; auch Speisen, die aus diesen Lebensmitteln zubereitet wurden, und zwar dann, wenn sie nicht durchgegart sind. So werden immer wieder auch Vergiftungen bekannt, die durch eihaltige Süßspeisen wie Pudding, Tiramisu, Eiscreme und Softeis verursacht wurden.

Sind Salmonellen auf rohe Lebensmittel gelangt, vermehren sie sich bei günstigen Bedingungen sehr rasch. Sehr riskant ist es, Speisen längere Zeit warm zu halten oder nur langsam abzukühlen. Dann herrschen über längere Zeit Temperaturen in dem kritischen Bereich zwischen 40 °C und 15 °C, in dem Salmonellen sehr gut wachsen können.

Selbst in Tiefkühlkost sterben sie erst nach Monaten ab. Wird infiziertes Geflügel aufgetaut, besteht die Gefahr, dass sie sich weiter vermehren und andere Lebensmittel infizieren. Beim Erhitzen auf 70 °C werden sie nach 10 Minuten samt dem Gift unschädlich gemacht.

Hygiene contra Salmonellose. Weil die Erreger häufig mit den Händen übertragen werden, ist häufiges gründliches Händewaschen, unbedingt aber nach jeder Toilettenbenutzung, dringend geboten. Auch durch die Trennung in reine und unreine Arbeiten kann Infektionen vorgebeugt werden.

Im Bundesseuchengesetz regeln die §§ 8 und 9 die Voraussetzungen für die Beschäftigung von Personal in Fleischereien, Küchenbetrieben, Molkereien und Betrieben, die Speiseeis herstellen.

Krankheitssymptome. Das Gift der Salmonellen wird erst im menschlichen Körper bei der Verdauung frei. Infizierte rohe oder nicht ausreichend erhitzte Speisen führen in der Regel nach 12 bis 36 Stunden zu grippeähnlichen Krankheitssymptomen: Kopf- und Gliederschmerzen, Fieber, Übelkeit, Erbrechen und Durchfall. Sehr selten treten schon nach acht Stunden erste Anzeichen auf. Die akute Erkrankung dauert ein bis zwei Tage. Je größer die Zahl der aufgenommenen Salmonellen, desto gefährlicher verläuft die Krankheit. Nach etwa einer Woche sind alle Symptome abgeklungen.

> ### Lernaufgabe:
>
> **Wie Salmonellose entstehen kann – Informationen analysieren und interpretieren**
>
> Eine Pressenotiz:
>
> **Salmonellen im Kantinenessen**
>
> Wie immer gingen die Beschäftigten des großen Automobilwerkes in ihre Kantine. Zur Wahl standen Weißwurst mit Kartoffeln und Putenkeule mit Kohlrabi. Als Nachtisch gab es zu beiden Essen Vanillepudding mit Schokoladensoße. Rund zwölf Stunden später fühlten sich die ersten krank. Sie klagten über starken Durchfall, Erbrechen und Fieber. Immer mehr suchten die Werksärzte auf. Elf mussten ins Krankenhaus eingeliefert werden. Zuletzt hatten sich über 100 Beschäftigte krank gemeldet. Ein Werkssprecher: „Wahrscheinlich enthielt der Pudding Salmonellen." Das Kreisgesundheitsamt ließ Proben nehmen. Noch ist unklar, wie die Salmonellen in das Essen gelangen konnten. Der Pudding war am Vortag zubereitet und erst nach dem Abkühlen ins Kühlhaus gebracht worden.
>
> Nehmen wir an, die Untersuchung ergab, dass unter den Vanillepudding in der Pressenotiz oben Eischnee gezogen worden ist und eines der aufgeschlagenen Eier mit Salmonellen verseucht war.
>
> Durch das Unterziehen des Eischnees wurden die Salmonellen dann ziemlich gleichmäßig in dem ganzen Pudding verteilt. Nehmen wir an, die Nachspeise hatte am Ende der Herstellung noch eine Temperatur von 26 °C und nach dem Portionieren blieben die Puddingschalen noch bei Raumtemperatur stehen. Nehmen wir weiter an, eine Portion Pudding enthielt etwa 1.000 Keime (Anfangskeimgehalt) und bei dem Erreger handelte es sich um einen Salmonellenstamm, der sich bei Temperaturen um 22 °C alle 40 Minuten einmal teilt (Teilungsrate). Eine Salmonellose wird ausgelöst, wenn etwa 1 Mio. lebende Erreger aufgenommen werden.
>
> **Aufgaben:**
> - Ermitteln Sie, nach welcher Aufbewahrungszeit bei Raumtemperatur die Puddingportion den kritischen Wert von 1 Mio. Keimen enthält.
> - Bei 15 °C kommt es bei Raumtemperatur erst alle 90 Minuten zu einer Teilung. Ermitteln Sie auch für diesen Fall, wann die gefährliche Keimzahl entstanden ist.
> - Überlegen Sie, welche Maßnahmen hätten getroffen werden müssen, um die Infektion sicher zu vermeiden.
> - Beschreiben Sie weitere mögliche Wege, auf denen Salmonellen auf Lebensmittel übertragen werden können.
> - Warum soll die Temperatur in warm gehaltenen Speisen möglichst nicht unter 70 °C fallen?

12 EHEC – ein Forschungskeim wird gefährlich

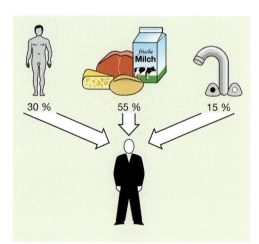

Übertragungswege der EHEC-Stämme

Erreger: EHEC-Variante des Kolibakteriums
Wachstum: gut bei 30 bis 37 °C, unter 7 °C nicht; Gift: in der Zelle
Krankheitssymptome: Durchfall, Bauchschmerzen, Krämpfe, Erbrechen; schwere Nierenschäden (hämolytisch-urämisches Syndrom - HUS)
Inkubationszeit: HUS 3 bis 12 Tage nach der Infektion
Krankheitsdauer: ca. 1 Woche
Übertragung: direkt durch infizierte Rohstoffe und Personen, die die Keime ausscheiden; Schmierinfektion über Werkzeug, Gerät, Handtücher usw.
Infizierte Lebensmittel: nicht durchgegartes Rindfleisch sowie rohe Milch und Produkte daraus
Besondere Gefahr: Aufbewahren bei 10 bis 20 °C über 4 bis 6 Stunden; Warmhalten v. Speisen
Verhütung: sorgsame persönliche und betriebliche Hygiene; Erhitzen auf 70 °C über 10 Min.

Steckbrief: EHEC-Infektion

Über Infektionen, die durch **EHEC** verursacht wurden, ist erstmals aus den USA berichtet worden, wo 1982 Menschen nach dem Verzehr von „Hamburgern" aus einem Fast-Food-Restaurant erkrankten.
Die Erreger, Stämme des Bakteriums Escherichia coli (E. coli), waren bis dahin noch nicht in Erscheinung getreten. Diese Stämme werden unter der Bezeichnung **e**ntero-**h**ämorhagische **E. c**oli (EHEC) zusammengefasst. Es wird vermutet, dass es sich um E. coli handelt, deren Gene durch Viren verändert wurden.
Von Jahr zu Jahr werden weltweit mehr EHEC-Infektionen gemeldet. 1993 erkrankten 54 Menschen, 1995 allein in Bayern 44 Kinder, von denen sieben starben. 1996 gab es in Japan 11.000 Erkrankungen.

Vorkommen und Verbreitung der Erreger. Es wird angenommen, dass etwa 50 % der deutschen Rinder mit EHEC infiziert sind. Auch Menschen können mit EHEC infiziert sein, ohne dass Krankheitssymptome auftreten. Die so infizierten Personen scheiden die Erreger aus und können bei mangelhafter Hygiene eine Gefahr für ihre Umgebung werden. 1 g Kot enthält ca. 1 Milliarde EHEC. Der E. coli gilt traditionell als Indikator für fäkale Verunreinigungen. Deshalb werden Trinkwasser, Milch und aus Milch hergestellte Produkte, insbesondere Speiseeis auf E. coli hin untersucht. Sie dürfen höchstens 100 Kolikeime je 1 Kubikzentimeter enthalten. Da EHEC Geißeln tragen, können sie sich sehr gut bewegen.

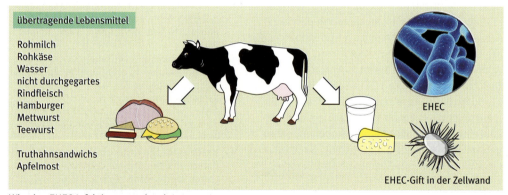

Wie eine EHEC-Infektion entstehen kann

Gefährdete Lebensmittel. Das größte Risiko, an einer EHEC-Infektion zu erkranken, liegt bei rohem Hackfleisch und Rohmilch. Bisher bekannt gewordene Infektionen wurden von nicht durchgegartem Rindfleisch und nicht erhitzter Milch sowie daraus hergestellten Produkten, insbesondere Hackprodukte vom Rind, Mortadella, Rohwurst, z. B. Teewurst, Truthahnsandwichs und Rohmilch hervorgerufen.

Wie die nicht infektiöse Form der E. coli ist EHEC ein weit verbreiteter Darmbewohner bei Mensch und Säugetier und wird durch fäkale Verunreinigungen verbreitet.

Deshalb können auch Wasser, Apfelmost, unpasteurisierter Apfelsaft, Gemüse und Salate infiziert sein. Die Erkrankungen in Japan aus dem Jahr 1996 wurden durch fäkal verunreinigten Rettich ausgelöst.

Ein Liter Frischmilch enthält ca. 10 Milliarden meist koliforme Keime, die beim Melken sehr leicht in die Milch gelangen. Beim Schlachten werden die Erreger über das Messer, Schürzen und Hände auf das Fleisch übertragen.

Infektionen treten bei der Gemeinschaftsverpflegung auf: in Kindergärten, Pflegeheimen, Kantinen, Restaurants und bei Fast-Food-Anbietern.

Vermeidung von Infektionen. Ob ein Lebensmittel mit EHEC verseucht ist, kann mit den Sinnen nicht festgestellt werden. Die größte Sicherheit bietet ausreichende Erhitzung, denn die Erreger werden bei 70 °C abgetötet und auch das von ihnen gebildete Gift, ein Endotoxin, wird dadurch unschädlich.

Unzureichend gegartes Fleisch und Rohmilch sollten deshalb in jedem Fall gemieden werden. Im Restaurant und im Schnellimbiss empfiehlt es sich, nur ganz durchgegarte Fleisch-, Geflügel- und Fischspeisen zu akzeptieren. Hamburger und andere Hackfleischprodukte müssen im Kern braun oder grau gefärbt sein.

Krankheitssymptome. Von den besonders gefährlichen EHEC-Stämmen reichen zehn Keime aus, um über Fleisch oder Milch eine Infektion auszulösen. Beim Menschen kommt es dann zu schweren Bauchkrämpfen und oft auch wässrig-blutigen Durchfällen. Manchmal treten auch Übelkeit, Erbrechen und leichtes Fieber auf.

Sehr gefährdet sind Kinder unter sechs Jahren und ältere abwehrgeschwächte Menschen. Bei bis zu 10 % der Infektionen kommt es nach drei bis zwölf Tagen nach der Ansteckung zum sog. Hämolytisch-urämischen Syndrom (HUS). Etwa 10 % der Fälle enden tödlich, bei weiteren 10 % treten dauerhafte Nierenschäden auf.

Lernaufgabe:

Lebensmittelvergiftungen vergleichen

Vergleichen Sie zusammen mit Ihrem Banknachbarn die EHEC-Vergiftung und die Salmonellose und stellen Sie Ihre Ergebnisse in einer Übersicht dar.
- Was sind die jeweiligen Risikolebensmittel?
- Wie können die Infektionen übertragen werden?
- Welche Gesundheitsrisiken gibt es?

Exkurs: Escherichia coli – der Forschungskeim

Die Bakterienart Escherichia coli kommt in der normalen Darmflora von Mensch und Tier vor.

Bei dieser Art gibt es aber auch viele Formen, die Krankheiten auslösen können. Sie können Durchfallerkrankungen, Blutvergiftungen, Wundinfektionen, Infektionen der Harnwege und sogar Hirnhautentzündungen hervorrufen.

Die krank machenden Colibakterien unterscheiden sich von den harmlosen Vertretern ihrer Art nur dadurch, dass sie die krank machenden Eigenschaften haben. Diese werden als Pathogenitätsfaktoren bezeichnet.

Um zu ermitteln, welche krank machenden Eigenschaften eine bestimmte Art hat, werden ihre Chromosomen, die die Erbeigenschaften enthalten, systematisch untersucht (systematische Genomanalyse). Bei Genomanalysen können durch Vergleich und Wirksamkeit Gruppen bestimmt werden, um über die Entwicklung der krank machenden Eigenschaften Aufschluss zu gewinnen. In diesem Rahmen werden auch EHEC-Keime hinsichtlich der Verschiedenartigkeit ihrer Erbeigenschaften untersucht.

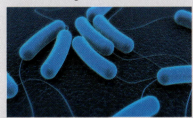

Escherichia coli

13 Staphylokokken – von Menschen übertragen

120 Personen nach Betriebsfeier krank

Wie jedes Jahr sollte die Betriebsfeier ein Erfolg werden. Ein großer Saal war gemietet. Nach den Reden kam der gemütliche Teil. Es wurde getanzt und gelacht. Zwischendurch gab es zu essen. Schweinekotelett mit Kartoffelsalat. Doch kaum waren drei Stunden vergangen, da schlug die fröhliche Stimmung jäh um. Immer mehr Personen klagten über Übelkeit, Schwindelgefühl, hatten Magenkrämpfe und mussten sich erbrechen. Die Ärzte hatten alle Hände voll zu tun. Zuletzt waren über 120 erkrankt. Bei der bakteriologischen Untersuchung wies der Kartoffelsalat einen hohen Keimgehalt auf. Es waren dieselben Keime, die auch bei einer Frau festgestellt wurden, die die Pellkartoffeln geschält hatte. Sie klagte über Schnupfen, der aber schon im Abklingen war. Der Kartoffelsalat war am Vortag zubereitet worden und im Vorratsraum stehen geblieben, weil in den Kühlschränken nicht genug Platz war.

Eine Pressemeldung im Sommer

Erreger: Staphylococcus aureus
Wachstum: gut bei 20 °C bis 37 °C, <18 °C langsamer, ab <6 °C nicht mehr; gut um pH 7
Gift: bei 100 °C nach 60 Min. unwirksam
Krankheitssymptome: Übelkeit, Erbrechen, Leibschmerzen, Durchfall, kein Fieber
Inkubationszeit: 2 bis 6 Stunden
Krankheitsdauer: 1 bis 2 Tage
Übertragung: aus eitrigen Wunden an Händen oder Armen, durch Schnupfen und Niesen, indirekt über Werkzeug und Handtuch
Gefährdete Lebensmittel: Milch, Milchprodukte, Speiseeis/Eiscreme, Cremefüllung, Wurst-, Ei- und Kartoffelsalat, Wurst, Aspik
Gefahr: Aufbewahrung der Lebensmittel bei 20 °C über 10 bis 20 Stunden
Verhütung: Fernhalten von Küchenpersonal mit Hautwunden und Hals-/Nasenentzündungen; keine Warmhaltezeiten bei <65 °C

Steckbrief Staphylokokken-Vergiftung

Acht von zehn Staphylokokkenvergiftungen werden von Menschen verursacht. Hervorgerufen wird die Vergiftung von einer weit verbreiteten, Eiter erregenden Kokkenart mit dem Namen Staphylococcus aureus.

Der Erreger kommt auf der Haut des Menschen immer nur vereinzelt, in eiternden Wunden aber in großen Massen vor. Ist eine solche Wunde, z. B. an einer Hand, nur unzureichend oder gar nicht verbunden, kann er direkt auf Lebensmittel übertragen werden. Bei jedem zweiten Menschen kommt er auch im Nasen- und Rachenschleim vor. Obwohl er dort keine Krankheitssymptome auslöst, kann er durch Niesen, Schnupfen und Husten auf Lebensmittel gelangen. Auch auf indirektem Weg, z. B. über Handtücher, Geräte und Werkzeug, wird er übertragen. Sorgfältige persönliche und betriebliche Hygiene sind also wichtig, um Infektionen weitgehend zu vermeiden.

Wachstumsbedingungen der Erreger. Auf Lebensmitteln vermehren sich der Eitererreger bei Temperaturen zwischen 18 °C und 37 °C sehr rasch, darunter langsamer. Unter 6 °C und über 46 °C stellen sie ihr Wachstum ein. Bei 75 °C werden sie nach zehn Minuten abgetötet. Sie bevorzugen ungesäuerte bis schwach saure Nährböden, d. h. pH-Werte in der Nähe des Neutralpunktes. In reichlich mit Essig oder Zitronensaft gesäuerten Lebensmitteln wachsen sie nicht. Die Verwendung von Essig oder Zitronensaft kann also vor Staphylokokkenvergiftungen schützen.

Wie eine Staphylokokkenvergiftung entstehen kann

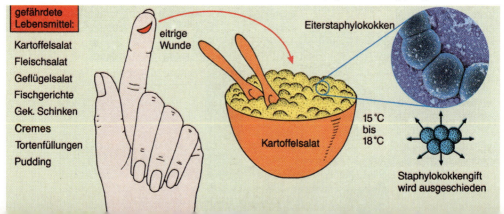

Tückisch sind Staphylokokkenvergiftungen, weil oft keinerlei Warnsignale, also weder Geschmacks- noch Geruchsabweichungen, auftreten. Das Stapylokokken-Gift ist sehr hitzebeständig. Deshalb wird es beim Aufwärmen von Speisen oder bei einfachem Kochen nicht unschädlich. Das ist erst durch 90 Minuten langes intensives Kochen zu erreichen. Langsames Aufwärmen kann im Gegenteil zu noch größeren Giftmengen führen.

Wenn der Temperaturbereich von 30 °C bis 45 °C nur langsam durchlaufen wird, vermehren sich die Staphylokokken noch zusätzlich. Das gilt vor allem, wenn infizierte Speisen längere Zeit bei Temperaturen deutlich unter 55 °C warm gehalten werden.

Gefährdete Lebensmittel. Staphylokokken-Vergiftungen wurden seither in erster Linie nach Genuss von Gemüse, Geflügel, Kartoffel- und Fleischsalaten festgestellt, in einigen Fällen waren auch Geflügelfüllungen, Pasteten, gekochter Schinken, Milch, Speiseeis/Eiscreme, Tortenfüllungen, Puddings, Mayonnaise und gekochte Kartoffeln beteiligt. Gefährdet sind also in erster Linie eiweiß- und kohlenhydrathaltige Lebensmittel mit hohem Wassergehalt. Werden infizierte Speisen 20 bis 24 Stunden bei 15 °C bis 18 °C aufbewahrt, kann sich der Eitererreger stark vermehren. Dabei erzeugt er so viel Gift, dass bei Menschen, die von diesen Speisen essen, Krankheitserscheinungen auftreten.

Krankheitssymptome. Bei Personen, die von Staphylokokken vergiftete Speisen zu sich genommen haben, kommt es nach zwei bis sechs Stunden, selten schon nach einer Stunde, zu Krankheitssymptomen. Meist kommt es zu Übelkeit, verbunden mit Erbrechen, Leibschmerzen, Magenkrämpfen, Durchfall und Schüttelfrost, manchmal sogar zu einem Kreislaufkollaps. Bei keiner Staphylokokkenvergiftung trat seither Fieber auf. Die Symptome klingen nach ein bis zwei Tagen wieder ab.

> *Lernaufgabe:*
>
> **„Staphylokokkenvergiftung": eine Wandzeitung gestalten**
> Tipps zum Vorgehen in den Gruppen:
> - Gliedern Sie das Thema in Einzelgebiete auf.
> - Wählen Sie aus dem Gesamtmaterial aus.
> - Gliedern Sie übersichtlich und wählen Sie ansprechende Überschriften.
> - Formulieren Sie klar und deutlich, aber eher sparsam kurze und prägnante Texte.
> - Verwenden Sie keine fotokopierten Texte.
> - Veranschaulichen Sie mit Bild/Foto/Zeichnung.
> - Achten Sie auf ein ausgewogenes Verhältnis von Text und Bild und informieren Sie eher sparsam.
> - Gehen Sie mit Farben sparsam um.

Exkurs: Sauer, neutral oder alkalisch – Mikroorganismen brauchen das richtige Milieu

Für Mikroorganismen ist es wichtig, ob sie saure, neutrale oder alkalische Umgebung vorfinden. Wie sauer bzw. alkalisch ein Stoff ist, hängt von der Menge der Wasserstoffionen ab, die sich in ihm befinden. Dies wird in der Maßeinheit pH-Wert ausgedrückt. Die pH-Skala reicht von 0 bis 14, wobei pH 7 der Neutralpunkt ist. Der saure Bereich liegt unter pH 7, der alkalische Bereich darüber.

Die meisten Mikroorganismen wachsen sehr gut bei pH-Werten um 7. Zu ihnen gehören die Eiter erregenden Staphylokokken. Sie vermehren sich zwischen pH 6,5 (schwach sauer) und pH 7,3 (schwach alkalisch) am besten, während sie unter pH 4,4 ihr Wachstum einstellen. Deshalb können stärker gesäuerte Lebensmittel, z. B. Salate mit viel Essig, nie zu Stapylokokkenvergiftungen führen. Fäulniserreger bevorzugen pH-Werte zwischen 7,0 und 8,5. Stoffwechselprodukte, die sie ausscheiden, vor allem der Ammoniak und andere Stoffe des Eiweißabbaues, lassen den pH-Wert ansteigen. Milchsäure- und Essigsäurebakterien hingegen ziehen Werte zwischen 7,0 und 4,5 vor. Ihre Stoffwechselprodukte sind Milch- bzw. Essigsäure und andere Säuren. Sie senken den pH-Wert.

Sinkt der pH-Wert dadurch aber auf <4,0, können selbst die Säurebakterien nicht mehr wachsen und gehen zugrunde. Sie haben sich also ihre eigene Umwelt zerstört. Entsprechendes gilt für die Fäulniserreger im alkalischen Bereich.

Hefen und Schimmelpilze lieben saures Milieu. Einige Schimmelarten von ihnen ertragen sogar pH-Werte bis 3,0.

pH-Wert-Skala mit Wachstumsbereichen von Mikroorganismen

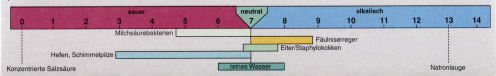

14 Botulismus – immer lebensbedrohlich

Tod durch Dosenwurst: Fleischer angeklagt

Die Staatsanwaltschaft hat gegen einen Fleischermeister aus K. Anklage erhoben.
Ihm wird die fahrlässige Tötung eines Kindes und die Körperverletzung eines zweiten vorgeworfen. Er hatte Dosenblutwurst als Halbkonserve hergestellt und in seinem Geschäft mehrere Tage bei einer Temperatur von 18 °C angeboten. Die Mutter der Kinder hatte eine einzige von 15 hergestellten Dosen gekauft und zunächst im Kühlschrank aufbewahrt. Die beiden Kinder aßen am Morgen gegen acht Uhr von der Wurst. In der folgenden Nacht mussten beide heftig erbrechen. Am nächsten Morgen wurde das eine Kind mit blauen Lippen bewegungsunfähig vor seinem Bett aufgefunden. Der herbeigerufene Arzt konnte den Tod nicht mehr verhindern.

Pressenotiz

Erreger: Clostridium botulinum
Wachstum: gut bei 25 bis 37 °C, bei < 10 °C nicht mehr; saurer pH-Wert; nur in sauerstofffreiem Milieu
Gift: starkes Nervengift; hitzeempfindlich
Krankheitssymptome: Benommenheit, Sinnestäuschungen, Schluck-Atembeschwerden, Muskellähmung; Tod durch Atemlähmung
Inkubationszeit: meist 12 bis 36 Stunden
Krankheitsdauer: 6 Tage
Übertragung: in Sporenform durch die Luft oder Verunreinigungen mit Erde
Gefährdete Lebensmittel: Gemüse, Wurst, Fleisch, Fisch, Rohschinken, Räucherfisch, aber nur vakuumverpackt oder in Konserven
Gefahr: Aufbewahrung dieser Lebensmittel bei 20 °C > 12 bis 24 Stunden
Verhütung: Vollkonserven 3 Min. auf 121 °C Kerntemperatur erhitzen, Halbkonserven unbedingt kühl halten

Steckbrief: Botulismus

Der Botulismus ist eine äußerst gefährliche Lebensmittelvergiftung, die allerdings nicht oft vorkommt. Sie wird von einem Keim mit dem Namen **Clostridium botulinum** hervorgerufen, der nur unter Sauerstoffabschluss wächst. Deshalb kann er nur Lebensmittel befallen, die in Dosen oder Gläsern konserviert oder luftdicht verpackt sind.
Er ist zudem in der Lage, sehr widerstandsfähige **Sporen** zu bilden. In der Natur kommt er im Boden vor. Auf Lebensmittel gelangt er meist durch die Luft in Sporenform.
Die meisten Botulinusvergiftungen werden von unzureichend erhitzten Konserven verursacht, die im Haushalt oder in Betrieben mit unzulänglicher Ausstattung hergestellt wurden.

Sporenbildende Bakterien. Bakterienarten, die in der Lage sind, Sporen zu bilden, heißen **Bazillen**. Bei Sauerstoffabschluss wachsende Bazillen werden Clostridien genannt.
Sporen sind Überlebensformen der Bazillen, können sich selbst aber nicht vermehren. Sie sind in der Zelle angelegt und werden frei, wenn diese bei Nährstoff- oder Wassermangel oder bei Temperaturen > 80° C abstirbt.
Sporen sind sehr widerstandsfähig gegen Hitze, Trockenheit, Desinfektionsmittel und Säuren. Die Sporen des Clostridium botulinum vertragen sogar stundenlanges Kochen.
Fallen Sporen auf einen geeigneten Nährboden, dann keimen sie bei günstigen Bedingungen aus. Sporen der Clostridien können nur dort auskeimen, wo es keinen Sauerstoff gibt.

Wie Botulismus entstehen kann

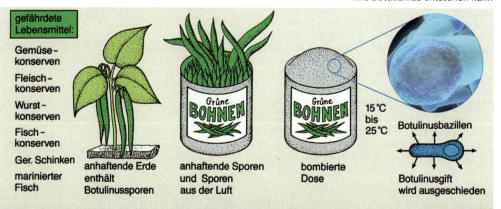

Clostridium botulinum bevorzugt eine sauerstofffreie Umgebung. In vakuumverpackten Lebensmitteln vermehrt sich der Keim deshalb gut. Es ist strikt darauf zu achten, dass vakuumverpackte Lebensmittel konsequent gekühlt werden, denn Temperaturen zwischen 1 °C und 7 °C können die Keimvermehrung verhindern.

Gefährdete Lebensmittel. Botulinusvergiftungen sind bisher am häufigsten durch Fleisch-, Wurst- und Gemüsekonserven vorgekommen. Der Verderb ist an Geruchsabweichungen und Gasbildung erkennbar. Die Konservendosen sind dann oft zu **Bombagen** aufgebläht, Einmachgläser offen. Tückisch sind Lebensmittel, die sich noch nicht so stark verändert haben, aber schon Giftspuren enthalten.

Das Botulinusgift zählt zu den stärksten Nervengiften überhaupt. Bereits ein Tausendstel Gramm des Giftes kann einen Menschen töten. So sind schon Menschen beim Abschmecken vergifteter Speisen zu Tode gekommen.

Entstehung des Botulismus. Im sauerstofffreien Milieu von Konserven keimen die Sporen zu vermehrungsfähigen Zellen aus und bilden in ihrem Innern wieder Sporen. Wird dann auf ‹100 °C erhitzt, sterben nur die Zellen ab. Die Sporen aber überleben und können kurze Zeit sogar Temperaturen ›115 °C überstehen.

Werden diese nicht ausreichend sterilisierten Konserven dann bei Temperaturen zwischen 10 °C und 32 °C gelagert, keimen diese Sporen aus. Die Erreger vermehren sich und produzieren das Gift.

Konserven werden normalerweise nicht kühl gelagert. Darin liegt ein Risiko. Vollkonserven müssen bei Zimmertemperatur haltbar sein und deshalb im Dampfdruckkessel auf 121 °C Kerntemperatur erhitzt werden. Dabei sterben die Sporen binnen 4 bis 5 Minuten ab. Das Gift ist hitzeempfindlich; 10-minütiges Erhitzen bei 80 °C macht es unschädlich.

Krankheitssymptome. Hat eine Person das Botulinusgift mit der Nahrung zu sich genommen, treten nach ungefähr 12 bis 36 Stunden die ersten Krankheitsanzeichen auf, anfangs Benommenheit, dann Sinnestäuschungen, Schluckbeschwerden und Muskellähmungen. Die Symptome können sechs Tage anhalten. Etwa 5 % der Fälle enden tödlich, meist durch Atemlähmung.

Exkurs: Keimwachstum – mit und ohne Sauerstoff

Mikroorganismen können nicht in jeder Umgebung wachsen. So sind alle Schimmelpilze und viele Bakterienarten unbedingt auf Sauerstoff angewiesen. Sie wachsen an der Oberfläche von Lebensmitteln und in tieferen Schichten nur dort, wo es noch Sauerstoff gibt, und heißen **obligate Aerobier.** Zu ihnen gehören die Fäulniserreger.

Andere Arten können nur da leben, wo es überhaupt keinen Sauerstoff gibt. Man nennt sie **obligate Anaerobier.** Zu ihnen zählen die Sporen bildenden Clostridien, die nur im Kern von Lebensmitteln oder in Konserven gedeihen.

Die Hefen und einige Bakterienarten können sowohl mit als auch ohne Sauerstoff wachsen. Sie sind **fakultative Anaerobier.** Bei Sauerstoff atmen, unter Sauerstoffabschluss gären sie und gewinnen auf beiden Wegen die zum Leben notwendige Energie, durch Atmung übrigens etwa zwanzigmal so viel wie durch Gärung.

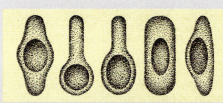

Wachstumsorte von aerob und anaerob wachsenden Mikroorganismen

Lernaufgabe:

Eine Mind-Map zum Thema Botulismus gestalten

In einer Mind-Map stellen Sie die Gedanken zu einem Thema wie in einer Landkarte dar. Das Thema selbst schreiben Sie in die Mitte eines quer genommenen Blattes. Davon gehen rundherum Äste aus, an die Sie die jeweils zum Thema gehörenden untergeordneten Begriffe und Gedanken schreiben. Jeden Hauptast können Sie ebenfalls jeweils in Äste untergliedern, die diesem Hauptast untergeordnete Begriffe und Gedanken bezeichnen.

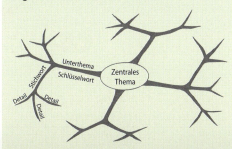

15 Campylobacter – so häufig wie Salmonellen

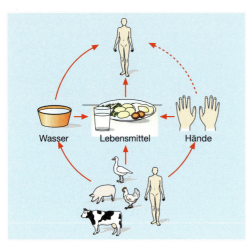

Übertragungswege der Campylobacter

Erreger: meistens Campylobacter jejuni
Wachstum: optimal bei 37 °C, gut 20 °C bis 45 °C
Krankheitssymptome: Durchfall, aber auch Fieber, Übelkeit, Kopf- und Bauchschmerzen
Inkubationszeit: meist 3 bis 5, Tage, in Ausnahmen erst nach 10 Tagen
Krankheitsdauer: ca. 10 Tage
Übertragung: direkt durch Lebensmittel und Wasser, durch Schmierinfektionen („Dauerausscheider") und über Tiere
Gefährdete Lebensmittel: rohe und nicht durchgegarte Lebensmittel: Milch, Fleisch und Fische und daraus hergestellte Erzeugnisse, Feinkost-, Rohkost- und Kartoffelsalate, Speiseeis und Eiprodukte
Tätigkeitsverbot: An Campylobacter-Infektionen Erkrankte dürfen Lebensmittel nicht herstellen, behandeln oder in den Verkehr bringen.
Verhütung: sorgsame persönliche und betriebliche Hygiene

Steckbrief Campylobacter-Infektionen

Erst in den 1970er-Jahren wurde erkannt, dass **Campylobacter**-Bakterien wahrscheinlich doppelt so viele Magen-Darminfektionen wie die viel bekannteren Salmonellen auslösen. Meist kommt es zu einer Darmentzündung (Enteritis) mit wässrigem Durchfall. Campylobacter-Infektionen haben in den letzten zwanzig Jahren in den Industrieländern stark zugenommen und gehören heute zu den weltweit häufigsten bakteriellen Lebensmittelinfektionen neben den durch Salmonellen verursachten, in Europa treten sie verstärkt im Sommer auf.

Wie bei vielen Infektionen sind Kinder unter 6 Jahren sehr häufig betroffen. In Deutschland sind die Infektionen besonders häufig bei Menschen zwischen 20 und 29 Jahren.

Campylobacterinfektionen sind nach § 4 Infektionsschutzgesetz meldepflichtig. In Deutschland waren Campylobacter bis zum Jahre 2003 mit rd. 48.000 übermittelten Fällen die zweithäufigsten gemeldeten Erreger. Das waren im Bundesdurchschnitt 58,0 Erkrankungen pro 100.000 Einwohner.

Erreger. In den meisten Fällen sind Campylobacter jejuni die Verursacher. Er wächst sehr gut bei 37 °C, gut zwischen 20 °C bis 45 °C. Es handelt sich um Stäbchen mit spiral- oder S-förmigem Aussehen, die an beiden Polen je eine einzige Geißel tragen. Nach heutigem Forschungsstand verursachen nur 3 von 20 Campylobacterarten Lebensmittelinfektionen.

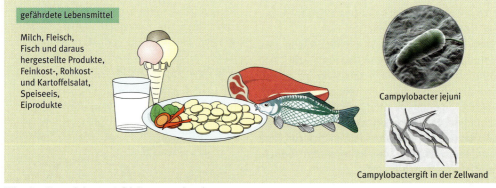

Wie eine Campylobacter-Infektion entstehen kann

Gefährdete Lebensmittel. Von Campylobacter befallen werden können rohe und nicht durchgegarte Lebensmittel wie
- Fleisch, Geflügelfleisch und daraus hergestellte Produkte,
- Milch und Milcherzeugnisse, Eiprodukte,
- Fische, Krebse oder Weichtiere und daraus hergestellte Produkte,
- Speiseeis und Speiseeishalberzeugnisse,
- Backwaren mit nicht durchgebackener oder durcherhitzter Füllung,
- Feinkost-, Rohkost- und Kartoffelsalate, Marinaden, Mayonnaisen, andere emulgierte Soßen, Nahrungshefen.

Mögliche Infektionswege. Infektionen durch Campylobacter wurden beobachtet nach dem Genuss kontaminierter Lebensmittel, insbesondere roher unbehandelter Kuhmilch. Vor allem in südlichen Ländern kann verunreinigtes Trinkwasser die Infektion auslösen. Bereits eine sehr geringe Keimzahl reicht für eine Infektion aus.

Auch Schmierinfektionen von Mensch zu Mensch, besonders bei kleinen Kindern, können zu Infektionen führen, auch der Kontakt mit Tieren, hier vor allem mit Katzen, Hunden, Vögeln, Rindern und Geflügel. Eine direkte Ansteckungsgefahr durch infizierte Personen existiert nicht.

Nach § 42 des Infektionsschutzgesetzes dürfen Personen, die an einer CampylobacteIInfektion erkrankt sind oder bei denen der Verdacht auf eine Erkrankung besteht, nicht in Lebensmittelbetrieben tätig sein. Sie dürfen beim Herstellen, Behandeln oder In-Verkehr-Bringen gefährdeter Lebensmittel nicht tätig sein, sofern sie mit Lebensmitteln in Berührung kommen. Das gilt auch für Beschäftigte in Küchen von Gaststätten und sonstigen Einrichtungen mit oder zur Gemeinschaftsverpflegung.

Krankheitssymptome. Nach dem Verzehr von infizierten Lebensmitteln oder Wasser treten vor allem Durchfall, aber auch Fieber, Übelkeit, Kopf- und Bauchschmerzen auf. Meistens werden die ersten Symptome 3 bis 5, manchmal erst 20 Tage nach dem Verzehr verdorbener Produkte beobachtet. Dann machen sich folgende Symptome bemerkbar: kolikartige Bauchschmerzen, häufige, wässrige Durchfälle, z.T. mit Schleim und Blutauflagerungen, hohes Fieber und manchmal Erbrechen. Die Patienten werden dadurch für bis zu 10 Tage erheblich geschwächt.

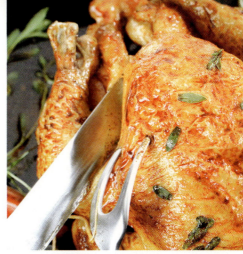

Gefährdetes Lebensmittel: nicht durchgegartes Backhähnchen

Lernaufgabe:

Ein Lernplakat über Campylobacterinfektionen erstellen

In einem Lernplakat werden Informationen zu einem Thema übersichtlich und einprägsam dargestellt.
Dabei sind folgende Schritte sinnvoll:
1. Möglichst viele Informationen zu dem Thema zu sammeln, auswählen, ordnen und auf das Wesentliche zusammenfassen.
2. Entscheiden, welche Kerninformationen das Lernplakat wiedergeben soll.
3. Überlegen und entscheiden, wie diese Informationen anschaulich dargestellt werden sollen.

Möglichkeiten für die Gestaltung:
kurze Texte, Frage – Antwort, Einzelbegriffe/Stichworte, verschiedene Far-ben, verschiedene Formen (Kreise, Kästen, Sprechblasen), Pfeile und Verbindungslinien Zeichnungen, Fotos, Diagramme, Karten ...

Gestalten Sie Lernplakate zum Thema „Campylobacter".

Hinweise und Tipps für das Vorgehen:
Arbeiten Sie in Kleingruppen. Sammeln Sie Informationen zum Thema zusammen (aus diesem Buch, Internet). Ordnen Sie sie und klären Sie, was auf Ihr Lernplakat kommen soll. Sammeln/kopieren Sie Bilder, schreiben Sie kurze Texte auf helles DIN A 4-Tonpapier. Ordnen Sie diese auf dem Plakat an und entscheiden über die Gestaltung. Setzen Sie Ihren Entwurf das Lernplakat im DIN A 1- oder DIN A 2-Format um. Hängen Sie das Plakat auf und erläutern Sie es in der Klasse.

16 Listeriose – gefährlich für Kleinkinder und Schwangere

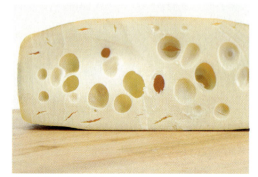

Käse – listeriengefährdet

Steckbrief Listeriose

Erreger: Listeria monocytogenes
Wachstum: bereits ab 0 °C; gut ab 4 °C, Abtötung bei über 70 °C; pH-Wert 5.0 und 9.0
Krankheitssymptome: grippeähnliche Anzeichen
Inkubationszeit: bis zu 8 Wochen
Übertragung: direkt durch infizierte Rohstoffe, indirekt über Werkzeuge und Geräte: Schneidemaschinen für Wurst oder Schneidbretter, Handtücher
Gefährdete Lebensmittel: rohe oder nicht durchgegarte Lebensmittel: Fleischwaren und Geflügel, Hackfleisch (!); Wurst; Milch und Käse
Besonderer Hinweis: Vakuumverpackte Lebensmittel im Kühlschrank sind nicht geschützt.
Verhütung: sorgsame persönliche und betriebliche Hygiene; Fleisch und Geflügel durchgaren

Listeriose wird durch eine Bakterienart namens Listeria monocytogenes hervorgerufen und ist eine meldepflichtige Krankheit. In den letzten 20 Jahren gab es eine ganze Reihe größerer Krankheitsausbrüche. Ein großer Ausbruch in Frankreich wurde durch vakuumverpackte Schweinezunge in Aspik ausgelöst. In Süddeutschland mussten schon einmal 80 Tonnen Schmierkäse vernichtet werden. Bei uns gab es anders als in Frankreich und in der Schweiz noch keine größere Epidemie. Dort sind schon mehrere schwere Infektionen vorgekommen, die jedes Mal auch Todesfälle zur Folge hatten.

Erreger. Listerien sind stäbchenförmige Bakterien. Sie sind gegen Umwelteinflüsse ziemlich widerstandsfähig und deshalb in der Natur weit verbreitet. Sie können beim Verzehr von Lebensmitteln auf den Menschen übertragen werden. Listerien vermehren sich sogar noch bei Kühlschranktemperaturen, denn sie sind kältetolerant. Optimal vermehren sie sich zwischen 30 und 37 °C und zwischen pH 5.0 und 9.0.
Da Listerien auch ohne Sauerstoff lebens- und wachstumsfähig sind, können sie auch in vakuumverpackten Fleischwaren vorkommen. Selbst vakuumverpackte Lebensmittel, die im Kühlschrank liegen, sind gefährdet. Auf den Menschen werden Listerien durch den Verzehr nicht sachgerecht hergestellter Lebensmittel übertragen, vor allem von Fleisch-, Fisch- und Milchprodukten.

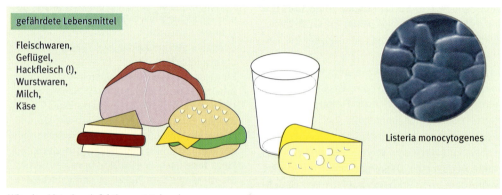

gefährdete Lebensmittel
Fleischwaren, Geflügel, Hackfleisch (!), Wurstwaren, Milch, Käse

Listeria monocytogenes

Wie eine Listerioseinfektion entstehen kann

Gefährdete Lebensmittel. Listerien können vor allem in rohen und nicht durcherhitzten tierischen Lebensmitteln vorkommen, insbesondere
- schimmelgereifte Rohmilchkäsesorten wie Roquefort, Gorgonzola, Stilton,
- Weichkäsesorten aus Rohmilch wie Brie, Camembert, Limburger, Romadur,
- unpasteurisierte Kuhmilch,
- Schafs- oder Ziegenkäse,
- Produkte aus rohem Fleisch: Hackfleisch, Tartar, Brühwurst, Kochschinken,
- nicht durchgegartes Fleisch und Geflügel,
- roher oder geräucherter Fisch, auch Sushi,
- fertige Feinkostsalate, auch Kartoffelsalat.

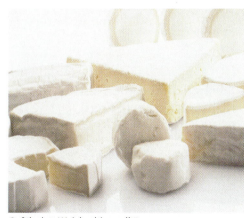
Gefährdet: Weichschimmelkäse

Lebensmittelsicherheit. Trotz der sehr starken Verbreitung der Listerien ist die Zahl der Erkrankungen erstaunlich niedrig. Die Kontaminationsmöglichkeiten erhöhen sich aber durch die zunehmende industrielle Produktion von Lebensmitteln mit ihren vielen Zwischenstufen. Dies versucht man durch entsprechende Hygienemaßnahmen in den Griff zu bekommen. Listerien sind äußerst widerstandsfähig. Selbst im Kühlschrank können sie sich bei Temperaturen ab 0 °C vermehren und in tiefgefrorenen Lebensmitteln überleben. Bei 4 °C können sich Listerien noch gut vermehren, aber sie sind hitzeempfindlich. Bei 70 °C werden sie sicher abgetötet.
Luftdichte Verpackung schützt nicht, denn Listerien können sich auch unter sauerstoffarmen Bedingungen vermehren.

Krankheitssymptome. Für gesunde Menschen ist der Erreger meist harmlos oder wird sogar kaum bemerkt. Wenn überhaupt, treten grippeähnliche Symptome auf. Werden aber viele Erreger aufgenommen, kann es zu Fieber und Durchfällen kommen. Ca. 10 % der Menschen sollen Listerien im Darm tragen und ausscheiden.
Kleinkinder oder Menschen mit geschwächter Immunabwehr (Diabetiker, Aids- und Krebspatienten) können an Listeriose schwer erkranken. Bei Schwangeren ist Listeriose besonders gefährlich, denn die Infektion kann das ungeborene Kind schwer schädigen. Listerien lösen auch Blutvergiftungen oder Hirnhautentzündungen aus.
Es kann bis zu acht Wochen nach Aufnahme der Bakterien dauern, bis die Erkrankung ausbricht.

Lernaufgabe: Gruppenarbeit: Vertiefen – eine Fragerunde machen

Nachdem Sie sich mit dem Thema „Listeriose" beschäftigt haben, sollten Sie das Gelernte vertiefen. Machen Sie dazu eine Fragerunde, in der Sie sich gegenseitig befragen. Dadurch werden Ihnen die Sachverhalte klarer und Sie lernen, eigene Fragen zu einem Thema zu formulieren.
Jeder überlegt sich zunächst Fragen zum Thema und schreibt jeweils eine auf eine Moderationskarte.
Die Karten mischen.
Reihum Karten ziehen und die Fragen vorlesen. Wer vorliest, bestimmt, wer die Frage beantwortet.

Nach jeder Antwort gemeinsam entscheiden, ob die Frage richtig und vollständig beantwortet wurde.
Was falsch war, wird korrigiert, was gefehlt hat, wird von den anderen ergänzt.
Bücher und Hefte sind während der Fragerunde geschlossen. Nur wenn Sie sich nicht einigen können, darf nachgeschlagen werden.
Fragen, die nicht beantwortet werden können, werden später im Klassenplenum gestellt.
Benötigtes Material: Moderationskarten oder Karteikarten möglichst in einer Farbe, Filzstifte

Lernaufgabe: Einen Fall analysieren und bearbeiten

Sechs Schülerinnen auf Klassenfahrt erkrankt

Die Nachricht, dass am Donnerstag sechs Schülerinnen einer Berufsfachschulklasse aus Trier mit Symptomen einer schweren Magen-Darm-erkrankung in das Kreiskrankenhaus eingeliefert werden mussten, hat die Lebensmittelüberwachung zum Einschreiten veranlasst. Wie uns die begleitende Klassenlehrerin berichtet, befindet sich die Berufsfachschulklasse auf einer Klassenfahrt in der Jugendherberge Weißental. Von ihren 18 Schülerinnen und vier Schülern seien sechs Mädchen ins Krankenhaus eingeliefert worden. Der zur Hilfe gerufene Arzt habe Anzeichen einer Lebensmittelvergiftung gesehen, wahrscheinlich liege eine Darminfektion vor.

Die Lehrerin ist sehr beunruhigt und möchte weitere Erkrankungen vermeiden. Die zuständige Lebensmittelüberwachungsbehörde müsse von Amts wegen den Ursachen nachgehen und eine Untersuchung anstellen.

Pressenotiz: Neue Kreiszeitung vom 05.06.20..

Lebensmittelkontrolle untersucht Erkrankungen

Wie uns die Lebensmittelüberwachungsbehörde mitteilt, wurden gestern Untersuchungen aufgenommen. Ein Bediensteter des Amts habe gestern in der Jugendbildungsstätte die Hauswirtschaftsleiterin befragt und sich in der Küche und den Vorratsräumen des Heims umgesehen. Nach einer Rücksprache mit der Lehrerin und den nicht erkrankten Schülerinnen und Schülern habe er das Kreiskrankenhaus aufgesucht, um auch die sechs erkrankten Schülerinnen zu befragen. Lebensmittelproben werden zurzeit analysiert. Das Ergebnis der Untersuchung steht gegenwärtig noch aus.

Pressenotiz: Neue Kreiszeitung vom 06.06.20..

Aktennotiz über die Untersuchung des Falls:

Am Mittwoch, 04.06.20.., 11.00 Uhr, wurden sechs Schülerinnen aus Trier, die sich zzt. in der Jugendherberge in Weißental aufhalten, in das Kreiskrankenhaus eingeliefert. Sie klagten über **Fieber, Kopf- und Gliederschmerzen, schweres Erbrechen und Durchfall.** Zwei Mädchen hatten sogar hohes Fieber. Inzwischen sind alle sechs wieder auf dem Weg der Besserung.

Die ersten Krankheitssymptome traten am Mittwoch, 04.06., gegen 8.30 Uhr beim Frühstück auf. Um den Ursachen der Erkrankungen im Einzelnen nachgehen zu können, hier der Tagesablauf des Dienstags, 03.06.:

7.30 Uhr: Gemeinsames Frühstück im Heim: Haferflocken, Quark, Rosinen für Müsli, Brötchen, Butter, Konfitüre

9.00 Uhr: Die Gruppe der sechs später erkrankten Mädchen nimmt an einem Volleyballturnier teil und gewinnt als Trostpreis einen großen Karton Schokoküsse, die nach der Anstrengung sofort aufgegessen werden.

12.00 Uhr: Gemeinsames Mittagessen im Heim: Grünkernbratlinge, gemischter Salat mit Sahnedressing – nachmittags frei.

12:45 Uhr: Die Sechser-Gruppe macht sich auf den Weg zum nahen Waldsee.

13:30 Uhr: Die sechs Mädchen kauften sich an einem Kiosk Brötchen mit Fleischsalat.

16:00 Uhr: Die Gruppe tritt den Heimweg an. Im Dorf nahe der Unterkunft kaufen sie sich Softeis. Es reicht gerade noch für eine Portion für jede.

18:00 Uhr: Gemeinsames Abendessen: Vollkornbrot, Käse, Bierschinken, Butter, Kartoffelsalat.

Am Mittwoch, 04.06., klagten die Mädchen bereits um 8:30 Uhr über Übelkeit. Eine Stunde später verstärkten sich die Symptome bei allen erheblich. Der herbeigerufene Arzt wies alle sechs sofort ins Krankenhaus ein.

Bakteriologische Proben wurden genommen in der Küche der Jugendbildungsstätte, am Kiosk sowie am Softeisbereiter und an das zuständige Staatliche Untersuchungsamt zur bakteriologischen Untersuchung weitergeleitet.

B., 05. Juni 20.. Bernhard L.

Tipps zur Lösung des Falls

Beschäftigen Sie sich zunächst mit den Steckbriefen der Lebensmittelvergiftungen, die Sie auf den Seiten 302 bis 313 finden.

Prüfen Sie dabei anhand der Informationen aus den Zeitungsnotizen und dem Protokoll, ob es sich tatsächlich um eine Lebensmittelvergiftung gehandelt haben kann, und, wenn ja, um welche. Begründen Sie Ihr Ergebnis, indem Sie die Ursachen und den Infektionsweg beschreiben.

Tipp

Und hier einige spezielle Hilfen:
Achten Sie in den Steckbriefen besonders auf
- die hervorgerufenen Symptome,
- die Lebensmittel, die sie infizieren,
- die Inkubationszeit,
- die Wachstumstemperaturen der Erreger
- und vergleichen Sie diese Informationen mit den Angaben zum Fall.

Überblick: Lebensmittelvergiftungen

	Salmonellose	Campylobacterinfektion	EHEC-Infektion	Listeriose	Clostridium botulinum	Staphylokokken
Risikolebensmittel	Rohe, nicht durchgegarte Lebensmittel: Eier, Fleisch, Hackfleisch, Wurst, Geflügel, Milch, Speiseis/Eiscreme, Flammeries	Fleisch, Geflügelfleisch und Produkte daraus, Milch und Milcherzeugnisse, Eiprodukte, Fische, Krebse, Weichtiere und Produkte daraus, Speiseeis, Backwaren mit Füllung, Feinkostsalate	Rohmilch, Rohkäse, nicht durchgegartes Rindfleisch, Hamburger, Truthahnsandwichs, Rohwurst, Mortadella, Apfelmost, unpasteurisierter Apfelsaft, rohe Gemüse	Schimmelgereifte Rohmilchkäsesorten, unpasteurisierte Kuhmilch, Produkte aus rohen, oder nicht durchgegarten Fleischwaren, auch Brühwurst, Kochschinken, Fleischpasteten, Geflügel, fertige Feinkostsalate	In Dosen/Gläsern konservierte oder vakuumverpackte Lebensmittel: Gemüse, Fleisch, Wurst, Fisch; auch dicke Rohschinken und Räucherfleisch	Milch, Milchprodukte, Speiseeis/Eiscreme, Backwaren mit Cremefüllung, Fleisch- und Wurstwaren, Wurst-, Ei- und Kartoffelsalat, Aspik
Veränderungen	Mit den Sinnen meist nicht feststellbar	Mit den Sinnen meist nicht feststellbar	Mit den Sinnen nicht feststellbar	Mit den Sinnen meist nicht feststellbar	Gasbildung, offene Gläser, bombierte Dosen, Geruch	Oft nicht feststellbar
Übertragung der Erreger	Direkt durch infizierte Rohstoffe oder „Dauerausscheider", indirekt über Werkzeug und Handtücher	Direkt durch infizierte Rohstoffe oder „Dauerausscheider" oder von Tieren indirekt über Werkzeug und Handtücher	Direkt durch infizierte Rohstoffe und durch Personen, die Keime ausscheiden, über Werkzeug, Geräte und Handtücher	Direkt durch infizierte Rohstoffe, indirekt über Werkzeuge und Geräte: Wurstschneidemaschinen oder Schneidbretter, Handtücher	In Sporenform durch die Luft oder über Verunreinigungen von Lebensmitteln mit Erde, z.B. an Gemüse	Durch Schnupfen und Niesen auf Lebensmittel, aus eitrigen Wunden, indirekt über/durch Werkzeug und Handtücher
Wachstumsbedingungen der Erreger	Sehr gut bei 20 °C bis 37 °C, langsamer bei 10 °C bis 20 °C	sehr gut bei 37 °C, gut zwischen 20 °C bis 45 °C	gut bei 30 °C bis 37 °C, unter 7 °C nicht mehr	ab 0 °C; gut ab 4 °C, Abtötung bei über 70 °C; pH-Wert 5.0 und 9.0	Sehr gut bei 25 °C bis 37 °C, langsamer bei 10 °C bis 20 °C	sehr gut bei 25 °C bis 37 °C, langsamer um 20 °C
Hohes Vergiftungsrisiko	Warmhalten von Speisen, Aufbewahrung roher und nicht durchgarter Lebensmittel bei 10 °C bis 20 °C über 4 bis 6 Stunden	nach dem Genuss kontaminierter Lebensmittel, insbesondere roher unbehandelter Kuhmilch	Aufbewahrung der Risikolebensmittel bei 10 °C bis 20 °C über 4 bis 6 Stunden, Warmhalten von Speisen	Durch den Verzehr nicht sachgerecht hergestellter Lebensmittel, vor allem von Fleisch-, Fisch- und Milchprodukten	Aufbewahrung von Konserven und vakuumverpackten Lebensmitteln bei über 20 °C über mindestens 12 bis 24 Stunden	Aufbewahrung der Risikolebensmittel bei ca. 20 °C über 10 bis 20 Stunden, Warmhalten von Speisen bei 65 °C
Krankheitssymptome	Kopfschmerzen, Bauchschmerzen, Erbrechen, Durchfall, Gliederschmerzen, Fieber	kolikartige Bauchschmerzen, wässrige Durchfälle, z. T. mit Schleim und Blutauflagerungen, hohes Fieber, manchmal Erbrechen	Durchfall, Bauchschmerzen, Krämpfe, Erbrechen, schwere Nierenschäden	Grippeähnliche Symptome, Blutvergiftungen oder Hirnhautentzündungen, bei Schwangeren Gefährdung des ungeborenen Kindes	Benommenheit, Sehstörungen, Schluck-, Atembeschwerden, Muskellähmung, Tod durch Atemlähmung	Übelkeit, Erbrechen, Bauchschmerzen, Durchfall, Kollaps, kein Fieber
Inkubationszeit	12 bis 36 Stunden, sehr selten schon nach 8 Std.	3 bis 5, manchmal erst 20 Tage	3 bis 12 Tage nach der Infektion	Bis zu acht Wochen	Meist 12 bis 36 Stunden	2 bis 6 Stunden
Krankheitsdauer	1 Woche, akut 1 bis 2 Tage	10 Tage	ca. 1 Woche	u. U. Wochen	6 Tage und länger	1 bis 2 Tage

17 Durch Kälte länger frisch

Lebensmittel	Haltbarkeit normal	(max.)
rohes Hackfleisch	–	12 Stunden
Fischfilet, Spinat	1 bis	(2) Tage
frische Salate, offen Fleisch in Scheiben	2 bis	(3) Tag
Milch, Sahne, Quark Fleisch, Geflügel, roh	2 bis	(5) Tage
Beerenobst	2 bis	(10) Tage
Sellerie, Karotten	8 bis	(14) Tage
Eier	3 bis	(4) Wochen
Mayonnaise	4 bis	(6) Wochen

Haltbarkeit im Kühlschrank bei 3 °C bis 6 °C

Regeln für sachgemäßes Kühlen
- Kühltemperatur entsprechend dem Kühlgut einstellen und Höchstlagerzeiten nicht überschreiten.
- Temperaturschwankungen vermeiden, sonst Wasserniederschlag am Kühlgut und dadurch kürzere Haltbarkeit.
- Aromaempfindliche und stark riechende Kühlgüter verschlossen lagern, sonst Aroma- und Geschmacksbeeinträchtigung.
- Wasserhaltige Kühlgüter dicht verschließen, sonst höhere Luftfeuchtigkeit und günstige Lebensbedingungen für Mikroorganismen.
- Leicht austrocknende Kühlgüter wasserdicht verpackt oder in einem Behälter lagern, sonst Austrocknungsschäden.

Lebensmittel	Lagerdauer in Monaten
Rindfleisch	9 – 18
Erbsen	10 – 12
Erdbeeren, Himbeeren	10 – 12
Hähnchen, roh	7 – 12
Fertiggerichte	6 – 12
Schweinefleisch, mager	6 – 9
Butter	6 – 8
Pommes frites	6 – 8
Wildfleisch, mager	5 – 7
Brot	4 – 6
Schweinefleisch, fett	4 – 5
Magerfisch	4 – 5
Hähnchen, gebraten	3 – 4
Fettfisch	2 – 4
Hackfleisch	max. 3
Feingebäck	max. 1

Lagerdauer gekühlter Lebensmittel

Kühllagerung und Tiefgefrieren sind in den Industrieländern die gängigsten Methoden, verderbliche Lebensmittel aufzubewahren. Bei uns hat fast jeder Haushalt einen Kühlschrank, einen Gefrierschrank mehr als die Hälfte. Kühlen soll den Verderb von Lebensmitteln verhindern, denn je niedriger die Temperatur, desto langsamer wachsen die Mikroorganismen, wodurch der Verderb herausgezögert wird.

Kühllagerung. Im Kühlschrank herrschen je nach Einstellung und Zone Temperaturen zwischen +2 °C und +10 °C. Die Temperatur sollte einerseits möglichst niedrig gehalten werden, um Verderbnisvorgänge zu verlangsamen. Andererseits darf sie nicht unter -0,5 °C bis -3 °C sinken, weil die dabei gebildeten Eiskristalle die Zellstruktur einiger Lebensmittel stark verändern würden. Bei Temperaturschwankungen schlägt sich Kondenswasser nieder und begünstigt das Keimwachstum.

Fleisch, Wurst und Fisch werden an der kühlsten Stelle gelagert, also in der Nähe des Verdampfers. Für Butter, Eier und Getränke, die nicht so viel Kälte brauchen, sind in der Kühlschranktür Fächer vorgesehen. Höhere Temperatur herrscht auch im Gemüsefach.

Aroma- und Geschmacksbeeinflussung. In dem nach außen luftdicht abgeschlossenen Kühlschrank nehmen aroma-empfindliche Lebensmittel wie Milch, Quark und Butter leicht fremde Gerüche an. Dadurch verändern sie ihr Eigenaroma und ihren -geschmack oft ganz erheblich. Empfindliche Kühlgüter müssen deshalb dicht verschlossen gelagert werden. Geruchabgebende Lebensmittel, insbesondere Gemüse (Kohl, Zwiebeln), Fisch, Wurst und Speisereste, sind abgedeckt oder verschlossen aufzubewahren, um Kühlschrankgeruch zu verhindern. Diese Geruchsstoffe dringen auch in den Reif am Verdampfer ein und werden dann langsam wieder an die Raumluft abgegeben. Es empfiehlt sich, den Verdampfer in kurzen Abständen abzutauen.

Tiefgefrieren ist eine schonende Methode, Lebensmittel langfristig haltbar zu machen. Um Qualitätsverluste zu verhindern, ist allerdings bei möglichst niedriger Temperatur und dadurch schnell einzufrieren. Wird nämlich der kritische Temperaturbereich zwischen 0 °C und -5 °C langsam durchlaufen, bilden sich große, dolchartige Eiskristalle, die die Zellmembranen durchbohren, sodass Zellsaft in die Zellzwischenräume dringen kann. Beim Auftauen läuft dann ein großer Teil des Zellsaftes aus. Obst und Gemüse werden matschig, Fleisch, Geflügel und Fisch beim Garen trocken.
Liegt die Gefriertemperatur deutlich unter -18 °C, wird die kritische Zone schnell durchlaufen. Dann entstehen kleinere Eiskristalle, die die Zellstruktur nicht so stark verletzen.
Industriell hergestellte Tiefkühlkost wird mit -30 °C bis -40 °C eingefroren.
Nach den Leitsätzen für tiefgefrorene Lebensmittel darf die Temperatur der Tiefkühlkost auf allen Stationen der Tiefkühlkette vom Hersteller über den Transport und den Händler bis zum Verbraucher nicht über -18 °C ansteigen.
Sachgemäßes Auftauen. Wenn nicht richtig aufgetaut wird, treten Schäden auf. Bratenfleisch und Geflügel müssen im Kühlschrank bei + 4 °C langsam auftauen. Fleischscheiben und Fischfilets können nach kurzem Antauen, Gemüse muss immer direkt zubereitet werden.

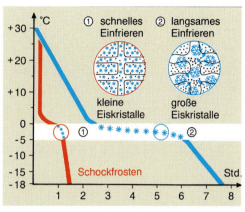

Langsames und schnelles Einfrieren

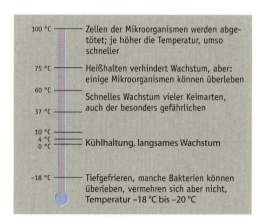

Temperatur und Keimwachstum

Exkurs: Haltbar durch niedrige Temperaturen

Bei Kühltemperaturen halten sich Lebensmittel länger, weil Mikroorganismen langsamer wachsen und die Lebensmittel weniger stark angreifen. Denn mit sinkender Temperatur verlangsamt sich die Enzymtätigkeit. Allgemein gilt: Je tiefer die Temperatur, desto länger die Haltbarkeit.
Unterhalb 0 °C gefriert mit sinkender Temperatur zudem immer mehr freies Wasser aus. Für Mikroorganismen und Enzyme steht also immer weniger freies Wasser zur Verfügung, sodass deren Aktivitäten zusätzlich eingeschränkt werden. Lediglich Lipasen sind noch bei -25 °C aktiv, wenn auch sehr langsam, und rufen Fettverderb hervor. Deshalb werden fettreiche Lebensmittel selbst im Gefrierschrank nach einigen Monaten ranzig. Unterhalb -15 °C stellen auch die gegen Kälte unempfindlichsten Mikroorganismen ihr Wachstum ein.

Durch das Einfrieren, Lagern und Auftauen wird aber nur ein Teil von ihnen abgetötet. Das gilt es z. B. beim Auftauen von Hähnchen zu beachten. Beim Verderb steuern Enzyme (bio)chemische Reaktionen. Für sie gilt das **van' t Hoffsche Gesetz:** Sinkt die Temperatur um 10 °C, dann verlangsamen sich diese Reaktionen um das 2- bis 3-fache, entsprechend verlängert sich die Haltbarkeit.

Verlängerung der Haltbarkeit durch Kälte

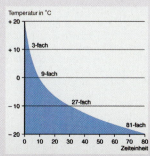

18 Durch Hitze länger haltbar

	Verfahren	Temperatur	Erhitzungszeit
Pasteurisieren	Kurzzeiterhitzung	71 bis 74 °C	Milch: 40 Sek. sonst: 5 – 10 Min.
	Hocherhitzung	85 bis 90 °C	Milch: 2 – 4 Sek. Säfte: 20 Sek.
	Ultrahocherhitzung	135 bis 140 °C	6 – 10 Sek.
Konservieren	Milchsterilisation	110 bis 115 °C	20 – 40 Min.
	Konservensterilisation	121 °C im Kern	Kerntemperatur mind. 5 Min.

Hitzebehandlungsverfahren

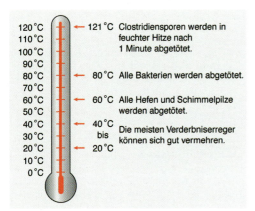

Temperaturwirkung beim Konservieren

Pasteurisieren	• Eiweißstoffe werden denaturiert, • Fette können verderben, • Kohlenhydrate sind unverändert, • hitze- und sauerstoffempfindliche Vitamine gehen verloren
Sterilisieren	• Melanoidinbildung aus Eiweiß und Kohlenhydraten, • Fette sind unverändert, • Stärke verkleistert, • Mineralstoffe können aufgrund des vorangehenden Blanchierens auslaugen, • hitze- und sauerstoffempfindliche sowie wasserlösliche Vitamine gehen zum größten Teil verloren, • Veränderungen in Aussehen, Aroma, Konsistenz und Textur möglich

Auswirkungen der Hitzekonservierung.

Wer sich einen Lebensmittelvorrat für unerwarteten Bedarf anlegen will, kauft am ehesten Konserven. Zwar kann sich deren Inhalt in der Qualität nicht mit frischer Ware messen, doch in der Haltbarkeit allemal.

Pasteurisieren. Das Verfahren geht auf den französischen Chemiker Louis Pasteur zurück, der im Jahre 1868 die konservierende Wirkung des kurzzeitigen Erhitzens entdeckte. Es ist ein schonendes, aber nur bedingt haltbar machendes Verfahren. Heute gibt es mehrere Pasteurisierungsverfahren: die Kurzzeiterhitzung, die Hocherhitzung und die Ultrahocherhitzung. Sie unterscheiden sich in der angewendeten Temperatur und der Erhitzungszeit. Die Pasteurisation hat bei Milch und Fruchtsäften große Bedeutung erlangt.

Konservieren durch Hitze. Die meisten Verderbniserreger vermehren sich zwischen 20 °C und 40 °C sehr rasch, also gerade auch bei Zimmertemperatur. Unschädlich werden Hefen und Schimmelpilze in feuchter Hitze ab 60 °C, Bakterien ab 80 °C und lebensmitteleigene Enzyme ab 100 °C. Die Sporen von Clostridium botulinum sind sehr hitzeresistent und werden erst bei 121,1 °C nach 1 Minute sicher abgetötet. Geschieht dies nicht, keimen sie im sauerstofffreien Milieu der Dose aus und produzieren das gefährliche Gift.

Produkte, die bei Raumtemperatur haltbar bleiben sollen, Vollkonserven also, werden sterilisiert. Dabei muss die Temperatur so hoch sein, dass alle Keime abgetötet werden. Um sicherzugehen, muss bei der Herstellung von Vollkonserven im Kern des Produkts mindestens 5 Minuten lang 121,1 °C herrschen. Um Konservierungstemperaturen über 100 °C zu erreichen, wird im Überdruck eines Autoklaven erhitzt. Die starke Hitzeeinwirkung hat Qualitätsminderungen als unerwünschte Nebeneffekte zur Folge. Es kann zu Veränderungen in Aroma, Aussehen, Konsistenz und Textur sowie zu größeren Vitaminverlusten kommen.

Für alle Konservierungsverfahren gilt prinzipiell: Je höher die Temperatur ist, desto kürzer kann die Einwirkungszeit sein.

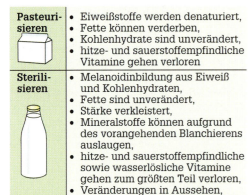

Lernaufgabe:

Erarbeiten Sie sich das Thema „Konservierung von Lebensmitteln" in Ihrer Gruppe so, dass Sie die Informationen aus dem Text auf diesem Aufschlag in der Klasse präsentieren können.

Regeln für eine gute Präsentation:

1. Sich gut vorbereiten.
2. Sich einen Spickzettel als Merkhilfe machen.
3. (Möglichst) frei sprechen.
4. Für Aufmerksamkeit sorgen.
5. Wichtige Informationen besonders hervorheben.

Bei einer Präsentation kommt es darauf an, andere über das zu informieren, was man sich erarbeitet hat.

Präsentationen haben Vorteile:

1. Wer etwas vorträgt, prägt es sich selbst besser ein.
2. Wer oft vorträgt, wird zunehmend selbstsicherer.
3. Wer zuhört, hat einen Nutzen von dem vorgestellten Arbeitsergebnis der anderen.

Wer gut präsentieren will, muss

- inhaltlich verständlich und klar vortragen und
- eine ansprechende und möglichst unterhaltsame Art und Weise des Vortrags wählen.

Bezeichnung	Hitzebehandlung	Lagerfähigkeit
Halbkonserven	65 bis 75 °C Kerntemperatur 6,5 bis 8 Min.	6 Monate bei < 5 °C
Dreiviertelkonserven	111,1 °C Kerntemperatur 6,5 bis 8 Min.	6 bis 12 Mon. bei < 15 °C
Vollkonserven	121,1 °C Kerntemperatur 5 Min.	4 Jahre bei < 25 °C
Tropenkonserven	121,1 °C Kerntemperatur 15 bis 20 Min.	1 Jahr bei > 40 °C

Einteilung der Fleischwarenkonserven

Exkurs: Erfindung der Hitzekonservierung

Die Konservierung von Lebensmitteln ist ein Beispiel dafür, wie bestimmte Bedarfssituationen im Laufe der Geschichte technische Entwicklungen ausgelöst und zu Erfindungen und Entdeckungen geführt haben. Meist waren die Anlässe kriegerische Auseinandersetzungen.

Während der Napoleonischen Kriege führten ständige Schwierigkeiten beim Verpflegungsnachschub dazu, dass ein Verfahren zur Haltbarmachung erfunden wurde, um das Verpflegungsproblem zumindest teilweise zu lösen. Rund vierzig Jahre zuvor hatte bereits der italienische Naturwissenschaftler Lazzaro Spalanzani ebenfalls Versuche angestellt. Dabei fand er heraus, dass in Gemüse, das bakteriell verunreinigt war, die Entwicklung der Keime durch längeres Erhitzen verhindert werden konnte. Der Dampfüberdruckkochtopf, mit dem die Versuche durchgeführt werden konnten, war erst 50 Jahre zuvor erfunden worden.

Obwohl die Grundlagen bereits seit langem bekannt waren, bedurfte es erst eines entscheidenden Anstoßes zur Entwicklung eines brauchbaren Verfahrens. Der französische Kaiser Napoleon I. setzte einen Preis aus für ein praxistaugliches Verfahren zur Haltbarmachung von Lebensmitteln. Zu denjenigen, die daraufhin Versuche zur Haltbarmachung anstellten, gehörte auch der französische Koch Nicolas Francois Appert. Er erfand ein aus vier Schritten bestehendes Verfahren, das er im Jahre 1809 in einer Schrift vorstellte. Auf ihm basiert noch heute die Hitzekonservierung:

Er füllte die Lebensmittel in größere Flaschen oder andere Glasgefäße, verschloss die Behältnisse sorgfältig, erhitzte sie im Wasserbad so lange, wie nach Art des Inhalts und Gefäßgröße erforderlich und nahm die Gefäße nach der vorgeschriebenen Zeit aus dem Wasserbad

19 Durch Trocknen länger lagern

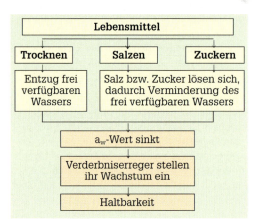

Haltbarkeit durch Senkung des a_w-Wertes

Lebensmittel	Durchschnittlicher Wassergehalt in %	
	vorher	nachher
Weintrauben (Rosinen)	85	18
Feigen	79	17
Erbsen	74	7
Bohnen	80	6
Gemüse	88	18
Pilze	89	12
Kartoffeln (-mehl)	75	8
Vollmilch (-pulver)	87	4

Wassergehalte vor und nach dem Trocknen

Bohnen, Erbsen und Linsen werden getrocknet, um sie das ganze Jahr über zur Verfügung zu haben. Auch wenn es heute andere, schonendere Methoden zur Haltbarmachung gibt, ist gerade bei Hülsenfrüchten das Trocknen noch immer ein sehr gebräuchliches, weil kostensparendes Verfahren.

Große Bedeutung hat das Trocknen auch bei Getreide, Teigwaren und Kaffeebohnen, geringere hingegen bei Obst, Fisch und Fleisch.

Haltbarkeit durch Trocknen. Trocknen macht Lebensmittel haltbar, weil es den größten Teil des Wassers entzieht, der Mikroorganismen normalerweise frei verfügbar ist. Wenn so die Wasseraktivität sinkt, können Verderbniserreger schlechter oder überhaupt nicht mehr wachsen. Wasserentzug tötet die Mikroorganismen nicht ab. Sie können also erneut aktiv werden, wenn das Lebensmittel wieder Wasser aufnimmt.

Die traditionelle Trocknung von Getreide, Obst, Rohkaffee und Gewürzen durch Sonne und Luft spart Energie, dauert aber lange. Heute wird je nach Zweck die Sprüh-, Wirbelschicht- und Walzentrocknung angewandt.

Beim Gefriertrocknen z.B. von Instantkaffee, wird das Wasser bei 30 °C im Vakuum entzogen. Dabei geht das Eis unmittelbar in Wasserdampf über, es sublimiert.

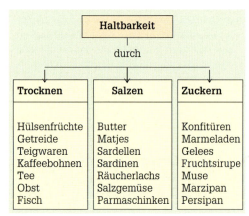

Konservierung – 3 Methoden

Lernaufgabe:

Stellen Sie das Thema „Wasserentzug kontra Lebensmittelverderb" in einer Mind-Map übersichtlich dar!

- Eine Mind-Map ist eine Landkarte der Gedanken zu einem Thema.
- Ein Blatt wird quer genommen und das Thema in die Mitte geschrieben.
- Von dem Thema gehen rundherum Äste aus, an die die jeweils zum Thema gehörenden untergeordneten Begriffe und Gedanken geschrieben werden.
- Jeder Hauptast kann ebenfalls jeweils in Äste untergliedert werden. Sie bezeichnen Gedanken und Begriffe, die dem Hauptast untergeordnet sind.

Haltbarkeit durch Zucker. Hohe Zuckerkonzentrationen hemmen das Keimwachstum, weil sich der Zucker in dem frei verfügbaren Wasser des Lebensmittels löst und so die Wasseraktivität herabsetzt. Die Lebensmittelindustrie verwendet neben Saccharose vor allem Flüssigzucker. Er besteht zu 67 % aus Invertzucker, der die Wasseraktivität stärker senkt als Kristallzucker. Mit Zucker werden hauptsächlich Konfitüren, Marmeladen, Gelees, Fruchtsirupe und Muse konserviert. Konfitüren enthalten 60 % Zucker. Trotzdem kann es durch sekundäre Infektionen zum Verderb durch Aspergillus- und Penicillinumarten kommen. Fruchtsirupe werden mit Zuckerzusätzen von bis zu 68 % hergestellt.

Auch Marzipan und Persipan enthalten 60 % und mehr Zucker. Selbst bei so hohen Zuckerkonzentrationen können besonders widerstandsfähige Hefen noch schwach gären.

Haltbarkeit durch Einlegen in Salz. Bereits in vorgeschichtlicher Zeit dürfte Kochsalz verwendet worden sein, um Lebensmittel haltbar zu machen. Auch beim Salzen beruht die konservierende Wirkung auf der Senkung der Wasseraktivität. Das Salz löst sich in einem Teil des lebensmitteleigenen Wassers und bindet es an sich. Dadurch steht den Verderbniserregern weniger freies Wasser zur Verfügung, sodass sie ihr Wachstum einstellen.

Die Konservierung durch Salzen spielt bei Fischen eine große Rolle. Heringe, Kabeljau, Seelachs, Sardellen, Sardinen, aber auch Thunfisch und Lachs werden gesalzen. Auch fetter Speck, Butter und Käse werden zur Haltbarmachung gesalzen. Reifer Käse hat bis zu 3 % Salzgehalt. Vom Salzen grundsätzlich zu unterscheiden ist das Pökeln, bei dem Nitritpökelsalz verwendet wird, eine Mischung aus Kochsalz und 0,4 bis 0,5 % Natriumnitrit.

Exkurs: **Der a_w-Wert – Wasseraktivität und die Haltbarkeit von Lebensmitteln**

Mikroorganismen brauchen neben einer ausreichenden Menge an Nahrung und einer günstigen Wachstumstemperatur Feuchtigkeit, um leben und sich vermehren zu können.

In Lebensmitteln steht ihnen jedoch nicht die gesamte Wassermenge zur Verfügung, sondern nur der Anteil an Wasser, der nicht gebunden ist. Dieses freie Wasser wird als Wasseraktivität bezeichnet.

Die Maßeinheit für die Wasseraktivität ist der a_w-Wert. Er kann bestimmt werden, indem eine Lebensmittelprobe in eine fest verschlossene Dose gegeben wird, an deren Deckel sich ein Luftfeuchtemesser (Hygrometer) befindet. Je höher die Wasseraktivität der Probe, desto feuchter wird die in der Dose eingeschlossene Luft. Die Luftfeuchte wird gemessen und als a_w-Wert ausgedrückt.

Stoffe ohne freies Wasser haben einen a_w-Wert von 0. Reines Wasser hat einen a_w-Wert von 1.

Der a_w-Wert eines Lebensmittels gibt Auskunft über seine Haltbarkeit. Alle Keime können sich nur bei der jeweils für sie ausreichenden Wasseraktivität vermehren. Das gilt insbesondere auch für Verderb erregende Keime. Fäulniserreger z.B. stellen ihr Wachstum bei einem a_w-Wert kleiner als 0,95 ein. Hat ein Lebensmittel einen a_w-Wert, der darunter liegt, kann es nicht durch Fäulnis verderben.

Die meisten Methoden zur Haltbarmachung von Lebensmitteln beruhen ganz oder zum Teil auf einer Senkung des a_w-Wertes:

Beim Trocknen wird die Wasseraktivität durch Wasserentzug gesenkt.

Salz- oder Zuckerzugabe senkt den a_w-Wert, weil Salz und Zucker hygroskopisch, d. h. wasseranziehend sind, und freies Wasser binden.

Beim Gefrieren erstarrt das freie Wasser und die Wasseraktivität sinkt.

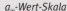

a_w-Wert-Skala

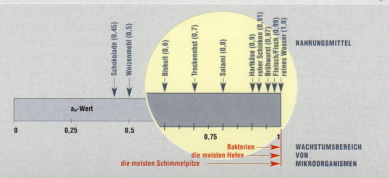

20 Risiken von Lebensmitteln bewerten

Der Schutz der Verbraucher vor Gefahren, die von Lebensmitteln ausgehen, ist eine wichtige öffentliche Aufgabe. Um dies zu erreichen, muss ermittelt werden, welche Gefahren ein Lebensmittel in sich birgt, um so das Risiko für den Verbraucher zu bewerten.

Bundesinstitut für Risikobewertung (BfR). Um den gesundheitlichen Verbraucherschutz zu stärken, wurde 2002 das Bundesinstitut für Risikobewertung errichtet. Es gehört als Anstalt des öffentlichen Rechts zum Geschäftsbereich des Bundesministeriums für Ernährung, Landwirtschaft und Verbraucherschutz (BMELV), ist aber bei seiner Forschungsarbeit weisungsunabhängig. Entsprechend seinem Namen hat das BfR die Aufgabe, über Risiken für den Verbraucher umfassend, vollständig und nachvollziehbar zu informieren.

Durch die Arbeit des BfR sollen Lebensmittel, Stoffe und Produkte sicherer werden.

Wissenschaftliche Risikobewertung. Die Arbeit des BfR besteht darin, durch wissenschaftliche Forschung die Risiken, die von Lebensmitteln ausgehen, zu bewerten und die Verbraucher darüber zu informieren.

Da es darauf ankommt, die Verbraucher vor aktuellen Risiken zu schützen, ist das BfR ständig darauf bedacht, mögliche Risiken zu bewerten. Unterschieden werden

- **stoffliche Risiken** durch Schwermetalle, Pestizidrückstände, giftige Inhaltsstoffe und Ähnliches,
- **mikrobielle Risiken** durch Bakterien, Viren oder Pilzen und
- Risiken, die von **neuartigen Technologien** der Lebensmittelherstellung ausgehen.

Die BSE-Erkrankungen zählen für das BfR zu den mikrobiellen Risiken, auch wenn deren Ursache noch immer nicht sicher geklärt ist.

Neben der Bewertung hinsichtlich stofflicher und mikrobieller Risiken beurteilt das BfR Lebensmittel auch nach ernährungsmedizinischen Kriterien. In diesem Zusammenhang liegt ein Schwerpunkt der Bewertung auf der Säuglingsernährung.

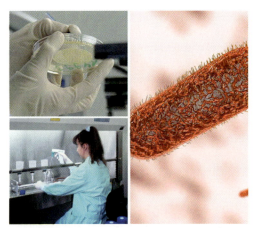

Wissenschaftliche Forschung – Voraussetzung der Risikobewertung

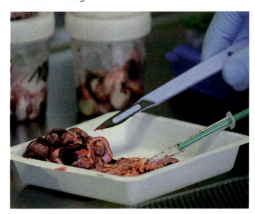

Lebensmitteluntersuchung

Das mögliche Risiko durch Lebensmittel betrachtet das BfR umfassend. Was die Gesundheit des Verbrauchers gefährdet, kann

- aus der Umwelt stammen,
- durch Mikroorganismen entstehen,
- über Futtermittel für Lebensmittel liefernde Tiere in die Lebensmittelkette gelangen,
- bei Herstellung, Lagerung oder Behandlung in das Lebensmittel übergehen,
- bei der Behandlung von Lebensmitteln (Räuchern, Pökeln) oder
- bei der Zubereitung (Grillen, Braten, Backen) entstehen.

Lernaufgabe:

Hygienemängel in einem Biergarten aufklären

Ein schöner Sommerabend, es hat kaum abgekühlt. Da ist ein kühles Bier genau das Richtige. Andreas Dietrich ruft seine Freunde an. Er fragt, ob sie nicht mit ihm in einen Biergarten gehen wollen. Er sei zwar noch nicht dort gewesen, wisse aber, dass da viel los sei. Keine Frage, auch seine Freunde sind durstig und so treffen sie sich dort. Andreas freut sich, dass fast alle, die er gefragt hat, dabei sind. Voller Erwartung bestellen sie ihr Bier und gleich auch eine Bratwurst dazu. Als die Kellnerin das Bestellte bringt, machen die Freunde eine äußerst unerfreuliche Erfahrung.

Die Biergläser sind stark verschmutzt. So als wären sie lange nicht richtig gereinigt worden. Und die Bratwurst müssen sie direkt zurückweisen, denn sie riecht, als wäre sie verdorben. Sie ist jedenfalls ungenießbar. Andreas stellt die Kellnerin zur Rede.

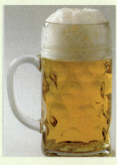

Sie entschuldigt sich, meint aber, bei einem solchen Betrieb wie heute Abend könne das mit den Biergläsern schon mal vorkommen. Die Kritik an den Bratwürsten will sie aber nicht gelten lassen: „Das kann einfach nicht sein. Die ist ganz frisch, heute früh vom Metzger geliefert, sagen die in der Küche!", gibt sie Andreas zur Antwort, als sie neues Bier bringt. Doch auch die angeblich „frischen" Gläser sind ähnlich verdreckt wie die ersten.

Andreas ist auf „180". Am nächsten Tag ruft er bei der Verbraucherberatung an und erkundigt sich nach der staatlichen Lebensmittelüberwachung. Er erfährt, dass in seinem Bundesland das Veterinäruntersuchungsamt zuständig ist. Daraufhin ruft Andreas dort an und trägt seine Beschwerde vor.

Der Biergarten scheint dort „ein alter Bekannter" zu sein, denn am nächsten Tag erscheint ein Lebensmittelkontrolleur in dem Biergarten. Der Mitarbeiter des Amts macht eine Verdachtskontrolle. Sein besonderes Augenmerk gilt dabei den Biergläsern, aber auch dem Geschirr und dem Besteck. Die Kontrolle ergibt, dass an den Gläsern alte, fest sitzende Schmutzrückstände haften, die darauf schließen lassen, dass seit langem nicht mehr richtig gespült worden ist.

Bei seinem Rundgang durch die Küche bemerkt der Kontrolleur, dass die gesamte Einrichtung in einem hygienisch heruntergekommenen Zustand ist. Mit einer Kamera macht er mehrere Fotos, um den Zustand zu dokumentieren.

Der Kühlraum weist sofort erkennbare Hygienemängel auf. Es riecht unangenehm, Boden und Wände scheinen lange nicht gereinigt worden zu sein. Von der dort hängenden Bratwurst und von einigen Fleischteilen nimmt er jeweils eine Probe und eine Gegenprobe. Die Gegenproben versiegelt er in eigens dafür vorgesehenen Beuteln, beschriftet sie mit dem Entnahmedatum und übergibt sie der Wirtin. Sie kann sie zu ihrem Schutz von einem vereidigten Sachverständigen untersuchen lassen. Der kann im Fall einer gerichtlichen Auseinandersetzung als neutraler Sachverständiger auftreten und die Interessen der Wirtin vertreten.

Der Kontrolleur füllt Probenbegleitscheine aus und fertigt über seinen Besuch einen Mängelbericht an. Die genommenen Proben leitet das Veterinäruntersuchungsamt an das Staatliche Untersuchungsamt zur sensorischen Prüfung und zur mikrobiologischen Untersuchung weiter.

Tipps zur Bearbeitung des Falls

Informieren Sie sich bei der Behörde, die für die Lebensmittelüberwachung in Ihrer Stadt bzw. Ihrem Landkreis zuständig ist, wie dort in einem Fall wie dem hier beschriebenen weiter vorgegangen wird.

Prüfen Sie anhand der Angaben des Berichts, zu welchem Ergebnis das staatliche Untersuchungsamt vermutlich kommen dürfte und begründen Sie dies.

Erfragen Sie, ob und ggf. mit welcher Strafe die Biergartenwirtin rechnen müsste, wenn das Ergebnis des Untersuchungsamts die Beschwerde des Gastes bestätigen würde. Fragen Sie nach der Häufigkeit derartiger und ähnlicher Fälle.

Stellen Sie sich vor, Sie wären in der Situation von Andreas gewesen. Überlegen Sie, ob Sie sich wie er verhalten hätten.

Überblick: Konservierung von Lebensmitteln

Verfahren	Lebensmittelbeispiele	Konservierungsbedingungen Begründung der Wirkung	Nährstoffveränderungen	Bewertung der Veränderungen
Trocknen	Getreide, Gewürze, Rohkaffee, Tee, Obst, Weintrauben, Teigwaren, Milchpulver, Fertigsuppen	Wasserentzug durch Sonne/Luft bzw. durch maschinelle Verfahren; Verderbniserregern wird das frei verfügbare Wasser entzogen, sie können sich nicht mehr vermehren.	Melanoidbildung aus Eiweiß; Fett kann verderben; Mineralstoffe unverändert; hitze-/sauerstoffempfind. Vitamine werden zerstört.	Qualitätsminderung: Nährstoffverluste, Veränderungen in Aussehen und Aroma
Gefriertrocknen	Instantkaffee, Instanttee, Pilze, Gewürzkräuter	Wasserentzug im Vakuum bei −30 °C; Verderbniserregern wird das frei verfügbare Wasser entzogen.	Eiweiß denaturiert; hitzeempf. Vitamine geschont, sonst wie beim Trocknen.	Nährstoffe werden geschont, Aussehen und Aroma erhalten
Salzen	Matjes, Sardellen, Räucherlachs, Käse, Butter, Salzgemüse	Einlegen in Kochsalzlösung; Verderbniserregern wird frei verfügbares Wasser entzogen, weil sich das Salz in ihm löst.	Eiweiß denaturiert; Fett kann verderben; Kohlenhydrate, Mineralstoffe laugen aus; starke Verluste an wasserlösl. und sauerstoffempf. Vitaminen.	Qualitätsminderung: Nährstoffverluste
Pökeln	Fleischwaren, Schinken	Einlegen in Nitritpökelsalzlösung; Nitrit wirkt zusätzlich bakterizid		Beim Pökeln: Nitritrückstände
Zuckern	Konfitüren, Gelee, Marmeladen, Muse, Fruchtsirupe, Marzipan, Persipan	Verwendung hoher Zuckeranteile; Verderbniserregern wird frei verfügbares Wasser entzogen, weil sich der Zucker in ihm löst.	Eiweiß, Fett, Kohlenhydrate, Mineralstoffe unverändert; hitze-/sauerstoffempf. Vitamine werden zerstört.	Qualitätsminderung; Nährstoffverluste, Veränderungen in Aussehen und Aroma
Säuern	Gurken, Paprika, Mixed Pickles, Kürbis, Sauerbraten, Fischprodukte	Einlegen in Essig/Essiglösung; in saurem Milieu (pH <5) können Fäulniserreger und andere Verderbniserreger nicht mehr wachsen.	Eiweiß wird denaturiert, es kann ausgelaugt werden; Fett kann verderben; Kohlenhydrate und Mineralstoffe laugen aus; starke Verluste an sauerstoffempfindlichen und wasserlöslichen Vitaminen.	Qualitätsminderung; Nährstoffverluste
	Sauerkraut, Sauergemüse (z. B. Bohnen), Salzgurken, Joghurt	Steuerung einer Milchsäuregärung; im sauren Milieu (pH < 5) können Fäulniserreger nicht mehr wachsen.		
Kühlen	Butter, Milch, Joghurt, Quark, Sahne, Käse, Eier, Obst, Gemüse, Fisch, Fleisch, Speisen,	Kühllagern bei 0 °C bis + 10 °C; thermophile Keime wachsen nicht mehr, mesophile nur noch sehr langsam, psychrophile können noch schwach wachsen.	Eiweiß, Kohlenhydrate, Mineralstoffe unverändert; Fett kann verderben; keine Vitaminverluste.	Nährstoffe werden geschont, Aussehen und Aroma erhalten; Lebensmittel kurzfristig haltbar
Tiefgefrieren	Fleisch, Fisch, Geflügel, Obst, Gemüse, Backwaren, Fertiggerichte	Einfrieren bei mind. −25 °C, Gefrierlagerung bei mind. −18 °C; Verderbniserreger stellen ihr Wachstum ein, u. a. weil das gefrorene Wasser nicht verfügbar ist.	Eiweiß wird denaturiert; Fett kann verderben; Mineralstoffe unverändert; Verluste an sauerstoffempfind. Vitaminen.	Nährstoffe werden geschont, Aussehen und Aroma erhalten; Textur verändert, Fleisch wird zarter
Pasteurisieren	Milch, Sahne, Fruchtsäfte, Fruchtnektare, Fruchtsaftgetränke, Essiggurken, Bier	Dauererhitzen: 30 Min. 62 bis 65 °C, Kurzzeiterhitzen: 40 Sek. 71 bis 75 °C, Ultrahocherhitzen 10 Sek. 135 bis 140 °C; bei 60 °C werden viele, bei 90 °C alle vegetativen Keime abgetötet.	Eiweiß wird denaturiert; Fett kann verderben; Kohlenhydrate unverändert; Mineralstoffe laugen aus; hitze- und sauerstoffempf. Vitamine gehen verloren.	Nährstoffe werden geschont, Lebensmittel kurzfristig haltbar
Sterilisieren	Fleischwaren, Fischprodukte, Fertigsuppen, Fertiggerichte, Gemüse, Obst	Erhitzen auf 115 °C bis 135 °C, die Dauer richtet sich nach dem Produktdurchmesser. Herrscht im Kern des Produktes 5 Min. 121 °C, werden alle Keime, einschließlich der Clostridiensporen, abgetötet.	Melanoidbildung aus Eiweiß; Fett verdirbt nicht; Stärke quillt/verkleistert; Mineralstoffe laugen aus; starke Verluste an hitze- und sauerstoffempfind., wasserlöslichen Vitaminen.	Qualitätsminderung; Veränderungen in Aussehen, Konsistenz und Aroma
Konservierungsmittelzusatz	z.B. Benzoesäure in Feinkostsalaten, Sorbinsäure in Schnittbrot, Margarine, Mayonnaise	Zusatz des Konservierungsstoffes bei der Herstellung; Konservierungsstoffe wirken als Gift auf verderbniserregende Mikroorganismen und töten sie ab.	Eiweiß kann denaturiert werden; Fett kann verderben; Kohlenhydrate und Mineralstoffe unverändert; sauerstoffempfind. Vitamine gehen verloren.	Qualitätsminderung; Konservierungsstoffe können Allergien auslösen.

Mikroorganismen in der Ernährung – zwei Seiten einer Medaille

Überblick: Garverfahren

Verfahren		Beschreibung	Eigenschaften
Garziehen/ Pochieren		• Garen in viel Flüssigkeit • Ca. 90 bis 95 °C, nicht kochen • Topf locker abgedeckt	• Fettarmes Verfahren • Mineralstoffe und Vitamine werden z. T. ausgelaugt • für formempfindliche Lebensmittel geeignet
Kochen		• Garen in viel Flüssigkeit • Ca. 100 °C • Topf abgedeckt	• Verluste an wasserlöslichen Nährstoffen durch Auslaugen • Nährwertverlust bei Nichtverwendung des Kochwassers • Eiweiß und Stärke werden besser verdaulich
Dämpfen/ Dampf-Druck-garen		• Garen in Wasserdampf • Wenig Wasser zum Verdampfen auf 100 °C erhitzt • Topf fest verschlossen	• Nährstoffe werden geschont • Formschonendes Verfahren • Geschmack bleibt weitgehend erhalten • Aussehen der Lebensmittel wird wenig beeinträchtigt
Dünsten im Topf oder in Folie		• Garen im eigenen Saft • keine oder geringe Zugabe von Flüssigkeit • Ca. 100 °C • Topf abgedeckt	• Schonendstes Verfahren für Nährstoffe und Wirkstoffe • Nur geringe Verluste • Aroma bleibt weitgehend erhalten
Schmoren		• Anbraten in wenig Fett, dann Garen nach Zugabe von Flüssigkeit • Anbraten bei 180 °C, dann 100 °C • Mehrmals ablöschen	• Nährstoffe weitgehend erhalten • Hitzeempfindliche Vitamine werden zerstört • Entstehende Röststoffe verleihen Geschmack
Mikrowellengaren		• Garen durch Erhitzen der Zellflüssigkeit wasserhaltiger Lebensmittel • Mikrowellen treffen die Wassermoleküle, dadurch entsteht Wärme	• sehr schonendes Verfahren • Nähr- und Wirkstoffe bleiben weitgehend erhalten • zum schnellen Erhitzen von Tiefkühlkost und Portionen besonders geeignet
Braten/Kurzbraten in der Pfanne		• Garen in wenig Fett/Öl • Ca. 180 °C • Ohne Deckel	• Nährstoffe bleiben weitgehend erhalten • Hitzeempfindliche Vitamine werden zerstört • Entstehende Röststoffe verleihen Geschmack
Langzeitbraten im Ofen		• Garen in heißer Luft mit wenig Fett, evtl. Wasser • Anbraten bei 220 °C, dann 200 °C	• Nährstoffe bleiben weitgehend erhalten • Hitzeempfindliche Vitamine werden zerstört • Entstehende Röststoffe verleihen Geschmack
Backen im Ofen		• Garen in heißer Luft • 180 bis 220 °C	• Nährstoffe bleiben weitgehend erhalten • Hitzeempfindliche Vitamine werden zerstört
Frittieren/ Backen im Fettbad		• Garen in heißem Fett • 160 °C bei dickem Gargut • 180 °C bei dünnem Gargut	• Lebensmittel nehmen viel Fett auf und werden dadurch energiereicher und schwerer verdaulich
Grillen		• Garen durch Wärmestrahlung ohne Fettzusatz • 175 bis 220 °C	• Hitzeempfindliche Vitamine werden zerstört • Sonst schonendes Verfahren • Entstehende Röststoffe verleihen Geschmack • Energiearm, weil ohne Fett

Ernährung heute – was bringt die Zukunft?

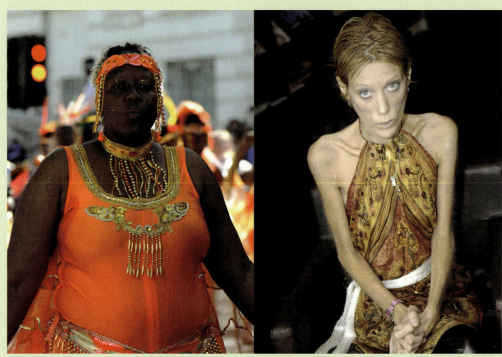

Straßenkarneval Brasilien

Isabelle Caro, französisches Fotomodell, lässt sich für Kampagne gegen Magersucht fotografieren

Zur Situation

Die Ernährungssituation auf der Welt wird regelmäßig von der Ernährungs- und Landwirtschaftsorganisation der Vereinten Nationen FAO untersucht. Danach gilt die Versorgungslage in den Entwicklungsländern als äußerst kritisch. In den letzten 20 Jahren ist die Weltbevölkerung dort um 1,5 Milliarden angewachsen. Davor hungerten in den Entwicklungsländern täglich noch 35 % der Bevölkerung. Inzwischen konnte die Lebensmittelproduktion beträchtlich gesteigert werden. Heute hungern noch insgesamt 20 % auf der Welt, doch nicht mehr ausschließlich in bestimmten Weltgegenden. Gleichzeitig nimmt die Zahl der Übergewichtigen ständig zu, und auch dies nicht nur in den Industrieländern, sondern inzwischen auch in den Schwellenländern, wie das Beispiel Brasilien zeigt.

Lernaufgaben:

1. Wie wirken die beiden Fotos oben auf Sie?
2. Informieren Sie sich über Prognosen, wie sich die Versorgungslage mit Lebensmitteln auf der Welt in den nächsten 20 Jahren entwickeln wird. Sie können danach z. B. in Wikipedia unter den Stichwort „Welthunger" suchen.
3. Wie erklären Sie es sich, dass die Zahl der Hungernden auf der Welt trotz erheblich gesteigerter Lebensmittelproduktion wieder angestiegen ist?
4. Informieren Sie sich darüber, mit welchen Mitteln das Ernährungsproblem auf der Welt gelöst werden soll.
5. Welchen Beitrag können die Menschen in den Industrieländern dazu leisten?

Industriestaaten (well developed states) werden die reicheren Staaten auf der Welt genannt, die ein hohes Bruttoinlandsprodukt und ein hohes Pro-Kopf-Einkommen haben. Als Industriestaaten gelten die Mitgliedstaaten der Organisation für wirtschaftliche Zusammenarbeit und Entwicklung. Sie sind u. a. gekennzeichnet durch gute Infrastruktur und geringe Auslandsverschuldung.

Schwellenländer (newly industrializing economies) sind die Staaten, die noch zu den Entwicklungsländern gezählt werden, aber schon nicht mehr deren typische Merkmale aufweisen. Sie befinden sich auf dem Weg zur Industrialisierung mit einem Umbau der Wirtschaftsstrukturen von Agrarwirtschaft zur Industrialisierung. Zu ihnen werden Indien, China und einige südamerikanische Länder gezählt.

Entwicklungsländer sind nach allgemeinem Verständnis Länder, die sich in wirtschaftlicher, sozialer und politischer Hinsicht noch auf einem niedrigen Stand befinden. Kennzeichen sind niedriges Pro-Kopf-Einkommen, Unterernährung, geringe Lebenserwartung und hohe Säuglingssterblichkeit. Manchmal ist von „Dritte Welt" oder auch von „Vierte Welt" die Rede.

Entwicklungspolitik sind die politischen, wirtschaftlichen und sozialen Aktivitäten von Staaten, internationalen und zivilgesellschaftlichen Organisationen, die eine Verbesserung der Lebensbedingungen zum Ziel haben.

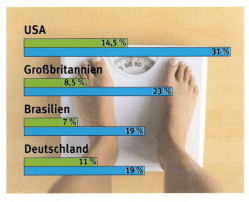

Anteil der Übergewichtigen im Vergleich

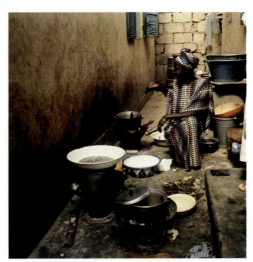

Nahrungszubereitung in Afrika

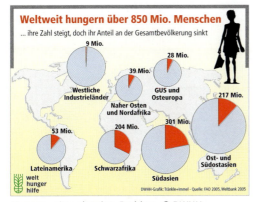

Hunger – ein weltweites Problem, © DWHH

1 Die aktuelle Welternährungssituation

Hunger auf der Welt. Heute hungern in den Entwicklungsländern
- in Afrika noch immer 37 %,
- in Südasien 24 % und
- in Ostasien 16 % der Menschen.

Es wird geschätzt, dass es auf der ganzen Welt noch immer mehr als 800 Millionen unterernährter und hungernder Menschen gibt – eine Schande für die Menschheit, zumal die Lebensmittelproduktion auf der Erde rein rechnerisch ausreicht, um die gesamte Menschheit zu ernähren.

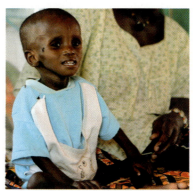

Unterernährtes Kind in Afrika

Hunger im Süden, Reichtum im Norden. Ein großes Problem ist die regional sehr unterschiedliche Versorgung der Weltbevölkerung mit Armut im Süden und Überfluss im Norden. Trotz aller Bemühungen hat sich die Versorgung mit Grundnahrungsmitteln in den letzten 15 Jahren kaum verbessert. So steht den Menschen in den Entwicklungsländern für die tägliche Ernährung noch immer nur halb so viel an Milchprodukten, Fleisch, Getreide, Obst und Gemüse zur Verfügung wie in den Industrieländern. An Eiweiß aus Fleisch, Milchprodukten und Fisch haben sie sogar nur 20 % bis 30 %.

Am meisten leiden die Kinder unter der Unterversorgung, denn für ihr Wachstum benötigen sie mehr an Lebensmitteln als die Erwachsenen. Besonders bedenklich ist die Versorgungslage in den afrikanischen Ländern aufgrund der Dürre durch ausbleibenden Regen, Mangel an Saatgut und Dünger, ausgelaugte Böden, schlechte Verkehrsverbindungen und ungleiche Eigentumsverteilung.

Die Ernährungssituation auf der Welt. Von den 800 Millionen hungernden Menschen leben zurzeit fast alle in den ländlichen Regionen und den Armensiedlungen der Metropolen der Entwicklungsländer. Ihnen steht ein großer Teil körperlich wenig aktiver übergewichtiger Erwachsener und Kinder in den Wohlstandsländern gegenüber, zunehmend aber auch in den städtischen Gegenden der Entwicklungsländer. Auf der ganzen Welt haben wir es also gegenwärtig mit einer überaus gegensätzlichen Ernährungslage zu tun. Sie ist auf zwei Ursachen zurückzuführen: auf
- die dynamische Bevölkerungsentwicklung und
- Armut bzw. Wohlstand.

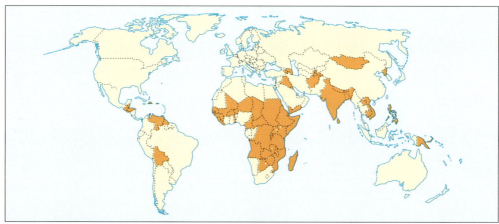

Staaten mit über 2-%-Anteil an unterernährten Menschen an der Gesamtbevölkerung

UNICEF zur Ernährungssituation der Kinder

In einer Studie kommt die UNICEF zu erschreckenden Feststellungen:
- Jedes vierte Kind unter fünf Jahren in den Entwicklungsländern ist untergewichtig, viele sogar in lebensbedrohlichem Ausmaß. Das sind schätzungsweise 146 Millionen Kinder.
- Der Anteil der untergewichtigen Kinder sank bei großen regionalen Unterschieden seit 1990 im Weltdurchschnitt nur um fünf Prozent.
- Das Ernährungsproblem bei Kindern ist in Asien am größten. Überall auf der Welt ist der Anteil der betroffenen Kinder in ländlichen Gebieten fast doppelt so hoch wie in den Städten.
- Unter den 10,6 Millionen jährlichen Todesfällen von Kindern spielt Unterernährung bei mehr als der Hälfte eine entscheidende Rolle.
- Kritisiert werden die unzureichenden Fortschritte im weltweiten Kampf gegen Unterernährung.
- Auf jedes sichtbar untergewichtige Kind kommen noch viele andere Kinder, die an chronischem Mangel an Vitaminen, Mineralien und Spurenelementen leiden.
- Durch Jodmangel sind allein 37 Millionen Neugeborene jedes Jahr von geistiger Behinderung bedroht.
- „Ernährung", so heißt es in dem Bericht, „entscheidet maßgeblich darüber, ob ein Kind überlebt, erfolgreich lernen und vielleicht einmal der Armut entkommen kann." Der Stillstand sei bei der Bekämpfung des Hungers tödlich.

Lernaufgabe:
Eine Karikatur interpretieren

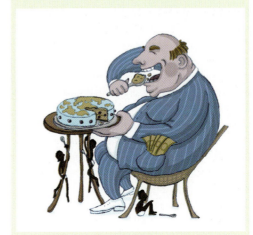

- Beschäftigen Sie sich mit der Karikatur.
- Welche Meinung wird darin zum Ausdruck gebracht?
- Wie stehen Sie dazu? Begründen Sie Ihre Meinung.

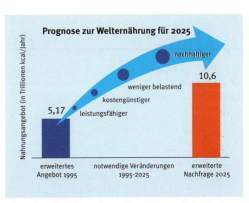

Die prognostizierte Entwicklung der Welternährung

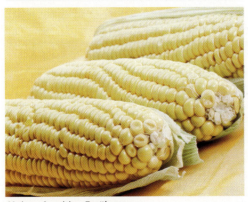

Mais – einseitige Ernährung

2 Die Schere schließen, aber wie?

Ernährungssituation der Kinder in der Welt.
Mit ihrer Studie vom März 2006 dokumentiert die UNICEF, dass jedes vierte Kind unter fünf Jahren in den Entwicklungsländern untergewichtig ist, viele von ihnen in lebensbedrohlicher Weise. Schätzungsweise sind das 146 Millionen Kinder.
Die UNICEF kritisiert die unzulänglichen Fortschritte im Kampf gegen Unterernährung. Immerhin hatten sich die Regierungen im Jahr 2000 verpflichtet, den Anteil der untergewichtigen Kinder bis zum Jahr 2015 zu halbieren. Seit 1990 sank der Anteil der untergewichtigen Kinder aber nur um fünf Prozent.

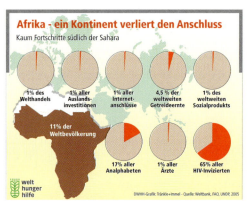

Lebenssituation der Menschen südlich der Sahara, © DWHH

UNICEF: Nahrungsmittelhilfe reicht nicht. In ihrer Studie hebt die UNICEF hervor, dass die Ernährungssituation der Kinder in der Welt keineswegs allein durch Nahrungsmittelhilfe verbessert werden kann. Die Ursache für die unzureichende Ernährungssituation wird nämlich nicht nur darin gesehen, dass Nahrung fehlt. Vielmehr macht die UNICEF eine Kombination vieler Faktoren dafür verantwortlich:
Armut, unhygienische Lebensverhältnisse, mangelnde Bildung und Benachteiligung.
Krankheiten wie Malaria und Durchfall entziehen den Kindern Nährstoffe. Die AIDS-Epidemie hat bei Millionen Familien Armut und schutzlose Kinder zur Folge.

Programme für eine gesunde Ernährung. Die UNICEF knüpft mit Hilfe weitreichender Programme ein „Sicherheitsnetz" für die richtige Ernährung der Kinder. Das beginnt bereits mit einer besseren Betreuung von Frauen während Schwangerschaft und der Geburt sowie mit der Förderung des Stillens. Jedes Jahr erhalten Millionen Kinder und Frauen Vitamin-A- und Eisentabletten. Weitere Maßnahmen der UNICEF:
▶ Anreicherung von Speisesalz mit Jod,
▶ Ernährungsberatung für HIV-positive Schwangere und Hilfen für AIDS-Waisen,
▶ Überwachung des Ernährungszustands der Kinder und Zusatznahrung für bedrohte Kinder; Einrichtung therapeutischer Ernährungszentren zur medizinischen Versorgung schwer unterernährter Kinder.

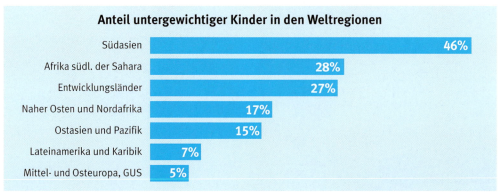

Ergebnisse der UNICEF-Studie

Exkurs:
Die UNICEF-Studie im Detail

In Südasien ist die Situation besonders ernst, nicht in Afrika, wie man annehmen könnte. Dort lebt in den Ländern Bangladesch, Indien und Pakistan knapp die Hälfte aller untergewichtigen Kinder auf der Welt, das sind 73 Millionen.
Ständiger Nahrungsmangel, unhygienische Lebensbedingungen und die Erniedrigung von Mädchen und Frauen sind dort die Ursachen. Viele Kinder kommen bereits untergewichtig zur Welt, denn ihre Mütter waren unzureichend ernährt und mussten während der Schwangerschaft hart arbeiten.
In Afrika ist die Lage ebenfalls bedenklich, besonders in den Ländern im östlichen und südlichen Teil, wo regelmäßig Hungersnöte und Nahrungsknappheit herrschen. Dort liegt mit 16 Millionen untergewichtigen Kindern der Anteil bei 29 Prozent.
Mehr Fortschritte hat in den letzten 15 Jahren West- und Zentralafrika vor allem durch verbesserte Gesundheitsdienste in den Dörfern und die Förderung des Stillens gemacht. Dort leben heute noch 17 Millionen oder weltweit 28 % untergewichtige Kinder.
Im Mittleren Osten und in Nordafrika stieg der Anteil der untergewichtigen Kinder – auch infolge von Kriegen – im Irak und im Sudan seit 1990 auf 8 Millionen Kinder oder 17 Prozent weltweit. Im Jemen mit fast der Hälfte untergewichtiger Kinder ist die Lage laut UNICEF am schlechtesten.
Lateinamerika und die Karibik (11 Prozent, 4 Millionen untergewichtige Kinder) sowie **Ostasien und die Pazifikregion** (15 Prozent, 22 Millionen Kinder) dürften als einzige Weltregionen das angestrebte Ziel der Halbierung bis 2015 tatsächlich erreichen können. China hat den Anteil der betroffenen Kinder seit 1990 jährlich um 6,7 Prozent verringert und trägt so zum guten Abschneiden Ostasiens bei.
In den Industrieländern ist die Ernährungssituation der Kinder ebenfalls besorgniserregend. Dort ernähren sich Kinder vor allem aus den unteren Einkommensschichten zu fett, zu kalorien- und zuckerhaltig, was Fettleibigkeit zur Folge hat. In einigen Regionen Südeuropas ist jedes dritte Kind übergewichtig. In Deutschland wird geschätzt, dass bereits jedes fünfte Kind Übergewicht hat.

Lernaufgabe:
Eine Karikatur erläutern

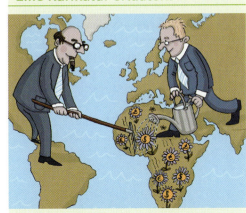

▶ Schauen Sie sich die Karikatur oben an.
▶ Wie interpretieren Sie, was der Karikaturist dargestellt hat?
▶ Was ist Ihre Meinung dazu? Begründen Sie sie.

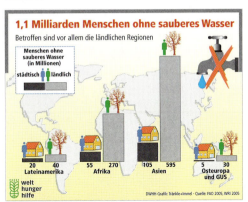

Zugang zu sauberem Wasser, © DWHH

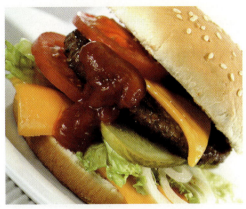

Hamburger – in den Industrieländern beliebt

3 Hilft Gentechnik weiter?

Grüne Gentechnik. Der Anwendungsbereich der Gentechnik in Landwirtschaft und Ernährung wird als Grüne Gentechnik bezeichnet. Zwischen Befürwortern und Gegnern tobt noch immer eine heftige Auseinandersetzung.

Gentech contra Biolandwirtschaft. Die Biobauern wehren sich schon seit Jahren, wenn auf dem Nachbarfeld gentechnisch veränderte Pflanzen angebaut werden, weil dann die Biopflanzen mit gentechnisch veränderten Pflanzen überkreuzt werden können.

Befürchtet wird, dass der Gentech-Raps sich mit anderen Wildpflanzen vermischt und es so zu einer starken unkontrollierten Ausbreitung kommt. In Kanada, wo sich solcher Raps bereits wie Unkraut vermehrt hat, gibt es große Schwierigkeiten, ihn zu bekämpfen.

Einige Biobauern versuchen, sich gegen den Anbau von Gentech-Pflanzen zu wehren – ein beinah aussichtsloser Kampf: Am 18. April 2004 endete der europäische Einfuhr- und Anbaustopp für gentechnisch veränderte Pflanzen.

Gentech-Landwirtschaft breitet sich aus. Der Anbau gentechnisch veränderter Pflanzen boomt weltweit, und die Zahl der Bauern, die genmanipulierten Mais und Raps hierzulande anbauen wollen, steigt.

Biobauern, deren Existenz von gentechnikfreiem Anbau abhängt, wehren sich zunehmend dagegen. Sie befürchten, dass ihre biolandwirtschaftlich genutzten Felder von den gentechnisch veränderten Pflanzen beeinträchtigt werden. Deshalb wird ein gesetzlich geregelter Mindestabstand zu Feldern mit Gentech-Anbau gefordert.

Künftig wird deshalb beim Anbau von Mais ein Abstand von 150 Metern zwischen Feldern mit gentechnisch veränderten und konventionellen Pflanzen gesetzlich vorgeschrieben.

Allerdings kritisieren einige Biobauern an einer Vorschrift über den Abstand, sie nutze nichts, denn gentechnisch veränderte Rapspollen z. B. breiteten sich über 30 bis 40 Kilometer aus.

Landwirte, die gentechnisch veränderte Pflanzen anbauen, müssen künftig bestimmte Regeln einhalten. Sie haften dann für wirtschaftliche Schäden, die entstehen, wenn gegen diese Regeln verstoßen wird. Zudem haften alle Landwirte einer Region, die solche Pflanzen nutzen, gemeinschaftlich, auch wenn sie persönlich kein konkretes Verschulden trifft.

Anwendungsbereiche der Gentechnik

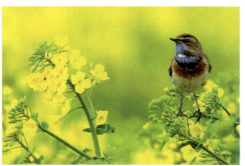

Raps

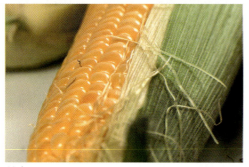

Mais

Gentechnik – Pro und Kontra. Wissenschaftler in Deutschland können nicht nachvollziehen, warum die grüne Gentechnik eine solche Aufregung auslöst. Keine Untersuchung habe bislang bestätigen können, dass Lebensmittel aus gentechnisch veränderten Organismen gesundheitsschädigend seien, so die Bundesforschungsanstalt für Ernährung in Karlsruhe.

Skeptiker berufen sich auf Versuche der Bundesforschungsanstalt für Landwirtschaft. In ihnen wird nachgewiesen, dass mit der Nahrung aufgenommene DNA beim Verdauen ins Blut von Säugetieren gelangt. Demnach nimmt der Mensch mit dem Essen täglich bis zu drei Gramm Erbgut auf.

Befürworter der Gentechnik erklären, es sei möglich, Pflanzen zu züchten, die mit weniger Wasser auskommen oder in Gegenden wachsen können, in denen bislang keine Pflanzen gedeihen können. Auf diese Weise lasse sich das Hungerproblem in der Welt lösen. Dem halten Kritiker entgegen, das sei bis jetzt nur eine Wunschvorstellung. Die Menschen in den Hungergebieten der Welt brauchten eine gerechtere Landverteilung. Keineswegs dürften sie auch noch von Produzenten von Gentech-Saatgut abhängig werden, die ihnen die Preise diktierten.

In den USA, so Kritiker, habe Starling-Mais nur als Futtermittel zugelassen werden können, weil er beim Menschen Allergie auslöst. Trotz aller Kontrollen sei er dann doch zur Herstellung von Lebensmitteln verwendet worden. Generell sei die Ausbreitung gentechnisch behandelter Saaten und Pflanzen nicht zu überwachen. Es fehlten Langzeitstudien über gesundheitliche Folgen.

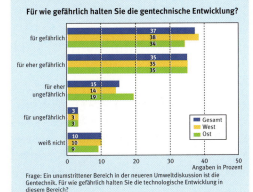

So werden die Risiken der Gentechnik beurteilt

Desoxyribonukleinsäure (DNA). Sie kommt in allen Lebewesen und in DNA-Viren vor und ist die Trägerin der Erbinformationen. Ihren strukturellen Aufbau haben erstmals 1953 der US-Amerikaner James Watson und der Brite Francis Crick in einem berühmt gewordenen Artikel in einer wissenschaftlichen Zeitschrift beschrieben.

Gentechnisch veränderte Organismen (GVO) auch transgene Organismen. Die grüne Gentechnik wird bei Pflanzen angewandt. Sie hat das Ziel, das Erbgut in der DNA so zu verändern, dass sich der neue Organismus in mindestens einer Eigenschaft vom ursprünglichen Organismus unterscheidet.

Gentechnologie. Im Laufe der Evolution ändern sich auf natürliche Weise ständig die Erbgutträger, also die Gene, der Organismen von Pflanzen, Tieren und Mikroorganismen. Auf diese Weise entwickeln und verändern sich die Lebewesen.

Mithilfe der Gentechnologie vollziehen Wissenschaftler diesen Vorgang durch einen gezielten Eingriff in den Aufbau der Gene einer bestimmten Art nach, um eine bestimmte Eigenschaft im Organismus, z. B. der Pflanze, zu erzielen. Was in der Evolution auf natürliche Weise geschieht, bewirkt hier der Eingriff des Menschen. Neben der Entwicklung gentechnologischer Verfahren erforschen Wissenschaftler die Möglichkeiten gezielter Veränderungen von Organismen und mögliche unerwünschte Nebenwirkungen.

Lernaufgabe:

Eine Pro-Kontra-Diskussion zum Thema „Gentechnik" vorbereiten

In einer Diskussion werden Meinungen vorgetragen, begründet und bewertet. Nur eine Meinung zu haben, reicht nicht aus, man muss sie auch begründen können. Das geschieht mit Argumenten, die als Beweis oder als Bekräftigung der eigenen Aussage vorgebracht werden.

- Lassen Sie andere immer ausreden!
- Hören Sie ihnen aufmerksam zu!
- Melden Sie sich, wenn Sie etwas sagen möchten!
- Begründen Sie Ihre Meinung und geben Sie ein Beispiel an!
- Rufen Sie nie dazwischen!
- Streiten Sie fair und greifen Sie nicht persönlich an!
- Bleiben Sie beim Thema!
- Seien Sie nicht besserwisserisch!

4 Gentechnisch veränderte Lebensmittel

Kennzeichnungspflicht In der EU gelten seit 2004 verschärfte Vorschriften bei der Kennzeichnung für gentechnisch veränderte Lebensmittel. Danach muss es auf dem Etikett angegeben werden, wenn ein Produkt mehr als 0,9 Prozent genveränderte Rohstoffe enthält, gleichgültig, ob dies im Endprodukt nachweisbar ist oder nicht. Der Hinweis **„gentechnisch verändert"** muss dann in der Zutatenliste stehen, allerdings nicht besonders hervorgehoben. Für tierische Endprodukte wie Milch, Fleisch und Eier gibt es noch keine Kennzeichnungspflicht, sodass nicht erkennbar ist, ob die Tiere mit gentechnisch verändertem Soja oder Raps gefüttert wurden.

Die Bioverbände lehnen den von der EU vorgeschriebenen Grenzwert von 0,9 Prozent für Lebensmittel mit gentechnisch veränderten Rohstoffen ab, denn darunter ist keine Kennzeichnung erforderlich. Sie fordern die uneingeschränkte Information der Verbraucher, damit sie die absolute Wahlfreiheit haben. Da gentechnische Bestandteile heute bis auf 0,01 Prozent nachzuweisen seien, müsse das der Richtwert sein.

Etikett eines mit gentechnisch veränderten Rohstoffen erzeugten Lebensmittels

Kennzeichnung gilt nicht für Fleisch. Auch wenn es sich um Fleisch von Tieren handelt, die gentechnisch verändertes Futter gefressen haben: Eine Kennzeichnungspflicht gibt es für Fleisch nicht. Sie ist aber in der Diskussion.

Wer sicher sein möchte, dass er tierische Produkte ohne Gentechnik kauft, der muss bei Biolebensmitteln zugreifen, denn bei ihnen ist es grundsätzlich verboten, transgene Stoffe zu verwenden. Eine nur in Deutschland geltende Verordnung von 1998, legt fest, wann Produkte mit dem Hinweis „ohne Gentechnik" gekennzeichnet werden dürfen.

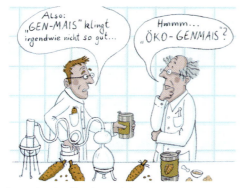

Genmais oder Öko-Genmais?

Kein Einfuhrstopp für Gentech-Produkte. Obwohl die Verbraucher gentechnisch veränderte Lebensmittel massiv ablehnen, darf die Europäische Union ihre Einfuhr nicht stoppen.
Grund ist eine Intervention der Welthandelsorganisation (WTO), die in Genf erklärt hat, die EU müsse ihre Vorschriften mit den internationalen Handelsverpflichtungen in Einklang bringen. Damit gab das Schiedsgericht der WTO einer Klage der USA, Kanadas und Argentiniens zum Teil vorläufig Recht. Eine endgültige Entscheidung des Schiedsgerichts steht allerdings noch aus.

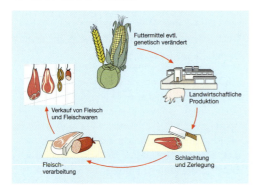

Kette von der Futtermittelerzeugung bis zur Vermarktung von Fleisch und Fleischwaren

Genfood auf dem Tisch, ohne es zu wissen?

Viele Verbraucher sind beim Einkauf verunsichert. Denn es werden weltweit gentechnisch veränderte Pflanzen in großem Umfang angebaut, doch niemand merkt etwas davon beim Einkauf im Supermarkt.

In der Tat gibt es bisher noch keine Lebensmittel, die als solche direkt gentechnisch verändert wurden.

Hingegen wird in jedem gewöhnlichen Supermarkt eine Vielzahl von Produkten angeboten, bei denen die Gentechnik indirekt beteiligt war.

Obst und Gemüse. Bisher ohne Gentechnik. Gentechnisch veränderte Sorten sind in der EU nicht zugelassen.

Sojabohnen. In der Regel bestehen Sojarohstoffe zum Teil aus genveränderten Bohnen. Über Sojarohstoffe gelangen in viele Lebensmittel gentechnisch veränderte Rohstoffe.

Zusatzstoffe, Vitamine und Enzyme. Diese Bestandteile unserer Lebensmittel werden in der Regel mithilfe gentechnisch veränderter Mikroorganismen hergestellt.

Wer nach manchen Pressemeldungen meint, Tomaten seien bereits gentechnisch verändert, hat unrecht. Die oft zitierte „Anti-Matsch-Tomate", die vor Jahren in aller Munde war, ist selbst in den USA wieder aus dem Angebot verschwunden.

Generell gilt: Kein pflanzliches Lebensmittel, das roh oder zubereitet auf dem Markt ist, gibt es bisher in gentechnisch veränderter Form zu kaufen. Obst und Gemüse sind in voller Bandbreite frei von Gentechnik.

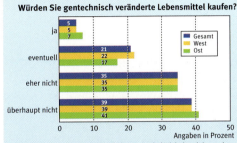

Verbrauchereinschätzung der Gentechnik-Risiken

Lernaufgabe:

Eine Befragung zum Thema „Gen-Lebensmittel" durchführen

Eine Miniumfrage braucht wenig Vorbereitung:

1. Man beginnt die Befragung mit der Formulierung: „Was halten Sie von ..."
2. Oder man gibt eine Aussage vor und bittet hierzu um eine Stellungnahme. Die Antworten sollten sofort protokolliert oder auf Tonträger bzw. Video mitgeschnitten werden.

Ein Interview wird als gezieltes Gespräch geführt. Es gibt drei Fragemöglichkeiten:

1. Fragen mit vorgegebenen Antworten, aus denen ausgewählt werden kann
2. Fragen mit Ja-Nein-Antworten
3. Offene Fragen, die mit eigenen Worten beantwortet werden sollen. Eine genaue Terminvereinbarung für das Interview ist unerlässlich.

Produktgruppen	Genveränderte Rohstoffe	im Handel	Kennzeichnung
Tomate, Apfel, Kartoffel		nein	
Backwaren (Keks, Brötchen, Knabbergebäck)	Mehl aus genverändertem (gv)-Soja Fett oder Öl aus gv-Soja oder gv-Raps Ascorbinsäure bzw. Vitamin C (aus gv-Mikroorganismen MO) Glutamat (Geschmacksverstärker) Enzyme und andere Hilfsstoffe (aus gv-MO)	 nein nein nein	ja ja ja
Süßwaren (Schokolade, Bonbons, Eis etc.)	Lecithin aus gv-Soja Glukose oder Glukosesirup aus gv-Mais dabei verwendete Enzyme Zutaten und Zusatzstoffe aus gv-Mais Süßstoff Aspartam oder Zitronensäure (aus gv-MO)	 nein nein	ja ja ja
Käse	Milch von Tieren, die GVO-Futtermittel erhalten haben Enzym Chymosin, hergestellt mit Hilfe von gv-MO	nein nein	
Fleisch- und Wurstwaren	von Tieren, die GVO-Futtermittel erhalten haben Ascorbinsäure (Vitamin C), hergestellt mithilfe von gv-MO Glutamat (Geschmacksverstärker), hergestellt mithilfe von gv-MO	nein nein nein	

5 Nachhaltig ernährt für zukünftige Generationen

Nachhaltige Ernährung. Wovon sich Menschen ernähren und die Art, wie sie ihre alltägliche Ernährung planen und gestalten, ist sehr unterschiedlich. Und doch gibt es Vorstellungen und Erwartungen, die sich bei allen finden lassen.

Eine repräsentative Untersuchung des Ernährungsalltags der Deutschen hat ergeben, dass die Befragten vor allem das Bedürfnis nach Entlastung hatten. Das bezogen sie sowohl auf Einkauf, Zubereitung oder Einnahme von Mahlzeiten als auch auf den Aufwand, der notwendig ist, um die erforderlichen Informationen über Ernährungsangebot und -qualität zu erhalten. Wichtig ist ihnen Entlastung im Sinne eines reduzierten Arbeits- und Zeitaufwands.

Unter Ernährung verstanden die Befragten meistens nur die Nahrungsaufnahme. Doch umfasst Ernährung immer auch soziale und kulturelle Gesichtspunkte, die sich im Alltag in den individuell unterschiedlichen Lebensstilen, Einstellungen und Ansprüchen niederschlagen, aber auch in kulturellen Aspekten.

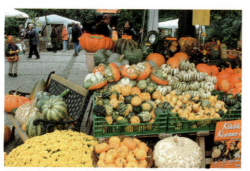
Produkte aus der Region auf dem Wochenmarkt

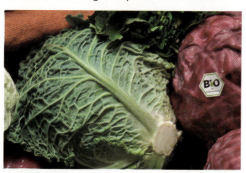
Freilandgemüse

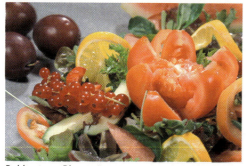
Rohkost aus Biogemüse

Merkmale nachhaltiger Ernährung

Die repräsentative Untersuchung hatte das Ziel, Empfehlungen und Strategien für eine nachhaltige Ernährung zu entwickeln. Darunter wird eine
- umweltverträgliche,
- gesundheitsfördernde,
- auf den Alltag zugeschnittene (alltagsadäquate),
- soziokulturell vielfältige Ernährung verstanden.

Handlungsempfehlungen an die Konsumenten

- Nach genauen Produktinformationen (Herkunft, Inhaltsstoffe u. a.) fragen.
- Die Ernährungsweise unter Berücksichtigung der Gesundheits- und Umweltschädlichkeit schrittweise umstellen.
- Dem Lebensmittelhersteller zum nachhaltigen Produkt ein Feedback geben.
- Nachfrage nach regionalen/saisonalen Produkten verstärken.
- Sich an der Organisierung und Mobilisierung von Konsumenten beteiligen.
- In Verbraucherbeiräten mitarbeiten.
- In Kantinen und Cafeterien nachhaltigere Gerichte anfordern.

Andere Vorstellungen von einem umweltverträglichen Lebensstil raten in Bezug auf die Ernährung zu einer überwiegend pflanzlichen Kost. Jeder Konsumverzicht wird als Beitrag zum Umweltschutz verstanden und die häusliche Eigenproduktion empfohlen.

In der Untersuchung des Ernährungsalltags der Deutschen wird in Bezug auf das Ernährungsverhalten zwischen fünf Gruppen unterschieden.
Die ernährungsbewussten Anspruchsvollen möchten Entlastung insbesondere im Hinblick auf den Zeitaufwand für eine nachhaltige Ernährung. Sie suchen Convenience-Produkte (Fertigprodukte) sowie ein flächendeckendes Angebot an nachhaltigen Lebensmitteln und Mahlzeiten.
Die fitnessorientiert Ambitionierten möchten den Zeitaufwand für die Nahrungszubereitung verringern. Hilfreich für sie sind Bio-Convenience-Produkte, denn ihr Alltag ist beruflich und privat belastet. Auch an entsprechenden Angeboten „außer Haus" haben sie großes Interesse, doch sollten sie an den passenden Orten angeboten werden.
Die gestressten Alltagsmanager/innen möchten sich durch nachhaltige Convenience-Angebote bei der Umsetzung von nachhaltiger Ernährung im Alltag unterstützen lassen, die nicht nur das Zeit-, sondern auch das Finanzbudget entlasten.
Die konventionellen Gesundheitsorientierten suchen nachhaltige Lebensmittel und Mahlzeitenangebote zu Niedrigpreisen, die es allerdings bislang hierzulande eher selten gibt.
Die Billig- und Fleischesser sowie **die desinteressierten Fastfooder** zeigen eher wenig Interesse an Ernährungsfragen. Sie erwarten sich Entlastung vor allem dadurch, dass ihre alltägliche Ernährung insgesamt möglichst wenig Zeit-, Arbeits- und Kostenaufwand in Anspruch nimmt. Sie wünschen, dass Nahrungsdienstleistungen aus nachhaltigen Produkten bestehen, die sie gern konsumieren: also etwa gesundheits- und umweltverträglich produzierte Burger oder Döner.

Lebensmittel und Mahlzeiten sollen als Ernährungsangebote dem Alltag nicht nur angemessen sein, notwendig sind auch entsprechende Ernährungsleitbilder, die aufzeigen, wie sich nachhaltige Ernährung konkret umsetzen lässt und die auf diese Weise Orientierung im Alltag geben können. Dazu gehören geeignete Angebote an unterstützender Beratung und Information, vor allem an Produktinformationen.

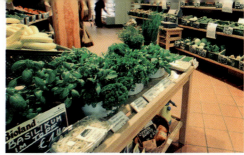
Naturkostladen

Gedacht wird an ein einheitliches Siegel, das die Qualitäten von Lebensmitteln und Außer-Haus-Mahlzeiten im Sinne von Nachhaltigkeit zum Ausdruck bringt.
Ökobilanzierung der Ernährung. Aus ökologischer Sicht wurden für eine nachhaltige Ernährung Empfehlungen aufgestellt, aus denen sich zusammengefasst die folgenden Einkaufsempfehlungen an die Konsumenten ergeben:
▶ Verzicht auf Frischeprodukte aus Übersee, die eingeflogen werden,
▶ Vorzug von Produkten aus der Region,
▶ Verzicht auf Gemüse aus dem Gewächshaus,
▶ Wahl von frischen und gekühlten statt tiefgefrorenen Produkten,
▶ Einkauf von Bioprodukten (unsichere Empfehlung),
▶ Vermeidung von konservierten Produkten im Einwegglas, das auch nicht recycelt wird (unsichere Empfehlung).

Lernaufgabe:

Das Thema „Nachhaltige Ernährung" in einer Fragerunde vertiefen

In einer Fragerunde befragen Sie sich in der Gruppe gegenseitig und üben so, eigene Fragen zu einem Thema zu formulieren.
1. Jeder überlegt sich zunächst Fragen zum Thema und schreibt sie jeweils auf eine Moderationskarte.
2. Die Karten werden gemischt.
3. Reihum die Karten ziehen und die Fragen lesen. Wer liest, bestimmt, wer antworten soll.
4. Nach jeder Antwort wird besprochen, ob die Frage richtig und vollständig beantwortet wurde.
5. Was falsch war, wird korrigiert, was gefehlt hat, wird von den anderen ergänzt.
6. Bücher und Hefte sind während der Fragerunde geschlossen.
7. Fragen, die nicht beantwortet werden können, werden später im Klassenplenum gestellt.

Material: einfarbige Moderationskarten, Filzstifte

Exkurs: Vollwert-Ernährung

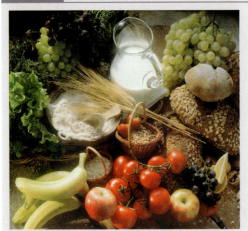
Vollwertiges

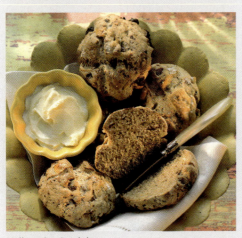
Vollwertige Produkte

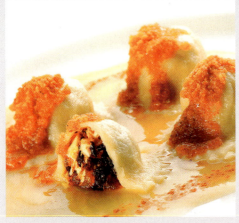
Buchweizenknödel

Ein ganzheitliches Ernährungskonzept. Die Vollwerternährung geht auf Erfahrungen und Erkenntnisse von Professor Kollath zurück. Er selbst bezieht sich auf Grundideen, die aus der Antike von Hippokrates und Pythagoras stammen. Die Gießener Wissenschaftler Leitzmann, v. Kürten und Männle haben das Konzept auf der Grundlage neuerer ernährungswissenschaftlicher Forschungsergebnisse ergänzt und bezeichnen es als „Gießener Konzeption".

Die sechs Merkmale der Vollwerternährung:
- Ernährungsphysiologisch wertvolle Lebensmittel werden schmackhaft und abwechslungsreich zubereitet.
- Verwendet werden in erster Linie pflanzliche Lebensmittel – Vollgetreide, Gemüse und Obst, (möglichst aus kontrolliertem Anbau) – sowie Milch und Milchprodukte.
- Etwa die Hälfte der Lebensmittel wird als Frischkost verzehrt.
- Fleisch und Eier spielen eine untergeordnete Rolle.
- Im Unterschied zur üblichen Mischkost werden die Lebensmittel nicht in übertriebener Weise be- und verarbeitet.
- Zusatzstoffe werden vermieden.

Demnach handelt es sich bei der Vollwerternährung um eine überwiegend pflanzliche (laktovegetabile) Form der Ernährung, wobei gering verarbeiteten Lebensmitteln der Vorzug gilt. Hauptsächlich verwendet werden **Gemüse und Obst, Vollkornprodukte, Kartoffeln, Hülsenfrüchte** sowie **Milch und Milchprodukte**, daneben auch geringe Mengen an Fleisch, Fisch und Eiern. Etwa zur Hälfte der Menge sollen unerhitzte Lebensmittel als Frischkost verzehrt werden.

Außer Ernährung zählen auch andere Aspekte. Neben gesundheitlichen Aspekten berücksichtigt das Konzept der Vollwerternährung im Sinne der Nachhaltigkeit auch **ökologische, soziale** und **ökonomische** Gesichtspunkte. So wird darauf geachtet, dass die Erzeugnisse aus ökologischer Landwirtschaft stammen und dass regionale sowie saisonale Produkte Verwendung finden. Außerdem wird darauf Wert gelegt, dass die verwendeten Produkte umweltverträglich verpackt sind. Empfohlen werden Lebensmittel aus Fairem Handel mit sog. Entwicklungsländern.

Exkurs:

Rezepte für die „Vollwert-Küche"

Frischkornmüsli
Rezept für ein vollwertiges Frühstück
Zutaten für 1 Person
- 2–3 EL Dinkel und Hafer
- Wasser zum Einweichen
- 100 g Joghurt oder Milch
- 100–150 g frisches Obst
- Honig oder Ahornsirup nach Geschmack
- 1 EL Sonnenblumenkerne
- 1 EL Kürbiskerne

Zubereitung
Das Getreide am Vorabend mit der Schrotmühle mahlen, einweichen und abgedeckt mindestens vier Stunden, am besten über Nacht stehen lassen. Morgens die weiteren Zutaten mit dem Getreide untermischen.

Kartoffelgratin
Rezept für ein vollwertiges Mittagessen
Zutaten für 4 Personen
- 6–8 Kartoffeln, ca. 800 g
- 500 g Champignons
- 1/8 l Milch
- 2 Eier
- 150 g geriebener Käse
- Salz, frisch gemahlener Pfeffer, Muskat
- 25 g Margarine

Zubereitung
Eine feuerfeste Form leicht fetten.
Die Kartoffeln waschen, schälen, mit dem Hobel in feine Scheiben schneiden und gleich in der Form verteilen. Frische Champignons blanchieren und dazugeben.
Milch, Ei, Käse und Gewürze verquirlen, abschmecken und über die Kartoffeln gießen.
Etwa 50 Minuten im Backofen backen.

Brombeercreme
Zutaten für 4 Personen
- 250 g Magerquark
- 200 g überreife Brombeeren
- 4 EL Honig
- 3 EL geschlagene Sahne
- 2 EL Joghurt

Zubereitung
Brombeeren waschen (einige zurücklassen), Rest mit dem Pürierstab zerkleinern, Honig und übrige Zutaten untermischen.
Mit den ganzen Früchten und Schlagsahne verzieren. Kurze Zeit in das vorgekühlte Gefrierfach stellen und etwas angefroren servieren.

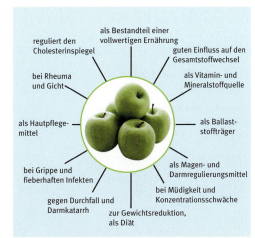

Äpfel – sehr zu empfehlen

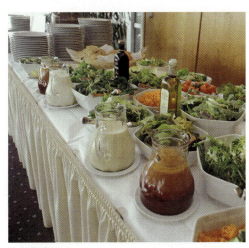

Salatbüfett

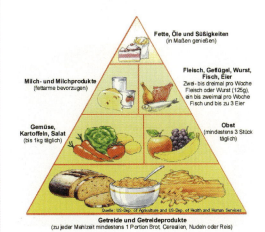

Die „Vollwertpyramide"

6 Vegetarische Ernährung

Vegetarisch – von streng bis moderat. Das Wort kommt vom dem lateinischen Wort vegetare, was wachsen oder leben heißt.

Vegetarier verzehren außer pflanzlichen Lebensmitteln nur tierische Lebensmittel, die von lebenden Tieren stammen. Fleisch und Geflügel, Wurst und Fisch, aber auch Schlachtfette und Gelatine meiden sie in der Regel.

Vegetarier ist nicht gleich Vegetarier. Sie unterscheiden sich, je nachdem wie streng sie es mit der Lebensmittelauswahl halten:

Veganer sind die Strengsten, denn sie entsagen allen vom Tier stammenden Lebensmitteln, d. h. nicht nur Fleisch und Fisch, sondern auch Milch und Milchprodukten, Käse und Eiern, ja sogar Honig.

Laktovegetarier („Milch-Vegetarier") ernähren sich neben pflanzlichen Lebensmitteln auch von Milch, Milchprodukten und Käse.

Ovo-Lakto-Vegetarier („Ei-Milch-Vegetarier") essen zusätzlich zu Milch und Milchprodukten noch Ei.

Nährstoff- und Vitaminversorgung. Viele Menschen werden von der vegetarischen Ernährung abgeschreckt, weil sie Angst haben, dass rein pflanzliche Ernährung Vitamine und Nährstoffe nicht in der für eine gesunde Lebensweise erforderlichen Menge liefern. Um Mangelerscheinungen zu vermeiden, sind einige Ernährungsregeln zu beachten.

Veganer müssen sehr gut über Ernährung informiert sein, damit sie Kost so zusammenzustellen, dass keine Mangelerscheinungen auftreten. So ist insbesondere auf ausreichende Versorgung mit Vitamin B_{12}, Kalzium, Eisen, Jod und Zink zu achten. Die Deutsche Gesellschaft für Ernährung (DGE) hält vegane Ernährung auf Dauer für ungeeignet. Von einer veganen Kost ist Menschen mit einem erhöhten Nährstoffbedarf dringend abzuraten. Das gilt für schwangere und stillende Frauen, ältere Menschen und Kinder. Für Säuglinge und Kleinkinder ist diese Kost sogar gefährlich.

Moderate Vegetarier, also solche, die gelegentlich eine kleine Menge Fleisch oder Fisch essen, schneiden in Bezug auf ihre Gesundheit am besten ab. Dieses Ergebnis seiner Vegetarierstudie veröffentlichte 2003 das Deutsche Krebsforschungszentrum in einem Zwischenbericht.

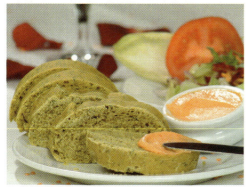

Vollwertiges für zwischendurch

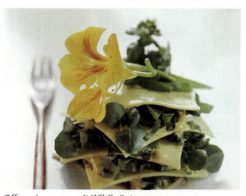

Offene Lasagne mit Wildkräutern

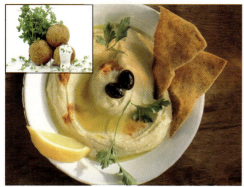

Vegetarisches aus dem Nahen Osten: Falaffel und Hommos

Tipps für die vegetarische Küche

Menschen, die sich vegetarisch ernähren, sollten auf einige Inhaltsstoffe der Lebensmittel besonders achten.

Eiweiß ist in vegetarischer Kost im erforderlichen Umfang enthalten, wenn Milch und/oder Ei sowie pflanzliche Lebensmittel wie Getreide, Hülsenfrüchte, Nüsse, Kartoffeln, Samen und Pilze verzehrt werden. Das pflanzliche Eiweiß wird durch Milch und Ei optimal ergänzt.

Vitamin B_{12} kommt als einziges Vitamin ausschließlich in tierischen Lebensmitteln vor. Vegetarier sollten deshalb ausreichend Milchprodukte verzehren, pro Tag z. B. $1/4$ Liter Milch, 150 g Joghurt oder Kefir und 40 g Käse.

Eisen wird von Fleisch und Wurst reichlich und in einer für den menschlichen Körper gut verwertbaren Form geliefert. Die etwas schlechtere Aufnahme von Eisen aus pflanzlichen Lebensmitteln lässt sich mit Vitamin-C-haltigen Fruchtsäften oder Lebensmitteln verbessern. Schwarzer Tee oder Kaffee vor, während und nach den Mahlzeiten senkt allerdings die Eisenaufnahme.

Vitamin D, Jod und Omega-3-Fettsäuren werden als wichtigste Quelle von Seefisch geliefert. Jodsalz hilft, die Versorgung mit dem Spurenelement zu verbessern. Pflanzliche Öle, wie zum Beispiel Soja- oder Rapsöl, sind alternative Omega-3-Fettsäure-Lieferanten.

Risikogruppen. Für Kleinkinder muss die vegetarische Ernährung vielseitig sein. Neben Milchprodukten und Eiern muss ihre Ernährung regelmäßig möglichst auch Fisch enthalten, damit sie ausreichend mit Eiweiß, Vitamin B_{12}, Vitamin D, Kalzium und Eisen versorgt werden.

Schwangere haben ab dem vierten Monat erhöhten Bedarf an Eiweiß, Kalzium, Eisen, Jod und einigen Vitaminen. Deshalb müssen sie reichlich Milch, Milchprodukte und Eier zu sich nehmen. Die Versorgung mit Vitamin D, das der Körper nur bei ausreichender Lichtintensität selbst bilden kann, lässt sich durch ausgedehnte Spaziergänge verbessern. Da schwarzer Tee und Kaffee während der Mahlzeiten die Eisenresorption herabsetzt, sollten schwangere Frauen grünen Tee bevorzugen. Vitamin-C-haltige Lebensmittel wie Fruchtsäfte und Salate erhöhen die Aufnahme von Eisen.

Vegetarismus – Teil einer Weltanschauung?

Im Jahr 1892 wurde in Leipzig der Vegetarierbund Deutschlands e. V. gegründet. Nach eigener Aussage möchte der Verein das Verständnis für eine ganzheitliche vegetarische Lebensweise fördern, in deren Mittelpunkt ein verantwortliches Handeln gegenüber den Tieren als unseren Mitgeschöpfen steht.

Er wolle die ethischen und ökologischen Folgen der nur profitorientierten Massentierhaltung aufzeigen, die er für eine der Hauptursachen der Zerstörung der Erde hält. Zudem wolle er das Bewusstsein dafür schärfen, dass „artgerechte" Tierhaltung die grausame Realität in den Schlachthäusern nicht verhindert.

Lernaufgabe:

Die vegetarische Ernährungspyramide erläutern

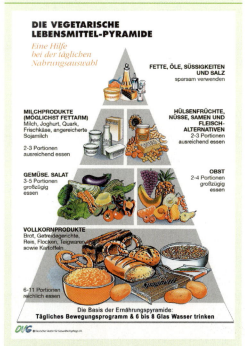

▶ Beschäftigen Sie sich mit der Zeichnung oben.
▶ Welche Gruppen werden unterschieden?
▶ Erstellen Sie eine Tabelle mit drei Spalten und führen Sie in den Spalten jeweils die Produkte, die Sie in der Pyramide erkennen.

7 Besser essen – mehr bewegen

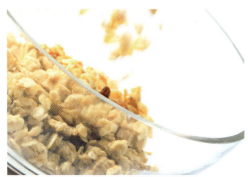

Müsli – ein guter Auftakt in den Tag

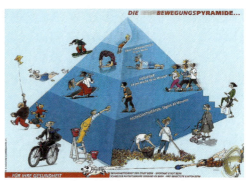

Das Gegenstück zur Ernährungspyramide – die Bewegungspyramide

Fit und leistungsfähig sind wir nur, wenn unsere Nahrung die notwendigen Nährstoffe in ausreichender Menge, im richtigen Verhältnis und in der richtigen Form enthält.

Für alle Lebensvorgänge braucht unser Körper Energie, die wir ihm mit der Nahrung zuführen müssen. Ganz offensichtlich ist der Energiebedarf bei jeder Bewegung, die vom Gehirn über die Nerven und mithilfe spezieller Botenstoffe, der Hormone, gesteuert wird. Aber auch wenn wir uns nicht bewegen, wird Energie verbraucht, damit der Blutkreislauf, die Verdauung und der Stoffwechsel möglich ist.

Der weitaus größte Teil der zugeführten Energie, nämlich 70 % wird in Wärme umgesetzt, erhält die Körpertemperatur, geht aber zum größten Teil verloren.

Nationale Verkehrsstudie II

Wie sich die Bundesbürger ernähren ist in einer zweiten großen Studie bei etwa 20.000 Personen im Alter von 14 bis 80 Jahren zwischen 2006 und 2007 untersucht worden. Die Ergebnisse liegen inzwischen vor. Hiernach überschreiten ⅓ der Männer und Frauen den Richtwert für die Energiezufuhr bei mittlerer körperlicher Aktivität.

Etwa 80 % der Männer und 76 % der Frauen überschreiten den Richtwert für Fett. Umgekehrt werden die Richtwerte für Kohlenhydrate und ganz besonders für Ballaststoffe nicht erreicht. Ingesamt sind 66 % der Männer und 50,6 % der Frauen übergewichtigt oder adipös. Dabei liegt der Anteil der Adipösen ab dem Alter von 40 Jahren bei ca. 20 %.

Bei der Vitamin- und Mineralstoffversorgung gibt es deutlich weniger Probleme allerdings liegt die Zufuhr an Folsäure und Vitamin D deutlich unter den empfohlenen Werten. Deutlich unterhalb der Referenzwerte liegt die Zufuhr in allen Altersgruppen beim Jod und in einigen Altersgruppen bei den Mineralstoffen Calcium und Eisen. Auffällig ist auch der sehr hohe Verzehr von Kochsalz, er liegt deutlich über den empfohlenen Werten.

Die Ergebnisse signalisieren auch einen großen Unterschied zwischen Männern und Frauen. Frauen achten offensichtlich mehr auf gesunde Ernährungsformen und sind an Ernährungsinformationen interessierter als die Männer. Sie essen mehr Obst und Gemüse und trinken weniger Alkohol.

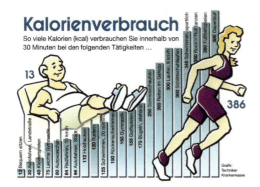

Wie viel Energie verbrauche ich in 30 Minuten?

Gesund und leistungsfähig. Die Zusammenhänge zwischen Ernährung und Gesundheit sind bei weitem noch nicht aufgeklärt. So viel aber ist sicher: Wer ständig zu viel isst, lebt ungesund. Überernährung führt zu stark erhöhter Krankheitsanfälligkeit. Gefährlich ist es, dem Körper lange Zeit zu viele Nährstoffe, vor allem Fett, und damit verbunden zu viel Energie zuzuführen. Folgen können sein:
▶ Arteriosklerose: durch Ablagerungen verursachte krankhafte Veränderungen der Blutgefäße. Sie kann entstehen, wenn bei überhöhter Fettzufuhr die Fettkonzentration im Blut zunimmt.
▶ Bluthochdruck ist Folge der Arteriosklerose, wird aber zudem verursacht durch erhöhte Ausschüttung des Hormons Insulin, die ebenfalls von zu hoher Energiezufuhr verursacht wird.
▶ Für Zuckerkrankheit (Diabetes mellitus) ist Übergewicht ein wichtiger Risikofaktor, der die Krankheit frühzeitig auslöst.
▶ 40 % bis 60 % aller Krebserkrankungen werden als ernährungsbedingt angesehen. Wissenschaftliche Untersuchungen haben beispielsweise Zusammenhänge zwischen bestimmten Lebensgewohnheiten und bestimmten Krebsarten festgestellt. Bestimmte Lebensmittel und Nährstoffe im Übermaß, z. B. Fett, Eiweiß, Alkohol, Kaffee, Salz haben neben Überernährung und Übergewicht Einfluss auf die Entstehung von Krebserkrankungen.

Neben diesen mittelbaren Folgen der falschen Ernährung gibt es Gesundheitsschäden, die direkt durch Gift- und Schadstoffe verursacht werden, die wir mit der Nahrung aufnehmen.
▶ Lebensmittelallergien, die in den letzten Jahren stark zugenommen haben, können durch fast alle Lebensmittel verursacht werden. Symptome sind u. a. Unwohlsein, Müdigkeit, Migräne, Übelkeit, Juckreiz und Asthma.
▶ Zahnkaries, die wohl am weitesten verbreitete Zivilisationskrankheit, entsteht, wenn Kinder viele Süßigkeiten essen. Der darin enthaltene Rohr- bzw. Rübenzucker wird im Mund von Bakterien in Milchsäure abgebaut, die die Zähne angreift, so dass Löcher entstehen.

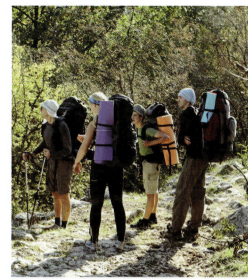
Traditionelles Wandern

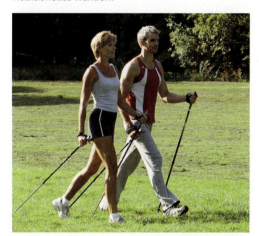
Nordic Walking

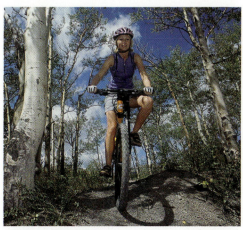
Rad-/Radl-/Velofahren

Sachwortverzeichnis

A

Abnehmen / 234
Acesulfam / 44
Acetyl Coenzym A / 193
Acrolein / 71
Acrylamid / 40, 259
Adenosintriphosphat (ATP) / 167, 189
Adipositas / 201
Adrenalin / 244
Aflatoxin / 259, 291
Alkohol / 164
Allergien / 260
Alpha-Helix / 74
Alter / 218
Altersstruktur / 201
Aminosäuren / 74
Amylopektin / 50
Amylose / 50
Anämie / 124
Anorexia nervosa / 240
Apfelsorten / 129
Arbeitsumsatz / 172
Aromen / 156
Arteriosklerose / 58, 252
Ascorbinsäure / 139
Aspartam / 44
Aspartam-Acesulfamsalz / 44
Atmungskette / 190
Auftauen / 317
Avitaminose / 130
a_w-Wert / 321

B

ß-Carotin / 136
Backwaren / 30
Ballaststoffe / 12, 28, 29
Benzpyren / 259
biologische Wertigkeit von Eiweiß / 76, 196
Biotin / 139
Blatttees / 160
Bleichung / 63
Bluthochdruck / 251
Blutzuckerregulation / 244
Body Mass Index (BMI) / 209, 232
Botulismus / 308
Bovine Spongiforme Encephalopathie / 94
Brausen / 144
Brokentees / 160
Brot / 30
Broteinheit / 249
Brühwürste / 96
Bulimia nervosa / 240

C

Calcium / 117, 118, 137
Calciumhaushalt / 118
Campylobacter / 310
Carotinoide / 142
Cellulose / 23
Chlorid / 117, 122, 123
Cholesterinstoffwechsel / 253
Cholesterol / 57, 137
Cholesterolgehalt / 86
Cis-Form bei Fettsäuren / 55
Cobalamine / 135, 139
Cook and chill / 223
Cumarin / 149
Cyclamat / 44

D

demenziell Erkrankte / 221
Desodorierung / 63
Dextrine / 24, 48
diabetisches Koma / 245, 248
Diabetes mellitus / 242
Disaccharide / 22, 23
DONALD Studie / 208
Dreiecksprüfung / 10
Dünsten / 113

E

EHEC / 304
Eicosapentaensäure / 55
Eier / 86
Eisen / 117, 124
Eiweiß / 72, 74, 100
Eiweißmangel / 213
Empfehlungen / 175
Emulsionen / 66
Emulsionstypen / 69
Energie / 167, 170, 180, 216
Energiebedarfsdeckung / 176
Energiedichte / 178
Energiebilanz / 175, 233
energiereduzierte Mischkost / 237
Energy Drinks / 46
Entsäuerung / 63
Entwicklungsländer / 327
Enzyme / 186
EPIC-Studie / 258
Ergänzungswert / 76, 197
Ernährung im Alter / 220
Ernährung im Berufsleben / 214
Escherichia coli / 305
Essen auf Rädern / 222
Essig / 155
Essstörungen / 240
Extraktion / 63

F

Faltblattstruktur / 74
Fäulniserreger / 296
Fett / 52
Fettleitlinie / 253
fettlöslich / 130
Fettstoffwechselstörungen / 252
Fisch / 98, 99
Fit statt Fett / 240
Fleisch / 90
Fluorid / 117, 126
Folsäure / 134, 139, 204
Fotosynthese / 168
Freizeitumsatz / 173
Frischküche / 224

Fruchtnektare / 144
Fruchtsäfte / 144
Fruchtsaftgetränke / 144
Fructose / 41, 43
Fünf am Tag / 140

G

Geflügel / 95
Gemeinschaftsverpflegung / 222
Gemüse / 128, 141, 145
Gemüsesaft / 144
Gemüsetrunk / 144
Gentechnik / 332
Gentechnisch veränderte Lebensmittel / 334
Genussmittel / 148, 157
Gerbsäuren / 161
Gesamtenergiebedarf / 174
Gesundheitsberichterstellung / 230
Getreide / 30
Getreidekorn / 31
Gewürze / 148, 149, 150
Ghrelin / 191, 233
Gicht / 254
Globulin / 104
Glucose / 22, 41, 43
Glucosinolate / 142
Glukagon / 244
Glukosurie / 243
Glutamat / 152
glykämische Last (GL) / 237, 249
glykämischer Index (GI) / 47, 237, 249
Glykogen / 24
Glykolyse / 190
Großküche / 227
Grundumsatz / 171

H

H_5N_1 / 95
HACCP-Konzept / 286, 287
Hackfleisch / 297
Haltbarkeit durch Einlegen in Salz / 321
Haltbarkeit durch Trocknen / 320
Haltbarkeit durch Zucker / 321

Harnsäure / 254, 256
HbA1c-Wert / 245
Health Claims / 9
Hefe / 292
Hefegärung / 292
Heilwässer / 115
Hitzekonservierung / 319
Homogenisierung / 81
Honig / 43
Hormone / 184
Hülsenfrüchte / 88
Hunger / 328
Hunger und Sättigung / 191
Hygiene / 229
Hyperglykämie / 245
Hypertomie / 251
Hyperurikämie / 254
Hypervitaminosen / 130
Hypoglykämischer Schock / 245, 248

I

Industriestaaten / 327
Inkretine / 244
Insulin / 244

J

Jod / 117, 126
Jodiertes Speisesalz / 155

K

Kaffee / 158, 159
Kalium / 117, 122, 123
Kartoffeln / 38
Käse / 84
KIGGS / 208
Kinderernährung / 208
Klebereiweiß / 107
Kochwürste / 96
Koffein / 157, 161
Kohlenhydrate / 20, 22, 48

Kollagen / 102
Konservieren durch Hitze / 318
Konservierung von Lebensmitteln / 324
Konsumenten / 167
Koronare Herzkrankheit / 250
Kostplanung
 – Schwangere / 205
 – Kinder / 212
Kräuter / 148, 149, 150
Kräuteressig / 151
Kräuteröl / 151
Krebs / 258
Kreuzallergien / 260
Kühllagerung / 316
Kulturhefe / 293
Kupfer / 125
Kwaschiorkor / 213

L

Lactose / 23
Laktoseintoleranz / 83
Laktovegetarier / 340
Langkornreis / 36
Lebensmitteldefinition / 12
Lebensmittelinhaltsstoffe / 12
Lebensmittelpyramide / 13
Lebensmittelqualität / 10
Lebensmittelunverträglichkeit / 264
Lebensmittelverderb / 291
Lebensmittelvergiftung / 315
Leber / 183
Lectine / 142
Leistungskurve / 15
Leistungsumsatz / 172
Leptin / 191, 233
Limonaden / 144
Linolsäure / 55
Lipoproteine / 58, 252
Listeriose / 312
low-carb / 237

M

Magersucht / 240
Magnesium / 117, 120
Maillard-Reaktion / 48
Makroangiopathie / 243, 246
Maltose / 23
Mangan / 125
Mangelernährung / 220
Mannitol / 45
Marasmus / 213
Mehltype / 32
Mehrfach ungesättigte Fettsäuren / 55, 59
Mengenelemente / 116
Metabolisches Syndrom / 230, 250, 255
Mikroangiopathie / 243, 246
Mikroorganismen / 298
Milch / 80
Milchsäurebakterien / 295
Milchsäuregärung / 294
Mineralstoffe / 108, 113
Mineralwässer / 115
Mischküche / 224
Monosaccharide / 22
Monoterpene / 142

N

Nachhaltige Ernährung / 336
Nährstoffdichte / 178
Nährstoffe / 12
Nährstoffrelation / 176
Nährstoffverlust / 113
Nahrungsergänzungsmittel / 131
nährwert- und gesundheitsbezogene Angaben / 9
Nährwertberechnung / 172
Nährwertprofil / 9
Nationale Verkehrsstudie II / 16, 232
Natrium / 117, 122
Neohesperidin / 44
Nephropathie / 243, 246
Neuropathie / 243, 246
Niacin / 135, 139
Nitrosamine / 97, 259

O

Oberflächenvergrößerung / 182
Obst / 128, 141, 145
Obst und Gemüse / 113
Obstsäfte / 144
Öle / 63
Ölsäure / 55
Omega-3-Fettsäuren / 55
optimiX-Konzept / 211
Orthorexie / 240
Osteoporose / 118, 119
Ovo-Lakto-Vegetarier / 340
Oxalsäure / 119

P

PAL = physical activity level / 174
Pantothensäure / 139
Parboiling-Verfahren / 37
Pasta / 35
Pasteurisieren / 81, 318
Pektine / 24
Personalhygiene / 285
Perzentile / 211
Phosphor / 117, 120
Phytin / 119, 142
Phytoöstrogene / 142
Phytosterine / 142
Pizza / 35
Plattenfette / 62
Polyphenole / 142
Polysaccharide / 22, 23
Prick-Test / 260
Probiotika / 83
Produzenten / 167
Protease-Inhibitoren / 142
Protein / 74
Proteinbiosynthese / 195
Pseudoallergische Reaktion / 261
Puffersysteme / 247
Purinstoffwechsel / 254
Pyridoxin / 135, 139

Q

Quellwasser / 115

R

Rachitis / 118, 137
Radikalfänger / 259
Raffination / 63
Ranzigkeit / 299
Ranzigkeit / 71
Rapsöl / 54
RAST-Test / 260
Rauchpunkt / 71
Reduktionsdiäten / 239
Refernzwerte / 175
Reis / 36
Retinopathie / 243, 246
Riboflavin / 135, 139
Richtwerte / 175
Roggen / 31
Rohwürste / 96
Rundkornreis / 36

S

Saccharin / 44
Saccharose / 23, 41
sachgemäßes Kühlen / 316
Säuglingsernährung / 206
Salmonellen / 302
Salz / 122
Saponine / 142
Säure-Basenhaushalt / 123, 247
Schabefleisch / 297
Schätzwerte / 175
Schimmel / 290
Schimmelsporen / 291
Schlüssel-Schloss-Prinzip / 186
Schokolade / 162, 163
Schwangerschaft / 202
Schwellenländer / 327
Sekundäre Pflanzenstoffe / 142
Soja / 83, 89
Sorbitol / 45
Speiseplanung / 225

Speisesalz / 155
Sporenträger / 291
Sport und Ernährung / 216
Spurenelemente / 116
Staphylokokken / 306
Stärke / 23, 24, 50
Stillzeit / 202
Stoffkreislauf / 167, 169
Sucralose / 44
Sulfide / 142
Süßstoffe / 44

T

Tafelwasser / 115
Tee / 157, 160, 161
Thaumatin / 44
Thiamin / 133, 139
Tiefgefrieren / 317
Tiefkühlsystem / 224
Trans-Form bei Fettsäuren / 55
Triacylglyzeride / 54

U

Übergewicht / 201, 232
Ultrahocherhitzen / 81

V

Veganer / 340
Vegetarische Ernährung / 340
Verbraucherinformationsgesetz / 9
Verdauung / 188
Verpflegungssysteme / 224
Vitamin / 113, 128, 130
Vitamin A / 136, 139
Vitamin B_1 / 133
Vitamin C / 132
Vitamin D / 118, 137, 139
Vitamin E / 138, 139
Vitamin K / 138, 139
Vollkornbrot / 34
Vollwert-Ernährung / 338

W

Warmverpflegung / 224
Wasser / **108, 109, 114**
Wasserbedarf / **110**
Wasserhaushalt / **110**
Wassermangel / **110**
Weizen / **31**
Welternährungssituation / **328**
Wildreis / **36**
Wurst / **96**
Würzmittel / **148**

X

Xylitol / **45**

Z

Zink / **117, 125**
Zitronensäurezyklus / **190**
Zucker / **21, 41, 42**
Zuckeralkohole / **44, 46**
Zusatzstoffe / **97, 174**
Zwischenstoffwechsel / **198**

Bildquellenverzeichnis

Fotos
5amTag 142_1, 142_2, 259_1

Arbeitskreis Jod 126_3, 127_1

B & W/Helga Lade (Picture Alliance) 158_2

Bildarchiv für Medizin 253_3, 253_4

Bilderbox 119_2, 230_1

Bilderservice Marks 48_1, 48_2, 56_3, 62_3, 102_1, 107_1, 277_1, 292_2

CMA, Bonn 41_2, 92, 93, 129, 180_1

Der Mopf 236_1

Deutscher Fleischerverband 91_1, 91_2, 100_1-4

Deutsche Markenbutter 70_3

Deutsche Welthungerhilfe 327_3, 330_1, 331_2

DGE 13_1, 14_1, 29_3, 70_1, 223_3

dpa Infografik 94_4

DVG 341_1

Ehlers/ Nahe 204_1-3

Fessmann 97_1

Fisch-Informationszentrum FIZ 98_1, 98_2, 99_1

Forum Trinkwasser 108_2, 109_1, 110_3, 111_3

Fotolia 21_1 (ZTS), 21_4 (richard villalon), 30_2 (Monika 3 Steps Ahead), 35_1 (Yvonne Bogdanski), 36_2 (Adrian Hillmann), 36_1 (Natalia Leskina), 40_1 (Florin Capilnean), 41_3 (Hector Fernandez), 41_3 (Sandra Brunsch), 43_2 (Daniel P. Martin), 43_3 (Joss), 43_4 (Monika Adamczyk), 51_2 (Eve), 53_3 (Guy Beyrouti), 53_4 (Elena Elisseeva), 62_2 (Enrico Menichini), 62_3 (Luis Bras), 63_2 (Christian Ollivier), 63_3 (Alex Bramwell), 63_4 (PASQ), 71_1 (Xenia 1972), 88_2 (Kerioak), 89_2 (Elena Elisseeva), 89_4 (iam4travel), 101_1 (Nikola Bilic), 105_3 (Richard Oechsner), 106_1 (sima), 106_2 (Anne Thibeault), 119_1 (Jita), 119_2 (Tatyana Nyshko), 119_4 (Photodo51), 122_1 (danimages), 131_2 (Feng Yu), 133_3 (ExQuisine), 133_4 (Marek Kosmal), 136_7 (moonrun), 148_1 (Taffi), 150_1 (Joss), 152_3 (reallifefotos), 152_4 (arnowssr), 155_1 (danimages), 155_2 (Brian Weed), 158_2 (Santiago Montera), 160_1 (Joost Bakker), 161_1 (Anabellebee), 161_2 (Ale 1969), 169_1 (Rosetta T.), 169_2 (victoriap), 169_4 (Phil Morley), 179_1 (Dino O.), 180_3 (Gabriele Schmid), 185_2 (Daniel Käsler), 206_1 (ExQuisine), 273_1 (Rebel), 279_1 (Dominique Vernier), 292_1 (Denis Pepin), 294_1, 294_3, 296_2, 302_4, 304_3, 305_1, 308_4 (alle Sebastian Kaulitzki), 326_1 (Jerome Dancette), 332_2 (AGphotographer), 338_3 (Tomo Jesenicnik), 340_3 (ExQuisine), 343_1 (Galyna Andrushko)

Marion Venus 86_1, 112_5, 222_1,

Gesellschaft für Ernährungsmedizin und Diätetik 113_1, 121_2, 125_1, 125_2, 134_2,

Jung, Hilchenbach 68_1, 68_2

Karl Gottfried Vock/OKAPIA (Picture Alliance) 23_1

Kochpiraten 140_6

Magnus Bauch 102_2

Manfred P. Kage/OKAPIA (Picture Alliance) 44_1

mauritius images 52_1 (Andre Pöhlmann), 66_1 (Foodpix), 72_1 (ROSENFELD), 73_2 (imagebroker.net), 104_1 (Foodpix), 133_1 (Edward Lettau / Photo Researchers, Inc.), 156_2 (Botanica), 156_3 (dieKleinert), 157_1 (Photo Resource), 162_1 (Photononstop), 163_1 (FreshFood), 163_2 (Gastrofotos), 241_1 (Schwarz), 234_1 (Bernhard Lehn), 264_1 (Steve Vidler), 272_1 (AGE/Mauritius), 291_1 (Biophoto Associates / Photo Researchers, Inc.)

Medical Pictures, 23_2, 82_1, 94_2, 118_1, 118_2, 134_1, 135_2-4, 183_1, 246_1-6, 253_2, 257_4, 298_4, 291_2, 291_3, 292_3, 310_3, 322_3

MEV Verlag, Augsburg
10_1, 12_1, 16_1, 17_1, 20_1, 24_1-10, 24_12, 33_1-3, 35_2, 36_3, 40_2, 40_3, 46_2, 47_1, 49_2, 53_1, 55_3, 59_1, 68_3, 73_1, 80_1, 87_3, 96_1, 96_2, 97_7, 98_4, 105_1, 105_2, 108_1, 110_1, 114_2, 120_3, 123_2, 124_1, 130_1, 131_1, 132_1, 133_2, 133_3, 133_6, 136_1, 136_4, 136_5, 137_1-3, 138_1, 138_2, 140_1, 140_3, 140_4, 151_2, 166_1, 169_3, 170_1-4, 171_2, 173_1, 173_2, 174_1, 174_2, 197_1, 206_1-3, 206_5, 207_1, 218_1, 218_2, 232_1, 234_2, 237_1-5, 257_2, 274_1, 311_1, 312_1, 313_1, 323_1, 329_3, 331_3, 339_1, 342_1, 343_2, 343_3

Milchindustrie 18_1, 66_2, 180_2, 290_1

NAFDM 242_2

Natreen 45_1

Neufried/OKAPIA (Picture Alliance) 260_1, 260_2

OKAPIA 37_1

Ökolandbau BLE, Bonn 38_1
Ökolandbau BLE,Bonn/Dominic Menzler 11_1, 11_2, 28_4, 85_2, 87_2, 141_2, 146_1, 173_1, 223_1, 224_3, 336_2, 336_3, 339_2, 340_1

Ökolandbau BLE, Bonn/Michael Himml/moccaclub 159_1, 159_2

Ökolandbau BLE, Bonn/Thomas Stephan 8_1, 18_2, 28_3, 30_1, 31_1, 31_2, 34_1, 35_3, 65_1, 73_4, 79_1, 81_1, 84_1, 84_2, 85_1, 85_3, 87_4, 88_1, 88_3, 88_4, 88_5, 89_1, 89_3, 94_1, 128_1, 128_2, 143_4, 222_2, 336_1, 337_1,

Palux 227_1

picture alliance 158_2, 235_1

picture alliance/akg 137_3

picture alliance/Bildagentur Huber 155_3

picture alliance/dpa 95_3, 160_2, 171_2, 203_1, 217_1, 222_3, 240_1, 241_1,
326_2, 327_2

picture alliance/dpa/dpaweb 42_3, 42_3, 223_2

picture alliance/dpa/Stockfood 294_2, 338_1, 338_2, 340_2, 340_4

picture alliance/OKAPIA KG 252_1, 272_2, 293_2, 306_3

picture alliance/Sven Simon 235_1

picture alliance/ZB 219_2, 221_2, 225_1-3, 328_1,

Pixelio 24_1k, 289_2

Plus 83_2

Power Kids 211_3

Project Photos 28_1, 140_2, 140_5, 221_1, 158_1, 284_1

Reformhaus 24_1, 88_6, 149_3, 151_1

Reinhard Ibis Bildagentur 207_2

Schweizerische Brotinformation SBI 31_2, 32_2, 57_1, 58_4, 135_1

SCA 284_3

Schulte Mayer Hamburg 286_1-5

SGS Institut Fresenius GmbH 322_1, 322_2, 322_4
Staatliche Museen preußischer Kulturbesitz- Museum für deutsche Volkskunde 200_1

Stockfood 11_3 (Liebermann, Ellen), 21_1 (Boyer, Jean-Paul), 21_3 (King, Dave),
76_2 (Kerth, Ullrich), 149_1 (Persson, Per Magnus)

Takeda Pharma 243_1, 250_1

Techniker Krankenkasse 342_3

Tegen, Hambühren 26_1-3, 27_1-3, 60_1-3, 78_1, 78_2, 269_1, 282_1, 282_2

Tierschutz xy 87_1, 95_1

UFOP 54_1, 62_1, 332_1,

Unilever (Becel) 57_3, 251_2

Unite for diabetes 243_2

Verlagseigentum 9_1, 90_1, 267_1

Verein Jodsalz 122_2

www.enius.com 288_1, 288_2

www.schulen-regensburg.de 172_1

Zeichnungen
Angelika Brauer, Hohenpreißenberg

Adja Schwietring, Köln 29_2, 45_2, 65_3, 73_2, 120_2, 236_1, 278, 329_2, 331_1, 334_1

Elisabeth Galas, Köln

Titelfotos
MEV Verlag, Augsburg (5x)